全球暢銷百萬的

The
Complete Book
of Essentials Oils and Aromatherapy

芳香療法寶典

—— 25 週年最新版 ——

上

Valerie
Ann Worwood

瓦勒莉‧安‧沃伍德　著

鄭百雅　譯

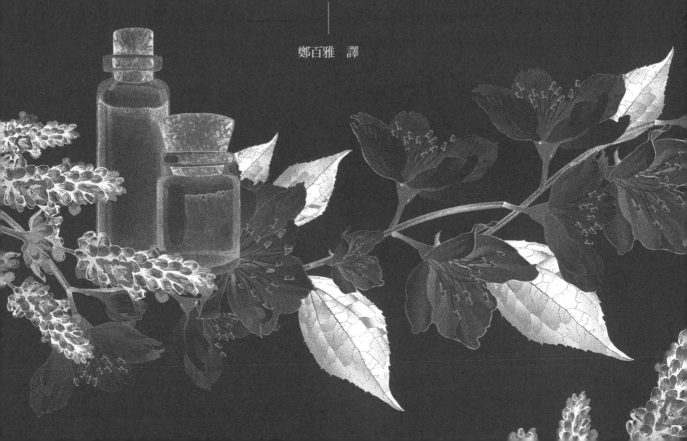

獻給我的母親

——維拉‧瑪萊翁‧浩登‧沃伍德（*Vera Marion Howdown Worwood*），

是她讓我明白無條件的愛的真正價值；

也獻給我的女兒——愛瑪（*Emma*），是她讓我樂而忘憂。

推薦語
Preface

沈莉莎（愛裡・時芳療學院創辦人）

　　從事 IFA 芳香教學近二十年歲月中，看著初走入芳香療法世界的同學，帶著對植物神秘療癒能量的崇敬與嚮往展開學習，當他們嗅聞到每一款陌生的植物氣味時，驚訝的眼神彷彿在說：「啊！太有趣了，我認識你了。」但是，當芳療學習從感性的喜愛，走向理性的運用時，學生開始產生困惑——在龐大的精油世界，如何選擇，如何調配，如何使用？除了熟悉植物精油不同化學成分與功效外，對於疾病的成因與表現症狀也需要深刻的理解，甚至是日常生活上的保養與不同精油運用的方式，這些都是通過 IFA 英國國際芳療認證考試必須具備的基本能力。

　　很高興見到《全球暢銷百萬的芳香療法寶典》最新版問世，二十五年來陪伴過無數芳療愛好者後，重新編排並加入最新的芳療知識，對新手芳療師與 IFA 認證課程學習者，這是一本非常實用必備的芳香書籍。

李嘉菱（馥芊中醫診所院長、英國 IFA 高階芳療師）

　　《全球暢銷百萬的芳香療法寶典》這套書收錄了免疫提升、情緒救援、兒童、女性保健、男性保健等章節。除了有大師的諄諄教誨之言，還包含了科學研究、養生學等。許多尋求芳香療法的人常有共通問題，只想治療卻不想改變不良習慣，是時候該改變生活型態了，營養及環境會反應在身體上，壓力會藉由荷爾蒙而對皮膚帶來負面的影響，精油則能調節壓力，可以從臉上看到因心情放鬆而帶來的回春光彩。

　　閱讀到「外出旅行精油藥箱」及「體育競賽、舞蹈與日常運動的精油支持」兩個章節時，讓人眼睛為之一亮。我熱愛世界民俗舞蹈，認識許多舞友，也去過許多特別的國家旅遊，在這些地方，醫療院所並不是非常普遍，隨身攜帶的精油也因此幫助了同行的家人及舞友。對於熱愛運動的人來說，芳香

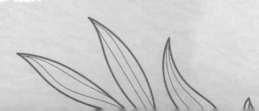

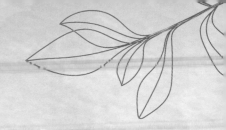

療法可以縮短受傷復健的時程。短短幾句話無法詳述這套書，但絕對精彩可期。

靳千沛（芳香學苑 SPAATM 創辦人＆法、英、美系國際芳香療法認證校長）

我初學芳香療法時，是在求知若渴的九〇年代，瓦勒莉・安・沃伍德（Valerie Ann Worwood）的精油寶典中文版初版在 1998 年問世。當時亞洲對於芳香療法和國際認證都處於懵懂不知的時期，但她早已將芳香療癒的概念透過完整的系統性架構，指引大家向前邁進，她可謂芳香芳療界的重要貢獻者之一。

令人驚豔的是，英文版持續熱賣 25 年之後，今年推出中文版最新版，作者更靈活地加入國際的最新研究和實際驗證的新發現，加碼 200 種配方和數個新章節！她無私分享知識，從芳香基礎、調香方法、注意事項到 800 種臨床應用，這絕對是初學者與熱愛芳香精油的您值得珍藏的重要指南。

蔡嘉瑩（香港梓燁國際芳療學院校長）

大約在 20 年以前，我已經拜讀過 Valerie 的經典名作——《全球暢銷百萬的芳香療法寶典》。我驚訝於它涵蓋的內容如此豐富廣泛，好像所有可以運用精油的場景早已為讀者料想到。那時我充滿了好奇心，究竟是怎樣一位芳療先驅人物，可以寫下這本流傳數十年仍然有口皆碑，歷久彌新的佳作呢？在我創辦自己的 IFA 學校以後，我與當時還是 IFA 協會主席的 Valerie 見過幾次面，通過簡單溝通，我很快就找到了當年令我好奇的答案。

Valerie 她是一位有著豐富臨床研究經驗的芳香治療師，不僅擁有輔助療法博士學位，多年以來她還親身參與精油研究和臨床服務工作，觀察人與植物和精油的關係，獲得大量前沿的實證資料。我想正是因為這些實務經歷，讓她建立起了不可撼動的經驗根基！

我的芳療從業經驗告訴我，這本書對於新手，是一本能幫助樹立正確觀念的教材；對於愛好者，是一本全能實用的百科；對於從業者，更是一本豐富寶貴的經驗指南！

當我得知此書更新了多樣的經驗內容，出版為 25 週年最新版的精裝本，我非常驚喜並且鄭重向各位朋友推薦，因為將有更多人通過 Valerie 的文字體會到芳香療法的神奇魅力，您一定會愛上充滿芳香的生活！

鄭雅文（黛田國際芳療學苑、英國 IFA 國際芳療認證校長）

大自然療癒是一場多變相的魔幻之旅，各種植物馨香擁有神奇的療癒驅動，伴隨居家日常且賦予身心莫大的支持力量。再次翻閱這本 25 年前陪伴我旅居英國的芳療寶典，猶如開啟記憶的時光寶盒，回溯那初見時的驚喜與讚嘆；其內容廣泛且實用，不但探討身心靈病徵及病症與各類族群之臨床實證，更提供了安全有效的芳療處方與多樣的實踐技巧，也成為您維護健康的重要良方，25 週年最新版《全球暢銷百萬的芳香療法寶典》，比初版多收錄 200 種配方，並修訂錯誤，這是一本在芳療學習路上不可或缺的寶典，誠摯推薦給您。

目錄
Contents

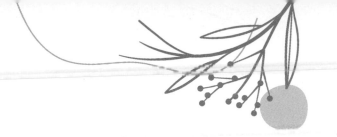

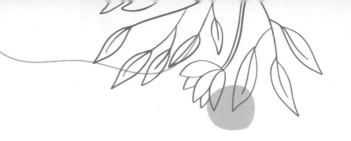

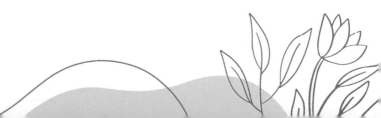

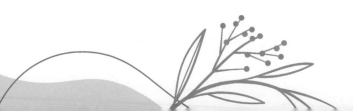

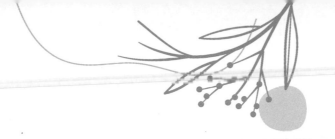

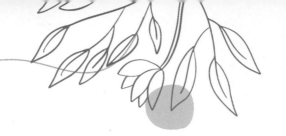

08 CHAPTER
女性保健的天然之選

09 CHAPTER
男性保健的天然之選

10 CHAPTER
熟齡階段的精油之選

表 9：失智症與阿茲海默症——併發症適用精油

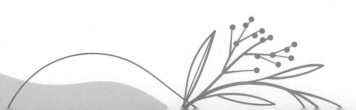

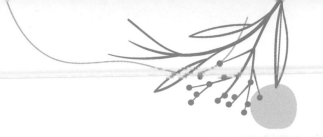

CHAPTER

11 體育競賽、舞蹈與日常運動的精油支持

作者序
Preface

植物一直都是我生活中的一部分。在我還小的時候，爺爺的花園裡就有屬於我的一塊地。我在那裡被刺蕁麻螫得疼痛，然後知道，只要找到酸模葉就能舒緩許多，因此明白了植物之間的共生關係。我用芬芳的花瓣製作香水，榨出野莓的汁液來玩扮家家酒。爺爺教會我各種花朵和野草的名字，母親和奶奶則讓我學到如何運用各種藥草來治療與烹飪。母親有自己一套治療疑難雜症的辦法，在使用任何西藥之前，會優先使用反覆嘗試過的植物療方。舉例來說，我們家的孩子要是身體不舒服，牙齒痛會使用丁香精油，胃痛會使用薄荷精油，咳個不停的話則會得到一塊滴了點尤加利精油的方糖。藥房還有賣一種「馬油」（horse oil），那是

調和了冬青和樺樹的複方精油，當我們因為發育而身體疼痛的時候，媽媽就會把它塗抹在我們的腿上。精油的香氣就這樣瀰漫著我的童年，當然，也少不了用園子裡現採的新鮮蔬菜，做出美味佳餚的誘人氣味。

　　長大後，在歐洲工作的我，發現了精油巨大的療癒能力。那時我就知道這將成為我主要的職業道路。隨著客戶數量愈來愈多，他們對精油的疑問愈來愈多，好奇心也愈來愈強。我會親自替他們寫下使用建議和方法，因為那時沒有其他管道能獲得精油使用的相關資訊。母親發現我似乎一直在為人們提供使用建議，便提議我提筆寫書。那已經是超過二十五年前的事情了。

　　直到現在，在我的整個職業生涯當中，

我一直是個力求「親身試驗」的實作家。雖然我也做研究、做演講，但真正支持我一直走下去的動力，是觀察精油和個人的互動關係，以及每個人獨特的療癒旅程。這些觀察經驗是我撰寫這本書的主要根基，也就是結合療癒經驗、實證研究，以及從第一手來源蒐集得來的實例資料。來自國際研討會的邀請，讓我有機會發表自己的研究成果，並與來自業界和學界的研究人員，討論精油的使用發展；芳療顧問的身分，讓我有機會去世界各地拜訪大大小小的精油廠家；而舉辦工作坊，則讓我能把自己獲得的資訊，傳遞給新一代的芳療師。

精油的發展已走過漫漫長路。現在，人們在日常生活中使用精油，在孕產程、腫瘤醫院和療養院中使用精油，大學裡也有專門針對精油進行實驗的研究機構。芳香療法現在已是席捲全球的一股療癒趨勢。

這些年來，讀者給予我的讚譽常令我愧不敢當，我也驚訝地發現，許多人會在旅行時帶上我的書和基本的精油組合一起上路。當他們告訴我，精油如何拯救了自己的一天，這樣的故事總令我大受鼓舞。有位護士就曾告訴我，當她在南美洲一個偏遠之地工作時，身上唯一的救藥，就是我的書、寥寥幾罐精油和幾種藥品。然而，儘管只有有限的資源可運用，她依然在當地順利解決所有健康方面的問題，恪守自己的職責。

當人們帶著處處是摺頁、幾乎快被翻爛的書要我簽名時，那感覺總是無比美妙，因為，那表示書裡的資訊都被好好運用了。此外，聽到為人父母的讀者告訴我精油如何幫助了自己的家人；或是聽到長輩說到自己如何在花園中用精油取代了殺蟲劑；又或者當某位女性讀者說到自己身體的疼痛獲得舒緩，因此能再次小心翼翼地試著跳舞等，這一切總讓我覺得為此付出的努力很值得。我將永遠對此心懷感激，感謝我能透過文字，向世人推廣精油美好的療癒特質，以及它在這世界上的運用方式——芳香療法。

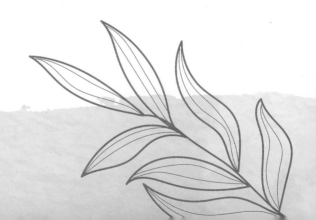

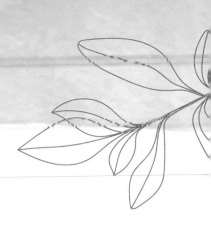

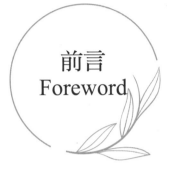

芬芳之藥

氣味芬芳的液體精質是大自然賜予人類的珍貴寶藏，它就像寶石一樣，有諸多不同的面向。當你拿著它在陽光底下仔細欣賞，可能為那抗微生物的作用讚嘆，而轉到另一面，你會發現它還有消炎的特質，再轉到另一面，又會發現它能對心智、心情與情緒帶來許多正面的影響。每一種精油都像一個多面的稜柱，擁有彩虹般多樣的可能性。

精油豐富的效用，多到令人屏息。它不僅能在生物化學、細胞及身體層面發揮影響力，還能對情緒、心智、靈性與美學等諸多生活面向帶來改變。精油是一種療癒系統，能完全與人和諧共鳴，因為人本身就也擁有諸多不同的面向。

如今，精油已接受過詳盡的檢測和剖析，人們也針對它的化學構成、重量、光折射程度、極性和電性等特質，做過無數的分析。科學研究已為我們揭露了關於精油的大量資訊，但仍有許多是未解之謎。

香氣即便輕盈，精油卻從來不是無足輕重。它芬芳宜人的氣味，能帶來強大的療癒效果。無數的企業和私人機構早就明白這一點，因此默默在實驗室中對精油的療癒特質

進行研究，進一步開發成商品。雖然許多專利產品應運而生，但精油的使用卻從來不是誰的專利，任何人都能享受它帶來的益處。

本書將透過多樣的角度，以詳盡澈底而容易理解的方式，說明精油的十八般武藝。我真心希望這個全新的增訂版，能為新一代的精油愛好者帶來豐富的收穫。不僅原有的各個主題都做了更多補述，這個版本還新增了微生物防疫、情緒救援及重大健康問題等章節，外加超過一百八十種精油、純露和基底油的介紹。

精油的效用是如此珍貴而多元，很難用三言兩語簡單概括。或許人們對精油最普遍的認知，就是認為它是一種藥學（materia medica），也就是一種療癒系統，然而，精油也可以被運用在居家空間或工作場所，提升身心整體的幸福感與生活風格。從本書的目錄可以看出，精油還能對運動員、舞者、旅人、園丁、動物愛好者和喜愛下廚的人們，帶來特別的協助。除此之外，精油也能為美容美體產業帶來莫大的助益。

規律使用精油的人，會說自己沒有精油不能活；剛接觸的新手們，則經常想不通自己之前究竟怎麼過來的。精油卓越而多樣的效用，很容易就能融入日常生活，因為它的使用方式也非常多元。美妙的香氣不過是錦上添花而已！無論是實驗室的最新發現，或是居家使用者的全新體驗，精油的好處似乎總是無窮無盡。這本二十五週年紀念版就和它的初版一樣，不僅為了居家精油使用者而寫，也是為了那些經驗老到的芳療師而寫。

精油是人類過去的一部分，也是人類未來的一部分。它們是大自然贈與的永恆寶藏，是一趟不停歇的讚嘆冒險，是我們的朋友、是支持的力量，也是大自然讓我們盡情享受的珍貴禮物。

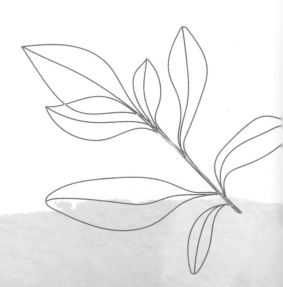

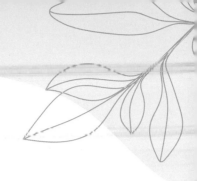

CHAPTER 01

來自大地的藥材

> 上主使大地生出藥材，明智之人絕不輕忽它們。
> ——舊約聖經《德訓篇》（Ecclesiasticus）38:4

精油的世界有如一座芬芳的藥房，為你我生活帶來舒緩的解藥和怡然的氣味。這本身就是件很了不起的事。我們都知道，大地為我們提供食物和水源，然而，它還給了我們種類繁多的植物精質，不僅能解決多種疑難雜症，還為我們帶來喜悅——這是多麼令人開心的事啊！

從古至今，人們經常能在身邊找到各式各樣具有療癒效果的植物——也就是來自大地的藥材。不過，現代人特別幸福的地方在於，身在這個時代的我們還能放眼全球，從世界各個角落，取得從多種療癒植物萃取而來的芳香精油。這是這時代的全新創舉：我們有大量的精油種類可以選擇。在此之前，人類可從沒有過這樣的待遇。

精油是從特定種類的樹木、灌木、藥草、草葉、根部、果實和花朵萃取出來的。精油被集中儲存在植物的不同部位當中。例如：岩蘭草精油是來自岩蘭草這種草葉植物的根部；月桂精油則是來自月桂樹的葉片；天竺葵精油萃取自植株的莖與葉，小茴香精油則來自種子；薑精油來自長在地底的根莖；玫瑰精油則取自玫瑰花芬芳的花瓣；沒藥、乳香和安息香是來自植株分泌的樹脂，橘（桔）、檸檬、萊姆、葡萄柚和佛手柑則取自果實的外皮；歐洲赤松精油來自松樹的針葉和嫩枝；而檀香則是來自檀香樹的心材。

如果把薰衣草放在顯微鏡底下觀察，你會看到一個個含有精油、圓潤光滑的腺體，外面圍著一圈多如叢林的、尖細的非分泌型腺毛（nonsecretory trichomes）。許多品種的植物都有類似這樣的無柄腺體，它們看起來是一個個圓點，外圍以角質或外膜包覆著，以保護分泌油質的細胞。除此之外，有些植物分泌精油的腺體，長得像是非常細小

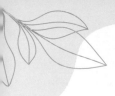

的小柄。種子類精油儲存在分泌管（vittae）當中，就像表皮上有一個個小小的口袋。以橙或檸檬來說，存放精油的油腔（oil cavities）則位於果皮的外緣。丁香精油在表皮下緣密密麻麻的內生腺（endogenous oil glands）當中。乳香則來自泌油導管釋放出來的一滴滴樹脂。薑精油來自薄壁組織裡的分泌細胞，而雪松的分泌細胞則排列在樹脂導管中。

萃取精油的方式也有許多，根據植物種類的不同，萃取方式也有所不同。最常見的萃取方法是蒸氣蒸餾法，其他途徑則包括二氧化碳萃取、冷壓榨法、脂吸法、浸泡法和溶劑萃取法。尤加利樹的品種有上百種，但並不是所有尤加利樹都會用來萃取精油。同樣地，天竺葵的品種也多到數不清，但大部分的天竺葵都一點也不適合用來萃取精油。有人說，芳香療法是一門不斷在進展的科學，一直有新的植物被萃取成為精油，為我們的芳香藥房增兵添將。

每一種精油都有自己的藥用療效與特質。研究證實，人們運用芳香植物的歷史已超過千年，而現在，人們可以將芳香植物萃取為精油使用。我們已經知道，在這座芳香藥房中，芳香植物及從中萃取的精油，有抗病毒、抗細菌、抗真菌、防腐、消炎、抗神經痛、抗風溼、抗痙攣、抗蛇毒、解毒、抗憂鬱、鎮靜情緒、鎮靜神經、止痛、消脹氣、幫助消化、消腫、祛痰、除臭、補身、增進循環、利尿、治療外傷等許許多多的功能。

精油的使用途徑非常廣泛，包括外用塗敷、嗅聞、內服和栓劑等。精油分子細小，這表示它能很容易被人體吸收，並且在短時間內達到效果。精油外用的方式包括調製成按摩油、敷包、凝膠、乳液，或者泡澡（包括只浸泡手或腳的方式）。嗅聞則可以透過擴香儀、空間噴霧、水氧機以及其他許多方式，讓香氣擴散在環境中。除此之外，也可以直接嗅聞精油瓶，或是把精油滴在紙巾上吸聞。雖然食品、飲料及藥物有時也會添加精油，並進一步被人們攝入體內，但除非經過專業芳療師的指導，一般不鼓勵民眾自行以口服精油的方式處理不適症狀。

使用精油的方式，將決定精油被吸收的速度和程度。其他可能影響的因素包括使用者的年紀、體形大小、飲食習慣和基因。如果使用者有新陳代謝的問題，或是罹患影響心、肝、腎功能的疾病，也會影響到精油作用的速度。

每一種精油都有自己的故事。以茉莉來說，每一朵茉莉花都是在花朵初綻的第一天，在陽光變得炎熱之前，透過人工徒手摘下；而檀香樹則必須達到三十年樹齡，樹高九公尺以上，才會考慮用來蒸餾精油。除了這兩個比較極端的例子之外，各種能用來萃

取珍貴精油的植物，都有各自生長及採收的條件，這些條件反映在精油的價格。舉例來說，需要四百萬朵人工摘採的茉莉花，才能取得大約五百公克的茉莉精油，這樣你就能理解，為什麼茉莉是市場上最昂貴的精油之一。奧圖玫瑰（以蒸餾法萃取的玫瑰精油）也同樣價格不菲，兩千公斤的玫瑰花，大約只能萃取出四百五十克的精油，而相同分量的薰衣草精油，只需要約七十公斤就能辦到。這便是為什麼薰衣草精油比玫瑰精油便宜得多。除此之外，萃取的量顯然也會因生產地點而有所不同，這也會反映在精油的價格上。

如今，精油已是一種全球性的貿易產業，在各國之間彼此流通。產出精油的地區包括：美國、法國、中國、巴西、保加利亞、土耳其、沙烏地阿拉伯、紐西蘭、衣索比亞、印尼、法國留尼旺島、澳洲、阿根廷、以色列、英國、日本、泰國、南非、越南、印度、伊朗、瓜地馬拉、埃及、索馬利亞、西班牙等，除此之外還有許多！

平均來說，每一種精油含有約一百種化學成分，而主要的化學成分會落在某種化學類屬當中，例如醇類、酯類、酮類、酚類、萜烯類及醛類等。但除此之外，每種精油中還有許多微量成分，直至今日都未能全數辨認出來。就是這些謎樣的微量成分，使得精油不只是單純的化學組合物，而是複雜且獨一無二的。你可以這麼想：人體中有 60% 至 73% 是水分，較為肥胖的身體含水比例較高；然而，鏡子裡的你，看起來卻不是一個大水坑的樣子。同樣地，或許某種精油裡有 30% 至 60% 的成分是乙酸沉香酯，但這不過是它成分中的冰山一角而已。某些精油的成分可能多達三百多種，其中還有許多是未被辨識出來的。要是認為把所有已知的植物化學成分加在一起，就能做出某種精油，這樣的想法，就和把人單純視為各種不同的分子，只不過含量最高的成分是水一樣蠻橫武斷。

精油的複雜性並不只反映在化學成分上，它還有廣泛且多樣的有趣特質，這讓精油顯得極為鮮活豐富。例如以電磁頻率或振動特質來說，某些精油測量出來的兆赫值就比其他精油還高。我們也可以根據精油的帶電性來為其分類，例如帶正電、負電、極性或非極性。芳香分子可以分為帶負電而具極性、帶負電而非極性、帶正電且具極性，以及帶正電而非極性等四個種類。有些成分甚至有自己獨特的電性特質。而以光學來說，有些精油具有光學活性，會以順時針或逆時針的方向旋轉──也就是右旋或左旋。精油的成分結構是結晶體。以上種種加起來，當精油被用在同樣具有類似特質的人體身上時，就可能與使用者締結出和諧的關係，或激發出更多的潛能。

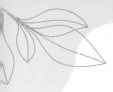

精油的用途多而廣泛，而且相當容易，這使得我們輕輕鬆鬆就能受益於它的十八般武藝。只需要滴上幾滴薰衣草精油，就能對輕微燙傷的皮膚產生極大的治療效果，讓傷口在幾天內回復正常；要是沒有這麼做，傷口可能會長出水泡，進而留下疤痕。同樣地，當你感覺頭痛時，薰衣草也能為你帶來幫助——只要塗一滴在太陽穴上，就能帶來舒緩頭痛的效果。薰衣草還是天然的驅蚊劑與驅蛾劑（和其他昆蟲相比，薰衣草對於蚊子和蛾的驅除效果最為明顯），因此你可以簡單地把薰衣草精油滴在蝴蝶結掛飾上，掛在窗口來驅蚊，或是滴在棉球上，再放進衣櫃來驅蛾。薰衣草精油也有天然的殺菌及消毒效果，因此在處理割傷及擦傷時，它是相當有效的傷口清潔劑，也可以加在水裡用來清潔桌子、磁磚和地板。薰衣草有清新的香氣，因此無論何時何地使用它，都是件令人愉快的事，同時，也很適合把它加在空氣清淨劑裡使用。小小一瓶精油，有多種不同的使用方式，可以處理身體和環境的各種需要；當你用精油來清潔空氣，不代表它就不能在醫院裡，用來處理燒燙傷的問題。的確，我實在想不到還有誰更適合同時用來清潔空氣並且處理燒燙傷！這就是精油最特別的地方——它們能夠同時發揮多重的效用。

植物是一座座居於光明與黑暗、太陽和地球之間的天然化學工廠，它們從天地間吸取能量，並將這樣的能量聚合成各種碳氫化合物、蛋白質與脂質。植物成為人類的食物來源，也是人類所食的動物的食物來源。植物細胞和人類的細胞相仿，它們同樣有細胞膜、DNA，以及包括高基氏體（Golgi bodies）與粒線體在內的各種細胞器。我們本是一家，是一起演化過來的。我無法把植物想得比我們不如，因為，沒有我們，植物依然能獨自存活，但少了植物，我們卻無法生活下去。這就是人類和植物的關係。因此，向植物求援，就像是向大家族裡的親戚朋友求助一樣。

現在，我們都愈來愈意識到生活中各種化學物質的存在，無論我們是不是喜歡它們。化學物質可能從地毯、地板和家具中釋出，可能被添加在食物的製作過程中、在我們的公共水源裡，以及我們用在臉上、頭髮和身體上的產品當中。我們呼吸的每一口空氣裡也有化學物質。要躲開這撲面而來的化學浪潮，似乎是不可能的任務，不過，在居家用途上，我們確實可以用精油製品，來取代一般商店販售的產品。我們也可以為自己製作純天然的身體、頭髮及面部製品，以及天然香氛和空氣清淨劑。我們還可以把精油運用在園藝工作上，精油能協助植物生長，避免植物受到蟲害侵襲。我們也可以用這強大的天然精質來紓解身體各式各樣的不適，同時為家人朋友帶來身心靈全方位的健康與

幸福感受。從本書的目錄可以看出，精油的功能和效用真是多得驚人。我們每使用精油一次，就是少接觸一次化學合成物質，因為我們是如此幸運，能夠以純天然的方式來取代化學製品。

精油是大自然賜給我們的珍貴禮物，只要我們給予精油應得的尊敬，以這樣的心態出發，就能夠自信地去使用。人們很容易認為，精油迷人討喜的氣味，就是它最大的價值所在，要是這樣想可就錯了。世界各地的科學家都已紛紛發現，若拿成分完整的精油和它的主要化學成分相比，精油的效用可是完勝後者。因此，精油雖然氣味香甜宜人，效果可不能小覷，而且它們也是非常認真在工作的喔！

我們都是不同的個體

就像先前的初版一樣，我在本書給出身體或心理症狀的建議配方時，不會只提供一個特定的配方組合，而是會同時列出其他可選用的替代精油。這麼做是出於一個重要的原因：每個人都是不同的個體。這聽起來似乎是顯而易見的事實，但在精油的使用情境當中，反映出來的是：或許某種精油用在大部分人身上都很有效，但仍然會有某些人對它的反應不是那麼明顯。這和那支精油究竟是否有效並沒有關係，比較可能是來自基因

的問題。科學家已發現，某些西藥並不是對所有人都能起作用，他們也持續在研究那些藥物和無反應的人們身上基因的關係。舉例來說，科學家已發現，有許多他汀類的降膽固醇藥物（statin）對某些人具有肌肉毒性（會使肌肉中毒），這些人之所以會出現這樣的症狀反應，和他們具有某種特殊的基因組成有關。未來，我們或許會接受自己完整的基因檔案，也被列在個人醫療紀錄當中。當我們在使用精油的時候，要是某個精油用在你身上不像其他人一樣有效也別灰心，只要用其他具有類似效果的精油來取代就可以了。

精油早在你我生活之中

不需要把精油想成什麼不尋常的東西——其實它們早就存在於我們的生活之中。可口可樂最原始的配方，也就是約翰‧潘伯頓（John Pemberton）在西元 1886 年首創的配方當中，就包括甜橙、檸檬、肉豆蔻、肉桂、芫荽和橙花精油。要是少了胡椒薄荷與綠薄荷精油，口香糖絕對無法成功的在市場上占有一席之地。現在，精油被廣泛地運用在食品工業中，為各式食物和飲料添加天然的風味與香氣，也被當作天然防腐劑來使用，甚至連食物的包裝膜裡也添加了精油成分以防止腐敗。美妝保養品製造商一直都特

別看重精油的細胞再生及美容效果，更沒有一家體面的美容會館會少了精油的蹤跡。是啊，任何商品只要添加了精油，都會成為行銷時主打的亮點。過去，整個香水產業都是以精油為基礎來調製，可惜，現代的香水已大量被化學合成的成分所取代——這可能是為什麼現在許多人接觸香氛產品時，會出現負面的身體反應。

精油有整體而全面的效果，能同時對人的身心靈產生影響。某些精油就是因為具有提振心情的作用，而成為老式香水的固定班底。簡單來說，這樣的精油能讓人們感覺更開心。除此之外，香氣也一直被運用在各種神聖儀式中——例如：某些教堂會在舉行儀式時焚燒大量的乳香和沒藥，讓信眾浸沒在冉冉升起的芳香煙霧當中。美洲原住民在舉行靈性儀式時，會在汗屋（sweat lodge）炙熱的石頭上，擺放芬芳的鼠尾草和雪松，來強化淨化效果和靈性的連結。西元 1953 年，英國伊莉莎白女王二世在加冕禮時使用的加冕油，就添加了橙花、玫瑰、肉桂、茉莉與安息香等精油，塗上加冕油便意味著得到上帝的允准。

現在，人們能輕易接觸到的精油大概將近三百種。不過只要仔細挑選，大多數居家使用者的需求，大約只要十支精油就能搞定。我們應該以尊重的態度使用精油，但不需要過於戰戰兢兢。運用你的常識，跟著本書的指引，小心仔細地挑選你要購買的精油，然後，就只須好好享受！

協同作用

當一加一大於二時，就會產生所謂的協同作用。把兩種以上的精油加在一起，就能創造出有別於每個單一成員的綜合體，這樣的複方精油可能具有非常獨特而強大的效果。複方精油可以在不增加劑量的前提下，就能提高使用的效果。舉例來說，將正確比例的薰衣草精油加在洋甘菊精油當中，就能大大提升洋甘菊精油的消炎效果。特定精油之間的互動關係，能在整體上添加振動和活力，這是單獨使用一支精油時無法達到的。

若想調製出有協同作用的複方精油，比例正確是很重要的。有時候，調配的總量必須比預計要用到的量還要多，因為這麼一來，其中占比最小的精油，才能以正確的比例呈現出來。當精油被稀釋成身體按摩油時，其中的某些精油成分可能只占整體的 0.001%，但那微乎其微的量，卻是構成整體不可或缺的一部分。

在本書中，你將看到許多調製複方精油的配方，在調配的時候，建議另外取一個玻璃瓶來進行。你可以直接按照配方滴數來調配，也可以按比例調整用量。這麼一來，你就能預先準備好較多的量，以供未來使用。

🌿 適應原（Adaptogens）

有些精油具有調節新陳代謝的作用，這樣的精油被稱為適應原（*adaptogens*），它們能激起適當的身體反應，讓身體更能達到體內平衡或身心平衡的狀態。這樣的身體反應能對人們的自主神經系統、內分泌系統、血壓等方面帶來影響。舉例來說，檸檬精油就能影響自主神經系統，根據身體的需要，帶來鎮靜放鬆或滋補精力的效果。胡椒薄荷是另一種既可「放鬆」也可「振奮」的精油，這樣相互矛盾的作用很可能令人困惑，但只要你明白它們是適應原，就能明白其中的道理。有趣的是，還有其他天然食品也有同樣的效果，例如：薄荷（草藥）和人蔘。

🌿 不同化學類型（CT）的精油

即便是同一個品種的植物，也可能在不同的生長條件下（例如：土壤、氣候和海拔高度的差異），製造出化學成分不同的精油。舉例來說，常見的草藥百里香（*Thymus vulgaris*）就能製造出多種不同類型的精油以供治療使用。一般來說，百里香精油都很有可能會刺激皮膚，需要小心使用，但在本書配方中提到的沉香醇百里香（thyme linalool，通常生長在高海拔地區）卻是一種可以安心使用的百里香精油，也是唯一一種可以用在孩童身上的百里香精油。由於來自同一種植物的精油，又可以分為具有不同治療作用的化學類型，植物的功效可比一開始預想的要廣泛得多。

🌿 穿越時空的雋永之藥

現在，世界各地湧現大量和精油療癒特質相關的科學研究，但其實，早在 1880 年代的歐洲就已出現過這樣的研究浪潮。在抗生素尚未問世的那個年代，透過蒸餾植物便能達到「抗傳染」的效果，想當然是無比重要的發現。然而，當時序進入 20 世紀，世人的態度卻改變了。人們不再重視古老的事物，而是一頭熱地的投向新的發明——包括化學製品和新藥。某種程度上，我們已經歷了一個完整的循環，因為現在的我們知道，那些一度被認為過時老派的精油療法，有時對特定症狀的效果，比最新發明的藥物還顯著。人們也重新開始對所有精油進行研究，期許為製藥業的發展激發出新的靈感。

西元 1888 年，來自法國里昂的兩位醫生——西萊斯登·卡迪亞克（Célestin Cadéac）和阿爾賓·穆尼耶（Albin Meunier），在巴斯德研究院（Pasteur Institute）年鑑，以一篇研究報告證實了肉桂、丁香和野馬鬱蘭精油的抗菌效果。在此之前幾年，另一位科學家才剛證實百里香精

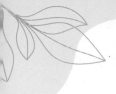

油也同樣具有強大的抗菌效果。有趣的是，不知當時這些科學家為何會以這幾種精油作為研究對象，畢竟現在我們都知道這幾種精油恰好是所有精油當中，抗菌效果最強的幾種。

在德國，精油一直是藥師親自蒸餾，以供治療使用。西元 1557 年，醫師亞當・羅尼哲（Adam Lonitzer）撰寫的《草藥之書》（Kräuterbuch），就以卷首插畫描繪了這樣的景象。然而，這並不是第一部提及蒸餾知識的藥典。例如：德國煉金術師和植物學家布倫施威格（Hieronymus Brunschwig）在西元 1500 年出版了一本關於蒸餾的「小書」之後，又在西元 1519 年接著出版了一本「大作」——這本書後來出現 608 個版本，每一種歐洲語言都有對應的譯本。這本大作當中，有一部分提及個別精油與疾病的對應關係，其中談到的精油包括薰衣草、迷迭香和歐洲赤松等。書中也記載了布倫施威格獨創的精油配方，這配方用到丁香、肉桂、熏陸香和乳香，效用相當強大。在當時，芬芳的精油也為手套製造商所用，或許是用來防霉，但也有文獻指出，在瘟疫肆虐歐洲的幾百年間，只有手套製造商和使用芳香精油或藥草的人能倖免於難。

隨著時間過去，人們愈來愈明白某些植物的保護和療癒效用，這些特質就和它們美好的香氣一樣受人青睞。然而，並不是所有植物都能在藥草書或香水史頁上占有一席之地。舉例來說，威尼斯商人佩戈洛蒂（Francesco Pegolotti）在西元 1310 至 1340 年間記錄的商品清冊當中，被歸為「香料」的項目，都是現在所有芳療師熟悉的，包括大茴香、玫瑰純露、錫蘭肉桂、中國肉桂、荳蔻、小茴香、樟腦、檸檬、丁香、甜茴香、薑、穗甘松、乳香、熏陸香、肉豆蔻、黑胡椒、松脂和檀香等。除此之外，清冊中還有一個特別的品項，就是令人心神喜悅的「玫瑰和紫羅蘭調味糖」。

過去，威尼斯是獨霸遠東貿易路徑的城邦。來自東方國家的異國香料從這裡進入歐陸，也因此義大利成了歐洲最初的香水重鎮，尤以佛羅倫斯地區為甚。後來，當教宗姪女凱薩琳・德・梅第奇（Catherine de Medici）在西元 1533 年遠嫁法國，成為國王法蘭西斯一世的兒媳，這項技藝也隨著聯姻被傳入法國。尤其當凱薩琳的私人調香師雷納多・比安可（Renato Bianco）在巴黎開設自己的店鋪，香水技藝更因此被廣為人知。

說到人類史上有名的醫師，11 世紀早期的波斯醫生阿維森納（Avicenna）絕對垂名其中。阿維森納著書超過百本，其中的第一本著作，就是在描述玫瑰的功能效用。當時，阿維森納用它來調理消化問題。早在 9 世紀時，阿拉伯地區各國就懂得蒸餾玫瑰來

使用。當時，玫瑰花水（純露）早就是人們熟悉的商品。後來，玫瑰花水透過貿易傳入中國，這段歷史記載在宋朝官員趙汝适寫於西元 1225 年的《諸蕃志》當中。

一本西元 1115 年的中國著作當中，也記載過玫瑰花水的製造過程：加熱玫瑰使之散發蒸氣，而後冷卻凝結成為水。我們可以從各種資料來源中發現，早在數百年前，人們就懂得用玫瑰花瓣來萃取玫瑰精油、玫瑰純露和阿塔玫瑰精油（attar，精油萃取過程中加入檀香的特殊製法）。要從史料中區分這三種產品並不容易，除此之外，玫瑰花水（rose water）和玫瑰露（rose dew）等名稱有何區別，也還有待釐清。不過可以確定的是，即便在那麼久遠的年代，也已經有混摻和假造的問題。趙汝适在《諸蕃志》中提到，分辨玫瑰花水真假的方法，就是將花水放在玻璃瓶中大力搖晃——若有泡沫上下浮動，就是真品無誤。

橙花精油也因獨特的香氣和珍貴的特質，受到世人重視。早在西元 1233 年，中國南宋張世南的著作中，就有橙花精油的相關記載。書中提到，橙花的香氣凌駕於所有柑橘類花朵之上。有趣的是，後人認為他提到的橙花，就是今日用來蒸餾精油的苦橙花（*Citrus aurantium*）。張世南接著說明如何使用橙花來製作芬芳的木屑：將橙花花瓣和碎木屑層層交替鋪在錫製的蒸餾桶中，「花液」被虹吸並收集到桶中，取掉用過的花瓣，將收集到的花液淋入木屑中，換上新鮮的花朵，再一次蒸餾。這樣的過程重複三到四次。最後，將木屑靜置放乾，放入瓷器中，就能散發出張世南稱為「其香最佳」的絕頂優雅香氣。

在中國，這還不是用錫桶蒸餾橙花的最早紀錄。宋朝韓彥直在西元 1178 年寫下的《橘錄》，以及王十朋撰於西元 1140 年的《梅溪集》，都曾提及蒸餾花朵，並用其香氣為衣物驅蟲的用法。雖然這一切聽來已是相當早期的人類發現，但薄荷精油的蒸餾更在西元 982 年就已普遍流行，甚至在西元 659 年，在《新修本草》這本書中，也記載過薄荷的蒸餾與使用。至今仍作為中藥藥材使用的橙樹，後來透過阿拉伯商隊，在 10 世紀從中國傳入歐洲。9 世紀時，中國和印尼間的貿易往來，也包括許多芳香藥材的流通。

世人譽為西方醫學之父的希波克拉底（Hippocrates）曾在西元前 4 世紀提到：「每天泡芳香浴、芳香按摩就是永保健康之道。」顯然，古希臘人與後來的羅馬人，都將這句話銘記在心。希波克拉底也深諳藥草防疫之道，他知道燃燒特定芳香物質，就能預防傳染病蔓延。古希臘人相當看重芳香藥材的使用，認為氤氳的氣味有其神聖的源頭。在希臘神話故事中，天神乘著芬芳的雲

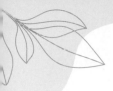

朵來到地球，身上的衣袍也浸滿芳香精質。希臘人相信，善良的人在死後能去到極樂世界，在那裡，空氣時刻布滿芳香之河飄散的香氣。

耶和華指導摩西製作的聖膏油，是以「流質」的沒藥、香肉桂、菖蒲和桂皮加上橄欖油製成的，這個配方有強效的抗病毒與抗微生物作用，能為使用者帶來防護和治療的效果。肉桂的抗病毒與抗細菌效用強大，沒藥則既是有效的抗菌消毒劑，還能幫助傷口癒合（能夠激勵細胞成長），早在《聖經》問世之前，就已是傳奇的外傷、潰瘍、癰腫修復良藥。

古埃及人將香料用來焚燃、防腐、製成香膏。當時使用的香料包括乳香、沒藥、熏陸香、肉桂、杜松漿果、薄荷與松脂。大多數的香料都是後調類，稠厚而甜膩，只有蓮花的氣味較為輕盈。這些芬香的香料會根據不同用途，分別調入不同的介質中。舉例來說，防腐時會調入亞麻籽油，製作線香會添入蜂蜜或蜂蠟，製作香膏則會使用動物性脂肪。西元前 1500 年的埃及醫典《埃伯斯紙草文稿》（Ebers Papyrus）中，就記錄了許多用香料治療保健的配方，包括史上最早的身體除臭劑製法。埃及人還記錄了包括狂躁、憂鬱和神經緊張等各種心理疾病療癒配方。這些芬芳的油膏被存放在細緻雕琢的華美容器裡，盛裝的容器通常由方解石（雪花

石膏）製成，上面飾有好奇伸出舌頭的各種動物。

西元前 1800 年巴比倫人的楔形泥板文字上，也曾詳細記錄一筆貿易進口的項目，裡頭包括雪松木、沒藥和絲柏——直到今日依然是人們用來療癒的精油。除此之外，香桃木也深受當時的人們喜愛。亞述人對香氛也格外鍾情，甚至會為蓋房子的泥漿添入香氣。史上第一位香水師是名叫塔菩蒂（Tapputi）的女性，她是西元前 2000 年美索布達米亞宮廷中的預言家。從楔形文字的紀錄中可以看到，塔菩蒂會用油、蘆薈、花朵、樹脂和水，透過蒸餾與過濾的工法製作香水。香水在整個中東地區都備受人們重視，不僅伊斯蘭學者數百年來以文獻詳加記錄，直到今日，清真寺和眾多聖地的牆壁，依然是用玫瑰和沉香來清洗。

史上第一部提到香氛成為市井常見商品的文獻著作，是西元前 2000 年的印度史詩《羅摩衍那》（Ramayana）。在描寫阿逾陀國英雄般的王子羅摩（Rama of Ayodhya）流放歸鄉的段落中，所有人都湧上街頭熱烈慶祝，這些人包括製燈師、珠寶商、陶藝家、洗浴侍從、酒商、編織家、鑄劍師，還有製香師和販售焚香的商人。

或許有些人認為，早期人們用香是為了掩蓋衛生不佳產生的氣味，但別忘了，早在工業革命為建築物帶來室內排水系統之前，

大自然就為人們提供了未經汙染的川流與小溪。除此之外，也有文獻證明，古代人也像我們一樣重視清潔衛生。據考古學家所述，約在西元前 3000 年，生活在古都摩亨佐達羅（Mohenjo Daro，位於現在的巴基斯坦）的市民們，對清潔衛生的要求就已經相當高。當時，家家戶戶都有汙水排放裝置，當地有全市的排水系統，還有一個 11 乘 7 公尺的大型公共澡堂。在印度，最古老的某些寺廟完全以檀香木建造，確保無時無刻散放芬芳。

史上最古老的製香考古遺址，是地中海賽普勒斯島上的古城——皮爾戈斯－馬洛拉奇（Pyrgos-Mavroraki），該遺址的歷史可以追溯到 4000 年之久，後人在當地發現多樣的材料遺跡，包括蒸餾植物用的蒸餾桶，和一個個半透明的方解石小香水瓶。從當地殘留的遺跡來看，考古學家認為當時人們曾處理過的香料包括：薰衣草、月桂、歐洲赤松、芫荽、迷迭香、歐芹、香桃木、大茴香和肉桂等。以上所有植物材料，至今都仍被萃取作為精油使用。即便在當時，這些芳香植物的用法也和現在一樣，不只用來美容保養、醫療保健，也運用在神聖的宗教儀式中。

我們能生活在世的唯一原因，是祖先們在過去撐過了無比艱難的險境，那樣嚴峻的情境，是現在的我們不可能經歷到的。祖先們沒有藥局可以買藥，只能用環境中的天然植物救治自己。因此，任何一種有用的藥用植物都會被牢記在心，因為那是多麼重要的資訊。透過這樣的方式，人們一點一點從生活周遭的植物中建立起自己的藥箱知識。而那亙古久遠的藥箱知識，如今依然如此，因為即便歲月更迭、時代變換，植物的療癒力量卻從未變得不同。

品質控管

遍布全球的精油市場就像其他產業一樣——都由少數幾個大型企業壟斷，以壓低向生產者收購的價格。這些企業需要在食物、飲料、美妝保養品、香氛用品和藥物當中加入精油，但又需要確保產品的穩定性。香水業者需要香氣穩定不變的原料，才能確保以同樣配方製作的香水具有一致的香氣。也因此，業者經常會在產品中添加合成材料，以達到這樣的一致性。另一方面，食品業者為了遵照美國食品化學法典第四版（Food Chemicals Codex IV）的規定，必須在產品中使用天然精油。製藥公司則根據美國藥典（U.S. Pharmacopoeia，USP）、英國藥典（British Pharmacopoeia，BP）、歐洲藥典（European Pharmacopoeia），或包括中國在內其他國家藥典所載明的標準，來測試精油。目前，全球各地有許多組織都能驗證特

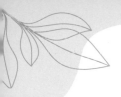

定精油的真偽，包括國際標準化組織（International Organization for Standardization，IOS 的第五十四技術委員會，即精油技術委員會〔TC 54〕），以及法國標準協會（Association Française de Normalisation，AFNOR）等。

除非消費者購買的精油清楚標示出它符合以上機構的標準，否則便不能確定精油的內容物和標籤所示的內容相符，原因在於混摻精油的方式實在多不勝數。在昂貴的精油裡加入氣味相似的便宜精油，就能增加它的供應量。同樣地，在精油裡加入不影響整體氣味的物質，例如肉荳蔻酸異丙酯（isopropyl myristate），就能成功稀釋。某些質地黏稠的精油，例岩蘭草，也可能和少量的菜籽油（rapeseed oil）混合後販售。另一種情況是，實際販售的精油也可能與標籤標示的品項不符，原因是兩種精油的氣味相近，因此能以假亂真。或者，某兩種精油加在一起，就會形成類似第三種精油的氣味。例如：將黑胡椒與依蘭精油混合在一起，就能創造出康乃馨的氣味。

還有一種混摻的作法是，從別的精油中萃取出某種成分，加進特定精油裡，來增加它的供應量。舉例來說，可以從藍膠尤加利中萃取純正天然的桉油醇，加進其他含有桉油醇的精油當中。至於那些稀有、珍貴且價格高昂的精油和原精，例如：玫瑰、茉莉、橙花、梔子花等，不一定以蒸氣蒸餾法萃取的產品，要動手腳的方式就更多了，例如從其他精油中萃取單一或多種天然成分添加進去，或是以合成的化學成分來混摻。

另一方面，倘若精油的蒸餾地點和來源植材的生產地點不同，這些出口的原材料（如乾燥的藥草、花朵或樹脂）就有可能接受過輻射殺菌。這麼做是為了保障出口的植材中，所有害蟲、昆蟲、黴菌或其他微生物都已被消滅。然而，輻射殺菌的步驟卻可能使植物的療癒潛能發生變化。另外，有時宣稱是有機的精油並不一定真如所述，很可能只是同一種精油的非有機版本。

在你讀過以上這些資訊之後，或許會覺得購買精油的學問實在太大，進而萌生退意。但心裡有數是件好事，我們需要知道商人有可能動哪些歪腦筋，才能認出那些真正為我們提供純正精油的供應者。真正純正的精油成分完整、未經調整，才能以符合預期的狀態，完成我們賦予它的任務。

精油的價格差異來自許多原因。舉例來說，同樣是薰衣草精油，生長在法國普羅旺斯的薰衣草精油，就可能比生長在保加利亞或克羅埃西亞的薰衣草精油昂貴許多。同樣地，像白玉蘭（*Michelia alba*）這樣的花朵類原精，要價可能比優質山雞椒（*Litsea cubeba*）精油的價格貴上三十五倍之多。因此，購買精油時，首先要注意的就是清楚行

情──純正的白玉蘭精油不可能以菜市場價格買到。當你愈熟悉精油市場，就會愈知道如何選擇符合使用目的及個人偏好的精油。每天都有愈來愈多精油供應商，宣稱自己提供的是「純正天然的有機精油」，這讓我不禁懷疑：難道這些植物是長在別的星球上嗎！因為事實是，目前這世界真正能生產出來的有機精油，根本不足以供應市場所需。

即便某個精油廠牌能找到一些很棒的精油貨源，也不代表這裡販售的每一種精油都能維持在最佳品質。要是你對精油的品質感到疑惑，可以向每天都在處理個案的專業芳療師尋求建議，畢竟，為求效果顯著，芳療師一定需要使用品質優良的精油。

精油的儲藏方式也很重要。所有直接從植物萃取而來的第一手產品，如草本萃取物、精油和純露，都需要放在深色的玻璃瓶或儲存罐裡，以避免光線照射，並且存放在陰涼乾燥的地方。在不使用的時候，記得旋緊瓶蓋以防氧化。精油的療效壽命很難一概而論。即便某些精油已經在家中櫃子放了好幾年，它們的氣味和抗菌效果可能依然很棒，可以用在空間中，作為空氣清淨劑、擦拭廚房表面，或是調製香水，或加在非治療用途的芳香小禮當中。我們沒有必要浪費任何一點精油。

遇到緊急情況時，即便這些精油已經放了一段時間，絕對還是聊勝於無，不過若要處理慢性症狀，建議還是尋求最佳品質的精油來使用。購買精油的時候，建議了解一下店裡的員工，去感覺一下他們是什麼樣的人。了解精油店家或品牌的真心，是找到優良精油的最佳方式。這世界上絕對有真正實誠又專心致志的精油供應者──你只是需要找到他們。（你也可參考本書第 19 章「品質的重要性」的段落，那裡有關於用基底油稀釋精油的討論。請見本書第 514 頁。）

適當的用量與調和方法

在本書中，你會看到配方中建議將 3 至 5 滴精油，調入 1 小匙（5 毫升）的基底油中使用。其中，精油的用量是根據使用者的體型、年紀、醫療史、整體健康狀態，以及目前的情況是急性或慢性，作為調整的考量依據。如果是慢性情況，可以先採用較低的滴數，之後視需求調高劑量；如果處理的是急性情況，就優先採用較高的滴數。

稀釋的濃度指的是精油和基底油用量的比例。臨床上，精油可以被稀釋到 5%之多，甚至在某些情況下可以不經稀釋直接使用，視當下施用的症狀而定。5%的濃度大約是 1 小匙（5 毫升）的基底油中加入 5 至 6 滴精油，視精油大滴或小滴而定。臨床上，芳療師會了解客戶的需求，以及所有必須知道的健康問題與身體情況，進而調配出

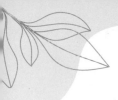
一份量身訂做的個人精油產品。在 SPA 美容館的情境裡，精油並不是用來處理身體病況的，於是，一般會準備預先調和好的按摩油，例如：幫助放鬆的按摩油，濃度大約在 1% 到 2% 之間；除此之外，也可能為特定客戶準備個人專屬的按摩油，濃度可能提高到 2.5% 到 5% 之間。

精油配方中的項目順序，可不是隨意排列的。有些人可能希望配方按照用量的多寡來排序，如從用量最多的精油依次遞減。不過，配方不是這樣列的。配方中的精油，是以應該被調和的先後順序來排列。首先從第一項開始，依次按照每一種精油的滴數加入調和。調和的先後順序和配方欲達到的目的有關，也和配方中精油彼此交互作用的情況有關，精油的交互作用和相對的重量、物理黏稠度、化學成分與振動頻率都可能有關係。

由於本書提供的都是專業芳療師使用的配方，因此配方可能加入極微量的精油，來達到更佳的效果。因此若是居家使用，調配的份量可能會比當下所需的用量還要多。遇到這樣的情況時，你可以將剩餘的成品保留起來，以待將來使用，或者根據該配方的稀釋指示，調製出更大的稀釋油份量。

有些精油質地稀薄輕盈，有些則黏稠厚重。這些質地上的差異，又可以用精油的重量或比重來表示。精油的黏稠度將決定它從瓶子裡滴出來的速度：薰衣草或迷迭香等質地稀薄的精油，可以快速地滴出；而岩蘭草或沒藥等黏稠的精油，則可能流速緩慢，所以對待它們需要多點耐心。

測量的時候，盡可能達到最高的準確度是很重要的。因此，對於經常使用精油的人來說，準備一套品質優良的測量工具，將帶來無價的助益。不過，仍然有一個無法掌握的變數，就是精油滴頭的孔徑大小，因為不同的供應商可能使用不同的滴頭。根據滴頭孔徑的不同，有時滴出來的精油可能比一般情況更小滴。你只要知道可能出現這樣的差異就可以了。精油的調和是一門藝術——無庸置疑。一分經過仔細思量、計算的精油配方，將啟動成分間的協同作用，讓調製後的成品，發揮比個別成分更大的效果。

為了療癒目的去配製精油，和以香氣的前中後調為考量，來調製香水或精油香氛，是完全不同的兩回事。以療癒為目的去調製精油時，會評估所用精油的療癒特質，是否符合當下需要處理的情境或症狀。配方中占最大比例的成分，應該要能處理當下最急需緩解的症狀，而配方中的其他精油，則要能協助此一過程進行——例如：可以處理伴隨疾病出現的心理議題，或是有抗菌、抗病毒的作用，能幫助抗感染。換句話說，疾病的療癒有多樣的層次，而選出那些加在一起能發揮加乘功效的精油，讓整體配方能同時處

埋不同層次的議題，就是精油調製的藝術。

精油的用量，和其他事物有著格外不同的地方——例如：或許某種精油只需要加入小小一滴，就能達到完美協調的效果，提升整體配方的療癒功效。雖然少了這一滴，其他精油仍能發揮許多作用，但多了這一小滴，就能讓整個配方顯得截然不同。僅僅一滴。這又說明了精油調配的另一個特性：少即是多。在調配精油的時候，沒有必要覺得「愈多愈好」。精油不是這樣的，它們是更細緻、更精微的存在！

每一種精油都含有非常多樣的成分，有時甚至高達上百種。當你將兩種或甚至更多的精油調配在一起時，會形成一種全新的化合物。這就是為什麼芳香療法能有這麼卓越的療癒潛質。或許我們可以用手術的方式來理解它：手術是一場團隊合作，除了執刀醫生之外，還需要麻醉師及整個護理團隊的支持，才能完成一場成功的手術。或者想想，一個樂團可能有四個成員，每一個成員都分別是自己擅長領域中的藝術家，當這四個人組合在一起，就誕生出一場美好的音樂協同作用。精油就像這樣，以個別來看，每一支精油都是珍貴無價的，當被調和在一起使用時，有時能達到比單一使用更多的效果。

當你把多種精油分別滴進小小的瓶子之後，可以蓋上蓋子，讓瓶子在你的掌心中來回滾動——這麼做能在瓶中創造漩渦，讓所有分子可以澈底被混合。當你把混合好的精油調入基底油時，可以再一次重複同樣的步驟——讓瓶身在你掌心中來回滾動——不過，完成之後要再好好上下搖晃一會兒。如果觀察精油滴入基底油的狀況，你會發現，由於兩者稠度不同，因此很明確能看到兩者之間的分界，甚至連顏色也壁壘分明。在調配時，採用以複方或單方精油調入基底油的方式（而不是將基底油調入精油），這麼做可以讓你輕鬆判別並掌握整體配方的香氣強度，確保它帶來最理想的香氣感受。

如何保存、照料精油，是相當重要的。精油的療癒效果，對電磁頻率及調配者正面或負面的情緒能量非常敏感。在憤怒的情況下調配的精油，很可能無法達到預期的效果。在為他人調配精油時，至少要試著不被自己的思緒與情緒干擾。讓自己專心集中在調製的意圖與目標上——也就是即將使用這份產品的對象、他們的需求，以及你希望達到的效果。

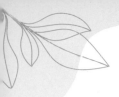
精油換算方式

購買精油時需要明白，根據不同精油的黏稠度，以及滴頭的孔徑差別，通常大約會以如下的方式進行換算：

20 滴= 1/5 小匙的精油= 1 毫升（ml）

40 滴= 2/5 小匙的精油= 2 毫升（ml）

60 滴= 3/5 小匙的精油= 3 毫升（ml）

基本稀釋指南

下表是一份基本的稀釋換算指南，實際使用時，仍然需要將滴頭孔徑的差異考量在內：

表 1：稀釋換算表

精油滴數（最少量－最大量）	調入基底油（以毫升為單位）	或以湯匙計量
0-1 滴	1 毫升	1/5 小匙
2-5 滴	5 毫升	1 小匙
4-10 滴	10 毫升	2 小匙
6-15 滴	15 毫升	1 大匙
8-20 滴	20 毫升	4 小匙
10-25 滴	25 毫升	5 小匙
12-30 滴	30 毫升	2 大匙

換算：盎司與毫升

在本書中，我經常會建議將精油調入 1 液體盎司（fl. oz），也就是大約 30 毫升的基底油當中。由於換算無法做到完全精確，所以 30 毫升這個數字是不完全準確的。一般來說，1 液體盎司應該約等於 29.5735296875 毫升。如果可以的話，建議以毫升為單位來測量，因為若只要提取少量，公制單位會比英制單位更容易測量。下面提供幾組換算比例作為參考：

將毫升換算成液體盎司：

1 毫升 = 0.03381 液體盎司

5 毫升 = 0.16907 液體盎司

10 毫升 = 0.33814 液體盎司

20 毫升 = 0.67628 液體盎司

30 毫升 = 1.01442 液體盎司

100 毫升 = 3.38140 液體盎司

將液體盎司換算成毫升：

¼ 液體盎司 = 7.39338 毫升

½ 液體盎司 = 14.78676 毫升

¾ 液體盎司 = 22.18014 毫升

1 液體盎司 = 29.57352 毫升

我通常會採取大約的算法，例如 3½ 液體盎司就相當於 100 毫升。

使用方法

接下來，我會在表格中根據字母順序（A 到 Z），列出精油的幾種基本用法。針對某些特別的情境還會使用到不同的方式，這些特殊使用方式並未列在表中，而會在本書相應的內容中提及。

表 2：精油使用方法指南

遇到特殊情況時，請按照本書相應內容建議的精油用量和方式來使用，其他時候，可參考下表作為一般使用指南。

用法	用量	附註
一般泡浴	稀釋：3 至 8 滴。 未稀釋：1 至 4 滴。	像平常一樣放好泡澡水。把浴室的門關起來，讓香氣留在空間當中。精油可以純油使用（不稀釋），或是用基底油、牛奶、奶粉、植物甘油、海藻粉、花草粉、小蘇打粉、食鹽或瀉鹽來稀釋。如要避免刺激皮膚，就先用一點基底油稀釋精油後再使用。也可以直接在水中滴入精油，只要在入浴前用手攪散就好。
坐浴	每次坐浴使用 2 至 3 滴。	坐浴是遇到特殊情況時會使用的泡浴方式，只有下半身（腰部到大腿上部）浸泡在水中。 在浴缸中放入高度到臀部左右的泡澡水，或是使用一個能夠坐得進去的盆子。將精油加入水中，用手仔細攪散，避免圓滴狀的精油碰觸到細緻的黏膜。
足浴	取一碗水，加入 5 至 8 滴稀釋或未稀釋的精油。	在盆中注入溫暖的水，滴入精油並用手攪散。如果想好好享受一下，可以在盆底放些圓滑的小石子，雙腳踩在上面前後按摩。也可以在水中加入岩鹽、海鹽或瀉鹽，如有需要就多加些熱水。如果水面上漂著圓滴狀的精油，可以用手撈起，抹在腳上按摩。
手浴	取一碗水，加入 2 到 4 滴精油。	取一個小盆子注入溫暖的水，並滴入以滋養豐厚的基底油稀釋過的精油，用手把水中的精油攪散。雙手浸泡在水中，以不超過 10 分鐘為限。如果稀釋後的精油漂浮在水面上，可以用來為雙手按摩。

用法	用量	附註
淨身盆（bidets）	1 滴精油調入 1/2 小匙的基底油稀釋。	在如廁淨身盆（bidet）中注入溫暖的水。滴入稀釋後的精油，並用手好好攪散，以免黏膜受到刺激。
使用於衣物	1 至 2 滴精油。	許多精油都可能在衣物上留下痕跡，這和衣物的材質有關，所以請只在非用不可的情況下，才這樣使用精油；或者，就只用在留下痕跡也沒關係的衣物上。這個方法很適合用來驅蚊蟲，尤其是糠蚊（midge，蠓科）與各種蚊子（mosquito，蚊科）。將精油（純油使用，不稀釋）直接滴在襪子、短褲的褲腳或長褲的褲管上，或是滴在衣領、袖子或袖口上。如果想讓蚊蟲遠離你的頭部，可以將精油滴在帽子、髮帶或頭巾上。
製成敷包	3 至 10 滴精油。	敷包又分為冷敷包或熱敷包。大致上，熱敷包會用在肌肉痠痛或疼痛的區域，冷敷包則用在發炎或腫脹的地方，如扭傷或拉傷的時候。熱敷能加速受傷區域的循環，而冷敷則會降低循環。 製作敷包時，記得務必使用 100%天然的布料，未經漂白的最好。敷包有兩種製作方式： 1. 將精油滴入半杯水中，然後把布料浸入水裡吸取精油。把多餘的水擠乾，敷在需要的區域上。 2. 將布料沾溼，直接將精油滴在溼潤的布料上，搓揉布料，把精油揉散，然後敷在需要的區域上。
用於化妝棉或棉球	1 至 2 滴精油。	將未稀釋的精油滴在化妝棉或棉球上，靜置到稍乾的程度，然後放進衣櫃或抽屜裡。滴了精油的化妝棉與棉球，可以放在家中各處，達到驅蟲的效果。

用法	用量	附註
用於棉花棒	1 至 2 滴精油。	將未稀釋的精油滴在棉花棒上，然後直接在需要的部位上使用。
擴香	隨個人喜好添加。	市面常見的擴香儀器有許多種類。有些需要透過加熱（如蠟燭或插電）讓精油分子飄散到空間當中，其他擴香儀器則以完全不同的方式運作，如透過風扇來擴散精油分子。 陶瓷類的擴香石或薰香燈，應該要無孔隙以方便清潔。需要加水的薰香燈，則要注意保持一定水位，以免精油遇熱燃燒。 震盪類的負離子擴香儀或水氧機，能將細緻的精油噴霧飄散至空間中。這類儀器是設計作為醫療使用，要替換精油時，可能較難清潔。
高濃度稀釋使用	5 滴精油調入 5 滴基底油稀釋。	這個用法通常用在急性感染的時候——也就是需要高濃度使用，但選用的精油卻不適合純油接觸皮膚的時候。這時只需要把調好的精油塗抹在患部就可以了。在本書其他章節，能看到特定症狀適合使用的建議精油。
使用於保護傷口的敷布	直接在敷布滴上 1 至 6 滴精油。	這個作法是用來避免感染範圍擴散，並且促進傷口癒合。將精油直接滴在能覆蓋傷口的敷布上（如繃帶、軟麻布、棉花，或是 OK 繃的棉布部分）。如果你要處理的傷口已經貼上敷布，可以將精油塗在傷口周圍未經包紮覆蓋的皮膚上。
加入面膜	將 1 至 2 滴精油調入 2 小匙（30 毫升）的面膜，或根據本書其他段落內容提及的方式使用。	精油可以被加進任何以天然成分調製的面膜當中。根據膚質及功效選擇適用的精油就可以了，例如：抗痘、激勵循環、清潔、淨化、回春等。

用法	用量	附註
製成面部按摩油	將 8 至 15 滴精油調入 1 液體盎司（30 毫升）的基底油，或根據本書其他段落內容提及的方式調製。	調製面部按摩油的方式和身體按摩油一樣（請參見本書第 20 頁）。不過，可以根據膚質選用較滋潤的基底油，再加入少許有修復功能的堅果油或種子油，每次使用的量不需要太多。
製成化妝水	將 8 至 15 滴精油調入 3 又 ½ 液體盎司（100 毫升）的清水或純露中，或根據本書其他段落內容提及的方式調製。	使用泉水、蒸餾水或純露。將精油與水均勻混合後，以未經漂白的咖啡濾紙來過濾。純露本身就是極佳的面部化妝水，可以直接使用，或者以清水稀釋成 20% 來使用。
用於摩擦按摩法（friction）	將 20 至 30 滴精油調入 1 液體盎司（30 毫升）的酒精當中，或根據本書其他段落內容提及的方式使用。	摩擦是一種按摩手法，通常指快速摩擦身體局部區域，是運動治療師（sports therapist）經常使用的技巧。進行摩擦按摩時，可以將精油調入乙醇（也就是藥用酒精）當中——藥用酒精在運動醫療中本來就經常使用到。將混合物好好搖晃，確認均勻後再使用。除了酒精之外，也可以用質地輕盈、容易吸收的基底油來取代。這個用法不可用於臉部和細緻敏感的黏膜區域。
用於園藝	將 1 至 2 滴精油調入 1 加侖（4 公升）的水中。	某些精油很適合製成噴霧，可以抑制植物的微生物感染，或達到驅蟲的效果。將精油加入水中，用力搖晃，然後靜置 24 小時待其自然混合。接著，用咖啡濾紙過濾。精油不可與其他化學藥劑混合使用，但可以和其他天然有機的園藝手法併行。關於這部分，可以參見本書下冊第 18 章「明日花園」的內容。
用於一般浴缸	最多加入 8 滴精油。	把精油加入水中，用手好好攪散。但請注意，精油不溶於水，所以可能會在管道周圍或內部留下殘留物。

用法	用量	附註
用於加溼器	每 1 品脫（475 毫升）的水加入最多 8 滴精油。	把精油加入加溼器的水中。 如果是掛在暖氣片上的加溼器，直接把精油滴入水中就可以；如果是更複雜的機體，就必須注意精油黏稠的殘留物可能傷害機身。所以，請先評估加溼器的情況，再決定是否適合加入精油。
蒸氣嗅吸（透過熱水的蒸氣嗅聞）	一碗水加入 3 至 5 滴精油，或根據本書其他段落內容提及的方式使用。	將冒著蒸氣的水注入碗中，然後滴入精油。取一條毛巾蓋住頭部，毛巾需要大到能遮住整個碗。臉部距離水面大約 30 公分，將眼睛閉上。用鼻子吸入蒸氣，每次吸氣大約停留 2 至 3 秒再呼出。根據需要重覆吸入蒸氣，但每次進行的時間總長不超過 5 至 10 分鐘。
一般嗅吸（透過面紙或手帕嗅聞）	1 至 2 滴精油。	直接把精油滴在面紙或手帕上，在需要的時候透過鼻子嗅聞。
用於按摩浴缸	最多加入 8 滴精油。	把精油滴入按摩浴缸，然後用手好好攪散。但請注意，精油不溶於水，所以可能會在管道周圍或內部留下殘留物。
加入乳液或乳霜（身體用）	在 1 液體盎司（30 毫升）天然無香的乳液或乳霜中，調入 5 至 20 滴精油。或根據本書其他段落內容提及的方式調製。	選擇以天然有機成分製作的無香乳液或乳霜。加入所需的精油，並妥善攪拌。然後就像使用一般身體乳液那樣使用它。
製成身體按摩油	在 1 液體盎司（30 毫升）基底油中加入 10 至 30 滴精油。或根據本書其他段落內容提及的方式調製。	取一個深色的玻璃瓶，量好基底油的量。如果使用單一精油，或是現成的複方精油，可以直接滴入基底油中。若要自己調配複方精油，請先完成精油調配，再按所需滴數加進基底油中。每次只取用按摩部位需要的量，無需太多。

用法	用量	附註
純油使用（不稀釋）	使用 1 至 2 滴，或根據本書其他段落內容提及的方式使用。	在某些情況下，可以將特定幾種精油直接塗抹於皮膚，這和需要處理的情況有關。不過，某些精油可能對皮膚造成刺激，因此並不適合純油使用。請只按照本書提到的方式，在特定情況下使用建議的精油。
製成香水	濃度在 15% 至 30% 之間。	植物的原精和精油本來就是香水最原始的製作材料。將精油和原精調入基底油、液態蠟或酒精當中，就能製作出天然的香水。（詳情可見本書第 198 頁「調製自己的香水與古龍水」的段落）。
滴在枕頭上	1 至 3 滴。	將精油直接滴在枕頭上，可以協助呼吸系統，改善呼吸道感染及睡眠問題。只需要把 1 到 3 滴精油滴在枕頭角落或底下，記得避開眼睛會觸碰到的區域就可以。或者，也可以把精油滴在棉球或面紙上，再塞入枕頭的角落或枕頭內──請記得放在枕頭下方。確保臉部，尤其是眼睛不會觸碰到精油就可以了。
滴在乾燥花上	隨個人喜好添加。	按照平常使用乾燥花添香劑的方式來使用精油就可以了。 可以使用單方精油或複方精油，不過精油有可能讓染色的乾燥花出現外觀上的顏色變化。
製成空間噴霧	用來淨化空間：在 1 品脫（475 毫升）的水中加入 10 至 20 滴精油。 用來增添香氣：在 1 品脫（475 毫升）的水中加入 8 至 10 滴精油。	最簡單快速的方法，就是用一個全新的噴瓶，然後將精油加入大約 1 品脫（475 毫升）的溫水當中。注意避免使用質地較黏稠的精油，因為那可能會使噴嘴堵塞。由於精油並不溶於水，因此每次要用之前都必須大力搖晃。避免噴在質地細緻的家具、木頭、織品，或是有可能被水破壞的東西上。

用法	用量	附註
用於三溫暖	每 2 品脫（950 毫升）的水中加入 2 至 5 滴精油。	只在用水導熱的三溫暖設備上使用這個方法。 將精油加入水中，盡可能攪拌均勻，然後以咖啡濾紙過濾，再放到發燙的煤炭或熱石上。可以選用杜松、絲柏、松樹或尤加利等精油。 精油易燃，若未先以水稀釋或過濾，不可直接接觸熱源。
用於頭皮護理	在½液體盎司（15 毫升）的基底產品中，加入 5 至 10 滴精油，或根據本書其他段落內容提及的方式調製。	許多基底產品都可以用來進行頭皮護理，可以把精油添加進去一起使用，包括加進純天然（植物性）的頭皮護理產品當中。或者，也可以將精油與蘆薈膠、水，或者是荷荷芭油一起調和，並用來按摩頭皮。 在每一次你打算使用的量當中，加入 2 到 3 滴精油。 或者，將精油滴在一盆水中，在洗好頭之後，用這盆水做最後一次沖淋。
加入洗髮精	在 3½液體盎司（100 毫升）的洗髮精中，調入 5 至 10 滴精油。或根據本書其他段落內容提及的方式調製。	將精油添加在任何一種無香的天然有機洗髮精中。確保精油被充分地混合在洗髮精當中，並選擇適用於敏感肌膚的精油種類。
淋浴時使用	1 至 5 滴。	如同平常一樣清洗身體。接著，在水仍然沖淋著你的身體時，將精油滴在澡巾或海綿上，快速擦拭全身上下。嗅聞那滿是精油芳香的蒸氣。注意避開臉部和細緻的黏膜部位。

用法	用量	附註
用於仿真花	隨個人喜好添加。	將仿真花的花瓣撥開，把精油滴在正中間。想要的話，也可以再把花瓣闔起來。請記得，精油可能會影響到花朵的顏色，所以先拿一朵花來嘗試看看，確認沒問題再繼續進行。你也可以將精油滴在面紙上，放進花盆的底部。
製成面部及身體噴霧	身體噴霧：在 1 品脫（475 毫升）的水中加入 10 至 20 滴精油。 面部噴霧：在 ½ 品脫（240 毫升）的水中加入 2 至 5 滴精油。 或者根據本書其他段落內容提及的方式調製。	將精油加入溫水或純露中，用力搖晃均勻。用未經漂白的咖啡濾紙過濾後，倒入噴瓶中。靜置冷卻後再使用。 每次使用前都要好好搖晃均勻。 精油噴霧很適合用在臉部和身體上。噴在臉部時注意閉上眼睛。
製成洗劑	在 ½ 品脫（240 毫升）的水中加入 15 至 32 滴精油，或根據本書其他段落內容提及的方式調製。	洗劑（wash）是為了清洗感染區域而特別調配的製劑，可以用來清洗各種傷口、擦傷和割傷。將精油和水倒在瓶子裡，用力搖晃均勻。放在冰箱保存，以不超過 14 天為限，每次使用前都妥善搖晃均勻。
熱水擴香（用於空間）	每 1 品脫（475 毫升）的水中加入 2 至 10 滴精油。	將 1 品脫（475 毫升）的水加熱煮滾，把冒著蒸氣的水放在一個耐熱的碗裡，然後滴入精油。將這個碗放在地板或是耐熱的地方，確保不在孩子或寵物會觸及的範圍。把門窗關上，讓精油芬芳的分子布滿整個空間。

表 3：特殊情況使用指南

特殊情境	一般劑量準則	附註
慢性疼痛	身體按摩油：在 1 液體盎司（30 毫升）的基底油中加入 30 滴精油。 以其他方法使用精油：以不超過最高劑量為原則。	某些精油有止痛的效果，可以參考本書下冊第 20 章（第 314 頁）的表 22：「精油檔案速查表」。
與藥物併用	無論以上述何種方法使用精油，劑量最高只可用到一半。如果你打算以治療為目的使用精油，請務必知會你的醫生或護理師。	如果你正接受順勢療法治療，請務必知會你的順勢療法醫師，因為某些精油濃烈的香氣，被認為可能抵銷掉順勢療法的作用。
術前／術後使用	術前使用：劑量只可用到一半。若打算以治療為目的使用精油，請務必知會你的醫師。 術後使用：若想透過精油降低感染風險，必要時可以用到最高建議用量。如果同時在使用其他藥物，請在有意使用精油時知會醫師。	某些精油能大大降低感染的風險，可以在手術後將這些精油直接用在身體上，或是滴在床單上。如用於空間擴香，可以選擇野馬鬱蘭、肉桂葉或百里香等更強烈的精油，來控制感染的可能性。
搭配放射線療法	在進行放射線療法時，應避免在療程期間使用精油。精油可以用在療程間隔期間，幫助緩解痠痛和放射線造成的灼傷。使用的劑量應不超過一般用量的一半。	直到療程結束之前，都應該只選用有機的精油。
上癮：處方藥成癮	如果你有對處方藥上癮的問題，在有意使用精油之前，應該先知會你的醫師。精油的使用劑量最好不超過建議用量的一半，除非在本書中有其他特別提及的用法。	在你逐漸減少處方藥用量的同時，可以用能安撫神經系統的精油來提供協助。

特殊情境	一般劑量準則	附註
上癮：任何物質的成癮（substance addiction）	根據一般用量來使用精油，用精油來幫助減輕戒癮過程中可能出現的不適症狀。	在你逐漸減少上癮物質的用量時，可以用能作用於神經系統，帶來抗焦慮、紓解壓力等功效的精油，來提供協助。
上癮：酒精成癮	在大量攝入酒精的狀況下，所有精油的用量都不應超過一般用量的一半。	作用於消化系統及神經系統的精油，應該能帶來幫助。
絕症	在絕症治療的不同階段中，精油的用量應該隨著當下使用的藥物進行調整。選用氣味受到患者喜歡，又能有助於緩解症狀的精油。	在這樣的時刻，空間中的香氣能帶來相當撫慰人心的效果——對患者和照顧者來說都是。可以參考本書下冊第 12 章「緩和療護」的段落（第 39 頁）。

居家使用者應避免的精油用法

某些專業芳療師和醫療照護者會採用的精油用法，並不適合居家照護者自行使用。舉例來說，以治療為取向的專業芳療師，可能會建議用口服方式使用精油；不過芳療師只會給予濃度極低且精確的劑量，因為口服精油有可能使腸胃受到刺激。居家使用者應避免自行口服精油，除非經過專業芳療師的指示。

雖然這樣的情況並不常見，但當芳療師建議以口服方式使用精油時，請務必嚴格遵照指示來進行。例如，芳療師可能要求你將一滴精油（通常會是食品工業也經常使用的精油，例如胡椒薄荷）滴在一顆方糖或是一匙蜂蜜裡，接著再用其他液體稀釋，以避免食道內部黏膜受到刺激。

現在，人們越來越清楚，口服任何物質都可能對人體造成傷害。因此，業界已發展出各種皮膚貼片或吸嗅的方式，來取代口服。舉例來說，小兒流感已經可以用噴鼻方式接種疫苗，而微晶形式的胰島素，也可以讓患者透過吸入的方式，控制糖尿病的病情。

環境影響

身體的不適經常和所處環境有關，那可能來自工作環境、居家環境，或是周遭鄰居造成的問題。下面幾個例子都是我親自遇到的個案，這些故事可以說明，有時身體的不舒服可能不是出於生理或心理上的失調，而是環境的不平衡。

有位女士曾帶著正值青春期的女兒到我的診所，因為她認為女兒總是緊張煩躁，可能有荷爾蒙失調的問題。有一次我和女孩單獨在諮詢室裡談話，她自己把問題的原因告訴了我──她在家裡沒有一刻能夠安寧。媽媽總是開著電視，不管有沒有人在看，而哥哥又一天到晚在房裡大聲播放自己喜歡的音樂。為了隔絕這些聲響，女孩只好也在房間裡播放她喜歡的音樂。她覺得筋疲力盡，只想找個別的地方待著──只要能安靜點，哪裡都好。我請她的母親過來，向她說明了這個情況。哥哥放音樂的問題很容易解決，從那時起，他就只用耳機聽音樂，這麼一來，女孩也就不需要自己在房間裡播放音樂了。女孩的母親也同意在沒有人看電視的時候，把電視關起來。這個故事告訴我們兩件事：首先，在尋求藥物的協助之前，請先問問自己：「我現在會有這樣的感受，有沒有可能是因為我無法在家中感到安寧，或是我對我的居家環境沒有控制權呢？」在現在這個處處充滿噪音汙染的世界裡，或許大多數的人需要的只是安寧的片刻，和一個安靜的空間。

還有一位男士，因為雙腳從膝部以下一度無法動彈，而來到我的診所。事發當時，他必須翻滾下床，爬行到另一個房間裡，然後再等了好幾個小時，才找回行動的能力。好幾位醫生都對此感到無比困惑，只能推測或許是某種瀕臨歇斯底里的心理狀態，造成了這樣的情況。這一切都是個謎。在我們諮詢的時候，他談到了他的居家情況。其中，有件事引起了我的興趣：他的鄰居更換了熱水器的位置，那熱水器現在和他就寢的床，只有一牆之隔。我問他是否能聽到熱水器的聲音，因為機器有可能發出某種低頻的噪音。他說沒錯，他能聽到熱水器的聲音。不過還不只這樣，連他的脊椎都能感覺到熱水器的存在，他能具體地從脊髓感覺到熱水器造成的振動。沒錯，就是在鄰居把熱水器換了位置之後，這位男士的行動能力開始出現問題。回到家以後，他把自己的床換到另外一個房間裡。二週後他致電過來，告訴我們他感覺好多了，也沒有再出現無法行走的問題了。

一位叫做理查‧鮑克斯（Richard Box）的藝術家，曾經和英國布里斯托大學化學系合作一個實驗計畫。他在高壓電塔的纜線下放了 1300 盞立於地面的日光燈管，而這些

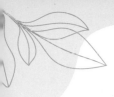

燈管在沒有電力來源的情況下，一個個都像聖誕樹一樣亮了起來。燈管之所以能夠被點亮，正是因為上頭 40 萬伏特的高壓電纜創造的電磁場，提供了所需的電力。

化學研究學者丹尼斯‧亨蕭（Dennis Henshaw）認為，電磁能使空氣中的分子分裂，形成一種叫做電暈離子（*corona ion*）的帶電微粒。這些微粒會附著在空氣中微小的汙染物上隨風飄散，可能飄到數百公尺外的遠處，被人吸進體內。由於這些汙染物本身已經帶電，因此更容易附著在肺部，並進入血液循環當中。如果你身上出現嚴重的健康問題，住家附近又有高壓電纜，我會建議你對這個主題進行更深入的了解。

美國國家航空暨太空總署（The National Aeronautics and Space Administration，NASA）曾經針對各航空站和太空人的居住環境，探討能如何改善太空艙內部的空氣品質。研究後發現，有一個解決方法適用於所有的居家空間，並且和下面這個原理有關，那就是──所有的植物都可以吸收二氧化碳，並放出氧氣。其中，有些植物甚至能有助於清除塑膠製品或塑膠家具在空氣中留下的微量塑膠殘留物。有些植物能有效地清除空氣中的苯、甲醛、三氯乙烯、二甲苯、甲苯和氨。不過，可惜的是，那些能去除甲醛或三氯乙烯的植物，同時也具有毒性，必須注意不可被孩童或寵物誤食。這些植物包括：黃金葛／萬年青（*Scindapsus aureus* / *Epipremnum aureum*）、白鶴芋（*Spathiphyllum wallisii*）、紅邊竹蕉（*Dracaena marginata*）、虎尾蘭（*Sansevieria trifasciata*）、非洲菊／太陽花（*Gerbera jamesonii*），以及杭菊（*Chrysanthemum morifolium*）。上述這些植物，也都有助於清除塑膠製品或合成纖維釋放出來微量的苯。其他能淨化空氣的植物還包括雪佛里椰子（*Chamaedorea sefritzii*），它能清除經常出現在居家清潔產品中的甲醛、二甲苯和甲苯，此外常春藤（*Hedera helix*）更是具有強大空氣過濾效果的植物。

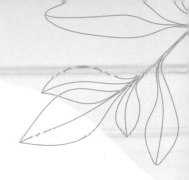

基本精油藥箱
——日常照護指南

- 真正薰衣草（*Lavandula angustifolia*）
- 天竺葵（*Pelargonium graveolens*）
- 沉香醇百里香（*Thymus vulgaris ct. linalool*）
- 羅馬洋甘菊（*Anthemis nobilis*）
- 迷迭香（*Rosmarinus officinalis*）
- 胡椒薄荷（歐薄荷）（*Mentha piperita*）
- 荳蔻（*Elettaria cardamomum*）
- 檸檬（*Citrus limon*）
- 澳洲尤加利（*Eucalyptus radiata*）
- 茶樹（*Melaleuca alternifolia*）

　　精油具有揮發性，每一種精油都具有多種不同的功效。我推荐的基本精油藥箱裡，包含十種不同的精油。光是這十種精油，就可以處理為數可觀的疑難雜症。接下來，我會針對這十支精油做簡單的介紹，這些資訊能幫助你決定是否現在就要把這支精油納入你的小藥箱當中，或者可以等過一段時間再入手。你的小藥箱裡包含哪些精油，應該根據你自己的需求來決定。同時，也可以參考本章後半部「用基本精油藥箱處理疑難雜症」的段落，看看你和家人有哪些疑難雜症可以透過精油來協助。這一章提供的是實用而且快速有效的工具，能幫助你馬上用精油來處理各種常見的健康問題。

　　本章提供的精油使用建議非常明確，並且有效。當然，其中某些症狀，在其他章節會有更詳細的說明，請參考本書後面的索引來找到對應的章節段落。「基本精油藥箱」這個章節，更像是一個簡單的應急指南，接下來還會有特別針對男性、女性、嬰幼兒、年長者、旅行者、運動員等特殊情況而書寫的段落，在後續這些專論章節中，或許會有更具體、更符合你需要的資訊和精油使用建議。

　　我在本書裡，也會經常提到基本精油藥箱裡的十支精油，它們可以被具體且廣泛地運用在各式各樣的情境中——從身體層面的健康保養，到心靈、心情和情緒的提升和撫

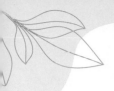

慰；包括從美容護膚、到園藝運用、到日常居家清潔、到節日慶祝都適用。所以，從各種層面來看，這些精油對各種居家使用者來說，都是非常有力的好幫手。

除了這十支精油之外，你的基本精油藥箱還很適合放進蘆薈膠、金縷梅純露、玫瑰純露、薰衣草純露和洋甘菊純露。蘆薈膠是取自多肉植物蘆薈（*Aloe barbadensis*）葉片的膠狀物，很適合用來修復刀傷、發炎、燒燙傷與晒傷，也是很好的精油載體。你可以在市面上買到凝膠或液體形式的蘆薈膠，也可以試著自己種蘆薈，這樣一來，任何時候只要需要，割下葉片就能擠出新鮮的蘆薈膠。金縷梅純露來自北美金縷梅（*Hamamelis virginiana*）這種灌木植物，以收斂和抗發炎的效果著稱。玫瑰純露是各種玫瑰精油在蒸餾過程中產生的副產品，具有溫和的抗菌及舒緩功效。除此之外，你還需要準備一兩種中性的基礎油來稀釋精油（如甜杏仁油）。丁香花苞也是一個非常實用的精油，具有強大的止痛和其他功效，可以考慮加入你的基本精油藥箱當中。

我在基本精油藥箱中推薦的這十種精油，都有高度的揮發性，能夠輕鬆上手，也很容易在市面上購買到。跟其他精油比起來，這十支精油的價格門檻並不高，因此你應該很容易能買到品質不錯的產品。現在，就讓我們簡單來認識這基本精油藥箱裡的十支精油吧！

基本精油藥箱（The Basic Care Kit Oils）

❖ 真正薰衣草（Lavender）（*Lavandula angustifolia*）

真正薰衣草是所有芳療使用者必備的一支精油——不只在居家情境中用途多多，許多人甚至連出門時都不能沒有它！從某個角度來看，真正薰衣草可以說是所有精油的母親：它有極佳的揮發性，功效卻無比強大。雖然薰衣草的香氣不見得人人都能接受，但當人們遇到輕微的燒燙傷、割傷或擦傷，或是被蚊蟲咬傷、頭痛、牙齦腫或出現不好入睡的情況時，真正薰衣草永遠是他們的不二選擇。

真正薰衣草不但能帶來優秀的療癒效果，也可以預防傷疤形成。此外，它還能調劑心情，令人感到平靜、放鬆，壓力獲得舒緩。薰衣草精油是天然的抗菌劑，有抗微生物和輕微的抗真菌作用，同時也能帶來鎮靜和抗憂鬱的效果。雖然人們並不會特別提到真正薰衣草有刺激循環的作用，但薰衣草精油在臨床上，似乎確實有緩和休克症狀的效果。當遇到緊急情況時，真正薰衣草是少數幾種可以不經稀釋直接使用在皮膚上的精油

之一。

❖ 天竺葵（Geranium）（*Pelargonium graveolens*）

天竺葵的香氣格外迷人。品質上乘的天竺葵帶有清新的花香，幾乎無人不愛，連孩童和青少年也不例外。天竺葵甜美的香氣，讓人經常忘記它也有極佳的抗菌防腐作用。因此，天竺葵是抗感染配方的極佳選擇，因為它同時還有止痛的效果。天竺葵是循環問題和血液相關病症的不二之選，它能使凍瘡消失，並有助於減輕凍傷帶來的種種不適。天竺葵還能平衡荷爾蒙，是處理女性生殖系統問題最重要的精油之一，它能改善經期、更年期的種種不適，以及不孕的問題。

然而，天竺葵不僅是極佳的身體保健用油，用來護膚也能幫助肌膚煥發光彩。在天竺葵多樣且廣泛的功能當中，還有一項是收斂肌膚。天竺葵對於調整情緒也有極佳的作用，不僅能滋補神經，也能帶來放鬆鎮靜的效果。天竺葵很適合和其他精油搭配調為複方，因為後味顯著的它，只要一滴就能成功修飾藥一般的氣味。從香氣的角度來看，天竺葵有平衡修飾的效果，能讓各種氣味都變得更加好聞，因此是空間擴香理想的不敗之選。

❖ 沉香醇百里香（Thyme linalol）（*Thymus vulgaris ct. linalool*）

百里香（*Thymus vulgaris*）精油有好幾種不同的化學類屬，其中，沉香醇百里香是最被推薦的一種。沉香醇百里香不但有良好的揮發性，且在臨床芳香療法中使用已久，它的性質溫和不刺激，能適用於各種皮膚狀況。

沉香醇百里香就像是一個能負重任的優秀戰士，它防腐、抗病毒、抗細菌和抗真菌的效果都非常強大。當身體內部因某些原因出現感染，或者當「流感」或其他傳染性疾病盛行，在這樣危險的時刻，很少有精油像沉香醇百里香這麼好用。甚至，在空間擴香的配方中，只需要加入一兩滴的沉香醇百里香，再搭配像天竺葵、檸檬、荳蔻等精油，就能為整個配方增添淨化及抗感染的保護效果。

沉香醇百里香除了抗微生物的特質，還有其他如激勵免疫和利尿等功效，這使得它的整體表現又更加優異。沉香醇百里香很適合用來處理風溼性關節炎等軟組織及關節的問題，也可以用來緩解神經痛、消除疲勞，亦可用於美容美髮，幫助抗痘護理，此外也有極佳的腦部激勵效果，能促進分析和思考的能力。

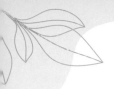
❖ 羅馬洋甘菊（Chamomile Roman）
（*Anthemis nobilis*）

好幾種不同的洋甘菊植物都能萃取洋甘菊（chamomile）精油，其中，芳香療法最常使用的兩種洋甘菊精油，分別是這裡介紹的羅馬洋甘菊，以及因含有豐富的母菊天藍烴成分，而呈現美麗深藍色的德國洋甘菊（*Matricaria recutita*）精油。

羅馬洋甘菊有極佳的消炎功效，因此能廣泛的運用在許多情境當中。它具有防腐、抗細菌的效果，和其他精油搭配使用，能發揮良好的止痛效果。它還可以用來幫助燒燙傷和灼傷後的傷口復原，也很適合用在氣喘、扭傷、拉傷、糖尿病、噁心嘔吐及發燒等情況。在護膚美容方面，羅馬洋甘菊也有多樣的功效，包括可以幫助肌膚回春。羅馬洋甘菊有安撫鎮靜的效果——尤其適合處理緊張焦慮、憂鬱和失眠等問題。作為複方精油中的一員，羅馬洋甘菊能發揮平衡的效果。

羅馬洋甘菊是一種功效強大卻不搶鋒頭的精油，能作用於身心靈各層面，生理心理均好好兼顧。羅馬洋甘菊有舒緩安撫的本質，因此很適合用在兒童身上，當然，也適合用來照顧大人心中的內在小孩。羅馬洋甘菊是一種擁有多樣精微特質的精油。

❖ 迷迭香（Rosemary）（*Rosmarinus officinalis*）

迷迭香是極佳的止痛用油，適合用來處理各種肌肉問題，以及如關節炎、風溼等關節症狀。它也可以用來處理呼吸道的疑難雜症，在少量使用時，可以協助肝臟和腎臟的運作。迷迭香是一種激勵性很強的精油，除了能激勵身體，也對分析思考很有幫助。以上這些特質，使得迷迭香成為一種充電型的精油，能幫助人們在經歷了精神疲憊或身體勞累的一天之後，帶來滿滿的能量。

迷迭香還有助於激勵記憶力——無論是加強大腦的記憶功能，或是探索長期的情緒記憶，都能帶來幫助。迷迭香也可以用來幫助憂鬱症、偏頭痛、頭痛、焦慮和壓力等情況。除此之外，在美容護膚方面，迷迭香能有助於消解橘皮組織、幫助抗痘、帶來護髮的效果。對於熱愛運動、烹飪和園藝的人們來說，迷迭香更是無價之寶。

❖ 胡椒薄荷（歐薄荷）（Peppermint）
（*Mentha piperita*）

胡椒薄荷最擅長處理各種消化問題，例如：消化不良、脹氣、腸躁症和胃部問題引發的口臭等。此外，它也能處理特定的呼吸及循環問題，是一種全方位的滋補精油。胡椒薄荷有止痛、抗菌、清涼、消炎等作用，還有些許的抗真菌效果。針對卡他症狀（上

呼吸道黏膜炎）、頭痛與偏頭痛、皮膚搔癢、風溼性關節炎、牙痛與疲憊倦怠等問題，都有難以取代的一席之地。將少量的胡椒薄荷，添加在成分複雜的香水或室內香氛當中，能增添一股細緻幽微的後味。在料理時，胡椒薄荷更具有獨特的地位，同時還有驅趕螞蟻、跳蚤和老鼠的效果。胡椒薄荷是一種用途多樣的精油，在基本精油藥箱中，是一個非常好用的成員。

❖ 荳蔻（Cardamom）（*Elettaria cardamomum*）

　　荳蔻具有多樣的療癒功效。首先，它能安撫消化系統，因此很適合用來處理脹氣、胃部與腹部痙攣、腸躁症或克隆氏症（Crohn's disease）等問題。荳蔻能夠抗細菌及抗真菌，並且有止痛消炎的作用，還能舒緩肌肉緊繃及痙攣。作為一種適應原，它能同時帶來舒緩和激勵的作用。幾乎各種咳嗽都可以用荳蔻來處理，對應呼吸道疾病時，荳蔻是相當好用的精油。除此之外，某些和食物有關的感染，也可以用荳蔻來處理。

　　荳蔻多樣的功效還不只這些，它能處理各種累癱了的狀況——無論是身體上、心靈上或情緒上的疲憊，都能一手包辦。在疲憊倦怠的時候，荳蔻能帶來激勵的效果，而在壓力巨大、神經緊張的時刻，荳蔻也能有效

的舒緩安撫。荳蔻有平衡及調和身心靈的作用，用於皮膚護理時能帶來溫和的效果，也可以運用於料理當中。

❖ 檸檬（Lemon）（*Citrus limon*）

　　檸檬精油可以滋補淋巴系統，同時有激勵消化的作用。它可以紓解膽汁過多的現象，也可以和其他精油一起處理疣、蚊蟲叮咬和緊張性頭痛等問題。檸檬能幫助新陳代謝，用來美容護膚效果尤佳。雖然檸檬精油有些許鎮靜放鬆的功能，但其實它更能大大幫助注意力集中，尤其和其他精油調和使用時，更能發揮這項功能。檸檬清新乾淨的香氣幾乎無人不愛，因此很適合調製成室內香氛或個人香水。檸檬有抗菌防腐和提振情緒的功能，不只在居家護理有無可取代的地位，用來增添料理風味更是妙用無窮。檸檬可運用的方式非常多——可以用來淨化飲用水、皮膚護理和身體護理——它是真正的全能好手。

❖ 澳洲尤加利（Eucalyptus Australiana）（*Eucalyptus Radiata*）

　　澳洲尤加利被選入基本精油藥箱是因為它是多種尤加利精油當中，可以被安全地用來長期治療慢性病，同時又能帶來強大效果的精油。

　　澳洲尤加利最為人所知的功效，大概就

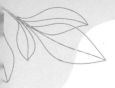

是在呼吸道感染方面的優異表現，除此之外，它還有許多用途。澳洲尤加利是一種能防腐、抗細菌、抗病毒和止痛的精油，有助於消炎、利尿和除臭。澳洲尤加利可以和其他精油搭配，共同處理膀胱炎和念珠菌感染。它能在炎炎夏日為身體帶來清涼的感受，也可以修復晒傷、驅逐蚊蟲。它能在冬天帶來一絲暖意，並且保護身體不受感染侵襲。

❖ 茶樹（Tea Tree）（*Melaleuca alternifolia*）

茶樹精油有防腐、抗細菌、抗微生物、抗病毒和抗真菌的效果，這使得它能被廣泛地用來處理多種症狀。各種皮膚感染，包括念珠菌感染、輪癬和香港腳等，都很適合用茶樹來護理。遇到牙齒痛、晒傷、割傷、擦傷和青春痘等各種皮膚問題時，茶樹也能派上用場。茶樹也可以加在漱口水或洗髮精當中。茶樹精油經常被加在驅蚊水中，也可以處理蚊蟲叮咬的問題。雖然不是所有人都能接受茶樹精油的氣味，但它的味道可以很容易被其他精油的香氣遮蓋，當家裡有人患有易經空氣傳播的傳染病時，調和茶樹和其他精油在室內擴香，會是很好的防護方式。

🌿 用基本精油藥箱處理疑難雜症

在這個段落，我將按照英文字母順序，列出各種常見的疑難雜症，並說明如何用基本精油藥箱裡的成員，來處理這些狀況。當中提到「基底油」的部分，建議可以根據本書下冊第 19 章「基底油」的介紹內容，來選取適合的基底油。或者，也可以直接選用甜杏仁油，因為它不僅適用於所有膚況，大多數人的皮膚也都可以良好耐受。

每個疑難雜症的最後，都會有一個「其他適用於這個症狀的精油」的欄位。這裡提到的精油當中，若有加上星號（＊），就表示這個精油並不是基本精油藥箱的成員，雖然如此，仍然列在這裡供你參考。

在配方建議當中，有時會提到某些特定的治療方式，例如：敷包、蒸氣嗅吸或冰敷等。關於這些使用方式的詳細介紹，可以參考本書第 1 章的「表 2：精油使用方法指南」（第 37 頁）的說明。

這裡提到的劑量，都是以滴數來計算──通常會提供一個最小值到最大值的範圍，如 3 至 5 滴。劑量的使用會根據使用者的體型大小，以及症狀是輕微、急性或慢性等情況而有所不同。若想一次調製較大的量，精油和基底油的用量必須維持與配方比例相同。

❖ 腹部疼痛（Abdominal Pain）

如果腹部的疼痛久久不退，或甚至愈來愈嚴重，請務必就醫檢查。因為那樣的腹痛

有可能是闌尾炎，或是其他需要經過醫師診斷的問題。

下腹部疼痛（Abdominal Pain — Lower Area）

將下列配方以順時針方向塗抹在疼痛部位。

基本精油藥箱配方

沉香醇百里香 .... 2 滴
澳洲尤加利 .... 3 滴
荳蔻 .... 3 滴

調和以上精油，取 3 至 5 滴加入 1 小匙（5 毫升）的基底油當中。如需製作更大分量，請以相同比例進行稀釋。

其他精油配方

天竺葵 .... 3 滴
薑 .... 2 滴

調和以上精油，取 3 至 5 滴加入 1 小匙（5 毫升）的基底油當中。如需製作更大分量，請以相同比例進行稀釋。

其他適用於這個症狀的精油還包括：天竺葵、胡椒薄荷（歐薄荷）、迷迭香、*廣藿香（Pogostemon cablin）、*薑（Zingiber officinale）、*義大利永久花（Helichrysum italicum）、*甜羅勒（沉香醇羅勒）（Ocimum basilicum ct. linalool）、*丁香花苞（Syzygium aromaticum）、*甜馬鬱蘭（Origanum majorana）。

上腹部疼痛（Abdominal Pain — Upper Area）

將下列配方以順時針方向塗抹在疼痛部位。

基本精油藥箱配方

胡椒薄荷（歐薄荷）........... 1 滴
荳蔻 .... 3 滴
羅馬洋甘菊 .... 2 滴

調和以上精油，取 3 至 5 滴加入 1 小匙（5 毫升）的基底油當中。如需製作更大分量，請以相同比例進行稀釋。

其他精油配方

芫荽籽 .... 3 滴
胡椒薄荷（歐薄荷）........... 1 滴
荳蔻 .... 1 滴

調和以上精油，取 3 至 5 滴加入 1 小匙（5 毫升）的基底油當中。如需製作更大分量，請以相同比例進行稀釋。

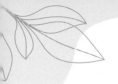

其他適用於這個症狀的精油還包括：澳洲尤加利、迷迭香、*甜羅勒（沉香醇羅勒）（*Ocimum basilicum* ct. *linalool*）、*德國洋甘菊（*Matricaria recutita*）、*甜馬鬱蘭（*Origanum majorana*）、*芫荽籽（*Coriandrum sativum*）、*綠薄荷（*Mentha spicata*）。

❖ **擦傷**（Abrasions）

將 5 滴真正薰衣草精油稀釋在一碗溫水中，用這碗水來清理擦傷的部位。用 1 滴真正薰衣草精油擦拭傷口周圍（不是直接塗抹在傷口上）。

或者，也可以用滴入 5 滴沉香醇百里香精油的溫水，來清理擦傷的部位，然後用 1 滴羅馬洋甘菊精油來擦拭傷口周圍，完成後只需待傷口自行復原。

其他適用於這個症狀的精油還包括：茶樹、沉香醇百里香、羅馬洋甘菊、*乳香（*Boswellia carterii*）、*沒藥（*Commiphora myrrha*）、*松紅梅（*Leptospermum scoparium*）。

❖ **膿腫**（Abscesses）

從下列配方中擇一製成冷敷包，然後將冷敷包敷在腫脹的區域，一天兩次。

基本精油藥箱配方

配方 1
真正薰衣草 .... 2 滴
茶樹 .... 2 滴
羅馬洋甘菊 .... 3 滴

配方 2
沉香醇百里香 .... 2 滴
澳洲尤加利 .... 2 滴
真正薰衣草 .... 3 滴

其他適用於這個症狀的精油還包括：檸檬、*杜松漿果（*Juniperus communis*）、*檀香（*Santalum album*）、*玫瑰草（*Cymbopogon martinii*）、*芳香羅文莎葉（*Ravensara aromatica*）、*桉油樟（羅文莎葉）（*Cinnamomum camphora* ct. *cineole*）、*佛手柑（*Citrus bergamia*）、*野馬鬱蘭（*Origanum vulgare*）。

❖ **肛裂**（Anal Fissures）

在溫水中加入 5 滴真正薰衣草精油和 2 滴檸檬精油，然後將傷口浸泡在溫水中，或以溫水輕輕擦拭。此外，將下列配方輕輕地塗抹在肛門周圍。

<table>
<tr><td colspan="2">**基本精油藥箱配方**</td></tr>
</table>

基本精油藥箱配方	
羅馬洋甘菊	2 滴
天竺葵	1 滴
真正薰衣草	3 滴

調和以上精油，取 3 至 5 滴加入 1 小匙（5 毫升）的基底油當中。如需製作更大分量，請以相同比例進行稀釋。

其他精油配方	
茶樹	1 滴
天竺葵	2 滴
真正薰衣草	1 滴
沒藥	1 滴

調和以上精油，取 3 至 5 滴加入 1 小匙（5 毫升）的基底油當中。如需製作更大分量，請以相同比例進行稀釋。

其他適用於這個症狀的精油還包括：澳洲尤加利、沉香醇百里香、*德國洋甘菊（*Matricaria recutita*）、*松紅梅（*Leptospermum scoparium*）、*絲柏（*Cupressus sempervirens*）、*沒藥（*Commiphora myrrha*）、*熏陸香（*Pistacia lentiscus*）、*芳枸葉（*Agonis fragrans*）

❖ **香港腳**（Athlete's foot）

調和 2 滴茶樹和 1 滴真正薰衣草精油，將棉花球浸入調和完成的精油當中，然後用這個棉花球來擦拭腳趾間的縫隙及每個指甲縫。除此之外，將下列配方塗抹在整個腳上，尤其注意腳趾頭的部分。也可以用蘋果醋來稀釋精油。

基本精油藥箱配方	
茶樹	5 滴
檸檬	1 滴

調和以上精油，取 4 至 5 滴加入 1 小匙（5 毫升）的基底油當中。如需製作更大分量，請以相同比例進行稀釋。

其他精油配方	
松紅梅	5 滴
檸檬香茅	5 滴

調和以上精油，取 3 至 5 滴加入 1 小匙（5 毫升）的基底油當中。如需製作更大分量，請以相同比例進行稀釋。

其他適用於這個症狀的精油還包括：沉香醇百里香、*乳香（*Boswellia carterii*）、*松紅梅（*Leptospermum scoparium*）、*檸檬香茅（*Cymbopogon citratus / flexuosus*）、*檸檬尤加利（*Eucalyptus citriodora*）、*廣

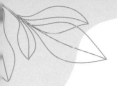

藿香（*Pogostemon cablin*）。

❖ **膽汁過多**（Bilious Attacks）

將 1 滴胡椒薄荷（歐薄荷）和 1 滴檸檬精油滴在紙巾上，嗅聞精油的香氣。除此之外，將 2 滴胡椒薄荷（歐薄荷）或 2 滴荳蔻精油調入 1 小匙（5 毫升）的基底油當中，然後塗抹在胃和膽的部位（大約在右肋骨的下方區域）。

或者，也可以在紙巾上滴上 1 滴薑精油，然後嗅聞精油的氣味。

其他適用於這個症狀的精油還包括：迷迭香、*薑（Zingiber officinale）、*丁香花苞（*Syzygium aromaticum*）、*甜羅勒（沉香醇羅勒）（*Ocimum basilicum* ct. *linalool*）、*葡萄柚（*Citrus paradisi*）、*芫荽籽（*Coriandrum sativum*）。

❖ **黑眼圈**（Dark Circles）

在 2 小匙（10 毫升）的金縷梅純露中，加入 1 滴天竺葵精油和 1 滴羅馬洋甘菊精油，妥善混合均勻。接著，將調好精油的純露加入 1 大匙（15 毫升）冰水中，妥善混合後，再用咖啡濾紙或乾淨的紗布巾過濾。完成後，取幾片化妝棉浸泡其中，放入冰箱保存。視需要取出幾片化妝棉來使用：先將多餘液體輕輕擠乾，然後敷在眼睛及周圍部位就可以了。注意，敷眼時請閉上眼睛。你也可以在金縷梅純露中調入羅馬洋甘菊或天竺葵純露，然後用同樣的方式進行溼敷。

其他適用於這個症狀的精油還包括：真正薰衣草、*義大利永久花（*Helichrysum italicum*）、*德國洋甘菊（*Matricaria recutita*）。

❖ **流血**（Bleeding）

我們可以透過冷敷包，來清理並舒緩正在輕微出血的區域。混合下列任一配方，取 1 滴調和完成的精油滴入一碗冷水中並快速攪拌，讓精油均勻分散到水中，再將敷巾浸入水裡。將這個敷包放在流血的區域上冷敷，然後再貼上能保護傷口的敷布。

基本精油藥箱配方

天竺葵	1 滴
檸檬	1 滴
羅馬洋甘菊	1 滴

其他精油配方

真正薰衣草	1 滴
茶樹	1 滴
德國洋甘菊	1 滴

其他適用於這個症狀的精油還包括：*岩玫瑰（*Cistus ladaniferus*）、*義大利永久

花（*Helichrysum italicum*）、*絲柏（*Cupressus sempervirens*）、*玫瑰草（*Cymbopogon martinii*）、*德國洋甘菊（*Matricaria recutita*）。

❖ 流鼻血（Bleeding Nose）

捏住鼻孔，把下列精油滴在紙巾上嗅聞。

> **基本精油藥箱配方**
>
> 檸檬.............................. 3 滴
> 真正薰衣草...................... 1 滴

其他適用於這個症狀的精油還包括：迷迭香、羅馬洋甘菊、*岩玫瑰（*Cistus ladaniferus*）、*義大利永久花（*Helichrysum italicum*）、*絲柏（*Cupressus sempervirens*）、*玫瑰草（*Cymbopogon martinii*）。

❖ 眼瞼炎（Blepharitis），即眼瞼發炎

參見本章第 65 頁關於結膜炎（Conjunctivitis）的段落。

❖ 水泡（Blisters）

將 1 滴未稀釋的真正薰衣草，和 1 滴未稀釋的羅馬洋甘菊精油，直接滴在水泡上。輕柔且仔細地塗抹，小心別把水泡弄破了。

其他適用於這個症狀的精油還包括：茶樹、檸檬、*乳香（*Boswellia carterii*）、*沒藥（*Commiphora myrrha*）。

❖ 癤腫（紅色腫塊）（Boils）

將 2 滴真正薰衣草和 2 滴沉香醇百里香精油，滴入一小碗熱水中，用這碗熱水擦拭、清洗癤腫的部位。如果發炎情形嚴重，就再加入 1 滴羅馬洋甘菊精油。接下來，在癤腫處直接滴上 1 滴真正薰衣草或羅馬洋甘菊精油，無須稀釋。如果癤腫已經破掉，並出現開放性傷口，就用 1 滴真正薰衣草和 1 滴沉香醇百里香精油，塗抹在患部周圍。或者，也可以用 1 滴沉香醇百里香，加上 1 滴檸檬精油，以上述方式塗擦。

我們也可以用熱敷的方式，來幫助癤腫內的膿液排出。將 1 滴沉香醇百里香和 1 滴真正薰衣草精油滴在熱敷包上，一天敷兩次。膿液排出後，再用下列配方塗抹在感染區域周圍，一天兩次。

> **基本精油藥箱配方**
>
> 真正薰衣草...................... 3 滴
> 沉香醇百里香.................. 2 滴
> 茶樹................................ 2 滴

調和以上精油，取 4 至 5 滴加入 1 小匙（5 毫升）的蘆薈膠當中。如需製作更大分

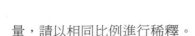

量，請以相同比例進行稀釋。

其他適用於這個症狀的精油還包括：*德國洋甘菊（*Matricaria recutita*）、*野馬鬱蘭（*Origanum vulgare*）、*乳香（*Boswellia carterii*）、*芳枸葉（*Agonis fragrans*）。

❖ 瘀傷（Bruises）

取一碗熱水，一碗冷水，在兩碗水中分別加入以下配方。

基本精油藥箱配方

真正薰衣草	2 滴
迷迭香	3 滴
天竺葵	1 滴

在兩碗水中分別放入一條小毛巾，然後輪流將這兩條毛巾敷在瘀傷的部位及其周圍區域。接著，再用下面這個配方，取小量塗抹在瘀傷處。

天竺葵	2 滴
迷迭香	2 滴
真正薰衣草	1 滴

調和以上精油，取 4 至 5 滴加入 1 小匙（5 毫升）的基底油或蘆薈膠當中。如需製作更大分量，請以相同比例進行稀釋。

其他精油配方

義大利永久花	3 滴
真正薰衣草	2 滴

調和以上精油，取 4 至 5 滴加入 1 小匙（5 毫升）的基底油或蘆薈膠當中。如需製作更大分量，請以相同比例進行稀釋。

其他適用於這個症狀的精油還包括：*德國洋甘菊（*Matricaria recutita*）、*絲柏（*Cupressus sempervirens*）、*義大利永久花（*Helichrysum italicum*）。

❖ 紅腫（意外碰傷）（Bumps [Accidental]）

處理方式同瘀傷（Bruises）。

其他適用於這個症狀的精油還包括：*綠花白千層（*Melaleuca quinquenervia*）、*甜羅勒（沉香醇羅勒）（*Ocimum basilicum ct. linalool*）、*薑（*Zingiber officinale*）、*義大利永久花（*Helichrysum italicum*）。

❖ 燒燙傷（Burns）

處理輕微的燒燙傷時，先以冰水沖洗至少 10 分鐘，接著將 2 滴未稀釋的真正薰衣草精油直接塗在受傷的區域。然後在冷敷包

上滴入 5 滴真正薰衣草精油，敷在燙傷的部位，反覆進行。

處理香菸燙傷

打開水龍頭，以流水沖洗並冷卻傷口，擦乾後，直接在燙傷的部位滴上 1 滴真正薰衣草精油，無須稀釋。

其他適用於這個症狀的精油還包括：* 德國洋甘菊（*Matricaria recutita*）。

處理燙傷造成的水泡

首先，不要把水泡弄破。直接在水泡上，滴 1 滴真正薰衣草精油（無須稀釋），然後用冰敷包覆蓋整個水泡區域，至少敷 10 分鐘。用乾燥且乾淨的紗布覆蓋患部，一天重複進行至多三次。

其他適用於這個症狀的精油還包括：天竺葵、茶樹、澳洲尤加利、* 德國洋甘菊（*Matricaria recutita*）、* 玫瑰草（*Cymbopogon martinii*）。

❖ 上呼吸道黏膜炎（Catarrh）／鼻塞（Sinus Congestion）

取一碗熱水，準備進行蒸氣嗅吸，調和下列精油，取 3 至 4 滴滴入熱水中。透過蒸氣嗅聞精油，至少持續 10 分鐘，並記得閉上眼睛。

基本精油藥箱配方

蒸氣嗅吸法

迷迭香	2 滴
胡椒薄荷（歐薄荷）	1 滴
茶樹	1 滴
澳洲尤加利	1 滴
荳蔻	2 滴

如果可以的話，再用下列配方塗抹前胸及後背。

基本精油藥箱配方

塗抹胸背

茶樹	2 滴
迷迭香	2 滴
澳洲尤加利	5 滴
沉香醇百里香	1 滴

調和以上精油，接著將 3 至 5 滴精油，加入 1 小匙（5 毫升）的基底油或蘆薈膠當中。如需製作更大分量，請以相同比例進行稀釋。除此之外，將這裡列出任何一種針對卡他症狀的精油，滴 2 滴在紙巾上，隨時嗅聞精油的香氣。

其他精油配方

澳洲尤加利	5 滴
綠花白千層	3 滴

白千層	3 滴
乳香	2 滴

其他精油配方

澳洲尤加利	5 滴
綠花白千層	3 滴
白千層	3 滴
乳香	2 滴

調和以上精油，取 3 至 4 滴滴入熱水中進行蒸氣嗅吸。這個配方也可以用來塗抹胸背：將 3 至 5 滴精油加入 1 小匙（5 毫升）的基底油或蘆薈膠當中。如需製作更大分量，請以相同比例進行稀釋。

其他適用於這個症狀的精油還包括：真正薰衣草、*歐洲赤松（*Pinus sylvestris*）、*乳香（*Boswellia carterii*）、*綠花白千層（*Melaleuca quinquenervia*）、*白千層（*Melaleuca cajuputi*）、*芳香羅文莎葉（*Ravensara aromatica*）、*桉油樟（羅文莎葉）（*Cinnamomum camphora* ct. *cineole*）、*甜羅勒（沉香醇羅勒）（*Ocimum basilicum* ct. *linalool*）。

❖ **嘴唇乾裂**（Chapped Lips）

將下列配方塗在嘴唇上。

基本精油藥箱配方

羅馬洋甘菊	2 滴
天竺葵	2 滴

將上述精油加入 2 小匙（10 毫升）的蘆薈膠或護脣膏當中。每次只取少量使用。

其他適用於這個症狀的精油還包括：澳洲尤加利、*奧圖玫瑰（*Rosa damascena*）、*檀香（*Santalum album*）、*橙花（*Citrus aurantium*）。

❖ **皮膚乾裂**（Chapped Skin）

調和下列配方，輕柔地塗抹在乾裂的區域，如果臉部也出現乾裂的情況，也可以用同樣的方式護理。

基本精油藥箱配方

天竺葵	2 滴
羅馬洋甘菊	2 滴
檸檬	1 滴
真正薰衣草	1 滴

調和以上精油，接著將 3 至 4 滴精油加入 1 小匙（5 毫升）的基底油當中。如需製作更大分量，請以相同比例進行稀釋，每次只取少量使用。

其他適用於這個症狀的精油還包括：*

奧圖玫瑰（*Rosa damascena*）、*檀香（*Santalum album*）、*胡蘿蔔籽（*Daucus carota*）、*橙花（*Citrus aurantium*）。

❖ **凍瘡**（Chilblains）

　　將 1 滴天竺葵精油直接塗在出現凍瘡的部位，通常在手指或腳趾。連續兩天之後，改用下列配方塗抹，每次只取少量就好。

基本精油藥箱配方	
天竺葵	5 滴
真正薰衣草	1 滴
迷迭香	1 滴

　　調和以上精油，取 3 至 5 滴加入 1 小匙（5 毫升）的基底油或蘆薈膠當中。如需製作更大分量，請以相同比例進行稀釋。

其他精油配方	
德國洋甘菊	5 滴
檸檬	5 滴
天竺葵	5 滴

　　調和以上精油，取 3 至 5 滴加入 1 小匙（5 毫升）的基底油或蘆薈膠當中。如需製作更大分量，請以相同比例進行稀釋。

　　其他適用於這個症狀的精油還包括：茶樹、檸檬、羅馬洋甘菊、*德國洋甘菊

（*Matricaria recutita*）、*薑（*Zingiber officinale*）、*黑胡椒（*Piper nigrum*）。

❖ **脣疱疹**（Cold Sores / Fever Blisters）（單純疱疹病毒感染〔herpes simplex virus〕）

　　如果你的嘴脣周圍出現疱疹，或者你感覺似乎快要發作了，就在棉花棒上滴 1 滴天竺葵精油，直接塗在疱疹已出現或可能出現的地方。一天重複多次。除此之外，也用下面這個身體按摩油塗抹整個身體軀幹部位，包括頸部。

基本精油藥箱配方	
天竺葵	10 滴
真正薰衣草	10 滴
沉香醇百里香	2 滴
檸檬	8 滴

　　將上述精油加入 2 大匙（30 毫升）的基底油當中。每次取 2 小匙（10 毫升）左右的量來按摩身體。

其他精油配方	
澳洲尤加利	8 滴
茶樹	2 滴
天竺葵	10 滴
芳香羅文莎葉	8 滴

將上述精油加入 2 大匙（30 毫升）基底油當中。每次取 2 小匙（10 毫升）左右的量來按摩身體。

雖然純正的香蜂草精油價格不菲，但它能對單純疱疹病毒帶來有力的效果，在歐洲，用香蜂草精油開立處方來處理相關症狀，是很普遍常見的事。你可以直接把香蜂草精油塗抹在患部，它能降低疱疹爆發的嚴重程度。

其他適用於這個症狀的精油還包括：*香蜂草（*Melissa officinalis*）、*德國洋甘菊（*Matricaria recutita*）、*奧圖玫瑰（*Rosa damascena*）、*大西洋雪松（*Cedrus atlantica*）、*芳樟（*Cinnamomum camphora* ct. *linalool*）、*高地牛膝草（*Hyssopus officinalis* var. *decumbens*）、*玫瑰草（*Cymbopogon martini*）、*芳枸葉（*Agonis fragrans*）。

❖ 一般感冒（Common Cold）

調和下列精油，用一些基底油稀釋 3 至 4 滴精油，然後加入泡澡水中。在熱水裡輕鬆地躺下，深深嗅聞精油的香氣。

基本精油藥箱配方

泡浴	
沉香醇百里香	2 滴
茶樹	2 滴
澳洲尤加利	1 滴

天竺葵	3 滴
荳蔻	3 滴

取 1 滴沉香醇百里香、1 滴真正薰衣草和 1 滴天竺葵精油，進行蒸氣嗅吸。

除此之外，在一個瓶子裡加入 2 滴沉香醇百里香、2 滴胡椒薄荷（歐薄荷）、2 滴澳洲尤加利和 1 滴荳蔻精油，然後將這混合好的精油滴在紙巾上隨時嗅聞。

還有一個方法，就是用下面這個配方在前胸、頸部和鼻竇區域（前額、鼻子與顴骨，記得閉上眼睛）進行按摩。

基本精油藥箱配方

按摩	
檸檬	1 滴
澳洲尤加利	2 滴
迷迭香	2 滴

將上述精油加入 2 小匙（10 毫升）的基底油或蘆薈膠當中，每次只取少量使用。

其他精油配方

按摩	
綠花白千層	2 滴
芳香羅文莎葉	2 滴
澳洲尤加利	5 滴
沉香醇百里香	1 滴

調和以上精油，接著將 5 滴精油加入 1 小匙（5 毫升）的基底油或蘆薈膠當中按摩胸背。如需製作更大分量，請以相同比例進行稀釋。

其他適用於這個症狀的精油還包括：*野馬鬱蘭（*Origanum vulgare*）、*肉桂葉（*Cinnamomum zeylanicum*）、*丁香花苞（*Syzygium aromaticum*）、*甜羅勒（沉香醇羅勒）（*Ocimum basilicum* ct. *linalool*）、*芳香羅文莎葉（*Ravensara aromatica*）、*乳香（*Boswellia carterii*）、*綠花白千層（*Melaleuca viridiflora*）。

❖ 結膜炎（Conjunctivitis）又稱紅眼症（Pink eye）

將 1 滴羅馬洋甘菊精油加入 1 小匙（5 毫升）的金縷梅純露中，盡可能攪拌均勻。接著再加入 2 大匙（30 毫升）的玫瑰純露，靜置至少 7 小時。用咖啡濾紙過濾後，製成冰敷包敷在眼睛上（請務必閉上眼睛）。

❖ 便祕（Constipation）

會發生便祕的情況，通常有潛在的其他原因——請檢視你的飲食習慣，並留意是否攝取了足夠的水分。在某些情況下，按摩也能帶來幫助。請沿著順時針方向按摩下腹部區域。根據下列配方調製按摩油，然後每天三次取少量進行按摩。

基本精油藥箱配方

迷迭香	15 滴
檸檬	10 滴
胡椒薄荷（歐薄荷）	5 滴

調和以上精油，取 3 至 5 滴加入 1 小匙（5 毫升）的基底油或蘆薈膠當中。如需製作更大分量，請以相同比例進行稀釋。

其他精油配方

黑胡椒	3 滴
甜橙	10 滴
芫荽籽	3 滴
荳蔻	2 滴

調和以上精油，取 3 至 5 滴加入 1 小匙（5 毫升）的基底油或蘆薈膠當中。如需製作更大分量，請以相同比例進行稀釋。

其他適用於這個症狀的精油還包括：*廣藿香（*Pogostemon cablin*）、*大西洋雪松（*Cedrus atlantica*）、*甜橙（*Citrus sinensis*）、*黑胡椒（*Piper nigrum*）、*芫荽籽（*Coriandrum sativum*）、*葡萄柚（*Citrus paradisi*）、*佛手柑（*Citrus bergamia*）。

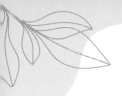

❖ **康復調理（Convalescence）**

如果家中有正在休養的病人，添購一些基本精油藥箱以外的精油，會是蠻值得的投資。不過，基本精油藥箱中的天竺葵、檸檬、真正薰衣草、迷迭香和羅馬洋甘菊精油也能帶來很大的幫助，可以用這些精油來調製身體按摩油、加在熱水澡中、用來擴香，或是以其他方式用在空間中。

病人康復期間使用的所有精油，都應該是自己真心喜愛的香氣。一般來說，真正薰衣草的氣味接受度很高，天竺葵也是。再加一點檸檬，就是一個溫和的配方，能幫助你為病患開啟康復之路。使用所有配方的時候，務必從最低建議用量開始，也就是說，如果配方建議使用 3 至 5 滴，就只用 3 滴就好。

其他適用於這個症狀的精油還包括：*橘（桔）（*Citrus reticulata*）、*玫瑰草（*Cymbopogon martinii*）、*奧圖玫瑰（*Rosa damascena*）、*花梨木（*Aniba rosaeodora*）、*薑（*Zingiber officinale*）、*檀香（*Santalum album*）、*乳香（*Boswellia carteri*）、*甜橙（*Citrus sinensis*）。

❖ **咳嗽（Cough）**

乾咳

> **基本精油藥箱配方**
>
> | | |
> |---|---|
> | 澳洲尤加利 | 3 滴 |
> | 沉香醇百里香 | 2 滴 |

調和以上精油，取 4 至 5 滴加入 1 小匙（5 毫升）的基底油當中，取少量按摩胸背，一天至少兩次。如需製作更大分量，請以相同比例進行稀釋。

使用 3 滴真正薰衣草和 3 滴澳洲尤加利精油進行蒸氣嗅吸。

> **其他精油配方**
>
> | | |
> |---|---|
> | 乳香 | 5 滴 |
> | 薑 | 5 滴 |
> | 綠花白千層 | 5 滴 |

調和以上精油，取 4 至 5 滴加入 1 小匙（5 毫升）的基底油當中，每天晚上取少量塗抹在胸背上。如需製作更大分量，請以相同比例進行稀釋。

其他適用於這個症狀的精油還包括：羅馬洋甘菊、茶樹、*野馬鬱蘭（*Origanum vulgare*）、*檀香（*Santalum album*）、*乳香（*Boswellia carteri*）、*薑（*Zingiber* *officinale*）、*綠花白千層（*Melaleuca quinquenervia*）、*欖香脂（*Canarium luzonicum*）、*白千層（*Melaleuca Cajuputi*）、*芳香羅文莎葉（*Ravensara aromatica*）。

帶痰的咳

　　和乾咳一樣，使用蒸氣嗅吸法。

基本精油藥箱配方

澳洲尤加利	2 滴
沉香醇百里香	2 滴
茶樹	1 滴
天竺葵	1 滴

　　調和以上精油，接著取 6 滴加入 1 小匙（5 毫升）的基底油當中塗抹胸背，每天至少兩次。如需製作更大分量，請以相同比例進行稀釋。

其他精油配方

綠花白千層	5 滴
乳香	5 滴

　　調和以上精油，接著取 5 滴精油加入 1 小匙（5 毫升）的基底油當中，每天晚上塗抹胸背。如需製作更大分量，請以相同比例進行稀釋。

　　其他適用於這個症狀的精油還包括：*綠花白千層（*Melaleuca quinquenervia*）、*乳香 （*Boswellia carterii*）、*白千層（*Melaleuca cajuputi*）、*欖香脂（*Canarium luzonicum*）、*芳香羅文莎葉（*Ravensara aromatica*）、*玫瑰草（*Cymbopogon martinii*）、*絲柏（*Cupressus sempervirens*）、*芳樟（*Cinnamomum camphora* ct. *linalool*）、*甜羅勒（沉香醇羅勒）（*Ocimum basilicum* ct. *linalool*）。

❖ 割傷與傷口護理（Cuts and Wounds）

　　在 3½ 液體盎司（100 毫升）的溫水中，加入下列配方精油。確保精油均勻攪散在水中，用這碗水來擦拭、清洗傷口。

基本精油藥箱

配方 1	
真正薰衣草	5 滴
茶樹	2 滴

配方 2	
羅馬洋甘菊	5 滴
真正薰衣草	5 滴

　　除此之外，在紗布上滴 3 滴真正薰衣草精油，覆蓋在受傷的部位。每天替換兩次，可以的話，在第三天讓傷口通風透氣。

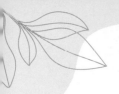

其他適用於這個症狀的精油還包括：＊絲柏（*Cupressus sempervirens*）、＊沒藥（*Commiphora myrrha*）、＊玫瑰草（*Cymbopogon martinii*）、＊松紅梅（*Leptospermum scoparium*）、＊芳枸葉（*Agonis fragrans*）、＊檸檬香茅（*Cymbopogon citratus/ flexuosus*）。

❖ **牙齦腫脹**（Dental Abscess）

將 1 滴羅馬洋甘菊精油滴在棉花球上，直接塞在腫脹的部位。除此之外，將下列精油塗抹在下巴和臉頰周圍。

> **基本精油藥箱配方**
>
> 真正薰衣草 .... 3 滴
> 茶樹 .... 2 滴

調和以上精油，取 3 至 5 滴加入 1 小匙（5 毫升）的基底油當中。如需製作更大分量，請以相同比例進行稀釋。如果不想使用基底油，也可以用蘆薈膠取代。

其他適用於這個症狀的精油還包括：檸檬、天竺葵、羅馬洋甘菊、沉香醇百里香、＊佛手柑（*Citrus bergamia*）、＊沒藥（*Commiphora myrrha*）、＊德國洋甘菊（*Matricaria recutita*）、＊甜羅勒（沉香醇羅勒）（*Ocimum basilicum* ct. *linalool*）、＊丁香花苞（*Syzygium aromaticum*）。

❖ **腹瀉**（Diarrhea）

拉肚子的原因有很多，不過大致可以分成三類：和食物有關、和緊張的情緒有關，或者和病毒有關。無論是什麼原因造成腹瀉，都要記得喝大量的水，並注意補充電解質，以平衡身體機能，避免身體出現脫水現象。（參考本書第 6 章「外出旅行精油藥箱」）。

無論是哪一種腹瀉，都可以用同一種方法來處理，但根據起因的不同，選用的精油配方也會不一樣。請根據下列建議，選擇符合當下腹瀉成因的精油調製身體按摩油，或者直接採用下列建議配方。將 5 滴精油加入 1 小匙（5 毫升）的基底油稀釋，每天三次取少量按摩整個腹部。

> **食物造成腹瀉時，建議使用的精油：**
>
> 胡椒薄荷（歐薄荷）
> 沉香醇百里香
> 茶樹
> 澳洲尤加利
> 羅馬洋甘菊
> 荳蔻

> **緊張造成腹瀉時，建議使用的精油：**
>
> 真正薰衣草
> 檸檬
> 胡椒薄荷（歐薄荷）
> 天竺葵

羅馬洋甘菊
荳蔻

病毒造成腹瀉時，建議使用的精油：

茶樹
檸檬
澳洲尤加利
沉香醇百里香
真正薰衣草

食物造成腹瀉的建議配方

羅馬洋甘菊 .... 1 滴
胡椒薄荷（歐薄荷）.......... 3 滴
荳蔻 .... 2 滴

緊張造成腹瀉的建議配方

羅馬洋甘菊 .... 1 滴
檸檬 .... 2 滴
真正薰衣草 .... 3 滴

病毒造成腹瀉的建議配方

沉香醇百里香 .... 3 滴
真正薰衣草 .... 2 滴
荳蔻 .... 1 滴

我們還可以製作飲料來飲用：將 1 滴胡椒薄荷（歐薄荷）與 1 滴荳蔻精油加入一小匙的蜂蜜中，然後以 3½ 液體盎司（100 毫升）的溫水稀釋，再用咖啡濾紙過濾。完成後，取 1 大匙加入一小杯溫水中慢慢飲用，請勿用其他精油取代。

薑精油雖然不是基本精油藥箱的成員，但同樣很適合在稀釋後用來按摩腹部——取 5 滴薑精油混合在 1 小匙（5 毫升）的基底油中。剩餘的按摩油可以存放在冰箱裡，以備日後使用。

❖ 憩室病（Diverticulosis）

憩室病可能造成發炎、疼痛、脹氣和其他的不舒服，這些症狀都可以透過精油得到大幅緩解。下列配方取少量塗抹於腹部，每天兩次。

基本精油藥箱配方

胡椒薄荷（歐薄荷）.......... 2 滴
羅馬洋甘菊 .... 1 滴
迷迭香 .... 3 滴
荳蔻 .... 2 滴

調和以上精油，取 3 至 5 滴加入 1 小匙（5 毫升）的基底油當中。如需製作更大分量，請以相同比例進行稀釋。

也可以製作飲料來飲用：將 1 滴胡椒薄荷（歐薄荷）加入一小匙的蜂蜜中，然後以 3½ 液體盎司（100 毫升）的溫水稀釋，再用

未經漂白的咖啡濾紙過濾。完成後，取 1 大匙加入一小杯溫水中慢慢飲用。請勿用其他精油取代。剩餘的精油蜂蜜水可以存放在冰箱裡，以備日後使用。

其他適用於這個症狀的精油還包括：＊甜羅勒（沉香醇羅勒）（*Ocimum basilicum ct. linalool*）、＊甜馬鬱蘭（*Origanum majorana*）、＊綠薄荷（*Mentha spicata*）、＊快樂鼠尾草（*Salvia sclarea*）、＊芫荽籽（*Coriandrum sativum*）、＊薑（*Zingiber officinale*）。

❖ **耳痛及耳道感染**（Earache and Ear Infections）

持續不退的耳朵疼痛可能是耳膜穿孔或耳朵感染，需要尋求專業醫師診斷。

一般性耳痛

如果只是一般性的耳朵疼痛，可能是耳蠟堆積、變硬造成的。溫熱 1 小匙的橄欖油，然後加入 1 滴真正薰衣草和 1 滴羅馬洋甘菊精油混合均勻。取一點棉花浸入油中，把多餘的油擠出，然後輕輕放進耳朵裡。

除此之外，也可以用下列配方按摩耳朵周圍區域、上頸部，直到顴骨附近。

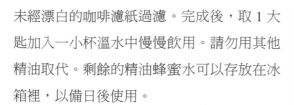

基本精油藥箱配方

羅馬洋甘菊	2 滴
真正薰衣草	1 滴
茶樹	1 滴
天竺葵	1 滴

調和以上精油，取 3 至 5 滴加入 1 小匙（5 毫升）的基底油當中。如需製作更大分量，請以相同比例進行稀釋。

按摩後，在耳朵和臉頰附近熱敷，可以幫助緩解疼痛。

其他適用於這個症狀的精油還包括：澳洲尤加利、＊德國洋甘菊（*Matricaria recutita*）、＊松紅梅（*Leptospermum scoparium*）、＊乳香（*Boswellia carterii*）。

耳朵感染

耳朵感染時，可以用與一般性耳痛相同的方式處理（可參考前段內容），不過使用的精油不同：將 1 小匙的橄欖油溫熱，然後加入 3 滴茶樹和 2 滴真正薰衣草精油混合均勻。取一點棉花浸入油中，把多餘的油擠出，然後輕輕放進耳朵裡。

同樣地，用下列配方按摩耳朵周圍區域、上頸部直到顴骨附近。

基本精油藥箱配方

茶樹	2 滴
沉香醇百里香	2 滴
真正薰衣草	2 滴

調和以上精油，取 4 至 5 滴加入 1 小匙（5 毫升）的基底油當中。如需製作更大分量，請以相同比例進行稀釋。

其他適用於這個症狀的精油還包括：羅馬洋甘菊、澳洲尤加利、*德國洋甘菊（*Matricaria recutita*）、*綠花白千層（*Melaleuca quinquenervia*）、*甜馬鬱蘭（*Origanum majorana*）、*杜松漿果（*Juniperus communis*）。

❖ **昏厥**（Fainting）

解開任何緊繃的衣物，把雙腳高舉過頭。打開精油，握持在病人鼻子下方：選用真正薰衣草、迷迭香或胡椒薄荷（歐薄荷）精油。或者任選其中一種滴 2 滴到紙巾上嗅聞。

因體力耗竭而昏倒

先以上述方式處理，接著準備泡澡水，在其中加入下面的配方精油。唯有在病患身邊有人照料的時候，才使用這個方法。如果對方傾向沖澡，可以將精油加在澡巾上擦拭

全身，完成後務必立刻臥床休息。

基本精油藥箱配方

羅馬洋甘菊	2 滴
真正薰衣草	1 滴
天竺葵	1 滴

❖ **發燒**（Fevers）

請參見本書第 6 章「外出旅行精油藥箱」中關於發燒的段落（第 184 頁）。

❖ **纖膜炎**（Fibrositis）

用下列配方輕柔但仔細的按摩患部。

基本精油藥箱配方

迷迭香	2 滴
真正薰衣草	1 滴
羅馬洋甘菊	1 滴
荳蔻	1 滴

調和以上精油，取 3 至 5 滴加入 1 小匙（5 毫升）的基底油當中。如需製作更大分量，請以相同比例進行稀釋。

這個身體按摩油很適合接在高麗菜熱敷後使用：取下高麗菜最外圍的葉片用熨斗熨燙，讓葉片中的酵素被釋放出來，接著趁熱敷在患部，靜置 15 分鐘左右。

除此之外，也可以用一點基底油稀釋上

述配方精油，然後加入熱水中泡澡。每次泡澡使用 4 滴精油。

其他精油配方

甜馬鬱蘭	10 滴
黑胡椒	3 滴
快樂鼠尾草	3 滴
乳香	3 滴
真正薰衣草	10 滴
泰國蓁薑	3 滴

調和以上精油，取 3 至 5 滴加入 1 小匙（5 毫升）的基底油當中。如需製作更大分量，請以相同比例進行稀釋。

其他適用於這個症狀的精油還包括：羅馬洋甘菊、沉香醇百里香、*快樂鼠尾草（*Salvia sclarea*）、*甜馬鬱蘭（*Origanum majorana*）、*薑（*Zingiber officinale*）、*黑胡椒（*Piper nigrum*）、*乳香（*Boswellia carterii*）、*泰國蓁薑（*Zingiber cassumunar*）。

❖ 凍傷（Frostbite）

直接以 3 滴未稀釋的天竺葵精油按摩在凍傷的部位。當病人身體回暖，再以下列精油按摩患部。

基本精油藥箱配方

天竺葵	4 滴
沉香醇百里香	2 滴

將上述精油稀釋在 1 小匙（5 毫升）的基底油中。

其他適用於這個症狀的精油還包括：*高地牛膝草（*Hyssopus officinalis* var. *decumbens*）、*薑（*Zingiber officinale*）、*丁香花苞（*Syzygium aromaticum*）、*黑胡椒（*Piper nigrum*）。

❖ 五十肩（Frozen Shoulder）

五十肩通常可以用和纖膜炎同樣的方式來處理。輕柔的用下列配方按摩患部。

基本精油藥箱配方

荳蔻	3 滴
羅馬洋甘菊	3 滴
沉香醇百里香	3 滴

調和以上精油，取 3 至 5 滴加入 1 小匙（5 毫升）的基底油當中。如需製作更大分量，請以相同比例進行稀釋。

<table>
<tr><td colspan="2">其他精油配方</td></tr>
</table>

義大利永久花	10 滴
薑	10 滴
黑胡椒	5 滴
泰國蔘薑	5 滴

調和以上精油，取 3 至 5 滴加入 1 小匙（5 毫升）的基底油當中。如需製作更大分量，請以相同比例進行稀釋。

其他適用於這個症狀的精油還包括：迷迭香、真正薰衣草、*黑胡椒（*Piper nigrum*）、*薑（*Zingiber officinale*）、*丁香花苞（*Syzygium aromaticum*）、*義大利永久花（*Helichrysum italicum*）、*泰國蔘薑（*Zingiber cassumunar*）。

❖ 皮膚擦傷（Grazes）

見第 56 頁關於擦傷（Abrasions）的段落。

❖ 花粉症（Hay Fever）

將 1 滴羅馬洋甘菊和 1 滴檸檬精油滴在紙巾上，嗅聞精油香氣。除此之外，取一點基底油稀釋下列配方，加進泡澡水中。

<table>
<tr><td colspan="2">基本精油藥箱配方</td></tr>
</table>

泡浴

羅馬洋甘菊	2 滴
檸檬	2 滴
真正薰衣草	1 滴

以下列按摩配方按摩頸部與胸背。

<table>
<tr><td colspan="2">按摩油配方</td></tr>
</table>

羅馬洋甘菊	2 滴
天竺葵	1 滴
檸檬	1 滴

調和以上精油，取 3 至 5 滴加入 1 小匙（5 毫升）的基底油當中。如需製作更大分量，請以相同比例進行稀釋。

由於每個人的花粉症反應不盡相同，有可能需要多加嘗試，才能找到最適合的緩解方法，可以多用各種精油實驗看看。

其他適用於這個症狀的精油還包括：胡椒薄荷（歐薄荷）、迷迭香、天竺葵、*義大利永久花（*Helichrysum italicum*）、*綠薄荷（*Mentha spicata*）、*白千層（*Melaleuca Cajuputi*）、*綠花白千層（*Melaleuca quinquenervia*）。

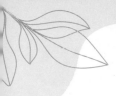

❖ 頭痛（Headaches）

基本精油藥箱中有好幾種精油都可以用來紓解頭痛，不過，頭痛的成因有很多種，因此，在選擇要使用的精油之前，請先了解各種不同頭痛的分別，然後再決定哪一種方式最適合處理當下的頭痛症狀。

一般性頭痛──沒有特別成因

混合下列配方，用 1 滴基底油稀釋 1 滴精油，從太陽穴沿著髮際按摩到頭顱底部。

> **基本精油藥箱配方**
>
> | | |
> |---|---|
> | 真正薰衣草 | 3 滴 |
> | 胡椒薄荷（歐薄荷） | 1 滴 |

其他適用於這個症狀的精油還包括：迷迭香、羅馬洋甘菊、*奧圖玫瑰（Rosa damascena）、*甜馬鬱蘭（Origanum majorana）、*芫荽籽（Coriandrum sativum）。

胃部引起的頭痛（Gastric Headache）

這樣的頭痛通常是吃了不該吃的食物引起的。在 1 小匙的蜂蜜中調入 1 滴荳蔻精油，然後加入 3½ 液體盎司（100 毫升）的溫水中，接著以未經漂白的咖啡濾紙過濾，取 2 小匙加進一小杯溫水中，慢慢飲用。

除此之外，下列精油配方可以以多種方式運用。

> **基本精油藥箱配方**
>
> | | |
> |---|---|
> | 迷迭香 | 1 滴 |
> | 胡椒薄荷（歐薄荷） | 2 滴 |
> | 真正薰衣草 | 1 滴 |

用 1 滴基底油稀釋 1 滴精油，按摩頸部及後背。而後可以再以 1 滴基底油稀釋 1 滴精油按摩上腹部。你還可以在紙巾上滴 1 滴精油隨時嗅聞，或是在熱水中加入 3 滴精油做蒸氣嗅吸。

其他適用於這個症狀的精油還包括：羅馬洋甘菊、*薑（Zingiber officinale）、*芫荽籽（Coriandrum sativum）、*綠薄荷（Mentha spicata）、*甜羅勒（沉香醇羅勒）（Ocimum basilicum ct. linalool）。

緊張性頭痛／壓力導致的頭痛

按照下列配方調和精油，接著以 1 滴基底油稀釋 1 滴精油，按摩頭顱底部和髮際線周圍區域。

> **基本精油藥箱配方**
>
> | | |
> |---|---|
> | 真正薰衣草 | 3 滴 |
> | 羅馬洋甘菊 | 1 滴 |

除此之外，用下列配方沿順時針方向按

摩太陽神經叢（也就是上腹區域）。

基本精油藥箱配方

按摩油

天竺葵................................. 1 滴

檸檬..................................... 2 滴

真正薰衣草.......................... 3 滴

調和以上精油，取 3 至 5 滴加入 1 小匙（5 毫升）的基底油當中。如需製作更大分量，請以相同比例進行稀釋。

其他適用於這個症狀的精油還包括：迷迭香、荳蔻、*薑（*Zingiber officinale*）。

鼻竇炎造成的頭痛

參見本章第 80 頁關於鼻竇炎（Sinusitis）的段落。

❖ **胃灼熱**（Heartburn）

調和下列配方，取少量塗抹在上腹區域。

基本精油藥箱配方

荳蔻..................................... 3 滴

胡椒薄荷（歐薄荷）........... 2 滴

取 3 至 5 滴精油稀釋在 1 小匙（5 毫升）的基底油當中。

其他適用於這個症狀的精油還包括：真正薰衣草、天竺葵、*丁香花苞（*Syzygium aromaticum*）、*甜茴香（*Foeniculum vulgare* var. *dulce*）、*芫荽籽（*Coriandrum sativum*）、*甜羅勒（沉香醇羅勒）（*Ocimum basilicum* ct. *linalool*）、*甜馬鬱蘭（*Origanum majorana*）、*綠薄荷（*Mentha spicata*）。

❖ **疱疹**（Herpes）

參見本章第 63 頁關於唇疱疹（Cold Sores / Fever Blisters）的段落，此外也可參見本書第 3 章「免疫提升精油藥箱」的內容（第 83 至 86 頁）。

❖ **打嗝**（Hiccups）

在牛皮紙袋裡滴 1 滴羅馬洋甘菊精油，然後以袋子遮住口鼻呼吸。透過鼻子深而緩慢地吸氣，然後吐氣。

其他適用於這個症狀的精油還包括：真正薰衣草、檸檬、荳蔻、*薑（*Zingiber officinale*）。

❖ **流行性感冒**（Influenza）

造成「流行性感冒」的元凶是流感病毒，這些病毒有許多種，有些已被發現，有些尚未被辨識出來。當身體受到病毒侵襲，出現發燒、疲倦、咳嗽、發冷、肌肉疼痛和

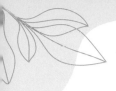

全身無力等症狀時，很可能就是得了流感。

一旦得到流感，必須馬上處理，以提高免疫力及擊退病毒為首要目標。由於流感的嚴重程度可能不同，因此建議你可以參考本書第 3 章「免疫提升精油藥箱」的相關內容。在基本精油藥箱當中，也有幾種精油能強而有力地對付這樣的病毒感染。在身體遭到病毒侵襲時，使用精油能有助於緩解相關症狀。

如果感覺全身發冷，甚至發抖，那麼可以用少許基底油稀釋下列精油，然後泡個熱水澡。

基本精油藥箱配方

泡浴

茶樹	5 滴
真正薰衣草	2 滴
沉香醇百里香	2 滴

接著，用 1 小匙（5 毫升）的基底油稀釋下列精油，按摩全身，完成後請躺上床好好休息。

基本精油藥箱配方

按摩油

茶樹	2 滴
澳洲尤加利	3 滴
沉香醇百里香	1 滴

盡可能多喝白開水或果汁，用擴香的方式讓精油充滿你所在的空間。可以用單方精油，或者根據自己的喜好搭配不同精油，或者試試下面這個配方。

其他精油配方

居家擴香

肉桂葉	2 滴
丁香花苞	2 滴
芳香羅文莎葉	5 滴
澳洲尤加利	5 滴
野馬鬱蘭	5 滴

本書其他章節還會有針對流感症狀更具體而詳細的處理建議。不過，請記得，還有許多其他病症也可能出現類似流感的症狀，所以請務必時時留心、保持警覺。

其他適用於這個症狀的精油還包括：羅馬洋甘菊、澳洲尤加利、*野馬鬱蘭（*Origanum vulgare*）、*肉桂葉（*Cinnamomum zeylanicum*）、*芳香羅文莎葉（*Ravensara aromatica*）、*桉油樟（羅文莎葉）（*Cinnamomum camphora* ct. cineole）、*綠花白千層（*Melaleuca quinquenervia*）、*白千層（*Melaleuca cajuputi*）、*丁香花苞（*Syzygium aromaticum*）、*高地牛膝草（*Hyssopus officinalis* var. *decumbens*）。

❖ 蚊蟲叮咬（Insect Bites）

如果有叮刺卡在身體中，先將刺移除，接著，直接在被叮咬的部位塗上未經稀釋的真正薰衣草精油。可以參考本書第 6 章「外出旅行精油藥箱」當中，關於蚊蟲叮咬的段落——「亂咬人的小傢伙」（第 186 頁）。

其他適用於這個症狀的精油還包括：羅馬洋甘菊、*德國洋甘菊（*Matricaria recutita*）。

❖ 喉嚨發炎（Laryngitis）

混合下列精油。

基本精油藥箱配方

蒸氣嗅吸

羅馬洋甘菊	2 滴
真正薰衣草	3 滴
沉香醇百里香	2 滴

取 3 至 4 滴精油加入一碗熱水中，透過鼻子吸入精油蒸氣，記得把眼睛閉起來。

除此之外，也可以將稀釋好的下列精油塗抹在喉嚨周圍及耳朵後方。

基本精油藥箱配方

塗抹於喉嚨

羅馬洋甘菊	5 滴
沉香醇百里香	1 滴
檸檬	2 滴

調和以上精油，取 3 至 5 滴加入 1 小匙（5 毫升）的基底油當中。如需製作更大分量，請以相同比例進行稀釋。

其他適用於這個症狀的精油還包括：天竺葵、*芳香羅文莎葉（*Ravensara aromatica*）、*桉油樟（羅文莎葉）（*Cinnamomum camphora* ct. *cineole*）、*白千層（*Melaleuca cajuputi*）、*綠花白千層（*Melaleuca quinquenervia*）、*芳樟（*Cinnamomum camphora* ct. *linalool*）、*玫瑰草（*Cymbopogon martinii*）、*薑（*Zingiber officinale*）、*鼠尾草（*Salvia officinalis*）、*歐洲赤松（*Pinus sylvestris*）、*芳枸葉（*Agonis fragrans*）。

❖ 腰部疼痛（Lumbago）

調和下列精油。

基本精油藥箱配方

敷包

迷迭香	4 滴
澳洲尤加利	4 滴
天竺葵	1 滴
沉香醇百里香	2 滴

取 3 滴混合好的精油滴在熱敷包上，敷在疼痛的下背部。當敷包溫度下降，就以新的熱敷包替換，每天至少重複三次。

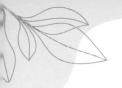

基本精油藥箱配方

按摩油
胡椒薄荷（歐薄荷）........... 2 滴
迷迭香 .... 5 滴
羅馬洋甘菊 .... 2 滴
真正薰衣草 .... 3 滴

調和上述精油，再以 2 小匙（10 毫升）的基底油進行稀釋，取少量按摩下背部，一直到股溝的部分，但不需要深至肛門。

下面這個配方可以用來製成敷包，也可以用來按摩，尤其當患部發冷的時候格外好用。

其他精油配方

義大利永久花 .... 10 滴
薑 .... 3 滴
丁香花苞 .... 2 滴

按摩時，將上述精油稀釋在 4 小匙（20 毫升）的基底油中，每次取少量使用。熱敷時，在熱敷包上滴 3 滴精油。

其他適用於這個症狀的精油還包括：真正薰衣草、*薑（Zingiber officinale）、*黑胡椒（Piper nigrum）、*鼠尾草（Salvia officinalis）、*泰國蔘薑（Zingiber cassumunar）、*義大利永久花

（Helichrysum italicum）、*丁香花苞（Syzygium aromaticum）、*快樂鼠尾草（Salvia sclarea）、*甜馬鬱蘭（Origanum majorana）、*月桂（Laurus nobilis）。

❖ **蕁麻疹**（Nettle Rash / Urticaria）

一旦發現蕁麻疹開始發作，立刻將 2 滴未稀釋的真正薰衣草精油，塗在搔癢的部位。

盡快調和下列精油，擦在任何冒出紅疹的地方。

基本精油藥箱配方

真正薰衣草 .... 5 滴
羅馬洋甘菊 .... 5 滴

將上述精油混合在 1 大匙（15 毫升）的蘆薈膠或蘆薈液當中。取足夠的量塗抹在所有出現疹子的地方。準備溫熱的泡澡水，取一把瀉鹽滴入 4 滴羅馬洋甘菊精油，然後加進泡澡水中。這麼做可以安撫尚未消退的紅疹。

❖ **神經痛**（Neuralgia）

神經痛發作的時候，若是能透過冰塊麻木疼痛的部位，通常能達到緩解疼痛的效果。所以，可以用冰敷包或冰塊敷在疼痛的部位上。若要緩解發炎的症狀，可以將下列

配方輕柔地塗抹在患部。

基本精油藥箱配方

真正薰衣草	5 滴
羅馬洋甘菊	5 滴
澳洲尤加利	2 滴
荳蔻	2 滴

調和以上精油，取 3 至 5 滴加入 1 小匙（5 毫升）的基底油當中。如需製作更大分量，請以相同比例進行稀釋。

其他精油配方

義大利永久花	10 滴
天竺葵	10 滴
羅馬洋甘菊	5 滴
迷迭香	1 滴

調和上述精油，取 3 至 4 滴加入 1 小匙（5 毫升）的基底油當中，以少量輕輕地按摩患部，每 5 分鐘重複一次。如需製作更大分量，請以相同比例進行稀釋。

其他適用於這個症狀的精油還包括：胡椒薄荷（歐薄荷）、澳洲尤加利、沉香醇百里香、*甜馬鬱蘭（*Origanum majorana*）、*杜松漿果（*Juniperus communis*）、*義大利永久花（*Helichrysum italicum*）。

❖ **心悸**（Palpitations）

若出現心悸的症狀，應趁早就醫，尋求專業醫師診斷。如果你打算在治療期間搭配使用精油，請務必知會主治醫師。

基本精油藥箱配方

嗅聞

真正薰衣草	2 滴
羅馬洋甘菊	1 滴
天竺葵	2 滴

調和以上精油，滴 1 滴在紙巾上隨時嗅聞。

基本精油藥箱配方

按摩油

真正薰衣草	8 滴
羅馬洋甘菊	5 滴
檸檬	7 滴

將上述精油調入 1 液體盎司（30 毫升）的基底油中，或者，當精油調和完成後，取 2 至 3 滴精油加入 1 小匙（5 毫升）的基底油當中，每次取半小匙的量來使用。如需製作更大分量，請以相同比例進行稀釋。

其他適用於這個症狀的精油還包括：*纈草（*Valeriana officinalis*）、*橙花（*Citrus*

aurantium）、*奧圖玫瑰（*Rosa damascena*）、*苦橙葉（*Citrus aurantium*）、*岩蘭草（*Vetiveria zizanoides*）、*甜馬鬱蘭（*Origanum majorana*）、*穗甘松（*Nardostachys jatamansi*）、*大花茉莉／摩洛哥茉莉（*Jasminum grandiflorum / officinale*）。

❖ **休克**（Shock）

參見本章第 71 頁關於昏厥（Fainting）的段落。發生休克情況時，可以按照昏厥的方式來處理。在睡前以下列配方按摩身體。

> **基本精油藥箱配方**
>
> | | |
> |---|---|
> | 檸檬 | 3 滴 |
> | 天竺葵 | 2 滴 |
> | 真正薰衣草 | 1 滴 |

將上述精油調入 1 小匙（5 毫升）的基底油中。

其他適用於這個症狀的精油還包括：羅馬洋甘菊、胡椒薄荷（歐薄荷）、迷迭香、*纈草（*Valeriana officinalis*）、*奧圖玫瑰（*Rosa damascena*）、*橙花（*Citrus aurantium*）、*玫瑰草（*Cymbopogon martinii*）、*甜羅勒（沉香醇羅勒）（*Ocimum basilicum* ct. linalool）、*甜橙（*Citrus sinensis*）。

❖ **鼻竇炎**（Sinusitis）

鼻竇炎的處理方式有三種。首先，可用下列精油配方進行蒸氣嗅吸。

> **基本精油藥箱配方**
>
> 蒸氣嗅吸
> | | |
> |---|---|
> | 迷迭香 | 3 滴 |
> | 沉香醇百里香 | 1 滴 |
> | 胡椒薄荷（歐薄荷） | 1 滴 |
> | 天竺葵 | 1 滴 |

調和上述精油，取 3 滴滴入一碗熱水當中，透過鼻子吸入蒸氣。記得閉上眼睛。

> **基本精油藥箱配方**
>
> 紙巾嗅吸
> | | |
> |---|---|
> | 迷迭香 | 2 滴 |
> | 天竺葵 | 1 滴 |
> | 澳洲尤加利 | 1 滴 |

以上述配方比例調和精油。將 1 滴調和好的精油滴在紙巾上，隨時嗅聞。

> **基本精油藥箱配方**
>
> 按摩油
> | | |
> |---|---|
> | 迷迭香 | 5 滴 |
> | 天竺葵 | 5 滴 |
> | 澳洲尤加利 | 2 滴 |
> | 胡椒薄荷（歐薄荷） | 1 滴 |

調和上述精油，以每小匙（5 毫升）加入 3 至 5 滴精油的比例，調製成按摩油。從頸部周圍開始，按摩到耳朵前後。接著，取 1 滴按摩油（用量不可超過 1 滴），按摩顴骨、鼻子和額頭等區域。請小心避開眼部周圍，若不小心用量過多，就用紙巾擦掉。

其他適用於這個症狀的精油還包括：茶樹、*甜羅勒（沉香醇羅勒）（*Ocimum basilicum* ct. linalool）、*杜松漿果（*Juniperus communis*）、*安息香（*Styrax benzoin*）、*綠花白千層（*Melaleuca quinquenervia*）、*歐洲赤松（*Pinus sylvestris*）、*白千層（*Melaleuca cajuputi*）、*桉油樟（羅文莎葉）（*Cinnamomum camphora* ct. cineole）。

❖ 喉嚨痛（Sore throats）

參見本章第 77 頁關於喉嚨發炎（Laryngitis）的段落。

❖ 扎刺（Splinters）

用一根消毒過的針或鑷子，把扎進肉裡的刺取出來，完成後塗上 1 滴未稀釋的真正薰衣草精油。

其他適用於這個症狀的精油還包括：茶樹、*沒藥（*Commiphora myrrha*）、*乳香（*Boswellia carterii*）。

❖ 針眼（麥粒腫）（Sties）

首先，準備製作暖敷包需要的溫水，將 2 大匙的玫瑰純露溫熱，然後在其中加入 1 滴羅馬洋甘菊精油。用未經漂白的咖啡濾紙過濾後，靜置放涼。將一個棉花球浸泡到這個加了羅馬洋甘菊精油的玫瑰純露中，擠乾多餘的水分，然後閉上眼睛，將棉球敷在眼皮上。請務必小心，別讓純露流進眼睛當中。每天重複兩次，持續三天。除此之外，請參考本章用按摩緩解鼻竇炎的段落（第 80 頁），用同樣的配方在同一區域進行按摩。

❖ 關節滑膜炎（Synovitis）

將精油調為按摩油，取少量按摩發炎的關節。

基本精油藥箱配方	
羅馬洋甘菊	10 滴
澳洲尤加利	5 滴
迷迭香	2 滴
真正薰衣草	3 滴
胡椒薄荷（歐薄荷）	2 滴

調和以上精油，取 3 至 5 滴加入 1 小匙（5 毫升）的基底油當中。如需製作更大分量，請以相同比例進行稀釋。

其他適用於這個症狀的精油還包括：茶

樹、*杜松漿果（*Juniperus communis*）、*白千層（*Melaleuca cajuputi*）、*泰國蔘薑（*Zingiber cassumunar*）、*薑（*Zingiber officinale*）、*義大利永久花（*Helichrysum italicum*）。

❖ 指頭炎（Whitlows）

雖然指頭炎看似不是嚴重的病症，但發作起來可能相當痛苦且痠痛，在壓力較大、免疫力低下的時期可能經常復發。調和下列精油，並將 1 滴未經稀釋的純精油塗擦於患部，一天三次。

基本精油藥箱配方	
沉香醇百里香	2 滴
檸檬	3 滴
天竺葵	1 滴

若發炎部位的膿液排出，可以繼續用同樣的程序，每天以 1 滴精油塗擦患部三次，不過使用的精油請改為下面這個組合。

真正薰衣草	2 滴
羅馬洋甘菊	2 滴

其他適用於這個症狀的精油還包括：茶樹、*松紅梅（*Leptospermum scoparium*）、*德國洋甘菊（*Matricaria recutita*）、*安息香（*Styrax benzoin*）、*沒藥（*Commiphora myrrha*）。

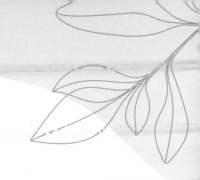

CHAPTER 03

免疫提升精油藥箱

細菌和病毒是很聰明的，當它們發現人類開始使用某種抗細菌或抗病毒的東西來試圖消滅自己，就會開始變異。這也是一種演化，只是以極快的速度在發生。況且，細菌和病毒不只聰明，還很團結。透過一種叫做細菌接合（bacterial conjugation）的過程，受到威脅的細菌可以和鄰近的其他細菌交換 DNA，進而成為一種由內到外煥然一新的有機體，讓具有抗菌性的藥物無法作用。

曾經有段時間，只有非常少數的細菌接觸過抗菌性藥物，原因是當時人們只在生病的時候才使用藥物，因此藥物的使用並不那麼廣泛。然而現在，施打各種抗微生物藥劑是畜養動物的常態，這些藥劑不只在動物生病時用來治療，甚至成為預防疾病或促進生長的手段。這些抗微生物劑接著被動物排泄出體外，也被吃下動物的人類排出體外，這些穢物最終進入到整體大環境中。還有更多的抗微生物藥劑被使用在養殖漁業、農耕、工業用漆，甚至是油管養護的過程當中。簡單來說，地球現在已經被抗微生物劑淹沒，

所有的微生物都明白這個情況，並且正在不斷變異，以逃過一劫。而這一切的結果便是，曾經有效的那些抗菌藥物，現在變得不再有效了。

這就是人類現在的處境：全球正遭遇著一種叫做 AMR（antimicrobial resistance），也就是「抗微生物藥物抗藥性」的國際危機。美國國家衛生研究院（National Institutes of Health）在 2013 年的報告中指出，每年在美國約有一百七十萬名病患在醫院中受到感染，其中約有九萬九千人因而死亡。引起這些院內感染的小傳染病當中，大約有百分之七十的病原體，都對幾年前還能有效抗病的藥物產生了抗藥性。

西元 2013 年，英國首席醫務官莎莉·戴維斯女爵（Dame Sally Davies）曾要求英國政府將病菌的抗生素抗藥性視為全國性的重大災難。國際衛生組織在 2011 年將 AMR 列為當年世界衛生日的主題，承認病菌的抗藥性有可能在全球掀起巨大的死亡危機。每年，全球大約有四十四萬人受到多重抗藥性肺結核的侵襲，其中將近十五萬人因此喪失

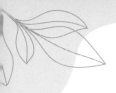

性命。許多我們曾經自信滿滿能治療的疾病，現在都再次成為人類的重大威脅。而像抗藥性金黃色葡萄球菌（methicillin-resistant *Staphylococcus aureus*，MRSA）和困難梭狀桿菌（*Clostridium difficile*）等棘手的感染情況，更使醫院中常規手術的風險更為加劇。

現代科學期刊中，各種針對精油化學成分抗細菌及抗病毒潛力的研究琳瑯滿目，精油在這方面的功效可不容置疑。這些研究的目的不僅在於解決人類的健康問題，也為了因應在獸醫界、食品飲料工業和農業中，同樣普遍存在的微生物肆虐情況。各種大量耕種的商業作物，就和我們一樣，容易遭受細菌、病毒與真菌的侵襲，而正因為植物總需要試著對抗這些惱人的微生物，於是某些植物便發展出自己的抵禦機制——也就是精油。

現在，人們已經清楚知道，芬芳宜人的精油，在對抗那些最頑固的微生物時，也能扮演舉足輕重的角色。全球各地的大學實驗室透過無數的實驗，測試用各種精油來對抗一長串不同類型的微生物時，會出現什麼樣的結果。顯然，某些精油對某些細菌特別有效，其他則不然。在病毒和真菌方面的結果也是一樣。

我書寫這個章節，並不是要讀者捨棄一般西醫的對抗療法。精油能為你做到的是：當身邊出現已受到病菌感染的病患，精油能在你身上發揮預防的保護作用。除此之外，特定的精油組合可以成為幫助你提高免疫力的急救箱，並且作為一個能提供後援的治療備案。一般來說，精油可以和你正採取的其他防護措施或正服用的藥物併行，為你提供額外的協助。

這些微生物之所以能成功傳播，很大的原因是人們經常處在和他人近距離接觸的場景中，例如：通勤車廂、學校、超市、電影院等地。在許多亞洲國家中，當人們患上可能透過空氣傳染給他人的疾病時，戴上口罩是常見的事，精油很容易就能滴入口罩裡，為我們帶來雙重防護的效果。而這只是我們可以用精油來保護自己和家人的諸多方法之一。

我經常四處旅行，並且總會在臨行前特別調製幾種配方來因應緊急情況，在長途飛行時，要是坐在我身邊的乘客不停打噴嚏、流鼻水，對我來說那就是緊急情況！無論他們發生了什麼事，我可不想和他們一樣！而精油最棒的地方就在於，它的體積小、容易攜帶、容易揮發，並且能以多種不同的方式來使用。

我認識不少人——其中還有一些是醫生——都必須先在鼻子底下抹點精油凝膠，才敢踏進醫院。或許那會讓人感覺刺刺的，但他們不介意。在流感氾濫的季節，如果需要到人多的公共場合購物，或是搭乘火車、巴

上，可以在面紙上滴　到兩滴精油，嗅聞它的氣味。在工作場所中，可以使用多種擴香的方式，讓精油飄散在空間中，並且採用較高的濃度。當然，你仍然需要先和同事確認他們並不排斥你所選用的精油氣味。要是有人介意，另找一種替代的精油來供他們選擇，也是輕而易舉的事。

本章內容會從免疫提升精油藥箱講起，接著運用表格列出某些精油的抗細菌、抗病毒與抗真菌效果。而後，在介紹幾種用精油預防微生物感染的最佳用法之後，我們會進一步介紹哪些精油對付細菌最有效與哪些精油和病毒感染最相關，包括病毒感染後的疲倦症候群（postviral fatigue）。接著我們會討論如何以廣效的方式，配製應對真菌感染的精油，最後再將焦點放在醫院和護理之家的應用方式。請先讀完整章的內容，再決定你要使用哪些精油。你也可以參考本書其他章節的內容，如第 6 章和第 7 章關於旅行和兒童的部分，也有提到對抗微生物的精油選擇。要是你在醫院或護理之家工作，可以參考本書第 4 章關於醫院的段落。

免疫提升精油藥箱
The Self-Defense Kit

每一種精油都或多或少有抗菌防腐的作用，但接下來我列出的精油，是特別以抑制細菌、病毒或真菌（或以上三者）著稱的精油。我們可以運用這些精油調配出為我們帶來最佳防護效果的配方。

細菌又可分成兩大族群──分別是革蘭氏陽性菌與革蘭氏陰性菌。兩者之間有何分別，是一個相當複雜的主題，但我們可以簡單地以一層細胞壁和兩層細胞壁來做區分。從抗生素藥物的角度來看，對治的細菌是革蘭氏陽性菌或革蘭氏陰性菌，將大大決定該藥物是否能產生對抗該細菌的效果。此外，微生物有成千上萬種，我們都知道單獨一種藥物或許能對抗某些細菌，但對其他細菌則可能不起作用，而精油也是一樣。

這意味著，雖然某種精油被冠上「抗細菌」的功效，但這並不表示它能對治所有細菌。不過，這並不是什麼大問題，因為精油和藥物不同，精油是可以調和在一起使用的。我們可以挑選出幾種具有抗菌特質的精油，將它們調配在一起，聯手締造更全方位的抗菌效果。每一種精油都含有複雜的成分，這對抗菌作用來說相當有利，而將精油調和在一起，能使成分的複雜度更加提升。確實，實驗已證實，精油的協同作用在抗微生物方面能發揮極大的效果。這個提升免疫精油的藥箱，就像是一個龐大的兵器庫，由於我們可以很快調配出具有不同成分的配方，因此，我們能在多數微生物反應過來之前搶先一步。

目前，精油的成分還只能被分析到某個程度。雖然透過氣相色譜法已經能查知其中的許多化學成分，但總還有一些微量元素尚未被探究清楚。然而，精油之所以能有這般的效果，是其中包括微量元素等所有成分，加總起來的成果。專家學者熱切地想找出特定精油中最關鍵的抗菌成分，期望那能解決目前細菌產生抗藥性的問題，並且以合成的方式製造出來，但事實上，可沒有那麼簡單。研究指出，精油的效果來自整體，也就是完整的精油成分，而不是任何一個單一的化學分子，同時，完整的精油成分對於這類實驗通常採用的受試對象（鼠類），帶來的毒性也較低。

人體中的微量元素也具有非常重要的地位。我們體內大約只有 0.000002% 的鈷和鉻，但要是少了這兩種元素，便無法合成蛋白質，也無法調節 DNA 和胰島素。沒有人會否定微量元素對人體的重要性，而我認為，這樣的角度也同樣可以用在對精油的理解中。

理想上，我們應該要準確得知，那些會侵害身體或自家農場的細菌名稱。有時專業的醫療人士會做些測試，來試圖為我們解答，但大部分時候，並沒有辦法得到一個準確的答案。當工作場合出現已遭受感染的人，我們也不可能一一了解他們的醫療紀錄。因此，假如你被細菌感染了，就請用具有抗細菌特質的精油配方；或者，如果你覺得像是病毒感染，就請選擇具有抗病毒作用的精油來調配。如果你也不太清楚是怎麼回事，就從我在本章列出的幾個「廣效配方」中選一個來用。最重要的是，讓自己準備好跟上這些微生物小傢伙的速度。我們也可以像它們一樣進化。而且有精油在手，對於如何對付那些不請自來的細菌、病毒和真菌，我們的選擇可多著呢！

❖ 免疫提升精油藥箱：10 種精油

許多精油都具有抗微生物的特性，不過，在此我提出的十種精油，是最能有效幫助我們對抗多種微生物的精油。這些精油都很容易取得，而且身手不凡──它們都具有不只一種免疫防護功效。

澳洲尤加利（*Eucalyptus radiata*）
芳樟（*Cinnamomum camphora ct. linalool*）
真正薰衣草（*Lavandula angustifolia*）
松紅梅（*Leptospermum scoparium*）
山雞椒（*Litsea cubeba*）
綠花白千層（*Melaleuca quinquenervia*）
野馬鬱蘭（*Origanum vulgare*）
玫瑰草（*Cymbopogon martinii*）
芳香羅文莎葉（*Ravensara aromatica*）
沉香醇百里香（*Thymus vulgaris ct. linalool*）

其他也很適合加入免疫提升精油藥箱的

精油還有：丁香花苞（*Syzygium aromaticum*）、芳枸葉（*Agonis fragrans*）和沼澤茶樹（*Melaleuca ericifolia*）。

表 4：精油抗細菌、抗病毒、抗真菌功效索引

精油	特質		
	抗細菌	抗病毒	抗真菌
月桂（*Laurus nobilis*）	*	*	*
西印度月桂（*Pimenta racemosa*）	*	*	
安息香（*Styrax benzoin*）	*		
佛手柑（*Citrus bergamia*）	*		
藏茴香（*Carum carvi*）	*		*
荳蔻（*Elettaria cardamomum*）	*		*
德國洋甘菊（*Matricaria recutita*）	*		
羅馬洋甘菊（*Anthemis nobilis*）	*		
錫蘭肉桂葉（*Cinnamomum zeylanicum*）	*	*	*
錫蘭香茅（*Cymbopogon nardus*）	*	*	*
丁香花苞（*Syzygium aromaticum*）	*	*	*
芫荽籽（*Coriandrum sativum*）	*		*
欖香脂（*Canarium luzonicum*）	*		
藍膠尤加利（*Eucalyptus globulus*）	*	*	
檸檬尤加利（*Eucalyptus citriodora*）	*		*
澳洲尤加利（*Eucalyptus radiata*）	*	*	
甜茴香（*Foeniculum vulgare* var. *dulce*）			*
芳枸葉（*Agonis fragrans*）	*	*	*

精油	特質		
	抗細菌	抗病毒	抗真菌
乳香（*Boswellia carterii*）	*		
天竺葵（*Pelargonium graveolens*）	*	*	
薑（*Zingiber officinale*）	*		
芳樟（*Cinnamomum camphora* ct. *linalool*）	*	*	*
高地牛膝草（*Hyssopus officinalis* var. *decumbens*）	*	*	
卡奴卡（*Kunzea ericoides*）	*	*	*
真正薰衣草（*Lavandula angustifolia*）	*		
穗花薰衣草（*Lavandula latifolia*）	*		*
檸檬（*Citrus limon*）	*		
檸檬香茅（*Cymbopogon citratus/flexuosus*）	*		*
檸檬細籽（*Leptospermum petersonii*）	*		
松紅梅（*Leptospermum scoparium*）	*	*	*
甜馬鬱蘭（*Origanum majorana*）	*		*
山雞椒（*Litsea cubeba*）	*	*	*
香蜂草（*Melissa officinalis*）	*	*	*
橙花（*Citrus aurantium*）	*		
綠花白千層（*Melaleuca quinquenervia*）	*	*	*
甜橙（*Citrus sinensis*）	*		
野馬鬱蘭（*Origanum vulgare*）	*	*	*
玫瑰草（*Cymbopogon martinii*）	*	*	*
廣藿香（*Pogostemon cablin*）			*
胡椒薄荷（歐薄荷）（*Mentha piperita*）	*		*
苦橙葉（*Citrus aurantium*）	*		

精油	特質		
	抗細菌	抗病毒	抗真菌
歐洲赤松（*Pinus sylvestris*）	*		
芳香羅文莎葉（*Ravensara aromatica*）	*	*	
桉油樟（羅文莎葉）（*Cinnamomum camphora* ct. *cineole*）	*	*	
沼澤茶樹（*Melaleuca ericifolia*）	*	*	*
迷迭香（*Rosmarinus officinalis*）	*		*
奧圖玫瑰（*Rosa damascena*）	*		
花梨木（*Aniba rosaeodora*）	*		*
鼠尾草（*Salvia officinalis*）	*	*	*
檀香（*Santalum album*）	*		
冬季香薄荷（*Satureja montana*）	*	*	*
綠薄荷（*Mentha spicata*）	*		
茶樹（*Melaleuca alternifolia*）	*	*	*
百里香（*Thymus vulgaris*）	*	*	*
沉香醇百里香（*Thymus vulgaris* ct. *linalool*）	*	*	*
岩蘭草（*Vetiveria zizanoides*）	*		*

　　除了表 4 提到的精油之外，冷壓的黑種草籽油（*Nigella sativa*）也同時具有抗細菌、抗病毒和抗真菌的作用，很適合加在免疫提升精油藥箱當中。這是一種植物油，不可用來擴香。

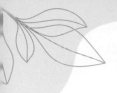 用精油對抗細菌及病毒感染

精油有兩種基本的使用方式：用在你所處的空間中，以及用在你的身體上。

❖ 從環境著手

空間擴香

空間擴香可以透過插電式的擴香機，或只要一盞小蠟燭和簡單的器具就能辦到。擴香時，只要根據擴香器具的說明來使用就可以。如果你沒有擴香儀器，只要在玻璃碗或玻璃杯中注滿冒著蒸氣的熱水，然後滴入精油，就足以讓精油分子擴散開來。水蒸氣會飄升，因此能幫助精油分子飄散到空間中。

如果空間中有人正遭受病菌感染，每次擴香時可使用 5 至 10 滴精油。醫療院所有時會用能飄出精油細霧的器具，來處理嚴重的感染問題。這些器具包括冷風霧化器、擴香機，以及不加溫或風扇式的擴香儀。

空間噴霧

由於油水無法直接混合，在調製噴霧時，先將精油調入無色的酒精或植物甘油中乳化，再加進水裡。記得每次使用前都要充分搖晃。如果你沒有任何能幫助乳化的介質，只要記得每次噴灑前大力搖晃就可以。記得噴向高處，避免噴霧落在木頭、絲絨或其他細緻的家具或材料上。製作噴霧時，每 3½ 大匙（50 毫升）的水中，加入至少 20 滴精油——另外可加入 1 小匙（5 毫升）的乳化劑，不加也可以。使用乾淨的噴霧瓶，最好是全新的，噴灑植物的噴霧器最為理想。

❖ 從身體著手

身體噴霧

身體噴霧很容易製作且很好用，因為可以做成小小一瓶帶著走，甚至在旅行時也可以派上用場。將你選擇的精油加在一起，然後加入水或純露當中（如果手邊有乳化劑的話，也可以先使用少量來乳化精油）。通常，純露本身就帶有抗菌效果，這和來源植物的性質有關。調和後大力搖勻，然後靜置二十四小時，期間偶爾搖一搖。接著，用未經染色的咖啡濾紙過濾、裝瓶。這罐噴霧可以用在周圍空間，也可以用在你身上。

芳香泡浴

一個芬芳的熱水澡，能夠很有效紓解感冒和流行性感冒的諸多症狀。不過，許多對應感冒症狀的精油，不適合不經稀釋使用，甚至連稀釋後加在泡澡水裡也不恰當，因為很可能會對皮膚造成刺激，所以在選用泡浴使用的精油時，請特別多加注意。我在本章已列出幾種適合用來泡浴的精油配方，請根

據當下對應的症狀來選擇——例如：肌肉痠痛或頭痛等。每次泡浴最多使用 8 滴精油，並且在你選擇的介質中稀釋過後，才加進泡澡水裡。

身體按摩油

如果沒有其他特殊指示，那麼調製身體按摩油的基本方式，就是每一液體盎司（30 毫升）的基底油中，加入不超過 30 滴的精油。選擇特別能對應當下症狀的精油，並且注意某些精油（例如：肉桂和丁香花苞）有可能刺激皮膚。身體按摩油最能有效發揮功用的時候，就是睡前，睡前使用按摩油，能讓精油在你熟睡時，在體內好好運作。身體按摩油也很適合在泡澡之前使用，那能讓身體透過滲透和嗅聞的方式吸收精油。

嗅聞氣味

使用紙巾：根據情況選擇單方精油或複方精油，滴 1 或 2 滴在紙巾上，然後隨時根據自己的需要，嗅聞精油的氣味。

使用一次性口罩：如果口罩被任何液體浸溼，防護效果都可能受到影響，根據使用口罩種類而有所不同。一般來說，當我在流感盛行，如豬流感或禽流感爆發，卻需要搭乘飛機或火車時，我會在一小片紙巾上滴 1 滴精油，然後放在我的口罩內側。精油有可能使你的鼻子感到刺激，所以一定要記得先把油滴在紙巾上，讓精油先浸潤在紙巾當中。適合以這個方式使用的精油包括：茶樹、芳枸葉、沉香醇百里香、松紅梅、澳洲尤加利、綠花白千層、乳香、芳香羅文莎葉和桉油樟（羅文莎葉）。

精油蜂蜜膏

有些傷口很難癒合，並且容易發炎。遇到這樣的情況時，可以試試敷上蜂蜜精油膏。將 1 滴松紅梅精油加進一小匙品質優良的有機松紅梅（麥蘆卡）蜂蜜（活性指數 24+）。雖然蜜蜂採下松紅梅花粉製成的蜂蜜，和直接以那小樹叢般的松紅梅植株萃取出來的精油有所不同，但這兩者在治療上似乎有相當的互補作用。以此作為基本的蜂蜜精油膏，可以再加入其他的精油。將蜂蜜精油膏塗敷在傷口周圍，而不是直接塗在傷口上，並在需要時隨時補擦。

細菌感染

精油可以用各式各樣的方式來使用，所以，對應免疫問題最好的辦法，就是調好一罐精油配方在身上，然後每當需要時，將調好的精油用在各種使用方式當中。同時，像這樣不對精油進行稀釋的做法，也能使其中的活性，比稀釋過的精油保持更久。你可以根據下列配方，以等比的方式調配成更大的

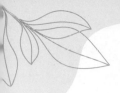

量，但必須維持比例一致。

抗細菌

配方 1
芳香羅文莎葉 .... 10 滴
澳洲尤加利 .... 8 滴
綠花白千層 .... 5 滴
薑 .... 10 滴
百里香 .... 4 滴
檸檬香茅 .... 3 滴

配方 2
乳香 .... 5 滴
芳樟 .... 6 滴
澳洲尤加利 .... 8 滴
檸檬 .... 5 滴
玫瑰草 .... 6 滴

配方 3
沼澤茶樹 .... 10 滴
真正薰衣草 .... 8 滴
天竺葵 .... 4 滴
檸檬 .... 6 滴
玫瑰草 .... 6 滴
桉油樟（羅文莎葉） .... 10 滴

配方 2 與配方 3 也很適合調入以天然成分製作的無香洗浴／泡澡產品當中。用來泡澡的話，可以在 1 小匙基底油和 1 小匙的鹽裡，加入 4 滴配方精油，混合均勻後加入泡澡水，然後用手均勻攪散。

❖ 抗藥性金黃色葡萄球菌（MRSA）

抗藥性金黃色葡萄球菌（Methicillin-resistant *Staphylococcus aureus*，MRSA）是一種席捲了全世界的感染病原菌。感染的症狀（無論從醫院或住家獲得）有可能是紅疹、斑塊、丘疹等各種皮膚感染症狀，或是出現腺體腫脹的情況。愈早著手對感染情況進行處理，是愈明智的做法。

下列這個針對 MRSA 設計的配方，能為你提供保護，此外，在沒有任何其他措施可協助的情況下，可以用在感染發生的部位協助控制病情。每一個配方總量是 46 滴精油，占最多數的成分可達 10 滴，而比重最小的精油只有 2 滴。你可以把配方的用量以倍數加乘，但必須維持各精油的比例和原配方一致。

MRSA 配方

天竺葵 .... 10 滴
松紅梅 .... 10 滴
沉香醇百里香 .... 5 滴
丁香花苞 .... 3 滴
真正薰衣草 .... 5 滴
檸檬香茅 .... 5 滴
茶樹 .... 3 滴
野馬鬱蘭 .... 2 滴
肉桂葉 .... 3 滴

準備一個小瓶子，將精油加入其中。調

配完成之後，從這個混合好的精油取 30 滴，加入 1 液體盎司（30 毫升）的基底油中。你也可以選擇自己喜歡的稀釋介質，如蘆薈膠或矽膠粒（silica gel）[1]。稀釋完成後，取半小匙至 1 小匙的量來按摩雙腳，根據雙腳需要的量來決定。

當症狀嚴重時，可以用更高濃度的比例來稀釋，不過這樣稀釋後最好只取少量在真正需要時使用：將上述配方全數加入 1 液體盎司（30 毫升）的基底油中。這個配方不建議孕婦或孩童使用。

❖ 幽門桿菌

幽門桿菌（*Helicobacter pylori*）是一種常見對西藥抗生素產生抗藥性的革蘭氏陰性菌。雖然幽門桿菌可能出現在人體的許多部位，但最常見的仍是胃部。因此，處理幽門桿菌感染的第一步，就是製作飲料來飲用。

取一大匙的松紅梅（麥蘆卡）蜂蜜（活性指數 24+），調入 1 滴有機的松紅梅精油。每天從這個調好的蜂蜜精油膏當中，取一小匙，調入 5 液體盎司（150 毫升）的溫水中，慢慢啜飲。最佳飲用時機是睡前。連續服用至多四天，而後休息兩天，再進行四天。唯有在你沒有服用或施打抗生素，或整個抗生素療程已結束之後，才使用這個方法。

此外，也可以調和以下精油塗抹在上腹部區域。

甜橙	3 滴
黑胡椒	1 滴
荳蔻	1 滴

用 1 小匙（5 毫升）的基底油稀釋上述精油，然後每天晚上從中取少許塗抹（只要足以覆蓋整個上腹部的量就好），直到感染的症狀減輕。

🌿 病毒感染

能夠抗病毒的精油有許多，但大部分並不那麼容易取得。以下是市面上普遍常見，也最適合居家使用的抗病毒精油：

月桂（*Laurus nobilis*）
西印度月桂（*Pimenta racemosa*）
肉桂葉（*Cinnamomum zeylanicum*）
錫蘭香茅（*Cymbopogon nardus*）
丁香花苞（*Syzygium aromaticum*）
澳洲尤加利（*Eucalyptus radiata*）
芳枸葉（*Agonis fragrans*）
天竺葵（*Pelargonium graveolens*）
芳樟（*Cinnamomum camphora* ct. *linalool*）
高地牛膝草（*Hyssopus officinalis* var. *decumbens*）

1　乾燥劑中的矽膠顆粒，可以用於空間擴香。

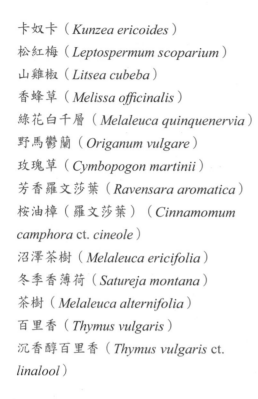

卡奴卡（*Kunzea ericoides*）

松紅梅（*Leptospermum scoparium*）

山雞椒（*Litsea cubeba*）

香蜂草（*Melissa officinalis*）

綠花白千層（*Melaleuca quinquenervia*）

野馬鬱蘭（*Origanum vulgare*）

玫瑰草（*Cymbopogon martinii*）

芳香羅文莎葉（*Ravensara aromatica*）

桉油樟（羅文莎葉）（*Cinnamomum camphora* ct. cineole）

沼澤茶樹（*Melaleuca ericifolia*）

冬季香薄荷（*Satureja montana*）

茶樹（*Melaleuca alternifolia*）

百里香（*Thymus vulgaris*）

沉香醇百里香（*Thymus vulgaris* ct. linalool）

❖ 一般性抗病毒配方

以下有三種抗病毒精油配方，這些配方都不適合用來塗抹身體或泡澡，但很適合用在空間中擴香，或是製成空間噴霧，或吸聞氣味——只要滴 1 滴在紙巾上就能辦到。請依照配方中的比例調和精油，在需要時使用。

抗病毒

配方 1

丁香花苞 .... 5 滴

肉桂葉 .... 5 滴

沉香醇百里香 .... 7 滴

配方 2

野馬鬱蘭 .... 9 滴

高地牛膝草 .... 5 滴

沉香醇百里香 .... 10 滴

配方 3

高地牛膝草 .... 5 滴

肉桂葉 .... 7 滴

野馬鬱蘭 .... 8 滴

丁香花苞 .... 4 滴

沉香醇百里香 .... 6 滴

芳香羅文莎葉 .... 10 滴

❖ 好像感冒了

如果你感覺自己好像快感冒了，或者已經感冒，可以用你喜歡的方式試試下列這些精油，無論單獨使用或調和使用都可以。如果用來泡澡，記得先用½小匙的基底油來稀釋。我們通常可以在真正感冒之前察覺感冒初期的徵兆，此時就是最適合開始使用精油的時機，或許光是使用精油，就能讓感冒消失無影蹤。

對應感冒症狀的精油：

澳洲尤加利（*Eucalyptus radiata*）

天竺葵（*Pelargonium graveolens*）

綠花白千層（*Melaleuca quinquenervia*）

玫瑰草（*Cymbopogon martinii*）

芳香羅文莎葉（*Ravensara aromatica*）

檳油樟（羅文莎葉）（*Cinnamomum camphora* ct. *cineole*）

❖ 病毒引起的脣疱疹：單純疱疹病毒第一型（HSV-1）

單純疱疹病毒第一型（Herpes simplex virus 1，HSV-1）是疱疹病毒科的一員，其他疱疹病毒還包括單純皰疹病毒第二型（Herpes simplex virus-2，HSV-2），也就是會引起生殖器疱疹的病毒。關於這部分，可以參考接下來「病毒引起的生殖器疱疹」的段落。

脣疱疹不僅疼痛，還相當惱人。它發作的樣子是如此明顯易見，在完全消退之前，生活很難不受影響。這種病毒平時潛伏在體內，會在你最不方便的時候現身，尤其是壓力特別大的時候。即便在放鬆度假的時候，脣疱疹也能因為曝晒陽光的時間太長而發作。每個人的脣疱疹症狀都是獨一無二的，不過通常會有一種癢癢或刺刺麻麻的警訊，或者疱疹即將發作的地方會腫脹起來，甚至可能出現像流感一樣的症狀，例如：頭痛、疲倦或肌肉疼痛。及早在症狀出現時使用精油，就有可能幫助預防或減輕脣疱疹發作的強度。

對應單純疱疹病毒第一型（HSV-1）的精油：

丁香花苞（*Syzygium aromaticum*）

澳洲尤加利（*Eucalyptus radiata*）
松紅梅（*Leptospermum scoparium*）
香蜂草（*Melissa officinalis*）
野馬鬱蘭（*Origanum vulgare*）
鼠尾草（*Salvia officinalis*）
檀香（*Santalum album*）
八角茴香（*Illicium verum*）
茶樹（*Melaleuca alternifolia*）
沉香醇百里香（*Thymus vulgaris* ct. *linalool*）

預防 HSV-1

配方 1

芫荽籽	1 滴
檀香	2 滴
香蜂草	2 滴

當身體出現徵兆，似乎疱疹即將發作，就用棉花棒沾一點上述精油，直接塗抹在平常疱疹發作的地方。此時精油不需要稀釋使用，因此你可以預先按配方比例將上述精油混合在一個小瓶子裡。如果塗抹後可能會晒到太陽，就把配方中的香蜂草換成松紅梅，這麼做能降低感官的覺知，讓疱疹較不容易爆發。隨著使用的次數增加，疱疹爆發的情況也很可能減輕。

下面這個替代配方，則是一個具有強力協同作用的配方。其中，精油的比例如下：

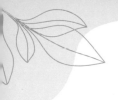

配方 2

茶樹	10 滴
澳洲尤加利	10 滴
檸檬尤加利	5 滴
沉香醇百里香	8 滴
松紅梅	15 滴
丁香花苞	3 滴
香蜂草	4 滴
野馬鬱蘭	3 滴
天竺葵	3 滴
德國洋甘菊	5 滴

在玻璃瓶中調入上述精油，仔細混合均勻。每當有需要的時候，以 1 兌 1 的比例，用荷荷芭油稀釋精油，而後每天兩次以棉花棒沾取，擦拭患部。

對應 HSV-1 的蜂蜜蘆薈修復凝膠

製作這個修復凝膠要分幾個階段。首先，將 1 滴純香蜂草或松紅梅精油調入 2 小匙（10 毫升）的優質本地蜂蜜中。將精油蜂蜜加入 1 液體盎司（30 毫升）的純蘆薈膠中仔細攪拌。接著，先將 1 小匙瓊崖海棠油（*Calophyllum inophyllum*）與 1 小匙大風子油（*Hydnocarpus laurifolia*）混合均勻，再調入蜂蜜蘆薈膠中。這兩種植物油對於修復疱疹、緩和皮膚感染和發炎，都有相當強大的效用。如果你手邊沒有瓊崖海棠油或大

風子油，可以用任何優質的基底油取 2 小匙來替代，如荷荷芭油（*Simmondsia chinensis*）就很合適，另一個合適的替代選擇是印度楝樹油（neem oil，也叫印度苦楝油），不過它的味道並非人人都能接受。在這個修復凝膠中加入 25 滴上述的「預防 HSV-1：配方 2」，盡可能仔細混合均勻。這個修復凝膠可以塗在任何疱疹發作的地方（疱疹有可能不只出現在嘴脣，有時它也會出人意料地出現在身體的其他地方）。

❖ 病毒引起的生殖器疱疹：單純疱疹病毒第二型（HSV-2）

下面介紹的這個凝膠，與其說是治療，更多是舒緩的作用，能為整體情況帶來改善。女性建議用在外陰脣，別用在內陰脣；而男性則建議用在陰莖，不用在頂端龜頭的部分。

預防 HSV-2 配方

天竺葵	5 滴
真正薰衣草	6 滴
德國洋甘菊	10 滴
松紅梅	7 滴
香蜂草	8 滴
澳洲尤加利	2 滴

首先，在瓶子裡混合上述精油，接著準

備凝膠基底，在每 1 液體盎司（30 毫升）的有機蘆薈膠中，加入 1 小匙瓊崖海棠油（*Calophyllum inophyllum*）、1 小匙大風子油（*Hydnocarpus laurifolia*）和 1 小匙荷荷芭油（*Simmondsia chinensis*）混合均勻。接著，取 10 滴調和完成的精油，加入製作好的凝膠基底中。用棉花棒沾取少量，塗抹在患部。如果瓊崖海棠油和大風子油難以取得，可以用 2 小匙荷荷芭油來取代。

上述的修復凝膠基底（尚未加入任何精油的狀態）本身具有清涼舒緩的作用，一旦調製完成，就是一個非常好用的凝膠基底，可以在皮膚出現各種感染問題時，加入適當精油作為稀釋基底。

❖ 感染後康復調理

病毒的態勢有可能非常凶猛。有些人遭受病毒感染後，幾乎無法痊癒，而是陷入一種疲憊且身體處處出毛病的狀態。這在醫學上又叫做慢性疲勞症候群（chronic fatigue syndrome），或是慢性疲勞免疫缺乏症候群（chronic fatigue immune dysfunction syndrome）。（這個主題在本書下冊第 12 章「重大疾病」的部分有更多討論，可以參閱第 59 頁「慢性疲勞症候群」的段落。）慢性疲勞的症狀因人而異，因此有時很難被診斷出來，症狀有可能包括極度或持續的倦怠、短時間活動後就出現精疲力盡的感覺、

失眠、長時間睡眠卻愈睡愈累、無法專注、記憶力變差、總覺得哪裡不對勁、易怒、焦慮、憂鬱、肌肉疼痛（肌痛、四肢疼痛、腿部痠痛等）、頭痛、類似流感的症狀、喉嚨痛、淋巴結腫脹易痛、久久不癒的咳嗽、消化問題、身體腫脹、腸道疼痛、胸痛，以及對食物、酒精、熱、冷、光線、噪音及特定氣味變得敏感等。

在這個時代，每個人都很忙，於是即便我們還沒有完全從病毒感染中康復，也很可能急著想回到工作或日常忙碌的瑣事中。然而，這樣的做法卻可能帶來反效果。如果可以的話，在克服病毒感染的過程中，最好用比所需更多的時間來調養，而不是縮短休養的時間。在我們生病的時候，工作會不斷累積，桌上會有比平常更多需要處理的事項等著我們，但無論如何，我們還是需要克服那些急著想回到忙碌生活的想法，試著輕輕慢慢的一點一點回到正軌。長遠來看，這麼做對你的健康才是好的。

在這個日漸復原的時期，精油可以是非常好的幫手。你可以選擇那些既能強健身體，氣味又讓你心神喜悅的精油。稀釋的濃度大約在 2.5% 就可以，也就是差不多在 1 液體盎司（30 毫升）的基底油中，加入大約 15 滴精油。根據當下的症狀來選擇對應的精油，下面有許多配方可以挑選。不過，同時也要記得使用那些能提振你情緒的精

油,也就是能在你覺得脆弱、需要幫助時,讓你開心起來的精油。如玫瑰、橙花或乳香都是不錯的選擇,或者有些人更偏好大西洋雪松或快樂鼠尾草。

下面我先列出兩個在病毒感染後期,能夠協助調養的一般性身體按摩油配方。而後,再針對各種不同具體症狀,提出對應的建議精油配方。

病毒感染後期身體調養

配方 1

荳蔻	2 滴
甜橙	9 滴
天竺葵	3 滴
黑胡椒	1 滴

稀釋於 1 液體盎司(30 毫升)的基底油中。

配方 2

佛手柑	5 滴
義大利永久花	4 滴
真正薰衣草	4 滴
羅馬洋甘菊	1 滴

稀釋於 1 液體盎司(30 毫升)的基底油中。

下面所列病毒感染後調養配方同樣也是按摩使用,都需稀釋於 1 液體盎司(30 毫升)的基底油使用。

肌肉疲勞

如果對你來說,肌肉疲勞的情況比頭痛或喉嚨痛還嚴重,那麼你可以試試用甜馬鬱蘭、快樂鼠尾草、岩蘭草、泰國蔘薑、薑、黑胡椒或義大利永久花等精油,再加上甜橙、檸檬或葡萄柚這三種精油中的一種來搭配調和。

甜馬鬱蘭	5 滴
義大利永久花	5 滴
甜橙	5 滴

頭痛

如果你主要的困擾是頭痛,那麼可以選擇真正薰衣草、綠薄荷、甜羅勒(沉香醇羅勒)、檀香或迷迭香,再加上橘(桔)來搭配調和。

綠薄荷	5 滴
真正薰衣草	5 滴
甜羅勒(沉香醇羅勒)	1 滴
橘(桔)	4 滴

消化問題

如果你有腸胃道的消化問題,可以試試

胡椒薄荷（歐薄荷）、薑、芫荽籽、豆蔻或黑胡椒，加上葡萄柚或甜橙來搭配調和。

豆蔻	3 滴
薑	2 滴
芫荽籽	5 滴
葡萄柚	5 滴

疲憊不堪

如果你感到全身疲累，或總是有精疲力盡的感覺，記得避免使用激勵神經系統的精油，而是選擇能與神經系統協同合作的精油，例如：羅馬洋甘菊、真正薰衣草、快樂鼠尾草、岩蘭草、乳香、苦橙葉或佛手柑，再加上葡萄柚或檸檬來搭配調和。

苦橙葉	8 滴
真正薰衣草	2 滴
乳香	2 滴
檸檬	3 滴

睡眠調整

如果想調整睡眠模式，可以試試纈草、穗甘松、廣藿香、檀香、真正薰衣草或羅馬洋甘菊，再加上甜橙來搭配調和。

纈草	2 滴
羅馬洋甘菊	2 滴
真正薰衣草	5 滴
甜橙	6 滴

記憶力與注意力

如果需要幫助記憶力和注意力的恢復，可以試試香桃木、迷迭香、胡椒薄荷（歐薄荷）、佛手柑或甜羅勒（沉香醇羅勒），再加上檸檬搭配調和。

迷迭香	5 滴
胡椒薄荷（歐薄荷）	2 滴
香桃木	5 滴
檸檬	3 滴

額外協助

如果需要精油帶來更多的額外協助，可以試試義大利永久花、檸檬、茶樹、甜馬鬱蘭、香桃木、佛手柑、葡萄柚、芫荽籽、橙花、玫瑰或天竺葵，加上橘（桔）、甜橙或葡萄柚來搭配調和。

羅馬洋甘菊	1 滴
天竺葵	5 滴
真正薰衣草	4 滴
義大利永久花	1 滴
橘（桔）	4 滴

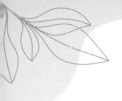
在本書各章節中，都可能看到符合你當下症狀的相關內容。請閱讀過這些段落之後，再從中挑選看起來最能為你帶來幫助的精油。

🌿 廣效的抗微生物作法：空間噴霧、泡浴精油、凝膠和身體按摩油

所謂的廣效，指的是對各種微生物都能發揮作用，包括細菌及病毒。有時候，我們很難明確知道目前出沒的微生物是哪一種，我們只知道「有什麼在這裡」，而我們並不想被傳染到。

膠性銀（colloidal silver）是一種著名的抗菌劑，很適合加在各種廣效的抗微生物噴霧、乳霜和凝膠中。膠性銀可以和真正薰衣草或茶樹純露一起製成噴霧，也可以加進自家手作的精油露當中。雖然在抗菌乳霜或凝膠中加入膠性銀有可能在某些方面降低它的效果，但仍然值得一試。

❖ 廣效空間噴霧

下面是我特別為了抵禦環境中的微生物而設計的幾個配方。請注意不要讓噴霧水落在細緻的材質或木頭家具上。

廣效空間噴霧

配方 1

綠薄荷	10 滴
檸檬	10 滴
甜橙	10 滴
甜羅勒（沉香醇羅勒）	4 滴
沉香醇百里香	4 滴
檸檬香茅	6 滴
西印度月桂	6 滴
杜松漿果	5 滴
綠花白千層	10 滴

混合上述精油，接著將精油加入 4 液體盎司（120 毫升）的溫水中，仔細搖勻，然後靜置放涼，每次使用之前都大力搖勻。如果你偏好用擴香的方式，那麼每次可以從混合好的精油中取用 8 滴來擴香。

配方 2

沉香醇百里香	10 滴
野馬鬱蘭	12 滴
玫瑰草	10 滴
檸檬香茅	9 滴
丁香花苞	4 滴

用 2 小匙（10 毫升）的蒸餾白醋稀釋上述精油，接著，在噴霧瓶中放入大約 3½ 大匙（50 毫升）的溫水，然後將混合好的

精油醋加入瓶中。仔細搖晃均勻，靜置放涼，每次使用之前都大力搖勻。如果你偏好用擴香的方式，那麼每次可以從混合好的精油中取用 8 滴來擴香。

❖ 廣效抗微生物凝膠

　　某些時候，使用精油凝膠會比按摩油來得方便。下面這個精油配方是很適合製成凝膠的配方，並且具有預防及保護的效果。

廣效精油凝膠

松紅梅	4 滴
真正薰衣草	5 滴
茶樹	2 滴
沉香醇百里香	5 滴
檸檬	8 滴
天竺葵	5 滴
澳洲尤加利	5 滴
芳香羅文莎葉	5 滴

　　首先，混合上述精油，接著，將精油加入 2 液體盎司（60 毫升）的純蘆薈膠或矽膠當中。取少量塗抹在頸部區域——塗抹在耳朵下方、鎖骨兩側、上胸部，以及太陽神經叢或整個腹部區域。

❖ 廣效抗微生物泡浴精油

　　下列泡浴精油配方，必須先稀釋在½小匙（2½毫升）的基底油中，才可加入泡澡水裡。

廣效精油泡浴

配方 1

芳枸葉	1 滴
綠花白千層	1 滴
乳香	1 滴
玫瑰草	1 滴

配方 2

真正薰衣草	1 滴
檸檬香茅	2 滴
芫荽籽	2 滴

配方 3

澳洲尤加利	1 滴
天竺葵	2 滴
芳樟	1 滴

❖ 廣效抗微生物身體按摩油

　　如果你不確定目前最需要對付的是細菌還是病毒，可以試試下面這些廣效配方。將精油加入質地清爽的基底油（如甜杏仁油）中稀釋，每次使用時，在 2 小匙（10 毫升）的基底油中，加入最多 6 至 10 滴精油。

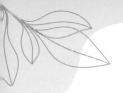
廣效身體按摩油

配方 1

芳枸葉 .... 5 滴
乳香 .... 2 滴
玫瑰草 .... 5 滴
天竺葵 .... 3 滴

配方 2

丁香花苞 .... 1 滴
芳香羅文莎葉 .... 5 滴
真正薰衣草 .... 5 滴
乳香 .... 2 滴
檸檬香茅 .... 5 滴

請注意：任何帶有柑橘香氣的精油都可能具有光敏性，因此使用這些身體按摩油之後，必須避免曝晒在陽光底下。

真菌感染

出現真菌感染的情況時，可以用下列精油來處理。請在第一時間以適當的方式，也就是用基底油或蘆薈膠來稀釋使用。請根據需要處理的情況，選擇適合的使用方式，在本書各處很容易能找到相關的內容。

對應真菌感染的精油：

月桂（*Laurus nobilis*）
藏茴香（*Carum carvi*）
荳蔻（*Elettaria cardamomum*）

肉桂葉（*Cinnamomum zeylanicum*）
丁香花苞（*Syzygium aromaticum*）
芫荽籽（*Coriandrum sativum*）
檸檬尤加利（*Eucalyptus citriodora*）
甜茴香（*Foeniculum vulgare* var. *dulce*）
芳枸葉（*Agonis fragrans*）
芳樟（*Cinnamomum camphora* ct. *linalool*）
卡奴卡（*Kunzea ericoides*）
穗花薰衣草（*Lavandula latifolia*）
檸檬香茅（*Cymbopogon citratus/ flexuosus*）
松紅梅（*Leptospermum scoparium*）
甜馬鬱蘭（*Origanum majorana*）
山雞椒（*Litsea cubeba*）
香蜂草（*Melissa officinalis*）
綠花白千層（*Melaleuca quinquenervia*）
野馬鬱蘭（*Origanum vulgare*）
玫瑰草（*Cymbopogon martinii*）
廣藿香（*Pogostemon cablin*）
胡椒薄荷（歐薄荷）（*Mentha piperita*）
沼澤茶樹（*Melaleuca ericifolia*）
花梨木（*Aniba rosaeodora*）
冬季香薄荷（*Satureja montana*）
茶樹（*Melaleuca alternifolia*）
百里香（*Thymus vulgaris*）
沉香醇百里香（*Thymus vulgaris* ct. *linalool*）

運用於醫院及護理之家

任何因為健康因素，或純粹是因為年老

的安養需求,而住在醫院或護理中心的人們,都可能受到感染侵襲。這不只是因為這類人群的免疫力較弱,也是因為院內容易出現交叉感染的可能。這不僅是院所管理者不可輕忽的重大議題,對所有院內人士、進出的訪客,或院內人士的親朋好友來說,都是不容忽視的事。對此,除了目前已被用來避免交叉感染的所有措施之外,還有其他作法,也可以幫助我們降低感染的風險。

醫院和護理之家本來就是許多病患聚集的場所,在這些場所使用精油需要帶著一定的敏銳度,因為香氣有時會觸發某些情緒反應,而背後的原因我們可能渾然不知。因此,在多人共用的空間中使用精油之前,必須先確保其他病患不介意空間中出現這樣的氣味。此外,也需要考慮進出空間的職員感受,當然,最直接會受到影響的人——病患本人——的想法也務必要先行了解。

❖ 空間淨化

首先要考慮的是環境清潔度。無論空間看起來多麼乾淨整潔,防護措施仍然不可少。用消毒紙巾擦拭所有病患可能碰觸到的表面,包括椅子、病床扶手、床頭和床邊櫃等。試著把所有病患會碰到的表面都消毒清理過。另外,也要想想,是否還有其他病患可能接觸到的地方,例如:當病患擺放拖鞋的時候,就有可能碰到鞋底——像這樣的地

方也要擦拭過。如果可以的話,掛在床尾的病歷表也要擦拭。這些動作可以快速而隱密的完成,不需要驚擾到病患或醫院職員。

❖ 用於床鋪

可以在床單和病床周圍滴 1 滴真正薰衣草精油。薰衣草精油質地清澈,通常不會對滴入的材質造成任何損傷。如果可以的話,或者如果病患喜歡的話,可以將 1 到 2 滴抗感染或提振情緒的精油滴在紙巾上,然後將紙巾塞在患者枕頭下,或放在床邊。這麼做能有助於淨化空氣。

❖ 割傷與抓痕

當身體出現開放性傷口,就相當於對微生物敞開了大門,因此最好盡快將傷口包覆起來。在 OK 繃或其他敷布的布料那面,滴入 1 滴真正薰衣草精油,然後再覆蓋到傷口上。

❖ 洗浴

料理時常用的細鹽,本身就是一種抗感染劑,將精油與細鹽混合起來,便可以在洗澡時使用。如果想泡熱水澡,只需要將精油沐浴鹽放入浴盆,用手好好攪散就好。如果在淋浴時使用,首先將身體洗乾淨,然後將精油沐浴鹽輕輕抹在身體上,再用水沖掉即可。也可以把精油加入天然有機無香的沐浴

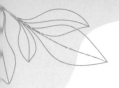

露中。每瓶約 10 液體盎司（300 毫升）的沐浴露中，可以加入 10 滴精油。這麼做可以為身體容易藏汙納垢的地方帶來保護，例如：腋窩或鼠蹊部。

❖ **鼻腔護理**

微生物經常透過鼻腔進入身體，因此，在鼻腔進行防護措施，也是相當值得重視的一步。許多人的作法是在進入醫院之前，用一滴精油塗抹在鼻孔周圍，這麼做對患者也能帶來有效的防護作用。除此之外，也可以先用天然的油膏或凝膠稀釋精油再塗抹，劑量大約是每 1 大匙用不超過 2 滴精油，然後每次取少量塗抹在鼻孔周圍。許多花粉症患者也會以這樣的方式使用無香凝膠，因為他們發現，這麼做能阻擋花粉進入鼻腔，同理，微生物也可能以同樣的方式被阻擋在外。還有一個簡單的鼻腔防護方式，就是將 1 或 2 滴精油滴在面紙上，然後湊近嗅聞精油的氣味。如果你必須進出醫院，可以在家裡先將精油滴在紙巾上，放在夾鏈袋裡隨身帶著。

❖ **尿道感染**

許多待過醫院或護理之家的人，都會出現尿道感染的問題，狀況頻繁的程度可能令你吃驚。每當我看到患者穿著後背鏤空的病人服坐在輪椅上，我都會想，不知道那個輪椅在前一人坐過之後，是否有經過消毒。輪椅是醫療院所管理者在思考交叉感染問題時應該列入考量的病菌潛伏點之一。如果未以適當方式使用，導尿管置入的部位也可能引發尿道感染，患部會感到痠痛。遇到這樣的情形時，適當的處理方式是將 3 滴真正薰衣草精油，加入 1 液體盎司（30 毫升）的蘆薈膠和 1 小匙（5 毫升）的膠性銀當中，混合均勻後，取少量塗擦患部。

❖ **消化系統感染**

許多細菌和病毒都可能引發消化系統感染，通常出現的症狀包括腹瀉、放屁、疼痛和腹部腫脹等。以下是消化系統感染時可以使用的幾個配方，無論是細菌感染或病毒感染都適用，在食物中毒時也能帶來幫助。

消化系統感染

配方 1	
荳蔻	10 滴
薑	10 滴
西印度月桂	4 滴
黑胡椒	5 滴
沉香醇百里香	8 滴
肉桂葉	1 滴
檸檬香茅	5 滴
天竺葵	10 滴
肉豆蔻	2 滴

將上述精油加在一起，均勻混合。這個配方可以用許多方式來應用。首先，可以調成腹部按摩油來使用。根據症狀的嚴重程度，在 1 液體盎司（30 毫升）的基底油（或蘆薈膠等凝膠，或油膏狀的基底產品）中，加入 15 至 20 滴調和好的精油。以順時針方向塗抹整個腹部，接著塗擦在後腰，每天至少兩次。另一個方式是在睡前將精油塗抹在雙腳腳底中央，兩腳各取 1 滴，然後穿上襪子就寢。這個方式不適合用在年邁的長者或兒童身上。

配方 1 非常有效，但其中有幾種精油並不容易買到。所以我在這裡列出一個更簡單的替代版本配方 2：

配方 2
薑..........................2 滴
荳蔻........................4 滴

用 1 小匙（5 毫升）的基底油稀釋上述精油，然後塗抹在整個腹部、後背、臀部和大腿後側。

當消化系統受到感染時，飲用下面這個蜂蜜飲通常能帶來不錯的效果。

蜂蜜飲
荳蔻..........................1 滴

胡椒薄荷（歐薄荷）..........1 滴
松紅梅（麥蘆卡）蜂蜜
....................4 小匙（20 毫升）

均勻混合上述材料，接著取½小匙的精油蜂蜜，溶進 1 品脫（475 毫升）的溫水中。根據需要隨時啜飲這個蜂蜜飲，能幫助症狀獲得舒緩。不過，如果消化系統已經損傷，便不適合使用這個方法。

❖ 呼吸系統感染

許多細菌和病毒都可能感染呼吸道，這樣的情況通常稱為胸腔感染。下面這個配方可以用許多方式加以運用。首先，調和這個具有協同作用的精油配方。

呼吸道感染

配方 1
澳洲尤加利..................5 滴
迷迭香......................5 滴
綠花白千層..................10 滴
白千層......................10 滴
欖香脂......................5 滴
芳枸葉......................10 滴
乳香........................10 滴
沉香醇百里香................8 滴
胡椒薄荷（歐薄荷）..........2 滴
香桃木......................5 滴

將上述精油滴入瓶中，均勻混合。這個配方可以許多方式來運用：例如製作胸腔和上背部的按摩油，可在每液體盎司（30毫升）的基底油或凝膠中，加入30滴精油。別忘了塗抹頸部兩側的腺體部位——也就是耳下到肩膀的區域；若製作空間噴霧，可以在每3.5液體盎司（100毫升）的水中，加入20滴精油；另外，也可以直接取1滴未稀釋的精油，擦在雙腳腳前掌（也就是腳底與腳趾的連接處），然後穿上襪子就寢。

配方1非常有效，但其中有幾種精油並不容易買到。所以我在這裡列出一個更加簡單的替代版本配方2。

配方2

綠花白千層	2滴
香桃木	1滴
沉香醇百里香	2滴

將上述精油加進1小匙（5毫升）的基底油中調和稀釋，然後擦在前胸、上背，以及頸部兩側的腺體位置——也就是兩側耳下到肩膀的區域。

如果你在醫院工作，請進一步參考本書第4章關於醫院的段落（第118頁）。

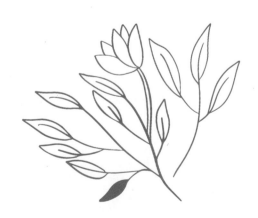

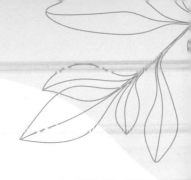

CHAPTER 04

為上班族加油打氣
——職場精油建議

大部分人對於自己的工作環境都沒有作主的權力。我們可能得聽從大樓管理員的指示，他們不僅堅持不能打開任何一扇窗戶、裝了一整排日光燈在我們頭頂正上方，還不好好維護空調系統。各種無線網路設備可能環繞在我們周圍，包括互動式白板、手機、寬頻路由器和無線網路主機等。拜無線區域網路所賜，我們很可能還正泡在一片看不見的無線電波汪洋當中……噢，我還沒提到電磁波呢！

說這些並不是要抱怨。城市裡的交通警察和計程車司機，每天工作時都免不了吸入數不清的空氣汙染物，農地裡的農人吸入大量殺蟲劑，每天出入工廠的工人會吸入各式各樣微小的工業汙染粒子，而在醫院工作的人們則必須設法對付大量已產生抗藥性的微生物。

接下來在這一章中，我們將討論如何用精油來處理許多因工作而衍生的常見疾病，例如：找到方式處理面試前或考前的焦慮，或是看看有什麼辦法來對抗壓力和疲憊耗竭的感受。不過現在，我們先來看看有哪些精油能幫助我們轉化工作環境，讓它更能成為一個合適的工作場所。

幫助消除細菌和病毒的精油：

檸檬（*Citrus limon*）
澳洲尤加利（*Eucalyptus radiata*）
芳樟（*Cinnamomum camphora ct. linalool*）
茶樹（*Melaleuca alternifolia*）
月桂（*Laurus nobilis*）
綠花白千層（*Melaleuca quinquenervia*）
野馬鬱蘭（*Origanum vulgare*）
佛手柑（*Citrus bergamia*）
肉桂葉（*Cinnamomum zeylanicum*）
芳香羅文莎葉（*Ravensara aromatica*）
沉香醇百里香（*Thymus vulgaris ct. linalool*）
丁香花苞（*Syzygium aromaticum*）
天竺葵（*Pelargonium graveolens*）

幫助空氣清新的精油：

檸檬（*Citrus limon*）

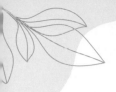

葡萄柚（*Citrus paradisi*）

真正薰衣草（*Lavandula angustifolia*）

檸檬尤加利（*Eucalyptus citriodora*）

迷迭香（*Rosmarinus officinalis*）

絲柏（*Cupressus sempervirens*）

大西洋雪松（*Cedrus atlantica*）

歐洲赤松（*Pinus sylvestris*）

檸檬香茅（*Cymbopogon citratus/flexuosus*）

苦橙葉（*Citrus aurantium*）

幫助集中注意力和專心的精油：

羅勒（*Ocimum basilicum*）

佛手柑（*Citrus bergamia*）

荳蔻（*Elettaria cardamomum*）

葡萄柚（*Citrus paradisi*）

檸檬（*Citrus limon*）

迷迭香（*Rosmarinus officinalis*）

胡椒薄荷（歐薄荷）（*Mentha piperita*）

檸檬尤加利（*Eucalyptus citriodora*）

在工作場所使用精油

精油不僅在居家環境中妙用無窮，在特定的工作場所，例如：辦公室、工業環境、醫院和土地上，更是難以言喻的無價之寶。

❖ 辦公室

一開始當電腦開始出現在辦公室的時候，人們被告知每使用一小時電腦，就要遠離螢幕十分鐘。現代人聽說這樣的事，或許會覺得很滑稽。現在，我們許多人甚至同時在不同螢幕之間切換，還沒人覺得需要休息。的確，要是網路突然斷掉十分鐘，很可能大家都會焦慮得不行。我們都上癮了。

資訊時代使人們對電子設備產生依賴，而電子設備又帶來電磁波輻射的問題。現在，我們所有人都承受著電磁波的壓力，像電磁波（*electrosmog*）、電磁波敏感症（*electrohypersensitivity*）或髒電（dirty electricity，即電氣汙染）這樣的字眼，都是新時代的產物。那些曾造福老一代人的空氣離子，現在已被電磁場消耗殆盡，以更大的離子取而代之。雖然目前市面上有許多宣稱能改善這情況的產品，但我們能做的似乎也不多，只能期盼這些產品真的能帶來不同。然而，精油就是大自然的微小分子，當我們把精油帶進辦公室裡，或許真能像是把遺失已久的自然元素重新帶到自己身邊。而且我們知道，精油在某些地方確實能帶來幫助，包括以下這些上班族的常見症狀：

疲憊倦怠：葡萄柚、檸檬尤加利、迷迭香、綠花白千層。

鼻塞：茶樹、芳枸葉、澳洲尤加利、芳香羅文莎葉、沉香醇百里香。

喉嚨乾：葡萄柚、檸檬、天竺葵。

眼睛乾澀、發癢：羅馬洋甘菊（於加溼器裡使用）。

頭痛：真正薰衣草、胡椒薄荷（歐薄荷）、甜羅勒（沉香醇羅勒）、綠薄荷。

以上這些身體上的不適，都可能影響到我們全方位的身心健康，進而影響我們的工作表現。對某些人來說，開著空調的辦公室可能太冷，而且相關設備也不一定有好好被維護。沒有善加保養的加溼器就相當於細菌的溫床，而我們都聽說過退伍軍人病[1]（Legionnaires' disease）在建築物裡四處傳染的例子。其他在大樓裡傳播疾病的凶手，還包括會排放氣體的抽塵機、地毯清潔劑、家具製造過程中用到的化學材料（如壓縮木板、黏合劑、橡膠海棉與貼皮等），未妥善維護的影印機則會釋放臭氧及二氧化氮。這一切不斷累積，直到我們都在極高的環境風險下工作而不自知。可能我們總是覺得不太舒服，或者我們生了病，但誰會周遊在辦公室裡對這些事情一一確認呢？你身邊有同事這麼做嗎？

望向那些滿是辦公大樓的街道，很難找到一扇窗戶是開著的。但即便是地板和家具的製造商，也都建議自家產品的使用場所應該定期通風。現代人仰賴空調系統來維持空氣清新，於是，這些機器運作的方式是否妥善及正確，將大大影響我們的健康狀態。如果你工作的地方是間小公司，那麼或許你可以在所有人同意的情況下，每天找一小段時間，把窗戶打開。但要是公司規模較大，這麼做就會有點難度。即便如此，還是有某些植物能幫助你清新空氣——請參照第 1 章「環境影響」（第 47 頁）的段落——在自己桌上放點植物，通常不會有人有意見。植物還能為長時間盯著閃爍螢幕的雙眼提供休息的去處。

冬天是感冒和流感盛行的季節，員工也經常請病假。老闆要是願意在公司添置擴香設備，再加上幾種抗病毒和抗細菌的精油，不出幾天就能回本。精油還可以提高生產力和工作效率，甚至為整間辦公室增添幸福快樂的感受。精油可以單獨使用一種，也可以調製成複方使用——組合的方式幾乎數也數不盡，所以請放手去實驗吧！例如：星期一的早上需要的精油組合和星期五下午勢必會有所不同。只要是用在室內空間的方式，基本上都可以運用在辦公室當中：精油可以滴進小型的加溼器，可以做成空間噴霧，也可以用在特別為辦公室設計建置的擴香系統中。

在大型的開放式辦公空間中，你雖然可以讓自己的座位溢散香氣，但也需要考慮同事對氣味的敏感度，因為所有的香氣都可能引發生理或情緒上的反應。或許你很喜歡乳

1　由退伍軍人菌引起的呼吸道傳染疾病。此菌喜生長於溫暖不流動的水中，通常經由染菌的水來傳染，而非人傳人。諸如熱水供應系統、冷卻水塔、空調系統都是滋生的溫床。

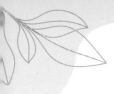

香的氣味，但其他人卻可能因此被喚起自己情願遺忘的記憶。有些人對化學合成的香精過敏，也有人有氣喘或其他呼吸方面的毛病，此時，你便需要說服他們，讓他們知道精油是不同的。你可不想被說成是在汙染大家的工作空間，所以請多問問別人對你打算使用的香氣是什麼感覺。

各種來自柑橘屬的精油，包括橙、檸檬、葡萄柚、萊姆、橘（桔）、柑和佛手柑等，氣味都相當宜人，很少有人不喜歡。柑橘類精油也很適合搭配其他精油一起使用，例如：葡萄柚和檸檬，加上微量的真正薰衣草或少量的迷迭香，就是相當理想的組合。真正薰衣草不僅是天然的抗微生物好手，還能為空間帶來平和、寧靜的感受。迷迭香可以增強記憶，葡萄柚能幫助你在埋首文件時不會昏昏欲睡，檸檬不僅能使你更加專注，還可以使滯悶的空氣變得清新。這些精油加在一起，不僅味道美妙、幾乎無人不愛，還能增進專注力，帶來創意與靈感。

❖ 工業環境

工業環境可能因各式各樣的原因，對其中的工作人員造成傷害。工傷、飛塵、泥垢和工業油脂很明顯都對人體有害，但除此之外，還存在隱性的傷害因子，例如：低頻的噪音、低等級輻射與電磁波活動等。接觸化學物質的工作尤其是危險的，即便短時間接觸可能帶來的影響已被認定無害，長期可能造成的改變卻很少被測量出來。雖然相關法規已確保工作場所必須裝設通風和除塵系統來保障員工的健康安全，所有人仍應時時警惕，確認相關設備有定期妥善維護，並且以良好的狀態運作著，尤其是與鈷和鈦等重金屬相關的工作場所，更需要特別注意。從過去到現在，工業環境特殊製程對工人健康造成損傷的案例多不勝數，而工作人員都是經過多年後，才發現多年的經驗已對身體累積成傷害。

大部分的工廠坪數都太大，很難以一般的方式用精油擴香。不過，即便你的工作環境大到嚇人，你還是可以在紙巾或手帕的一角滴點精油，然後放在上衣口袋或防護服當中。讓那滴了精油的一角露出來，這樣香氣就能在你身體周圍釋放。

工廠裡適合使用能增進注意力和集中度的精油，例如：迷迭香、尤加利、檸檬和葡萄柚。這些精油的作用稍有不同，可以單獨使用，也可以用等比的方式調合在一起使用。除此之外，還很適合加入天竺葵。如果你的工作環境與油有關，或經常是油膩膩的，那麼最適合的精油會是大西洋雪松和歐洲赤松。如果噪音是主要的問題，那麼絲柏、玫瑰草和檸檬香茅或許能帶來幫助，雖然精油無法降低噪音，但它能安撫神經系統，讓噪音對你來說不那麼刺耳，或有可能

聽而不聞。

❖ 醫院

　　大部分的醫院都像一座城——裡面有許多分區，人們在其中各司其職。要是精油能在這環境中固定釋放出提振情緒的芳香分子，這座城將成為一個多麼宜人的地方啊！

　　請參閱本書第 3 章「免疫提升精油藥箱」的內容，當中提到能夠抗細菌、抗病毒和抗真菌的精油，包括抗藥性金黃色葡萄球菌（MRSA）和其他感染狀況出現時建議使用的精油配方。其中，可以參閱第 102 頁「運用於醫院及護理之家」的段落。

　　在醫院裡，除了本來就會進行的防護措施之外，適合用來幫助預防細菌感染的精油還包括：百里香、野馬鬱蘭、芳枸葉、松紅梅、茶樹、真正薰衣草、天竺葵和沼澤茶樹。以上這些精油都能對細菌發揮一定程度的作用。

　　精油既能抗微生物、抗病毒，又有清新空氣的效果，顯然在醫療院所中能帶來相當的助益。精油還可以減輕疼痛、幫助睡眠、加強鎮靜劑的作用，因此在精油的輔助下，藥物的用量可望減低。除此之外，精油還有一個附加的好處，就是能讓空間充滿芬芳的香氣——比起平時醫院固有的味道，精油的香氣可是好聞多了。

　　下面是幾個適合在醫院病房中使用的精油，這些精油不僅能帶來「預料之內」的效果，還能在每個人身上，以各自獨特、細緻的方式提振情緒。只需要做成空間噴霧使用，或是用一般擴香方式使用就可以達到這樣的效果。

病房中的抗病毒精油：

野馬鬱蘭（*Origanum vulgare*）
松紅梅（*Leptospermum scoparium*）
檸檬（*Citrus limon*）
綠花白千層（*Melaleuca quinquenervia*）
沉香醇百里香（*Thymus vulgaris* ct. linalool）
芳樟（*Cinnamomum camphora* ct. linalool）
肉桂葉（*Cinnamomum zeylanicum*）
芳枸葉（*Agonis fragrans*）
茶樹（*Melaleuca alternifolia*）

　　如果你的工作需要值夜班，既得維持清醒又處在放鬆的狀態，那麼可以使用既能清新空氣，又有抗微生物作用的精油。天竺葵能在情緒層面帶來幫助，而甜橙則有安撫鎮靜的作用。在馬克杯裡注入滾水，然後滴入 1 滴精油，讓精油分子飄散開來。這不僅能在辦公空間中為你帶來幫助，也可以舒緩病房中病人的情緒。

　　將天竺葵、真正薰衣草和佛手柑精油混合在一起，可以紓解焦慮和憂鬱。百里香加上綠花白千層、真正薰衣草和葡萄柚，則可

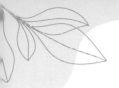

以讓員工同時保持機敏，又處在情緒平穩和放鬆的狀態，而且，所有人都能受益於它清新、歡快、提振精神的香氣。

❖ 土地

那些和大地一起工作的人們，可是掌管著人類最大的財產——也就是我們腳下的土地。這些人有責任為了自己和所有人的下一代去思考將來。現在，人們愈來愈不認可依賴化學藥劑去進行的單一耕種方式，而更傾向順應土地固有的養分去進行耕種——前者不僅傷害了土地，對定期施用殺蟲劑、除草劑和除菌劑的農夫造成損傷，吃下這些作物的消費者更會深受其害。如果就像那句諺語所說的，「食物造就你」（you are what you eat），那麼可以說，大多數現代人在某種程度上，都有一部分是化學藥劑。對所有關心環境健康、願意以個人行動來捍衛環境的人來說，在農耕時以間作的方式，讓作物自然發展、運行屬於自己的防護機制，同時運用精油防禦病蟲害侵襲，會是最好的做法。關於這部分的具體建議方式，可以參考本書第18章「明日花園」的內容。

🌿 眼部壓力和長時間使用螢幕的壓力

人類眼睛的基本設計，是用來適應自然光線，並以適當的距離觀看綠色事物與宜人的環境。觀察遠方地平線上的動物和天空的繁星時，眼睛運作的方式，和現代人經常用眼的方式有極大的不同——現在的我們，總是把眼睛用在盯著手機上網、近看各種事物，甚至花好幾個小時閱讀字體過小的文字。我們的眼睛不是設計來這樣用的，難怪現在有這麼多人，都有某種程度的眼睛疲勞或眼壓過高，並為此所苦。

最常見的眼壓過高症狀是視力無法定焦，不過如果出現以下症狀，也可能表示有眼壓過高的問題：視力模糊；看見彩光、黑點、物體邊緣模糊；重像；眼睛灼熱、酸、乾澀或疼痛；頭痛；疲倦或嗜睡；眼睛發紅或有液體流出；眼袋；揮之不去的異物感等。想知道自己有沒有眼睛疲勞或眼壓過高的情況，其中一個檢測方式，就是將視覺焦點從你正盯著的物體（如書本或螢幕）快速移開，如果需要花上幾秒鐘才能再度定焦，那麼你很可能正出現視覺壓力的症狀。

雖然眼睛是我們最重要的資產之一，但人們卻經常輕忽了眼睛的照料，因為我們並不知道除了定期去眼科檢查視力情況、構造異常，以及確保光線自然明亮之外，還可以用什麼方式照顧眼睛。

照明對視力健康扮演著至關重要的角色。某些工業或商業照明，可能會釋放出造成視力模糊、眼睛疼痛的氣體，有些人甚至

會因此出現迷失方向的情況。我很清楚，因為我就是一個這樣的例子。當我進到百貨公司或購物商場時，就會出現上述的情況。我並不覺得自己過於敏感，但對我來說，大多數的商店確實用了太多的照明——本來只需要使用一百盞日光燈的空間，實際上卻可能用了兩百盞。這顯然是一種能源浪費，除此之外，建築物管理者或許可以思考該如何引進自然光，或者使用對肉眼更為舒適的光源。

儘管我們不能掌控公共場所和工作空間的照明，我們至少可以確保家中的照明被盡可能安排妥當。例如：在閱讀的時候，光線應該來自身後肩膀以上的位置，或者，你可以重新擺放家具，讓更多的自然光進入家中。

強化眼睛、舒緩疲勞的方法之一，是向眼睛潑冷水，一天多次。一般來說，這麼做也能讓人感覺精神一振。把雙眼浸泡在冷礦泉水當中，也可以紓解眼睛痠痛的感覺。在小碗中注入礦泉水（可別用自來水），然後把臉浸在水中，張闔眼睛數次。

某些食物和維生素被認為有改善視覺疲勞的作用，如葉黃素。葉黃素是一種類胡蘿蔔素，出現在羽衣甘藍、菠菜和綠花椰菜等深綠色蔬菜，以及胡蘿蔔、甜菜根和某些水果當中。其他幫助視力的營養補充品，還包括含有 Omega-3 的食品、月見草油、核黃素（riboflavin，B2）、維生素 D、C、E 與 A，以及含有山桑子（bilberry，*Vaccinium myrtillus*）的食品。山桑子又被稱為歐洲藍莓，與藍莓和黑加侖（*Ribes nigrum*）屬於同科植物。

透過精油和芳香療法來協助視力健康的最大前提是：絕對不能讓眼睛碰到精油，就算是大量稀釋後加進水裡也一樣。在眼部周圍使用精油時，請務必完全遵循說明指示，並確保眼睛緊閉。由於我們無法確保孩子是否能閉緊眼睛，因此下列使用方式，請避免在孩童身上使用。

如果你為眼壓所苦，尤其又對市售保健產品過敏時，下列處理方式或許能為你帶來幫助。不過，請容我再次重申，請務必小心，注意從頭到尾閉緊雙眼。我們可以用以下方式製作敷眼膜：將 5 滴德國洋甘菊精油（德國洋甘菊精油應該呈現藍色）加進 2 大匙（30 毫升）的金縷梅純露中攪拌均勻。接著，將混合後的溶液加入 250 毫升的礦泉水中。大力搖勻，然後用未經漂白的咖啡濾紙過濾兩次。將過濾後的溶液放進冰箱備用，最多保存七天。每次使用時從冰箱中取出一匙的量，然後稀釋進 100 毫升的清水中——這就是你最終真正使用的稀釋液。將一小片天然材質的布料（棉布是很理想的選擇）浸泡在大約 4 小匙（20 毫升）的稀釋液中，擠去多餘水分，敷上眼皮。確保自己

保持一個舒服的姿勢，並且有 10 分鐘的時間可以好好休息。切記，從頭到尾眼睛都要保持緊閉。

如果你的眼睛真的感到疼痛，甚至頭部也覺得沉重，那麼就將一塊天然材質的布料浸泡在 20 毫升的最終稀釋液中，然後敷在雙眼和額頭上。除此之外，也可以把浸泡著溶液的布料存放在冰箱或冷凍庫中，在需要的時候隨時取用。

上述方式也很適合加入金盞花（*Calendula officinalis*）。雖然得多花點工夫準備，但在眼壓過高的時候，非常值得一試。加入金盞花的準備方法有點不同。首先將精油與金縷梅純露混合在一起，然後加入金盞花靜置過夜。如果你的花園裡有有機種植的金盞花，可以剪下三朵使用，如果沒有，就加入 2 小匙有機的乾燥金盞花瓣。隔天早上，將溶液加進 8½ 液體盎司（250 毫升）的礦泉水中，然後放進冰箱冷藏至少五小時後，再用未經漂白的咖啡濾紙過濾。你將在過濾後得到清澈的溶液，很適合做敷眼膜使用。

心理或情緒上的壓力也可能造成眼部疲勞，如果壓力能獲得紓解，或許你會發現，眼睛的問題也不翼而飛。對此，可以從本章稍後關於壓力的段落中，選擇合適的精油來使用，在工作空間中擴香，讓空氣中的香氣紓解緊繃的情緒。

那些每天在工作場所或家裡大量使用電腦的人，身上的毛病可不少。有些人在使用一段時間之後臉部會發紅、變得敏感，有些人會有耳朵悶脹的感覺，有些人會頭痛。光是使用鍵盤——尤其當座椅高度太高或太低的時候——就可能導致手部、手腕、手臂、肩部、頸部和背部出現問題。有些人發覺整天盯著螢幕工作，會使皮膚變黃，甚至出現斑點。這些疑難雜症有些能找到合理原因——如使用電腦的姿勢不當——但有些還真是個謎。為什麼耳朵會悶脹呢？真是奇怪了，但那確實發生在某些人的身上。有些我們不明白的事情正影響著我們的身體。我們能確定的是，這是一個電磁波、輻射與微波無所不在的時代，我們沒辦法看見、聽見、聞到或嚐到這些隱而不見的存在，但隨著每一次呼吸，它們都在我們體內進出。還有一個問題，是環境中的離子品質，電腦螢幕和空調機都會大量消耗環境中的負離子。

任何想要懷孕的人們，或是剛懷上孩子的孕婦，都必須把電腦螢幕視為一種生物危害。精子是人體中最小的細胞，從各個層面來說，它都是無比脆弱的；而研究已證實，精子確實會受到電腦的影響（請參見本書第 9 章「男性的天然保健之選」的內容）。在亞洲，女性被鼓勵穿上一種特別的圍裙，據說可以保護胚胎不受電腦的隱形電波干擾。關於這部分還沒有許多研究可以參考，不過

如果你和你的伴侶正打算懷孕，或許這是你們可以考慮或了解的方向。

電腦螢幕的存在，正是辦公室呈現高度正電荷的原因之一。現代辦公樓的金屬結構、空調設備，以及內部裝潢與器材所用的非天然纖維等，都會使負離子被大量消耗。下列精油特別推荐在高科技的工作環境使用：在整個辦公空間中可以使用任何精油擴香的方式使用，因此最建議使用擴香設備。在個人區域，則建議使用最簡單的熱水碗／馬克杯的方式來擴香。

高科技工作環境適合使用的精油：

絲柏（*Cupressus sempervirens*）

大西洋雪松（*Cedrus atlantica*）

檸檬（*Citrus limon*）

葡萄柚（*Citrus paradisi*）

甜橙（*Citrus sinensis*）

苦橙葉（*Citrus aurantium*）

綠花白千層（*Melaleuca quinquenervia*）

佛手柑（*Citrus bergamia*）

廣藿香（*Pogostemon cablin*）

歐洲赤松（*Pinus sylvestris*）

檀香（*Santalum album*）

白千層（*Melaleuca cajuputi*）

面試和考試

求職面試時，你用在身上的香水或鬍後水，是影響「第一印象管理」的關鍵因素。有趣的是，面試官是男性或女性，可能帶來截然不同的結果。一般來說，使用香水的男性求職者，在男性面試官眼中並不特別加分，這可能是基於同性之間的競爭心理，但令人吃驚的是，即便是使用香水的女性，在男性面試官眼中也可能被認為是輕率而不專業的。女性面試官就容易取悅多了，她們通常喜歡味道清淡、清新的香氣，並且認為香氣是妥善打理儀容的一環。不過香水的種類何其多，沒有一個面試官會喜歡求職者使用浪漫約會用的濃重香氛。要是你真的這麼做了，或許你會收到私人邀約，卻不會得到那份工作。

顯然，如果你想做好第一印象管理，面試時你身上散發的氣味，會是整體印象中相當重要的一環。由於香氣可以在潛意識層面改變一個人對他人的認知，因此，氣味的選擇說不定比你手上的證照還要重要。用「我就是不怎麼喜歡他」或「她給我的感覺不太好」等說詞來拒絕求職者，似乎是很空泛的理由，不過研究顯示，這樣的情況是真實存在的，而且還很常發生。基於這點，或許在面試時完全不要使用任何香氛產品，反而是比較安全的做法，尤其對男性求職者而言。但是，使用香水除了能讓自己和他人心情愉悅，更重要的是，還能令人產生自信。於是，我們似乎必須找到折衷的辦法，而精油

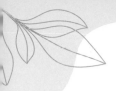

恰好是一個完美的替代方案。

　　有幾種精油不僅可以增強自信，氣味也相當細緻幽微，因此，要是面試官在潛意識層面捕捉到這些香氣，他們本身的自信心也會提升。這對所有人來說，都是好事。由於濃重的香氣可能適得其反，因此清淡的花果香會是不錯的選擇，同樣的道理也可以用在沐浴產品或肥皂的選擇上。這麼一來，即便對方明確意識到你身上的氣味，也不會有太差的印象。相對的，你還會被認為是清新、乾淨且充滿自信的。接下來我會提出哪些精油建議在面試時使用，哪些則最好避免使用。只需要滴一滴在紙巾上，放進口袋裡，就無須再使用其他香氛產品。要是過段時間後，你好奇詢問為什麼自己當初被錄取，聽到「我們就是喜歡你呀！」這樣的回答，也別太訝異！

適合求職用的精油：

檸檬（*Citrus limon*）
橙花（*Citrus aurantium*）
佛手柑（*Citrus bergamia*）
天竺葵（*Pelargonium graveolens*）
香蜂草（*Melissa officinalis*）
苦橙葉（*Citrus aurantium*）
檸檬尤加利（*Eucalyptus citriodora*）

不適合求職用的精油：

千葉玫瑰（摩洛哥玫瑰）（*Rosa centifolia*）
大花茉莉／摩洛哥茉莉（*Jasminum grandiflorum/officinale*）
依蘭（*Cananga odorata*）
岩蘭草（*Vetiveria zizanoides*）
真正薰衣草（*Lavandula angustifolia*）
快樂鼠尾草（*Salvia sclarea*）
大西洋雪松（*Cedrus atlantica*）
岩玫瑰（*Cistus ladaniferus*）

　　最好避免使用強力放鬆的精油，因為面試時，除了希望給人清新整潔的印象之外，也要傳達出你是積極、充滿活力，準備好為這份工作帶來貢獻的感覺。下面這個精油配方能幫助你充滿自信、增進記憶力，同時也更專心集中——就算你是緊張大師也沒問題。這個配方最適合在早上進行面試或考試時使用。

面試／考試順利配方

葡萄柚	8 滴
甜羅勒（沉香醇羅勒）	2 滴
佛手柑	5 滴
苦橙葉	2 滴
迷迭香	3 滴

　　將上述精油混合在一起，在面試或考試

的前一晚，取 2 滴稀釋到 1 小匙（5 毫升）的基底油當中，加進你的泡澡水裡。或者，在淋浴時取一塊溼布滴上 2 滴精油，然後擦拭全身。深深的將所有香氣吸入體內，這麼做能帶來最佳效果。

即將進行重要面試或考試的前一晚，很可能令人緊張害怕。心中的預想有可能讓人緊張到睡不著覺。為了從一開始就消滅這個症頭，讓自己能好好睡一覺補充精力，請用下面這個配方來泡澡，然後為自己好好按摩一會兒。

面試前夜好夢配方

羅馬洋甘菊	2 滴
天竺葵	6 滴
檀香	4 滴
甜橙	3 滴

混合上述精油，取 6 滴稀釋在 1 小匙（5 毫升）的基底油中，然後加進睡前泡澡的熱水中。接著，用 1 小匙（5 毫升）的基底油稀釋 3 至 5 滴精油，用來按摩身體。好好休息一下，隔天睡醒再接著使用前面提到的面試／考試順利配方。

迷迭香、檸檬和甜羅勒（沉香醇羅勒）對於專心集中和頭腦清晰，能帶來莫大的幫助。選擇其中一種或兩種精油在空間中擴香，或者，在準備考試（或上臺發表）的最

後一週，就算只是單純嗅聞這些精油的氣味，也能有助於心智維持在機敏的狀態。（註：關於孩童們的考試準備，可以參考本書第 7 章「做個爭氣的孩子——兒童面對的壓力」的段落。）

透過自我催眠達到放鬆效果

自我催眠是在一定的時間段裡，暫時停止正常意識的運作，讓心靈和身體達到放鬆、重新充電的一種技巧。意識的暫停運作能使人進入完全放鬆的狀態，就算只是幾分鐘，也有極佳的活力恢復效果。有些人相較於其他人更容易進入催眠狀態，不過只要勤加練習，每個人都可以順利進入催眠的放鬆狀態。而且，一旦你掌握了催眠的技巧，不需要做什麼準備工作，也可以直接進入冥想狀態。

現代人經常在工作中承受極大的壓力；因此，許多人都需要一片心靈綠洲，來找回白天在上班時失去的心靈活力。自我催眠的放鬆法，對一個不想區區三十歲就累到生無可戀的代理仲介來說，就像被學生鬧得永無寧日的國高中老師，或是忙得昏天暗地的幼兒母親一樣重要。

有些精油可以幫助我們更加掌握自我催眠的放鬆技巧，無論單獨使用或調製成複方都很合適。記得，永遠從你喜歡的氣味來做

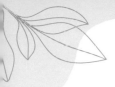

選擇。比起香味清淡的精油，氣味濃重的原精更容易令人進入深度的冥想狀態。

能幫助自我催眠的精油：

香味相對濃重的原精：
水仙（*Narcissus poeticus*）
桂花（*Osmanthus fragrans*）
風信子（*Hyacinthus orientalis*）
晚香玉（*Polianthes tuberosa*）
粉紅蓮花（*Nelumbo nucifera*）
大花茉莉／摩洛哥茉莉（*Jasminum grandiflorum/officinale*）

香味相對清淡的精油：
橙花（*Citrus aurantium*）
天竺葵（*Pelargonium graveolens*）
乳香（*Boswellia carterii*）
廣藿香（*Pogostemon cablin*）
快樂鼠尾草（*Salvia sclarea*）
岩蘭草（*Vetiveria zizanoides*）
檀香（*Santalum album*）
大西洋雪松（*Cedrus atlantica*）
穗甘松（*Nardostachys jatamansi*）
安息香（*Styrax benzoin*）

進行自我催眠練習時，首先確保自己的姿勢是舒服的，並且可以維持不動。周圍不應有太多聲響，至少在你學習這個技巧時，最好是安靜的。從上述精油中，取 1 或 2 滴精油或原精滴在紙巾上，然後深深嗅聞它的氣味。原精的價格不菲，因此在你決定購買前，務必先確認自己真的喜歡它的氣味。

把你的注意力放在一個物品上——一個顏色淺而明亮的物品——然後持續將注意力集中在它身上。慢慢地從 1 數到 50，同時注意力一直維持在那個物品上。接著，請閉上眼睛，試著在心中回想那個物品的面貌，描繪得愈清楚愈好。告訴自己你的眼皮現在很沉重，在接下來的 5 到 10 分鐘之內，都不可能睜開眼睛。當你再次睜開眼，你應該會感覺非常自在、放鬆，能夠著手處理待辦事項或需要聯絡的人。

全腦運作

曾經，管理者對員工的期望，就只是聽從指示把該做的事情做好；而現在，員工被要求要「跳出既有框架」並且「想出能幫助公司前進的好點子」。但問題是，我們準備好了嗎？

在工作中以全腦運作的經典人物，就是義大利文藝復興時期的藝術家達文西。他生活的年代大約在西元 1500 年，代表作品包括〈蒙娜麗莎〉和〈最後的晚餐〉。不過，達文西不只是史上最優秀的藝術家之一，也是極為出色的數學家、工程學家，曾發明多種飛行機、潛水艇、水利設備和武器。如果達文西活在現代，或許他會坐擁高薪，在某

個跨國企業擔任研發部首腦的職務。不對，說不定他會自己創造出一個龐大的企業帝國，親自擔任首席執行長。人們把達文西稱為「全人」（the complete man），不過我們每個人都可以讓自己更接近全人的狀態——也就是能夠同時朝向多方嘗試，最終達到充分享受人生、熱愛工作的結果。

讓我們裹足不前的，通常是幼年時老師將孩子歸類成「小藝術家」或「電腦怪才」的教學方式。性別刻板印象也使得某些孩子的潛能無法全然發揮出來。基於許多原因，那原本能在孩子的藝術細胞與電腦天分之間，在體能與智力的發展之間取得的完美平衡，並沒有被妥善開發出來。

注重全腦開發的商業投資者關注的另一個領域是——體育。要投入嚴苛的訓練、體育科學和競技策略並不難，然而，真正讓優秀的運動員脫穎而出的特質，卻是創造力、激情和靈感。當一個專業的運動員被允許去將潛在的藝術天分發揮出來，他的體育表現可能使眾人驚喜連連。聽聽收銀機的聲音吧！這就是為什麼體育界一直致力於全人發展——因為一切都會獲得回報。作為平凡人的我們，也同樣可以去投資自己。

我們的大腦分為左右兩半，也就是一般熟知的左腦與右腦。左右腦彼此連結，因此兩者之間不斷溝通著訊息。不過目前一般認為，左右腦在某種程度上，分別掌管著不同

的功能。舉例來說，左腦更擅長找到合適的詞彙，而右腦知道如何以通達的方式傳遞資訊。右腦幫助我們用正確的聲調說話，在適當的時候停頓，以及用合適的抑揚頓挫來表達。右腦以更大的脈絡來表達語言，將所有與正討論的主題相關資訊都列入考量。右腦更有詩意，同時也很實際，因為它是從全觀的角度來看待事物。相比之下，左腦比較平淡無趣，但要是少了左腦，右腦將會文法大亂，也找不到合適的字眼來表達。左腦和右腦都扮演著至關重要的角色，彼此截長補短。要是能讓全腦妥善運作，我們每個人的表現都會更加出色、有效。

那麼，用什麼方式才能幫助全腦開發呢？首先，安靜地坐著或躺著，想像一道小小的、發亮的光在你頭部。這道光可以是任何顏色。想像這道光去到你的左眉，然後慢慢地在整個大腦左側移動；接著，想像這道光去到右半邊，在整個大腦右側移動。想像這道光沿著區分左右腦的中線移動，來回穿梭在左腦與右腦之間。每天花幾分鐘做這個練習。同時，如果你的慣用手是右手，請試著多用左手；如果慣用左手，試著多用右手。

當你在工作中感覺煩躁，可以在心靈之眼中想像一個全然寧靜的畫面，讓這個景象在左右腦之間來回傳遞。在你想達成某個特定的目標時，這個做法也相當有效——你可

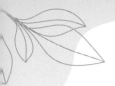

以想像自己成功完成特定事務的樣子。例如：完成了堆積如山的文書工作、完成博士學位、織好一床被子，或結束了家裡的裝潢工作。在腦海中看見自己完成這些事務的樣子，看到自己滿足地微笑著，然後將這個畫面在左右腦間來回傳送。你會發現，光是這小小的一步，就能讓你更有動力去完成這些工作。

由於學校教育總是著重在教會我們使用正確的文法和詞彙（訓練左腦），因此，多數人都比較難用更大的情境格局去有效傳達訊息。這正是精油可以發揮作用的地方；某些特定的精油（如下列）可以幫助我們開發較少使用的右腦。使用時，在擴香器具中滴入 1 到 4 滴精油，或者用任何空間擴香的方式，讓精油的氣味飄散出來。

幫助右腦開發的精油

佛手柑（*Citrus bergamia*）
天竺葵（*Pelargonium graveolens*）
橙花（*Citrus aurantium*）
香桃木（*Myrtus communis*）
苦橙葉（*Citrus aurantium*）
玫瑰草（*Cymbopogon martinii*）
葡萄柚（*Citrus paradisi*）
芫荽籽（*Coriandrum sativum*）
羅馬洋甘菊（*Anthemis nobilis*）
香蜂草（*Melissa officinalis*）
奧圖玫瑰（*Rosa damascena*）

下面是能幫助右腦開發的精油配方，你只需要按照比例將精油預先調和在瓶子中，再視情況取需要的量使用即可。

右腦開發精油配方

配方 1
玫瑰草 .... 8 滴
苦橙葉 .... 4 滴

配方 2
天竺葵 .... 4 滴
葡萄柚 .... 6 滴

配方 3
香桃木 .... 4 滴
芫荽籽 .... 4 滴

配方 4
香蜂草 .... 6 滴
羅馬洋甘菊 .... 2 滴

燒燙傷

醫院治療燒燙傷的單位裡，除了有被火燒傷的病患，也會有因接觸到腐蝕性材料、電源、放射線而燒傷，或被熱液燙傷的例子。許多燒燙傷都是工作時發生的意外。燒燙傷的深度和嚴重程度，必須要經過專業醫療人員的評估。燒燙傷可分為一級、二級與

三級，評估的標準並不是傷口面積，而是傷口的深度。有時，燒燙傷的實際情況可能比外表看起來還要嚴重。電燒傷尤其容易被誤判，因為傷口可能在皮下，並延伸至一定的範圍。無論是哪一種燒燙傷，都有可能造成休克，有時甚至在意外發生數小時後才顯現出來。休克的程度會因燒燙傷的面積大小而有不同。燒燙傷的另一項風險是感染。絕對不可在燒燙傷的傷口上使用稀釋過的精油，也不可以塗擦任何基底油、油膏，或任何油性的介質。唯有在患部沒有開放性傷口的情況下，才可以塗擦特定幾種精油，並且是以純精油（未經稀釋的精油）的方式使用。

對應燒燙傷的精油：

真正薰衣草（*Lavandula angustifolia*）
德國洋甘菊（*Matricaria recutita*）
羅馬洋甘菊（*Anthemis nobilis*）

上述任何一種精油在單獨使用時，都能為燒燙傷帶來卓越的療癒效果，這些精油也可以用來輔助任何一種西醫的燒燙傷治療。它們不只可以減輕疼痛，許多案例也證實，這些精油能防止水泡、避免留下疤痕。將這三種精油調和在一起使用，效果更佳。

❖ 電燒傷（Electrical Burns）

因接觸電源造成的燒傷，情況通常會比肉眼看起來更加嚴重。遇到這樣的情形時，務必要接受醫師診斷。很重要的是，在電燒傷之後，必須第一時間將受影響的區域浸入冷水中，愈快愈好。任何一種燒燙傷都會經歷組織蛋白變性（denaturation）的過程，導致蛋白質壞死。然而，蛋白質是構成體內活組織的材料來源。如果你把皮膚底下的組織想像成蛋白，蛋白在遇熱之後，將從流動的液態變成堅硬的固體，就像煎熟的蛋白一樣，這麼一來，你大概就能理解為什麼我們需要盡所能去阻止這個過程繼續下去。花上整整十分鐘，把燒傷的區域妥善浸泡在冷水中，就算痛感逐漸消失，也不要提早結束。這麼做是為了盡快把燒傷區域殘留的所有熱能帶走，以免再對皮膚底下的其他活組織造成損傷。

絕對不要在燒傷的部位塗抹奶油或基底油，那只會鎖住熱能，讓燒傷變得更嚴重。對於輕微的燒燙傷，在浸過冷水冷卻之後，可以用敷包覆蓋傷口。你可以用乾淨的紗布來製作敷包（如果手邊有紗布的話），或者用消毒過的布料也可以。如果手邊沒有任何乾淨的材料，或許不用任何東西覆蓋會是更好的選擇。將你選擇的布料浸入冰水中，在水裡滴入精油，然後將這個冰敷包覆蓋在燒燙傷的區域上。精油的用量以傷口面積來計算，大約每一平方英吋（大約 2.5 公分 x2.5 公分）的傷口使用 1 滴精油。你可以從上述

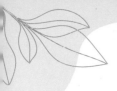

三種精油中任選一種，或是採用下面這個配方。如果你的工作場所發生燒燙傷的機會很大，下面這個配方應該成為急救箱裡常備的配方。

燒燙傷配方

真正薰衣草	10 滴
德國洋甘菊	10 滴
羅馬洋甘菊	5 滴

根據配方比例調和上述精油，然後在需要時隨時使用。真正薰衣草有抗感染的功效，因此這個配方也可以降低燒燙傷後的感染風險。

除此之外，每天攝取 1000 毫克的維他命 C 來幫助組織修復，同時服用順勢療法的山金車（arnica）藥片來緩解燒燙傷後的休克情況。你會需要補充休克期間流失的水分，因此盡可能多喝水，水裡最好加些蜂蜜、葡萄糖或砂糖。

❖ 腐蝕性燒灼傷（Corrosive Burns）

大部分處理危險化學物的工作場所，都會備有能發揮中和效果的製劑，當發生化學燒灼傷的時候，務必根據製造商的指示來使用這些中和劑。如果現場沒有中和劑，那麼適當的作法是先以流動的冷水清洗傷口，再用與電燒傷相同的方式來處理。

如果沒有其他藥物或專業醫療指示能參酌，那麼，在燒傷程度輕微且沒有開放性傷口的前提下，可以用上述的燒燙傷配方取 2 滴加在 1 大匙（15 毫升）的蘆薈膠中，每天三次塗抹患部。同時，也可以參考本書第 2 章「基本精油藥箱」當中關於「燒燙傷」的段落（第 60 頁）。

🌿 背部：各種疼痛

美國國家衛生研究院的研究數據指出，超過 2500 萬美國民眾有經常性背痛的問題。西元 2010 年，全美各地因疼痛而損失的生產力超過 3000 億美元，而背痛正是其中罪魁禍首之一。雇主們也深受其害，因為在所有員工申請賠償補助的事由當中，背痛名列第一位。然而，至今仍沒有人針對慢性背痛的問題找到解決方案。而最惱人的是，除非你已經痛到痙攣，否則沒有人能看出你正因背痛所苦，因此，當你因為背痛苦不堪言而打算向公司請假，主管還可能覺得你是在找藉口。

有時，背痛是某些生理情況造成的，如疝氣，或是椎間盤的突出或斷裂。然而，更常見的背痛並不是這種局部性的疼痛，而是一種肌肉或韌帶過於緊繃的痛——也就是一種因緊繃造成的疼痛。背痛的成因多不勝數，例如：長時間打字、習慣久坐的生活方

式、不適合的床墊、體重過重，或成日抬舉重物、姿勢不良、在花園裡長時間工作、上班一整天後提著購買的物品閒晃回家，或是背了太多沉重的課本，都可能造成背痛。曾經的跌倒或扭傷，可能在多年後以背痛的形式回歸，還有好幾種退化性疾病也可能造成背痛。

背痛又分為好幾種，包括：1）腰痛，主要發生在下背部；2）坐骨神經痛，坐骨神經發炎引致的疼痛，發作區域在臀部，並以輻射狀延伸至大腿和腿部，有時甚至蔓延到腳踝；3）纖維組織炎，發生在肌肉當中纖弱的纖維組織束。此外，包括關節炎、椎關節病、脊椎彎曲、椎間盤突出、背部及腹部肌肉無力造成的疼痛以及壓力等，也都會帶來不同程度的背痛。

預防背痛最好的方式之一，就是強化腹部肌肉；如此一來，原本只需要支撐背部的肌肉，就不需要因腹部無力而有更多的承擔。對於姿勢不佳、肌肉強度不高的人來說，多多運動和伸展尤其重要。

精油可以很有效地紓解背痛。它們能穿透緊繃的肌肉組織，讓收縮的肌肉舒展開來，還能增進局部血流，幫助受損的纖維組織被身體修復。

有助於舒緩背痛的精油：

迷迭香（*Rosmarinus officinalis*）

薑（*Zingiber officinale*）

樟樹（*Cinnamomum camphora*）

真正薰衣草（*Lavandula angustifolia*）

杜松漿果（*Juniperus communis*）

岩蘭草（*Vetiveria zizanoides*）

絲柏（*Cupressus sempervirens*）

胡椒薄荷（歐薄荷）（*Mentha piperita*）

羅勒（*Ocimum basilicum*）

澳洲尤加利（*Eucalyptus radiata*）

羅馬洋甘菊（*Anthemis nobilis*）

德國洋甘菊（*Matricaria recutita*）

泰國蔘薑（*Zingiber cassumunar*）

荳蔻（*Elettaria cardamomum*）

甜馬鬱蘭（*Origanum majorana*）

快樂鼠尾草（*Salvia sclarea*）

黑胡椒（*Piper nigrum*）

義大利永久花（*Helichrysum italicum*）

沉香醇百里香（*Thymus vulgaris* ct. linalool）

以下是三個對於紓解背痛相當有效的精油配方。使用時可以先行稀釋，或者在緊急時直接將 1 或 2 滴純精油塗抹在疼痛的位置。

紓解背痛精油配方

配方 1

迷迭香 .... 10 滴

甜馬鬱蘭 .... 10 滴

義大利永久花 .... 10 滴

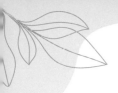

配方 2

黑胡椒	3 滴
薑	10 滴
澳洲尤加利	5 滴
杜松漿果	3 滴

根據你所選的配方調配精油，接著，在每 1 小匙（5 毫升）的基底油中，加入 4 到 5 滴精油稀釋使用。

配方 3

迷迭香	8 滴
胡椒薄荷（歐薄荷）	4 滴
泰國蔘薑	8 滴
甜羅勒（沉香醇羅勒）	3 滴
義大利永久花	6 滴
甜馬鬱蘭	3 滴
真正薰衣草	4 滴

將配方中的精油調和在一起，就能製作出這個發揮協同作用的配方。接著，在每 1 小匙（5 毫升）的基底油中，加入 4 到 5 滴精油來稀釋使用。

任何一種背痛都能透過按摩大大緩解，而且最好是請他人協助按摩。如果身邊沒有人可以協助，自己按摩下背部還算簡單，上背部會比較困難。但無論如何，都還是可以將油擦在皮膚上，盡可能擦到手能碰觸的範圍。

冰敷的方式對腰痛、坐骨神經痛和纖維組織炎造成的背痛非常有效，用在感覺發炎的部位也會很有幫助。然而，每個人的情況都不盡相同，也有些人感覺熱敷的效果更好。這真的是因人而異。不過，一般來說，會在發炎的部位冰敷，在肌肉僵硬、緊繃的地方進行熱敷。

重複性勞損（重複性動作的傷害）

人體的設計似乎並不適合反覆進行同樣的動作，因為當我們這麼做時，各式各樣的問題就會產生，例如：書寫痙攣（writer's cramp）、網球肘，或是手機指、電玩指等。重複性勞損（或稱勞肌損傷）這個醫學名詞，可以用來形容各種因重複使用同樣的關節與肌肉而造成的各種症狀，無論是打字、裝箱、操作機器，或是在農地裡採收。過度使用某些肌肉，有可能造成肌肉疲勞、發炎，或對骨骼、關節、軟骨、韌帶及組織造成各式各樣的傷害。除了疼痛和不舒服之外，患者也可能感覺到僵硬和疲憊。

很重要的是，當重複性勞損的症狀開始出現，最好在初期就著手處理；若是忽視身體的警訊，之後就可能發展成像關節炎等更

加嚴重的症狀。降低造成重複性勞損的機會其實不難，例如：使用符合人體工學的家具、改善工作姿勢、減少重複性動作的頻次——當然啦，說的是比做的容易。不過，如果你還是打算彎腰駝背的使用電腦，那麼買張新的椅子來坐也是不會有用的！

　　盡可能接受專業醫師診療，因為還有其他症狀也可能是重複性勞損所造成，如腱鞘炎就是經常被歸為其他病因的一種重複性勞損症狀。

❖ 媽媽手、扳機指：腱鞘炎（Tenosynovitis）

　　手部、腕部或腳踝肌腱當中纖維狀的腱鞘，如果出現發炎的症狀，就是所謂的腱鞘炎。當身體的這些部位開始發炎，患者會立即感覺到疼痛，而且是一種可能延伸到整個上臂或腿部隱隱發作的鈍痛。除此之外，關節可能出現喀啦的聲音、摩擦的聲響，患部感覺麻木、刺痛、僵硬，以及愈來愈無法施力的感受。有時候關節還會腫起來。腱鞘炎通常會發生在長時間使用手部及手腕的人身上——例如：服裝師、木工、畫家、油漆工，以及任何使用鍵盤的人，無論是鋼琴或電腦鍵盤都一樣。當發現自己出現腱鞘炎的徵兆，請盡速著手處理。取冰袋敷在患部，並經常按摩。你可以從下列精油中搭配出自己專屬的腱鞘炎配方，也可以直接使用我的建議配方。

適用於腱鞘炎的精油：

羅馬洋甘菊（*Anthemis nobilis*）
真正薰衣草（*Lavandula angustifolia*）
檸檬尤加利（*Eucalyptus citriodora*）
泰國蔘薑（*Zingiber cassumunar*）
德國洋甘菊（*Matricaria recutita*）
杜松漿果（*Juniperus communis*）
澳洲尤加利（*Eucalyptus radiata*）
絲柏（*Cupressus sempervirens*）
胡椒薄荷（歐薄荷）（*Mentha piperita*）
義大利永久花（*Helichrysum italicum*）
甜馬鬱蘭（*Origanum majorana*）

腱鞘炎配方

胡椒薄荷（歐薄荷）	10 滴
真正薰衣草	10 滴
澳洲尤加利	10 滴

　　將上述精油混合在一起，接著以每 1 小匙（5 毫升）基底油加入 4 到 5 滴精油的比例稀釋使用。

❖ 肌腱炎（Tendinitis）

　　手腕肌腱要是發炎，對工作來說可是大大不妙，因為手指和關節可能會開始無法動彈。肌腱炎和腱鞘炎一樣，好發於大量用手工作的人們，對他們的影響也最大。肌腱炎患者在初期通常會感覺手指和手部有刺刺麻麻的感覺。建議的處理方式是用冰袋冰敷患

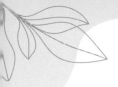

部，然後以下列精油調製配方，或用我的建議配方來按摩手部。

適用於肌腱炎的精油：

迷迭香（*Rosmarinus officinalis*）
泰國蓁薑（*Zingiber cassumunar*）
真正薰衣草（*Lavandula angustifolia*）
薑（*Zingiber officinale*）
胡椒薄荷（歐薄荷）（*Mentha piperita*）
澳洲尤加利（*Eucalyptus radiata*）
義大利永久花（*Helichrysum italicum*）
甜馬鬱蘭（*Origanum majorana*）
羅馬洋甘菊（*Anthemis nobilis*）
絲柏（*Cupressus sempervirens*）

肌腱炎配方

配方 1
迷迭香 .... 10 滴
真正薰衣草 .... 10 滴
胡椒薄荷（歐薄荷）............. 5 滴
泰國蓁薑 .... 5 滴

配方 2
絲柏 .... 10 滴
義大利永久花 .... 10 滴
薑 .... 3 滴
羅馬洋甘菊 .... 7 滴

選定一個配方後，依照比例將精油混合在一起，接著以每 1 小匙（5 毫升）基底油加入 4 到 5 滴精油的比例稀釋使用。

❖ 腱鞘囊腫（Ganglion）

腱鞘囊腫是一種貼附在關節或肌腱上的良性囊腫——通常出現於手部、手腕或腳上。大量使用手部工作的人，或是運動量高的人們特別容易在手背或手腕上長出這種無傷大雅但不那麼好看的腫塊。腱鞘囊腫可能是圓圓軟軟的團塊，也可能是皮膚底下像果凍般彈韌的結節，按壓的時候會四處移動。用精油搭配輕柔的按摩，就有可能使腱鞘囊腫消失，不過需要一段時間才會見效。按摩的時候，只需要專注在結節的部分，用穩定而緩慢的手法來按摩，避免隨意或用力按壓。你可以從下列精油中搭配出自己專屬的配方，也可以直接使用我的建議配方。

適用於腱鞘囊腫的精油：

薑（*Zingiber officinale*）
甜羅勒（沉香醇羅勒）（*Ocimum basilicum ct. linalool*）
杜松漿果（*Juniperus communis*）
廣藿香（*Pogostemon cablin*）
羅馬洋甘菊（*Anthemis nobilis*）
黑胡椒（*Piper nigrum*）
絲柏（*Cupressus sempervirens*）
荳蔻（*Elettaria cardamomum*）

腱鞘囊腫配方

配方 1

薑	8 滴
甜羅勒（沉香醇羅勒）	5 滴
廣藿香	10 滴
杜松漿果	7 滴

配方 2

杜松漿果	10 滴
絲柏	10 滴
真正薰衣草	5 滴
黑胡椒	5 滴

配方 3

荳蔻	4 滴
黑胡椒	4 滴
杜松漿果	6 滴
絲柏	10 滴
薑	4 滴

選定一個配方後，按比例將精油混合在一起，接著以每 1 小匙（5 毫升）基底油加入 4 到 5 滴精油的比例稀釋使用。取少量按摩腱鞘囊腫的部位，每天至少三次。

❖ 書寫痙攣（Writer's Cramp）

並不是只有作家才會出現書寫痙攣的情況。認真準備考試的學生、服裝設計師、作曲家、雕刻家，以及許多在工作時需要長時間抬著手或手臂的人們，都有可能出現書寫痙攣。書寫痙攣的主要症狀是手部痙攣，嚴重時連一支筆都無法握住——這個病名就是這麼來的——一旦發作，所有工作都得停擺，這可是相當惱人的事。出現書寫痙攣時，最好的解決方式是按摩，以及增加維生素 D 的攝取量，同時，補充維生素 B 和鈣也可能帶來幫助。

適用於書寫痙攣的精油：

迷迭香（*Rosmarinus officinalis*）
天竺葵（*Pelargonium graveolens*）
高地牛膝草（*Hyssopus officinalis* var. *decumbens*）
絲柏（*Cupressus sempervirens*）
甜馬鬱蘭（*Origanum majorana*）
泰國蓁薑（*Zingiber cassumunar*）
義大利永久花（*Helichrysum italicum*）
甜羅勒（沉香醇羅勒）（*Ocimum basilicum* ct. *linalool*）

書寫痙攣配方

天竺葵	10 滴
高地牛膝草	5 滴
絲柏	15 滴
甜馬鬱蘭	5 滴

將上述精油混合在一起，接著以每 1 小匙（5 毫升）基底油加入 4 到 5 滴精油的比

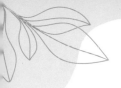

例稀釋使用。取少量塗抹在痙攣發作的部位，每天兩次，或隨時視需要塗擦。

❖ 網球肘（Tennis Elbow）

不是只有打網球才會得到網球肘，光是長時間反覆使用螺絲起子，就可能讓身體出現同樣的症狀。網球肘是肌肉緊繃造成的，尤其是肘關節下方及外側的肌肉，患部會出現疼痛、僵硬和腫脹等症狀。出現網球肘時，無論是冷敷或熱敷都能有助紓解症狀。將冰敷包或熱敷包放在手肘附近——你可以根據自身情況，選擇對你而言較舒服的敷包。如果你的敷包沒有能加以固定的繫帶，就用繃帶或小毛巾來幫助固定。從下列精油中搭配出自己專屬的配方，接著取少量直接按摩患部，而後延伸到整個手臂及手部區域。

適用於網球肘的精油：

迷迭香（*Rosmarinus officinalis*）
薑（*Zingiber officinale*）
絲柏（*Cupressus sempervirens*）
高地牛膝草（*Hyssopus officinalis* var. *decumbens*）
澳洲尤加利（*Eucalyptus radiata*）
黑胡椒（*Piper nigrum*）
義大利永久花（*Helichrysum italicum*）
甜羅勒（沉香醇羅勒）（*Ocimum basilicum* ct. *linalool*）

網球肘配方

義大利永久花	10 滴
薑	10 滴
迷迭香	10 滴

將上述精油混合在一起，接著以每 1 小匙（5 毫升）基底油加入 4 到 5 滴精油的比例稀釋使用。取少量塗抹在手肘，直至整個手臂和手掌部位。

❖ 滑囊炎（Bursitis）

顧名思義，滑囊炎就是滑囊出現發炎的症狀。滑囊內部充滿液體，外部以細胞膜包覆，是一個個像囊袋一樣的纖維組織。滑囊的主要作用是減少身體各部位在活動時造成的摩擦力——例如：在骨頭與骨頭之間、韌帶與肌腱之間等。人體當中大約有 160 個滑囊，而發炎的情況通常出現在膝蓋、肩膀和臀部。滑囊炎可能是因傷導致，也可能是因為工作經常需要重複特定動作而造成，例如：鋪設地毯或屋頂等。

冰敷能有效舒緩滑囊發炎的症狀。使用下列精油來按摩發炎的部位，你可以從下列精油中搭配出自己專屬的配方，或者只選一種精油來使用。當然，也可以直接使用我建議的配方。

適用於滑囊炎的精油：

杜松漿果（*Juniperus communis*）

絲柏（*Cupressus sempervirens*）

薑（*Zingiber officinale*）

迷迭香（*Rosmarinus officinalis*）

羅馬洋甘菊（*Anthemis nobilis*）

天竺葵（*Pelargonium graveolens*）

義大利永久花（*Helichrysum italicum*）

滑囊炎配方

配方 1

杜松漿果.....................5 滴

羅馬洋甘菊.................10 滴

絲柏............................15 滴

配方 2

甜馬鬱蘭.................10 滴

義大利永久花.............10 滴

真正薰衣草.................10 滴

以每小匙（5 毫升）基底油加入 5 滴精油的比例來稀釋，取足夠的量塗抹在整個滑囊炎的部位。

❖ **落枕：斜頸症（Torticollis）／頸肌張力異常症（Cervical Dystonia）**

常見的落枕就是所謂的斜頸症，落枕的原因可能是頸部長時間維持在不自然的姿勢、不尋常的睡眠姿勢，或是扛負重物造成的。如長時間盯著生產線糾錯的工作，就很可能造成斜頸症，尤其當作業員的頭總是必須轉向某一側的時候。頸部長時間的緊繃，加上長時間坐在室內吹著冷風，就是最容易造成斜頸症的組合──這會讓頭部卡在一個非常不舒服的姿勢當中動彈不得。有些人在車禍後出現斜頸症，有些人的斜頸症則沒有特別原因。

斜頸症的出現可牽連到好幾條肌肉，但一般來說，主要和頸部兩側的胸鎖乳突肌有關。胸鎖乳突肌是從耳下延伸到胸骨、鎖骨和斜方肌的兩條大型肌肉。處理的方式是用冰袋為最不舒服的地方冰敷，而後再以溫熱的毛巾熱敷。敷高麗菜葉也能帶來很好的效果（見本書第 423 頁）。選擇一個建議配方來按摩，或從下列精油中搭配出自己專屬的配方。

適用於斜頸症的精油：

迷迭香（*Rosmarinus officinalis*）

甜羅勒（沉香醇羅勒）（*Ocimum basilicum* ct. *linalool*）

沉香醇百里香（*Thymus vulgaris* ct. *linalool*）

甜馬鬱蘭（*Origanum majorana*）

羅馬洋甘菊（*Anthemis nobilis*）

泰國蔘薑（*Zingiber cassumunar*）

義大利永久花（*Helichrysum italicum*）

真正薰衣草（*Lavandula angustifolia*）

斜頸症配方

甜馬鬱蘭	10 滴
甜羅勒（沉香醇羅勒）	5 滴
迷迭香	15 滴
義大利永久花	5 滴

將上述精油混合在一起，接著以每 1 小匙（5 毫升）基底油加入 4 到 5 滴精油的比例稀釋使用。

熊熊燃燒的工作魂

請試著回答以下幾個問題，要是你的答案都是「是」，那你想必是個工作狂：

你是否覺得只有你才能做好你手上的工作？

你是否在該放鬆的時候還不斷在思考工作的事？

你是不是疏忽了你的家人、朋友，也荒廢了自己的興趣愛好？

你是否總是覺得疲憊不已？

你是否習慣在睡前回想當天的工作，然後有難以入睡的問題？

工作狂必須學著說「不」，一切都要有個限度。讓自己練習說出下面這些話：「世界不會因為我今晚不加班就停止運轉」、「我現在要回家了」、「我現在就要把電腦關機」，以及「直到明天進公司之前，我都不會再收信」。

工作狂就像是某種癮頭一樣──身邊總會有人不斷想說服你加入這變態的行列。他們會在晚上 11 點打電話跟你討論公事──內容很有趣，而且似乎還很重要。你對自己這麼說。不過，請務必拒絕落入這個陷阱。在工作和生活之間取得平衡是很重要的。

沒錯，我們都有要趕上他人、要比別人更優秀的壓力，我們要不斷吸收更多的知識等，說不定哪天就會用上。競爭是如此激烈，無論你多年輕，總會有人比你更年輕，而且說不定還更有動力、有野心。長江後浪推前浪，當胸懷大志的新秀對你的職位虎視眈眈，我們很難悠閒度日。所以會有壓力也是正常的──也因此，龐大的壓力就這樣盤踞著你的心。

精油可以幫助你應對壓力、平撫情緒，但你也必須準備好幫助自己才行。你真的必須在一週當中分出一些時間，讓你的心能夠完全的休息、充電。定期為自己安排精油按摩療程是一個很好的做法，或是開始固定做些能平衡能量的運動，例如：氣功、太極或瑜珈。要是以上都很難辦到，至少讓自己學著放鬆下來。請別人幫你按摩，或者，如果那對你來說太過被動，那麼就主動為你的伴侶按摩吧！不過請用輕柔且有韻律的方式按摩，而不是用蠻力擺布他人的那種按摩。

下面這些精油特別適合工作狂使用，因為它們都能稍微激勵精神，同時又能讓人放鬆。或許用人來想像會比較好理解──他們就像是那種充滿智慧、能在交談中讓人大受啟發的朋友，但同時，待在他們身邊又令人覺得非常放鬆。如牧師，或心靈導師就很像這一類人，或者一個非常親密、積極樂觀的朋友也能給人這樣的感覺。所以，下面這些精油就是工作狂的好朋友──請隨時、隨地、以各種方式來使用它們。

工作狂的精油好朋友：

天竺葵（*Pelargonium graveolens*）
甜羅勒（沉香醇羅勒）（*Ocimum basilicum ct. linalool*）
真正薰衣草（*Lavandula angustifolia*）
苦橙葉（*Citrus aurantium*）
甜馬鬱蘭（*Origanum majorana*）
絲柏（*Cupressus sempervirens*）
檀香（*Santalum album*）
大西洋雪松（*Cedrus atlantica*）
香桃木（*Myrtus communis*）
甜橙（*Citrus sinensis*）
檸檬（*Citrus limon*）

以下是我建議的泡澡配方：

給工作狂的配方

泡澡
苦橙葉 ………………………… 5 滴
真正薰衣草 ………………… 1 滴
天竺葵 ………………………… 1 滴

將精油稀釋在等量的基礎油當中，然後加進泡澡水裡，用手均勻攪散。這個配方也可以用 2 小匙（10 毫升）的基底油稀釋為身體按摩油。

如果你習慣早上泡澡，當然可以在早上使用這個配方；不過，最好的使用時機還是結束一天的工作之後，因為那會是你比較能夠放鬆的時候。輕鬆的躺在澡盆裡，享受熱水的觸感。深深吸氣，嗅聞精油的氣味。從澡盆出來後，為自己塗抹添加了精油的按摩油與精油乳液（將精油調入基底油或無香乳液製成）。

按摩油

苦橙葉 ………………………… 5 滴
真正薰衣草 ………………… 10 滴
天竺葵 ………………………… 5 滴
檸檬 …………………………… 5 滴
甜橙 …………………………… 5 滴
綠花白千層 ………………… 2 滴

調和上述精油，然後以每小匙（5 毫升）基底油（或無香乳液）加入 4 到 5 滴精油的比例，調製成身體按摩油或身體乳液。

雖然工作狂的外表通常看起來俐落整潔，但他（她）們內在的生理情況卻不如外在光鮮。工作狂通常會輕忽自己的皮膚保養，而且龐大的壓力可能讓他（她）們出現皮膚乾燥、頭髮出油的情況（請參考本書第 13 章「芬香美容之道」的內容）。在飲食上，好好吃飯、注意營養均衡是絕對不可輕忽的，太多人習慣在辦公桌上用垃圾食物草草果腹。

此外，最好戒掉甜食，減少紅肉的攝取，多吃綠色蔬菜和生菜沙拉。補充全方位的複合維他命和礦物質，同時別忘了攝取 Omega-3、6、9 等必需脂肪酸。注意多喝水，糖分、咖啡和酒精都要酌量。只要記得，你需要仰賴這副身體的時間，可比你需要這份工作的日子長多了！

工作壓力

正向壓力、一般性壓力和惡性壓力之間的差異，可謂天壤地別。正向壓力就像是一種「興奮」的情緒，那是當你把工作做得又快又好時，伴隨而來的一種激昂的緊張感。就是這種興奮的感覺，讓有些人難以擺脫工作的魔力：完成某件事情能帶來純粹的喜悅，那或許是把所有待辦的信件都處理完，或是簽下一紙合約讓公司免於破產。正向壓力能幫助我們把眼光放在更高的地方，跨越生命為我們每個人帶來的阻礙，讓我們有力量去接受生命的挑戰。正向壓力能帶來一種提振的能量，幫助我們提高能量的層級，讓創造力流動起來。所以，並不是所有壓力都是不好的。

一般性壓力是身體在遭遇特定情境時，本能性的以運作求生功能作為回應的狀態。舉例來說，出車禍的時候，你全身上下都會充滿腎上腺素，隨之帶來各式各樣的生理反應，例如：所有事物都變得像一幅慢速畫面，或者你將不會感覺到自己有疼痛。這種特殊情況下的壓力，將使你的能力和效率瞬間提升。心臟撲通撲通的跳著，你全身都在發抖，但不知怎的，你就是能從車子裡出來，然後打電話向外界求助。「我不知道我是怎麼辦到的」事後你看著大腿那傷得極深的傷口，一邊這麼說。在那一刻，你的求生機制因直覺反應而啟動，於是你能夠完成該做的一切。這樣的一般性壓力也是好的，甚至是非常好。在需要的時候，總能為我們所用。

然而，惡性壓力（distress）就是另一回事了。當我們內在處理壓力的機制被長期過度使用，導致我們喪失了精力和意志，只留下對於壓力與日俱增的挫折感，這就是惡性

壓力。易怒、失眠和擔憂都是惡性壓力的典型特徵。

　　每個人在人生中的某些時刻都會遭逢壓力，壓力的來源可能有數千萬種原因。在這個段落，我們會分別看看環境壓力、化學壓力、生理壓力、心理壓力和情緒壓力等五種不同的壓力類別。這些壓力各自會因程度不同而有等級之分，針對不同等級的壓力，需要不同的方式來紓解。這些壓力也可能相互影響，使情況加劇，也就是說，例如：你在工作上遭受的環境壓力，可能造成你出現心理壓力，而在你回家之後，又可能造成情緒上的壓力。因此，壓力不是一個單向而直接的議題，但至少，精油可以帶來幫助和舒緩。你可以透過空間擴香或嗅聞的方式，使用下面列出的建議精油。

　　環境壓力的成因可能是辦公座位上方太明亮的光線、機器運作的噪音、電腦主機的嗡嗡聲、時不時響起的電話、手機裡永遠回覆不完且令你無法專心的訊息、擁擠的辦公室或通風不佳的環境等。

有助紓解環境壓力的精油：

大西洋雪松（*Cedrus atlantica*）
羅馬洋甘菊（*Anthemis nobilis*）
芫荽籽（*Coriandrum sativum*）
天竺葵（*Pelargonium graveolens*）
絲柏（*Cupressus sempervirens*）

檸檬香茅（*Cymbopogon citratus/flexuosus*）
甜馬鬱蘭（*Origanum majorana*）
乳香（*Boswellia carterii*）

　　化學壓力的成因可能是喝了太多杯咖啡、午餐喝了太多飲料、吃了太多垃圾食物、服用太多藥物、上班路上吸到太多車子的廢氣，或是各種辦公設備或甚至是商業空間的照明設備所釋放的化學粒子和氣體等。

有助紓解化學壓力的精油：

真正薰衣草（*Lavandula angustifolia*）
快樂鼠尾草（*Salvia sclarea*）
廣藿香（*Pogostemon cablin*）
葡萄柚（*Citrus paradisi*）
苦橙葉（*Citrus aurantium*）
檸檬（*Citrus limon*）
天竺葵（*Pelargonium graveolens*）
迷迭香（*Rosmarinus officinalis*）

　　生理壓力的成因可能是長時間的體力活、挑戰身體極限、參加公司的公益賽跑、到健身房運動，或長途駕駛等。

有助紓解生理壓力的精油：

迷迭香（*Rosmarinus officinalis*）
佛手柑（*Citrus bergamia*）
羅馬洋甘菊（*Anthemis nobilis*）
沉香醇百里香（*Thymus vulgaris* ct.

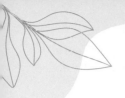

linalool）
天竺葵（*Pelargonium graveolens*）
甜馬鬱蘭（*Origanum majorana*）
甜茴香（*Foeniculum vulgare* var. *dulce*）
真正薰衣草（*Lavandula angustifolia*）

　　心理壓力的成因可能是經濟上的擔憂、工作量過大、即將演出或發表、因工作未完成而感到痛苦，或是失業等。

【有助紓解心理壓力的精油：】
天竺葵（*Pelargonium graveolens*）
佛手柑（*Citrus bergamia*）
真正薰衣草（*Lavandula angustifolia*）
葡萄柚（*Citrus paradisi*）
檀香（*Santalum album*）
荳蔻（*Elettaria cardamomum*）
甜羅勒（沉香醇羅勒）（*Ocimum basilicum* ct. *linalool*）
廣藿香（*Pogostemon cablin*）

　　情緒壓力的成因可能是職場霸凌、遭同事嫉妒、同事的競爭心理、擔心失去工作、工作造成伴侶失和，或難以表達內心感受等。

【有助紓解情緒壓力的精油：】
天竺葵（*Pelargonium graveolens*）
岩蘭草（*Vetiveria zizanoides*）
檀香（*Santalum album*）

奧圖玫瑰（*Rosa damascena*）
玫瑰草（*Cymbopogon martinii*）
荳蔻（*Elettaria cardamomum*）
佛手柑（*Citrus bergamia*）
依蘭（*Cananga odorata*）

　　除此之外，也可參考本書第 5 章「情緒救援」當中，關於「對應各種情緒問題的精油」的段落。

❖ 壓力等級
　　各種不同的壓力會以不同等級呈現，使用我在此建議的精油和配方時，必須將壓力等級列入考量。首先，請從下表 5 的說明中，分辨目前你的壓力等級。接著，從本書列出的精油和配方當中，選擇最貼近你個人需求的方案。當症狀停留在一級時就先處理，以免它發展成二級。在二級時趕緊做相應的處理，以免它發展成三級，依此類推。心理健康和身體健康一樣重要。確實，人們總把身體和心靈當成兩回事看待，而事實上，人是身、心、靈共同運作的一個整體，因此，照顧其中任何一個面向，就等於在照顧其他兩者。

　　從接下來的表 6（第 136 頁）和表 7（第 136-137 頁）中可以看到，一級和三級適用的是同樣的配方，而二級則有自己單獨適用的配方。原因是一級和三級需要的都是

放鬆、鎮靜的效果，而當壓力指數處於二級時，反而需要帶點激勵的作用，以免情況惡化到三級。這麼做能將你拉出情緒的泥沼，激發你的動力，同時激勵免疫系統，以免身體出現感染的症狀。

在開放的辦公空間裡，只能使用二級（表 6）的建議配方，以及在第 138 頁被列為「激勵型」的精油；當然，必須事先獲得允許。如果你擁有自己的辦公室，那麼所有的配方和精油，都可以隨你心意以任何喜歡的方式使用。

無論處在哪一個壓力等級，每天下班後用精油泡澡或淋浴都能帶來幫助。泡澡時，選擇喜歡的精油，加 6 到 8 滴到泡澡水裡；如果淋浴的話，就將 3 到 4 滴精油滴在搓澡巾上。你也可以將精油調製成按摩油，每天

上班之前塗抹在身上。在家裡可以使用任何一個空間擴香方式；而在辦公室裡，最好的方式是將精油裝在一個小噴瓶中，這麼一來，你可以隨時在方便的時候，噴灑你的個人空間，或是取 1 滴擦在腳底。你也可以用滴在紙巾或手帕的方式，或者直接打開瓶蓋嗅聞精油的氣味。我知道有一些公司主管會帶一小瓶稀釋的精油在身上，當要進行重大交易時，他們會將精油塗抹在上脣人中處，幫助自己在過程中保持冷靜。

由於一級壓力適用的配方和三級壓力是一樣的，因此，我們先從二級壓力的配方介紹起。這些精油配方可以按比例調製成更大的分量，然後依據你的使用方式來稀釋使用，可以參見本書第 1 章當中，表 2「精油使用方法指南」的說明（第 37 頁）。

表 5：壓力等級量表

壓力等級	症狀
第一級	疲倦、擔心無法順利完成任務、對同事焦躁易怒、頭痛、失眠。
第二級	以上所有症狀，再加上：無時無刻覺得疲憊、憂鬱、慢性疼痛、覺得上班令人不舒服、好辯、對同事出現偏執的想法。
第三級	以上所有症狀，再加上：與日俱增的憂鬱和不安全感、被害妄想症、無法對工作帶來貢獻、經常在工作中缺席、憎恨成功的同事、身體感覺不舒服、只要想到工作就覺得痛苦。
第四級	以上所有症狀，再加上：現在身心的負荷真的已經超載了，身體在呼求幫助。免疫力低落，容易因為空氣傳染而生病。隨時可能崩潰——無法完成任何一種工作；無法好好接受批評，只會感到憤怒；擔心失業但又蠻不在乎；只想要自己一個人靜一靜；身體的毛病愈來愈多。

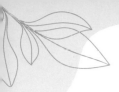

表 6：壓力等級二適用的精油配方

一般性使用					
配方 1		配方 2		配方 3	
精油	用量	精油	用量	精油	用量
佛手柑	9 滴	葡萄柚	15 滴	橙花	7 滴
天竺葵	11 滴	迷迭香	11 滴	真正薰衣草	3 滴
薑	10 滴	玫瑰草	5 滴	檸檬	20 滴

針對特定症狀					
漠不關心／無助		憂鬱		焦慮	
精油	用量	精油	用量	精油	用量
葡萄柚	15 滴	天竺葵	15 滴	真正薰衣草	10 滴
迷迭香	10 滴	真正薰衣草	5 滴	天竺葵	10 滴
真正薰衣草	5 滴	佛手柑	10 滴	玫瑰草	10 滴
肌肉疼痛		感染、莫名疼痛、身體發冷		消化問題	
精油	用量	精油	用量	精油	用量
真正薰衣草	10 滴	真正薰衣草	10 滴	芫荽籽	15 滴
迷迭香	5 滴	薑	15 滴	葡萄柚	10 滴
絲柏	15 滴	荳蔻	5 滴	絲柏	5 滴

表 7：壓力等級一與三適用的精油配方

一般性使用					
配方 1		配方 2		配方 3	
精油	用量	精油	用量	精油	用量
快樂鼠尾草	15 滴	甜馬鬱蘭	15 滴	苦橙葉	17 滴
檸檬	10 滴	羅馬洋甘菊	5 滴	甜橙	5 滴
真正薰衣草	5 滴	檸檬	10 滴	肉豆蔻	3 滴

針對特定症狀					
疲倦		敏感易怒		頭痛	
精油	用量	精油	用量	精油	用量
檸檬	10 滴	快樂鼠尾草	10 滴	真正薰衣草	10 滴
快樂鼠尾草	5 滴	甜橙	10 滴	羅馬洋甘菊	10 滴
真正薰衣草	15 滴	苦橙葉	12 滴	天竺葵	10 滴
失眠		憂鬱		恐懼	
精油	用量	精油	用量	精油	用量
甜馬鬱蘭	9 滴	天竺葵	15 滴	奧圖玫瑰	15 滴
岩蘭草	8 滴	佛手柑	5 滴	羅馬洋甘菊	10 滴
甜橙	14 滴	乳香	2 滴	乳香	5 滴
絕望		罪惡感		免疫力低下	
精油	用量	精油	用量	精油	用量
千葉玫瑰	15 滴	檀香	20 滴	綠花白千層	10 滴
苦橙葉	10 滴	羅馬洋甘菊	5 滴	真正薰衣草	4 滴
橙花	5 滴	快樂鼠尾草	5 滴	芳香羅文莎葉	8 滴

❖ **調配適合自己的紓壓精油**

除了採用上述的壓力配方之外，你也可以設計適合自己的紓壓精油。所有精油都可以單獨使用，或者對居家芳療愛好者來說，選擇最多三種精油來調配成複方。在接下來的兩種精油類別——激勵型精油與鎮靜型／放鬆型精油——當中，你會看到四種精油後面打了星號（＊），這些精油是所謂的「適應型精油」（adaptogens），它們會根據使用者的生心理狀況，發揮對應的作用。

激勵型精油

雖然激勵型精油在二級壓力的情況下最能帶來幫助，可以激發動力、提振精神，不過，這些精油也可以在其他壓力等級下使用。

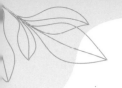

激勵型精油

佛手柑（*Citrus bergamia*）

葡萄柚（*Citrus paradisi*）

真正薰衣草（*Lavandula angustifolia*）*

迷迭香（*Rosmarinus officinalis*）

檸檬（*Citrus limon*）*

天竺葵（*Pelargonium graveolens*）*

絲柏（*Cupressus sempervirens*）

橙花（*Citrus aurantium*）*

芫荽籽（*Coriandrum sativum*）

玫瑰草（*Cymbopogon martinii*）

薑（*Zingiber officinale*）

荳蔻（*Elettaria cardamomum*）

鎮靜型／放鬆型精油

雖然鎮靜和放鬆型精油在一級和三級的壓力情況下最能帶來幫助，這些精油依然可以和上述激勵型精油一起調製成對應二級壓力使用的精油。

根據壓力等級的不同，使用的劑量也應有所不同。舉例來說，如果要調配壓力等級四的精油，就需要用到更多的量。也就是說，對應壓力等級二的時候，或許你會將30滴精油加入1液體盎司（30毫升）的基底油中稀釋使用，但對應等級四的情況時，可能就要用到40滴精油。稀釋完成後，每次只取一小匙的量來使用。

此外，壓力等級愈大時，精油的使用就要愈頻繁；若症狀減輕，頻次也可以降低。

鎮靜型／放鬆型精油

肉豆蔻（*Myristica fragrans*）

天竺葵（*Pelargonium graveolens*）*

甜馬鬱蘭（*Origanum majorana*）

檸檬（*Citrus limon*）*

真正薰衣草（*Lavandula angustifolia*）*

檀香（*Santalum album*）

橙花（*Citrus aurantium*）*

快樂鼠尾草（*Salvia sclarea*）

大馬士革玫瑰／千葉玫瑰（*Rosa damascena/centifolia*）

苦橙葉（*Citrus aurantium*）

岩蘭草（*Vetiveria zizanoides*）

羅馬洋甘菊（*Anthemis nobilis*）

德國洋甘菊（*Matricaria recutita*）

❖ **職場壓力管理**

許多大企業的管理者都知道，職員的壓力正使公司蒙受損失。這不僅是因為員工的病假（基於壓力或壓力衍伸的身體問題）帶來巨大的損失，更是因為飽受壓力摧殘的職員無法為公司貢獻出全球化市場所需的創意和革新思維。有些管理者因此提出彈性行程安排、「幾點後不收信」等政策，或在公司裡規畫冥想空間供員工使用。

即便如此，很可惜的是，多數管理者並無心創造讓員工開心幸福、擺脫壓力的公司環境。管理是一切的關鍵，不僅關係到公司的營運方式和營利成果，也與員工的幸福指數密切相關。如果你工作的地方在這部分不

盡如人意，或許你可以考慮換到別的公司上班。當然，要重新安置並不容易，不過，你可以用低調隱密的方式慢慢找工作，這樣的過程能讓你心中保有希望，知道總有一天你可以換到一個不是只想著把你榨乾的公司去上班。

從其他的角度來看看你現在的工作。你的工作是你喜歡且能夠勝任的嗎？如果是的話，那很棒。但如果你不那麼確定，或許有其他工作是你更想做的。或許你可以乾脆轉換跑道——去做一個能真正讓你開心、帶給你成就感的工作。即便坐擁千金，也不保證人生就會快樂美滿。或許轉換跑道後，你的收入會降低，但你的笑容也可能會增加。那麼一切就值了。

研究顯示，大部分的職場壓力來自員工的工作成果必須達到一定的高標準，但員工對於是否能辦到卻幾乎沒有掌控能力。消防隊員就是這樣的例子，警察、廚師和服務生也都一樣。家有幼兒的員工，還會加上托育的不確定性帶來的壓力：要是奶奶今天沒辦法幫忙看小孩怎麼辦？要是學校巴士沒有準時到怎麼辦？要是學校突然說孩子生病了，我得離開工作怎麼辦？擔心事情可能出差錯是一種壓力，而當事情真的出了差錯，又是另一種壓力。對許多人來說，工作意味著沒有選擇，至少在何時、何處工作都不是我們能選擇的。我們總是需要在特定的時間，出

現在特定的地點。每天早上都有上百萬人因為等不到車或塞在半路上，而承受著莫大的壓力。在指針指向九點之前，全國上下的上班族可都繃緊了皮！

因為工作而蒙受壓力並不是能力不足的表現，完全不是這樣。的確，那些自願在「錢的戰場」上打頭陣的人，通常也因壓力而受害最深，因為那是壓力最大的位置。從小，媽媽就告訴我們，吃得苦中苦，方為人上人——成功是要付出代價的。但誰能判定，究竟是失敗的壓力更大，還是力爭上游、追求成功的壓力更大呢？

雖然精油能幫助我們紓解壓力，但同時還有很多放鬆的技巧都值得嘗試，此外，透過心理諮商也可以幫助你更清楚看見自己面臨的問題。許多人透過一個月做一次身體按摩或接受芳療服務，幫助自己維持在穩定的狀態。從事體育活動或做點運動能帶來極大的幫助，那些在健身房裡鍛鍊身體的人們，很可能正非常有效率的為自己擺脫工作帶來的壓力。分點時間和你真正的朋友在一起吧！維繫彼此之間重要的友誼，就相當於為你的人生織了一個安全網。

好好照顧自己的身體，留意自己都吃了些什麼，然後少喝點茶和咖啡，因為它們通常只會讓你更緊張，甚至頭痛。服用品質優良的複合維他命及礦物質補充劑。盡可能在可以的時候多呼吸新鮮空氣，因為壓力會耗

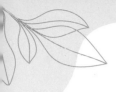

去你體內的氧，讓你覺得反應遲鈍，因此出去走走晃晃可能是極佳的充電。享受這個世界。這世界不是只有糾結掙扎與工作而已。多笑笑——笑聲可以增加體內的腦內啡濃度，讓你感到開心幸福。笑容是最佳的良藥，這句話可一點也不假。除此之外，也可以參考本書第 5 章「情緒救援」的內容，同時透過精油來處裡你個人身體上的毛病——這部分可參考書末索引。

❖ 上臺壓力

上臺壓力（performance stress）可能來自偶發的事件，也可能工作本身性質就是如此。例如：在工作坊中發表談話、公司年會時向股東做年度報告、向潛在客戶介紹產品，或在會議中進行演講等事件，對某些人來說都可能是莫大的壓力，而對其他人而言，就算不是壓力山大，也至少會有一定程度的緊張。有些人的職業性質就是必須在他人面前進行演出或發表，這樣的人通常每天都承受著上臺的壓力。當這些人站上講臺或舞臺，他們很清楚，臺下有數百數千雙眼睛盯著自己瞧，每一個動作都逃不過他人的目光，要是犯錯了，也會被看得清清楚楚。人們總是期望大多數的表演者／發表人能做到準確無誤，無論是音樂家吹奏的音符、舞者跳出的舞步，或是演講者口中說出的話。幾乎所有的表演者／發表人都還背負著另一個

額外的壓力，就是不知道自己接下來半年還有沒有工作可以接，手上的帳單是否付得出來。

不過，演出和發表本身就需要有一定程度的壓力。許多人認為舞臺恐懼對自己來說不可或缺，因為那能帶來某種能量，讓自己表現得更好。下面這些精油能有助於驅散那些削弱自信的壓力，但同時保有催生一場精彩表演所需的正向壓力。

對應上臺壓力的精油：

佛手柑（*Citrus bergamia*）
迷迭香（*Rosmarinus officinalis*）
芫荽籽（*Coriandrum sativum*）
薑（*Zingiber officinale*）
橙花（*Citrus aurantium*）
葡萄柚（*Citrus paradisi*）
玫瑰草（*Cymbopogon martinii*）
奧圖玫瑰（*Rosa damascena*）
安息香（*Styrax benzoin*）
快樂鼠尾草（*Salvia sclarea*）
檸檬（*Citrus limon*）

演出／表現的壓力配方

配方 1
佛手柑 .... 10 滴
玫瑰草 .... 15 滴
快樂鼠尾草 .... 5 滴

配方 2

廣藿香 .... 3 滴

苦橙葉 .... 10 滴

甜橙 .... 10 滴

配方 3

大西洋雪松 .... 10 滴

佛手柑 .... 5 滴

甜橙 .... 3 滴

根據你選擇的配方，將精油調和在一起。在上臺之前，用一點點基底油稀釋 3 到 4 滴精油來泡澡，或是將 1 到 2 滴精油滴在搓澡巾上淋浴，過程中別忘了深深吸入精油的香氣。如果想調製成身體按摩油，就以每 1 小匙（5 毫升）基底油加入 5 滴精油的比例來稀釋。

通常，用自己喜歡的氣味調成專屬的配方效果會更好，所以你可以參考上面列出的精油來自己做搭配。有些演員特別鍾情大西洋雪松的氣味，而有些人則偏愛依蘭——一切都跟自己對不同香氣的感受有關。

在紙巾上滴 1 滴精油隨身帶著，需要的時候隨時拿出來嗅聞。也可以將精油用水稀釋好，裝進小噴瓶，在休息室等待時可以噴灑在空間中或者，用 1 滴精油抹在雙腳腳底。不過請小心別讓噴霧落在電子設備上。

❖ 過度疲勞

沒錯，你辦到了。你讓自己累到癱了，還沒陣亡的那些細胞也罷工不幹了。你的身體正式關機了。恭喜啊！現在的你被無盡的疲憊俘虜，再也沒辦法團團忙著一次做四件事，也沒辦法從早上 5 點起床工作到晚上 10 點才罷休。你沒辦法真正放鬆休息，腦袋裡的思緒飛速運轉著，但卻只是繞著圈子，一點進展也沒有。你和之前簡直判若兩人，你開始覺得自己的人生毀了。你似乎沒有一點精力能做任何事，就連放個杯子接咖啡都難如登天，更不用說要怎麼度過一整天了。

過度疲勞（burnout）是一種完全消耗殆盡的狀態，當身體和心靈長期處於壓力之下，就會出現這樣的情況。在這個壓力如排山倒海襲來的時代，我們接收的資訊超量過載，隨時都可能收到需要處理的訊息和信件，沒有一個人能說過度疲勞事不關己。然而重要的是，要找到能幫助自己補充能量的方法，什麼方法都好，只要能讓自己不至於耗乾。降低壓力和緊張感，學會更好的放鬆，並且學會放手。或者至少調整呼吸，讓自己的心跳慢下來。打開窗戶，或去公園散散步；赤腳走在溼潤的草地上，或背靠大樹站一會兒。吸氣，讓大量的氧氣進入你的身體，逐漸充滿整個肺部，然後慢慢的吐氣。自我催眠是一個好方法，能幫助你觸碰到意

識無法掌控的層面，而且在任何時候都可以
進行（請參考本章第 117 頁「透過自我催眠
達到放鬆效果」的段落）。盡可能降低你的
工作量，然後在計畫好的時間內開始和結束
工作。別讓任何事情干擾這個決定──工作
嘛，之後再做也沒關係，身體和頭腦可只有
一個。

過度疲勞時的放鬆配方

檀香	8 滴
玫瑰草	5 滴
檸檬	9 滴

按照比例調和上述精油，用任何一種擴
香方式在空間中使用這個配方，或者取 3 到
4 滴加入泡澡水中。用每 1 小匙（5 毫升）
基底油中加入最多 5 滴精油的比例稀釋成按
摩油，然後請一個朋友幫你按摩，或者自己
塗抹全身和腳底。

想隨時為自己補充精力的話，可以在空
間中以下面這個配方來擴香，也可以加進泡
澡水中（4 到 6 滴），或在淋浴時使用。泡
腳是一個特別有效的方法，直接使用 2 到 3
滴精油在泡腳水中，或是用每 1 小匙（5 毫
升）基底油加入 3 到 5 基精油的比例塗抹在
腳上。

過度疲勞時的活力恢復配方

真正薰衣草	5 滴
澳洲尤加利	8 滴
葡萄柚	7 滴
迷迭香	4 滴
胡椒薄荷（歐薄荷）	2 滴

按照配方比例調和上述精油。

泡完熱水澡之後，在身上噴點冰涼的醒
膚水讓自己恢復活力吧！醒膚水的做法是：
把 3 滴迷迭香精油加入 3 小匙（15 毫升）
的金縷梅純露中，接著倒入 5 液體盎司
（150 毫升）的清水裡，然後用未經漂白的
咖啡濾紙過濾。把過濾好的溶液裝在噴瓶冰
在冰箱裡，這麼一來，隨時取用時都會是冰
涼的狀態。使用前搖晃均勻，然後噴灑在全
身上下。

照顧疲勞的眼睛可以這麼做：將等量的
冷水和金縷梅純露混合在一起，取一個乾淨
的眼罩浸入其中，然後擠掉多餘的水分。對
於眼睛疲勞的恢復效果相當好。此外，也可
以參考本章第 112 頁關於「眼部壓力和長時
間使用螢幕的壓力」的段落。

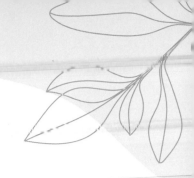

情緒救援

情緒如風，能感受到，卻無法實際看見。這陣風可能是溫暖擁抱著我們的微風，也可能是呼嘯之後留下一片狼藉的龍捲風。我們可以看見身體，為它的運作方式提出解釋——例如：肌肉支撐著骨骼、心跳能輸送血液等，情緒卻不是這樣。身體就像一部機器，而大腦能驅動這部機器——如指揮疲憊的身軀爬下床。但情緒卻更像個謎，我們看不見它。雖然我們猜想，情緒可能默默影響著身體狀況，也知道情緒會影響大腦做的決定，但相較之下，情緒是更難以捉摸的。你可能一進到某個房間，就能感覺到空間中某個人的情緒；或許你根本沒有看見對方的臉，也沒有察覺到任何肢體語言，但情緒似乎就是能從個人身上，發散到周圍的空間中。當人們說：「這裡的氣氛好恐怖，簡直一觸即發。」他們指的不是當下討論的內容，而是語言背後表現出來的情緒。

我們可以把孩童時期想成是一段無憂無慮的開心時光，都是到長大了、開始背負了現實責任之後，壓力和焦慮才開始出現。可惜，事實上，許多笑得燦爛的兒時照片背後，都隱藏著悲傷和痛苦的故事。那些陰影不僅影響著童年，也一直持續到長大之後。發生在幼年或年少時期的負面經驗是最難擺脫的，感覺就像深深刻印在我們的細胞記憶裡。

長大後的生活，就像打仗一樣，事情一件接著一件來，人們各自面臨自己的挑戰，似乎從來沒停過。真正高枕無憂的人少之又少，大部分人似乎都必須面對一個又一個的挑戰，這就是人類的現況。接受這個事實，就是邁向良好心理健康的第一步，第二步要接受的事實是，我們的思維能帶領我們越過重重的障礙，這是為什麼照顧心理健康和情緒健康如此重要。

這一章將分成兩個部分。首先，第一部分會介紹精油如何為特定的情緒問題提供協助，包括：壓力、焦慮、憂鬱、情緒化、情緒不穩、心靈創傷及喪親之痛。接著，第二部分介紹「有助於改善生活的精油」，這部分討論精油如何幫助你活得更精彩出色，其中涵蓋的面向包括：正念、正面思考、自信、專心、自尊、堅定和幸福快樂。這些只

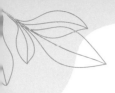

是透過精油幫助個人平衡心理及情緒的幾個面向，在我撰寫的另一本書《芳香療法情緒心理配方寶典》（The Fragrant Mind）當中，針對這個主題有更多、更詳細的討論。

對應各種情緒問題的精油

❖ 情緒壓力

情緒壓力又有不同等級之分，這一章主要分成三個等級來討論。分別是：一級——疲倦、易怒、痠痛和疼痛、偶爾心情低落；二級——焦慮／憂鬱、食物過敏、難以根治的感染、亞急性病症、身體有隱藏的弱點（如潛伏性病毒感染）；三級——同時出現各種複雜的症狀，包括從自殺傾向到胃痛、恐懼、社交退避和絕望等。因此，情緒壓力這個詞語，事實上含括的症狀非常廣泛，從易怒到自殺的念頭都包括在內。因此，參閱這個段落時，請從適當的類別裡挑選適合使用的精油。

人們總認為，壓力大是因為個人對生活中的正常壓力抗壓性太低。不過，根據我的經驗，當一個人覺得壓力太大，通常是因為他／她承受的壓力早已超過合理的範圍。要紓解壓力，必須具備兩個條件：1）帶來壓力的情境必須有所改變；2）個人必須做點什麼，來紓解自己的症狀。

例如：曾經有位男士前來尋求我的幫助，他感覺在自己體內流動的血液不是血，而是某種其他的液體。他覺得自己這副身體很詭異，隨時都像要爆炸。當時，他正承受著巨大的壓力，因為他在辦公室遭到霸凌，於是請了許多假，隨時可能失去這份工作。他的工作情況必須有所改變，壓力才可能被解除。幸運的是，他不僅握有被霸凌的證據，而且還在一間有反霸凌政策的公司上班。他針對自己的霸凌事件向公司提出投訴，並成功討回公道。當他再次回到工作崗位，霸凌他的同事不敢再犯，他的壓力也就煙消雲散了。這個例子告訴我們，處理壓力的源頭儘管困難，過程還可能為自己帶來更多壓力，但最終一切都會是值得的。別認為自己只是因為抗壓性太低，就去尋求其他東西來填補——藥物、酒精、毒品，甚至是精油。如果可以的話，從壓力真正的源頭下手吧！

精妙的人體早就為體驗一定程度的壓力做好了準備。腎上腺和天然荷爾蒙、神經傳導細胞、腎上腺素、正腎上腺素和可體松，都能幫助我們調節身體的壓力反應。一旦遭遇緊急情況，這些激素會直接被釋放進血液當中，就像在手臂上打了一針一樣——所謂的緊急情況，在古代可能是一群水牛朝自己狂奔過來，而在現代，就像是開著一輛失控的卡車。無論何種情況，我們都需要馬上採

取行動，讓自己脫離危險的情境。這就是一般性壓力機制，這樣的壓力很好，因為它能幫助我們讓自己活下來。

但這樣的壓力情境並不該天天經歷。現代人的狀況是，每個人體內都攜帶了過多對應壓力的天然化學物質，因為我們不斷被過多的壓力情境刺激著。心理學家把這樣長期慢性的情況稱為惡性壓力（distress），這樣的狀態是危險的，因為身體有可能因此出現問題，例如：血管硬化、心臟病、中風、癌症、糖尿病和其他較輕微的病症。

壓力可能來自心理因素，例如：經濟壓力、考試壓力、工作壓力；也可能來自情緒因素，例如：分手；或者來自生理因素，例如：長時間開車，或在健身房過度鍛鍊身體；或者來自化學因素，例如：攝取太多咖啡因或藥物；或者來自環境因素，例如：在工廠工作時，周圍永不停歇的噪音。

要是每天都有事情可以讓你大發雷霆，甚至一點小事也能使你勃然大怒，那麼你就是受到惡性壓力的影響了。這時，你可能會懷疑自己是否有能力應付這樣的壓力，或者因為無法阻止自己失控而感到無助。另一方面，也有人承擔著巨大的壓力，但在情緒上變得麻木無感。看起來他們似乎和壓力處得不錯，但從生理角度來看，可能完全亂成一團。

人在承受壓力時可能會有以下症狀：易怒、失去幽默感、記憶力降低、難以做決定、難以專心、難以用有邏輯的方式完成工作、防衛心強、內心感到憤怒以及對生活中大部分的事都提不起勁。生理上的症狀包括：失眠、盜汗、無法呼吸、暈倒、失去胃口或借酒澆愁、消化不良、便祕或腹瀉、頭痛、抽筋或絞痛、肌肉抽搐、溼疹、牛皮癬和性冷感等，不過，最大的問題是還可能出現心臟病或中風。壓力管理是非常重要的，我在這個段落的最後一部分會提出更多的相關建議。

情緒壓力精油藥箱

下面這些精油，可以組成一個情緒壓力精油藥箱。因為光是利用這些精油，就可搭配出許多適用於大部分情緒壓力情況的配方。以下所有精油無論是單獨使用或搭配使用，都能在某種程度上帶來幫助。在芳香療法悠長的歷史當中，這些精油早就是放鬆和舒緩情緒壓力的基本用油。

佛手柑（*Citrus bergamia*）
真正薰衣草（*Lavandula angustifolia*）
天竺葵（*Pelargonium graveolens*）
快樂鼠尾草（*Salvia sclarea*）
野洋甘菊（摩洛哥洋甘菊）（*Ormenis multicaulis*）
羅馬洋甘菊（*Anthemis nobilis*）
依蘭（*Cananga odorata*）

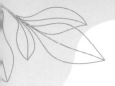

檀香（*Santalum album*）
苦橙葉（*Citrus aurantium*）
橘（桔）（*Citrus reticulata*）
甜橙（*Citrus sinensis*）
乳香（*Boswellia carterii*）
大西洋雪松（*Cedrus atlantica*）
岩蘭草（*Vetiveria zizanoides*）

除了上述精油之外，還有一些價格較高的精油與原精，也可能舒緩情緒壓力。雖然對大部分人來說它們是相當奢侈的選擇，但經驗一再證明，這些精油和原精對於壓力相關症狀來說，具有相當的療癒價值。預算許可的話，以下的精油和原精也值得列入考慮。

奧圖玫瑰（*Rosa damascena*）
千葉玫瑰（摩洛哥玫瑰）（*Rosa centifolia*）
風信子（*Hyacinthus orientalis*）
香石竹（康乃馨）（*Dianthus caryophyllus*）
椴花（菩提花）（*Tilia vulgaris/cordata*）
橙花（*Citrus aurantium*）
大花茉莉／摩洛哥茉莉（*Jasminum grandiflorum/officinale*）

謹慎挑選額外加入情緒壓力精油藥箱的成員，就能獲得一組能適用於所有壓力及壓力衍生症狀的精油。不過，光是使用情緒壓

力精油藥箱的精油，就可以調配出適用於大部分壓力情境的配方。

以下是可以透過一般方式使用的情緒壓力配方。將 15 至 30 滴精油稀釋進 1 液體盎司（30 毫升）的基底油中，就能調製成身體油或按摩油。

情緒壓力：一級
症狀：疲倦、易怒、痠痛和疼痛、偶爾心情低落。

情緒壓力一級

配方 1
甜橙.........................10 滴
天竺葵.......................15 滴
真正薰衣草...................5 滴

配方 2
佛手柑.......................15 滴
依蘭.........................5 滴
苦橙葉.......................10 滴

情緒壓力：二級
症狀：焦慮／憂鬱、食物過敏、難以根治的感染、亞急性病症、身體有隱藏的弱點（如潛伏性病毒感染）。

情緒壓力二級

配方 1

快樂鼠尾草	10 滴
羅馬洋甘菊	5 滴
真正薰衣草	5 滴
天竺葵	10 滴

配方 2

野洋甘菊（摩洛哥洋甘菊）	10 滴
依蘭	5 滴
苦橙葉	5 滴
檀香	10 滴

情緒壓力：三級

症狀：同時出現各種複雜的症狀（包括從自殺傾向到胃痛、恐懼、社交退避或絕望等）。

情緒壓力三級

配方 1

羅馬洋甘菊	5 滴
快樂鼠尾草	15 滴
野洋甘菊（摩洛哥洋甘菊）	5 滴
天竺葵	5 滴

配方 2

天竺葵	6 滴
佛手柑	14 滴
甜橙	5 滴
乳香	6 滴
岩蘭草	1 滴

除了上述提到的情緒壓力精油藥箱成員之外，還有許多精油也能適用於各種情緒壓力症狀。因此，以下是一個更完整的精油列表。這些精油都是常用精油，不難買到。此外，它們都很適合彼此調和，也可以相互替換，因為每一支精油對於情緒壓力的情況都有各自擅長之處。如果能用本身就能帶來療癒的方式使用這些精油，會達到更好的效果，例如：按摩，或泡一個放鬆身心的熱水澡。其中，許多精油也有強化免疫系統的作用，能幫助在壓力情境下日漸衰弱的免疫系統。

有助緩解情緒壓力的精油：

月桂（*Laurus nobilis*）
安息香（*Styrax benzoin*）
佛手柑（*Citrus bergamia*）
野洋甘菊（摩洛哥洋甘菊）（*Ormenis multicaulis*）
羅馬洋甘菊（*Anthemis nobilis*）
快樂鼠尾草（*Salvia sclarea*）
檸檬尤加利（*Eucalyptus citriodora*）
乳香（*Boswellia carterii*）
天竺葵（*Pelargonium graveolens*）
大花茉莉／摩洛哥茉莉（*Jasminum grandiflorum/officinale*）
真正薰衣草（*Lavandula angustifolia*）
橘（桔）（*Citrus reticulata*）
山雞椒（*Litsea cubeba*）
香蜂草（*Melissa officinalis*）

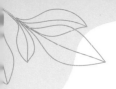

橙花（*Citrus aurantium*）

肉豆蔻（*Myristica fragrans*）

甜橙（*Citrus sinensis*）

奧圖玫瑰（*Rosa damascena*）

檀香（*Santalum album*）

穗甘松（*Nardostachys jatamansi*）

纈草（*Valeriana officinalis*）

岩蘭草（*Vetiveria zizanoides*）

依蘭（*Cananga odorata*）

檸檬尤加利（*Eucalyptus citriodora*）是一個經常被埋沒的精油，它不僅有抗微生物、抗真菌和些許的抗病毒作用，還能激勵免疫系統，並具有類似人體能量場的帶電特質。除此之外，它還是一種適應型精油——也就是說，它能以非常細緻的方式，根據使用者的需要產生對應的作用。這一切使得檸檬尤加利幾乎成為所有壓力一族，和為壓力症狀所苦的人們必備的精油。

下面這些原精，以及其中唯一一種精油——蛇麻草精油，各自都能為情緒壓力帶來優異的紓解效果。我特地把它們單獨列出，原因除了這些精油與原精價格相對較高之外，也因為它們經常是以稀釋的形式販售，因此要找到純正且高品質的產品並不容易。

晚香玉（*Polianthes tuberosa*）

風信子（*Hyacinthus orientalis*）

水仙（*Narcissus poeticus*）

椴花（菩提花）（*Tilia vulgaris/cordata*）

桂花（*Osmanthus fragrans*）

蛇麻草（*Humulus lupulus*）

女性壓力

本章其他談到壓力的段落，都同時適用於男性和女性；不過，在此我要特別為那些從早到晚忙到喘不過氣的女性，提出建議的精油與配方。男主外女主內的時代早就過去了（倘若真的曾經發生過的話）。現在，大多數女性不僅必須出門工作，持家的責任也沒少過：採買物品、煮飯、洗衣、打理家裡、照顧小孩、照顧長輩等。這一切加起來真的會逼死人啊！儘管男人「願意幫忙」，永無止盡的日常雜務從來也不會少一點。簡單來說，女人就是沒有「事情做完的時候」。

這時，使用那些幫助放鬆的精油，並不會讓現況有什麼不同。孩子還等著要吃飯，事情可不會在你躺在浴缸泡熱水澡的時候就自動完成。同樣的，如果你有一個重要會議要參加，讓自己以無比放鬆的狀態出席，也不是很合適。但當然，要是你神經緊繃的像要斷掉的弦，這兩件事也不可能順利完成。

在你檢視以下精油時，請記得，不要選擇你曾經使用過的精油，如在冥想、禱告或幫助自己或孩子入睡時使用的精油。此外，任何對你來說有放鬆效果的精油，在處理壓

力時也需要屏除在外。

有助緩解女性壓力的精油：

甜羅勒（沉香醇羅勒）（*Ocimum basilicum ct. linalool*）

佛手柑（*Citrus bergamia*）

荳蔻（*Elettaria cardamomum*）

大西洋雪松（*Cedrus atlantica*）

羅馬洋甘菊（*Anthemis nobilis*）

快樂鼠尾草（*Salvia sclarea*）

乳香（*Boswellia carterii*）

天竺葵（*Pelargonium graveolens*）

葡萄柚（*Citrus paradisi*）

大花茉莉／摩洛哥茉莉（*Jasminum grandiflorum/officinale*）

穗花薰衣草（*Lavandula latifolia*）

檸檬（*Citrus limon*）

甜馬鬱蘭（*Origanum majorana*）

香蜂草（*Melissa officinalis*）

橙花（*Citrus aurantium*）

肉豆蔻（*Myristica fragrans*）

甜橙（*Citrus sinensis*）

玫瑰草（*Cymbopogon martinii*）

苦橙葉（*Citrus aurantium*）

千葉玫瑰（摩洛哥玫瑰）（*Rosa centifolia*）

檀香（*Santalum album*）

纈草（*Valeriana officinalis*）

岩蘭草（*Vetiveria zizanoides*）

依蘭（*Cananga odorata*）

這些精油都可以單獨使用，但從中調和出自己專屬的獨特配方，能帶來極佳的效果，因為這些精油的特質都有助於紓解壓力，不會有任何其他因素加以干擾。當我們想用精油照顧心靈層面，紓解和提升情緒的時候，務必要時時將感官記憶這個因素考慮在內。將精油滴在紙巾或小玻璃瓶裡，需要的時候隨時嗅聞精油的氣味。如果你能夠在所在的空間使用任何一種擴香方式，那麼請根據指示在你的空間內擴香。下面是兩種建議配方，分別適合在白天及夜晚使用：

日間紓壓精油配方

檸檬	15 滴
葡萄柚	5 滴
天竺葵	3 滴
岩蘭草	1 滴

夜間紓壓精油配方

甜橙	15 滴
苦橙葉	6 滴
纈草	1 滴

壓力管理

如果你正受壓力所苦，或許該花點時間想想，是什麼讓你陷入這樣的處境，然後試著改變情況。壓力的來源有很大部分和錢有關，或者更準確來說，是錢不夠的問題。除

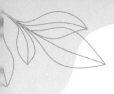

此之外，例如：從事自己不喜歡的工作、自己的表現不被公司重視、事務不在自己掌控之內或無法做決定、工作時間過長、隨時可能失業等，也都可能帶來壓力。回到家裡，要做的事情又太多，有太多人的需要等著自己去滿足。

此時，首先該做的是——拿一張紙寫下這句話：「我想要什麼？」然後放在自己能看見的地方。就放在那兒，無論是幾個禮拜或幾個月，一直等到你想清楚自己真正想要的是什麼為止。讓那空白的紙嘲笑你，但直到你準備好之前，就讓它笑吧，不需要理會。或許最後你在那張紙上寫下的答案，會讓自己大吃一驚，但只要確定它是來自你內心真實的答案就可以。不要和任何人討論這件事，這是你和那張紙之間的小祕密。對自己保持耐心，看看會發生什麼。

與此同時，在另一張紙上列出目前你在生活中進行的所有活動，按照優先順序來排列。那些敬陪末座的事務，也就是不那麼重要的事，都可以交辦給其他人，或直接刪去不做。接著，重新看看這張紙，問自己：「我做這些事情是為了誰呢？為了我自己，還是為了別人？」然後重新評估這些活動。它們真的都是必要的嗎？找一個了解你的人好好談談目前的困境，看看你們會得出什麼樣的結論。

花點時間為自己做些事，那些你真的很喜歡，但總是因為太忙而沒做的事。可能只是很小的事，如看一本書或聽聽自己喜歡的音樂。人們總說用精油泡澡能讓人非常放鬆，這可是千真萬確，所以如果你的家裡有浴缸，試著讓精油泡澡成為你經常進行的日常活動之一。除此之外，冥想、瑜珈與太極也都是很棒的紓壓活動，甚至任何一種運動都可以幫你紓解壓力，還能促進健康。為自己找一個無關工作、無關家人的興趣愛好吧！無論是美術、音樂、爬山或手工藝，只要能讓你享受其中，幫助你從每日生活中跳脫出來的都好。不需要因此感到罪惡，每個禮拜只不過撥一兩個小時的時間給自己，就可能救了你的命。你真的需要一段這樣的時間。

❖ 焦慮

焦慮能讓我們清楚看見，身體和心靈有著密不可分的關係。焦慮可能使某些人胃部肌肉緊縮甚至痙攣，造成嚴重的胃痛；有些人的焦慮則是胸口刺痛不已，心跳又快又重停不下來。當然，不是每個人的症狀都這麼戲劇化。你也可能發現自己開始經常唉聲嘆氣、喘不過氣，或需要大口呼吸。甚至，你有可能一天到晚都在跑廁所，或者頭痛、背痛、沒有辦法完全放鬆下來。疲憊是最常見的狀況，同時還有不安、失眠，甚至是顫抖。焦慮也可能讓你經常頭昏腦脹、流汗、

臉紅，使你血壓升高。有些人會覺得口乾舌燥、經常打嗝，覺得噁心，或出現嘔吐和拉肚子的情況。焦慮能讓一個人不舒服到認真思考身體是不是哪裡出了問題——當然，這樣的念頭又會帶來更多的焦慮。焦慮也包括擔憂、無法放心和恐懼等感受，每天都好像世界末日快要到來一樣。

焦慮是一種正常的心理感受，能讓人對潛在的危險保持警覺。不過，不管基於什麼原因（原因還可能不只一種）。焦慮時的我們，全身上下只充滿各種不安的感受。有些焦慮是某些特定事件造成的，不用多久就能消失，但通常，人們的焦慮是來自一些持續進行的事件，例如：他們在生活中最重視的關係，或是一種不被支持、被誤解或沒有安全感的感受。對某些人來說，焦慮是一種天天如影隨形的，對生活中所有事物的擔憂，只不過程度沒有太強烈而已。

由於焦慮的症狀非常多，因此，在這個段落我把焦慮分成四種不同類型來討論，並各自提出對應的精油配方。請讀過所有類型的描述之後，再從中選擇最適合你的精油。不過在那之前，我們先來看看下面這些能幫助紓緩焦慮情況，增加心理承受度的精油。

有助紓緩一般性焦慮的精油：

佛手柑（*Citrus bergamia*）
大西洋雪松（*Cedrus atlantica*）
羅馬洋甘菊（*Anthemis nobilis*）
乳香（*Boswellia carterii*）
天竺葵（*Pelargonium graveolens*）
芳樟（*Cinnamomum camphora ct. linalool*）
杜松漿果（*Juniperus communis*）
真正薰衣草（*Lavandula angustifolia*）
橘（桔）（*Citrus reticulata*）
香蜂草（*Melissa officinalis*）
橙花（*Citrus aurantium*）
甜橙（*Citrus sinensis*）
廣藿香（*Pogostemon cablin*）
奧圖玫瑰（*Rosa damascena*）
花梨木（*Aniba rosaeodora*）
檀香（*Santalum album*）
岩蘭草（*Vetiveria zizanoides*）

下面分別是針對四種焦慮類型提出的精油配方。在 1 液體盎司（30 毫升）的基底油中稀釋 15 至 30 滴精油，製作成身體按摩油；或者根據比例調配好，隨時以泡浴、淋浴、空間擴香或嗅吸等不同方式來運用。

緊張型焦慮：第一型

症狀：身體緊繃、肌肉疼痛、全身痠痛。

對應精油：檀香、真正薰衣草、快樂鼠尾草、羅馬洋甘菊、廣藿香、芳樟。

緊張型焦慮第一型適用配方

快樂鼠尾草	10 滴
真正薰衣草	15 滴
羅馬洋甘菊	5 滴

煩躁型焦慮：第二型

症狀： 過動、盜汗、心悸、暈眩、喉嚨異物感、頻尿或腹瀉（自主神經系統過於活躍）。

對應精油： 岩蘭草、大西洋雪松、杜松漿果、羅馬洋甘菊、乳香、橘（桔）。

煩躁型焦慮第二型適用配方

岩蘭草	5 滴
杜松漿果	10 滴
大西洋雪松	15 滴

擔憂型焦慮：第三型

症狀： 不安、憂慮、擔心、鬱悶、過度焦慮、偏執、出現預感。

對應精油： 佛手柑、真正薰衣草、橙花、奧圖玫瑰、香蜂草、天竺葵、大西洋雪松、廣藿香、甜橙。

擔憂型焦慮第三型適用配方

佛手柑	15 滴
真正薰衣草	5 滴
天竺葵	10 滴

壓抑型焦慮：第四型

症狀： 感覺隨時要爆炸、易怒、無法專心、失眠、永遠疲累不堪。

對應精油： 佛手柑、香蜂草、橙花、奧圖玫瑰、檀香、岩蘭草、大西洋雪松、芳樟、檀香。

壓抑型焦慮第四型適用配方

橙花	10 滴
奧圖玫瑰	10 滴
佛手柑	10 滴

❖ **憂鬱**

憂鬱的主要表現包括悲傷、無助的感受和悲觀的想法。另一個典型的症狀是對生活中能帶來喜悅的事不再有任何興趣，包括性。憂鬱的人們可能還會感覺身體或思考變得遲緩、總是提不起勁、無法專心、無法做決定，或者記憶力也變差了。有時，憂鬱的人們會毫無原因就開始掉眼淚，而且一旦開始就停不下來。人們對於憂鬱的反應不盡相同，尤其表現在飲食和入睡的模式上——有些人暴食，有些人厭食；有些人不停的睡，有些人則完全無法入眠。憂鬱通常會伴隨著過度和（或）不當的自我價值低落與罪惡感，因此，憂鬱的人們很容易就會這麼想：「是啊，我不在他們會活得比較開心。」這是憂鬱症最危險的地方，也是為什麼我們必

須正視憂鬱的問題，並且務必要尋求專業協助。許多時候，憂鬱症的發生可能沒有任何明顯的理由，這樣的情況叫做內源性憂鬱症（*endogenous depression*）；而有些時候，憂鬱症是因某些特定事件而發生，這樣的情況叫做外源性憂鬱症（*exogenous depression*）。奇怪的是，無論生活中發生的是好事或壞事，都可能引發憂鬱症——包括升遷或失業，迎接新生命或面對死亡。不過，憂鬱症通常不是單一原因造成的，而且通常發生在一夕之間（out of the blue）。在英文裡，blue 這個字又有心情低落的意思，因此這麼說確實很貼切——憂鬱就是和心情低落有關的大事。

任何人只要感覺心情憂鬱，無論是出於任何原因，都應該立即尋求專業醫師的協助，因為憂鬱也可能是身體功能失調造成的，而且很可能和甲狀腺有關，某些人體內荷爾蒙失調的表現就是憂鬱（大家都知道的產後憂鬱症也是一例）。

甲狀腺失調、天生的基因、生活中的困難（無論是特定事件或長期累積的困頓感）都可能造成憂鬱症。此外，生命出現改變，無論是好或壞，也可能造成憂鬱症。甚至，憂鬱症的出現也可能沒有任何原因。心理諮商能帶來幫助，尤其如果憂鬱症是被生活中某些不良的經驗觸發。治療憂鬱症的方式有很多，值得花點時間去多做了解，看看哪一種方法最適合自己。如果你不想和任何人談論你的問題，那麼可以試試以正念為基礎的認知療法，這種療法主要用靜心冥想的方式來改善憂鬱。憂鬱的人們通常不容易接受愛的碰觸，芳香療法或許是能幫助患者跨越心防的好方法。時間和愛是最好的禮物，親愛的人的關懷更是幫助患者恢復的最佳良藥。

接下來我會介紹各種對應憂鬱症的精油及配方選擇。請詳細讀過全部內容之後，再從中選擇最適合你的精油或配方來使用。我根據不同的症狀表現，將憂鬱症區分為「哭泣型」、「不安或焦慮型」、「無精打采型」和「歇斯底里型」。不過，在討論憂鬱症的不同類型之前，下列是幾種憂鬱症的「通用精油」。在傳統芳香療法的使用經驗中，已證實這些精油對於憂鬱症有很好的效果。這些精油不是神奇的解藥，但它們至少能為患者提供支持。如果患者正接受其他的治療方式，這些精油也可以達到輔助的效果。

傳統芳香療法中用來幫助憂鬱症的精油：

安息香（*Styrax benzoin*）
黑胡椒（*Piper nigrum*）
橘（桔）（*Citrus reticulata*）
羅馬洋甘菊（*Anthemis nobilis*）
檸檬（*Citrus limon*）
佛手柑（*Citrus bergamia*）
葡萄柚（*Citrus paradisi*）

甜橙（*Citrus sinensis*）

大花茉莉／摩洛哥茉莉（*Jasminum grandiflorum/officinale*）

依蘭（*Cananga odorata*）

奧圖玫瑰（*Rosa damascena*）

千葉玫瑰（摩洛哥玫瑰）（*Rosa centifolia*）

橙花（*Citrus aurantium*）

天竺葵（*Pelargonium graveolens*）

苦橙葉（*Citrus aurantium*）

義大利永久花（*Helichrysum italicum*）

檀香（*Santalum album*）

快樂鼠尾草（*Salvia sclarea*）

甜馬鬱蘭（*Origanum majorana*）

真正薰衣草（*Lavandula angustifolia*）

乳香（*Boswellia carterii*）

肉豆蔻（*Myristica fragrans*）

芫荽籽（*Coriandrum sativum*）

荳蔻（*Elettaria cardamomum*）

將 15 至 30 滴精油加入 1 液體盎司（30 毫升）的基底油中調配成身體油。或者預先按照配方比例調製較大的量，然後根據使用方式（例如：泡浴、淋浴、空間擴香或嗅吸等）隨時取需要的量使用。

憂鬱症經典配方

配方 1

安息香	10 滴
黑胡椒	5 滴
天竺葵	15 滴

配方 2

快樂鼠尾草	15 滴
真正薰衣草	5 滴
佛手柑	10 滴

配方 3

奧圖玫瑰	10 滴
檀香	15 滴
檸檬	5 滴

配方 4

依蘭	8 滴
甜橙	14 滴
荳蔻	8 滴

配方 5

橙花	20 滴
苦橙葉	10 滴

哭泣型憂鬱

哭泣型憂鬱症患者看起來很正常，他們能像平常一樣工作、做好家裡的事、處理每個人的需求，只不過突然就會哭了起來。外出或身在公共場所的時候，哭泣型憂鬱症患者可能因為在超市裡聽到一首歌的幾句歌詞，或是看見公園裡親密擁抱的情侶，或孩子信任地抓著媽媽的手，就淚流不止。事實上，任何事情都有可能打開患者的眼淚開關，就算只是一句簡單的問候或道謝也一

樣。這樣的哭泣反應並不必然是憂鬱症，但顯然有哪裡不對勁，而且這樣的人們經常會感到絕望——他們不再像以前一樣經常笑了，他們覺得自己不被歡迎，而且常常懷疑為什麼要活在這世界上。哭泣型憂鬱症患者表面上看起來是那麼正常，因此身邊的人很少會發現他們心中承載著巨大的痛苦。直到有一天他們突然進了醫院，旁人才突然明白，而之所以入院，可能是因為他們在垃圾堆裡抱著迷路的小貓哭到潰堤。

雖然患者本身時時刻刻都處在情緒過載的狀態，但他們並不覺得自己需要看醫生，他們很可能覺得那些潰堤事件根本沒什麼，只是一種「偶發狀況」，他們不會讓身邊的人知道自己有多常流淚。外人看來，這類患者很知道怎麼應付生活中的壓力和緊張，因此除非親眼見證到對方淚流不止的情況，否則很難察覺患者其實處在憂鬱的狀態。當然，有些人本身就情感豐沛容易流淚，我們每個人也都可能因為痛苦、憤怒、發脾氣、挫折或悲傷而哭泣，然而，對哭泣型憂鬱症患者來說，哭泣是自己唯一的回應方式，這和一般的落淚情況是完全不同的事。這樣的憂鬱症通常是某些情緒創傷造成的，或者患者也有可能經歷了一連串的創傷。沒有人知道這些創傷對他們造成多麼巨大的影響，就連患者自己也不清楚。這時候適合使用的是能安撫人心、舒緩情緒的精油。

哭泣型憂鬱適用精油：

奧圖玫瑰（*Rosa damascena*）

橙花（*Citrus aurantium*）

羅馬洋甘菊（*Anthemis nobilis*）

檀香（*Santalum album*）

廣藿香（*Pogostemon cablin*）

天竺葵（*Pelargonium graveolens*）

依蘭（*Cananga odorata*）

無論憂鬱的程度為何，請先從輕度的配方開始嘗試。如果三天後情況依然沒有改善，再換成中度的配方。持續使用中度配方直到狀況改善，或許需要一週左右的時間，如果情況改善，就換回輕度的配方。要是一週後狀況不見改善，就繼續使用重度的配方。上述精油可以以所有常用方式來使用，下面這幾個配方可調製成身體油使用。

哭泣型憂鬱配方

輕度

檀香.............................15 滴

天竺葵..........................10 滴

依蘭..............................5 滴

調和上述精油，然後取 15 至 30 滴加入 1 液體盎司（30 毫升）的基底油中稀釋使用。

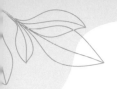

中度

天竺葵	23 滴
羅馬洋甘菊	2 滴
安息香	5 滴

調和上述精油，然後取 15 至 30 滴加入 1 液體盎司（30 毫升）的基底油中稀釋使用。你可以選擇 2 滴能對應你當下情況的精油，來取代配方中的羅馬洋甘菊。

重度

千葉玫瑰（摩洛哥玫瑰）	10 滴
橙花	3 滴
檀香	5 滴

調和上述精油，然後取 3 至 5 滴加入 1 小匙（5 毫升）的基底油中稀釋使用。

不安或焦慮型憂鬱

不安型憂鬱症患者經常坐不住。他們總是動來動去、坐立不安，或是在擺弄什麼，如頭髮、手指、桌上的筆等任何東西。雖然他們似乎忙得不可開交，但這類患者並不在乎事情有沒有好好被完成，只要有做完就好，這樣他們就可以接著再忙下一件事了。他們可能板著臉、整個人疲累不堪，但仍會不斷在腦袋裡清點接下來必須進行的工作或計畫。這類型的憂鬱會出現的症狀包括：壓迫性頭痛、眼部問題、抽搐、痙攣、肌肉抽動，頭部還可能像被框了緊箍咒一樣，隨時感覺像要爆炸。

不安或焦慮型憂鬱症患者內心深處非常痛苦，這些痛苦表現在外，就是能因為一點小事就暴跳如雷。他們可能因為家具被劃了一道小小的痕跡就絕望不已，彷彿世界末日。這類患者也可能情緒陰晴不定，時時刻刻都在變化。內心永無寧日的煩躁感，是為了掩飾內在深處的自我價值低落和恐懼。此外，也可能出現心悸、莫名哭泣和不理性的負面想法等情況。這類型的憂鬱症患者通常會用工作麻痺自己，以掩飾內心自認能力不足的感受。

不安或焦慮型憂鬱適用精油：

香蜂草（*Melissa officinalis*）
大西洋雪松（*Cedrus atlantica*）
真正薰衣草（*Lavandula angustifolia*）
羅馬洋甘菊（*Anthemis nobilis*）
乳香（*Boswellia carterii*）
佛手柑（*Citrus bergamia*）
甜馬鬱蘭（*Origanum majorana*）
穗甘松（*Nardostachys jatamansi*）
野洋甘菊（摩洛哥洋甘菊）（*Ormenis multicaulis*）
纈草（*Valeriana officinalis*）

檸檬（*Citrus limon*）

甜橙（*Citrus sinensis*）

　　無論憂鬱的程度為何，請先從輕度的配方開始嘗試。如果三天後情況依然沒有改善，再換成中度的配方。持續使用中度配方直到狀況改善，或許需要一週左右的時間，如果情況改善，再慢慢換回輕度的配方。要是一週後狀況不見改善，就繼續使用重度的配方。

不安型憂鬱

輕度

真正薰衣草	15 滴
野洋甘菊（摩洛哥洋甘菊）	5 滴
佛手柑	10 滴

中度

大西洋雪松	20 滴
甜橙	10 滴

重度

大西洋雪松	5 滴
檸檬	15 滴
野洋甘菊（摩洛哥洋甘菊）	5 滴
穗甘松	5 滴

　　無論選擇哪一種配方，都可以將 15 至 30 滴精油加入 1 液體盎司（30 毫升）的基底油中調配成身體油。或者預先按照比例調製較大的量，然後根據使用方式（例如：泡浴、淋浴、空間擴香或嗅吸等）隨時取需要的量使用。

無精打采型憂鬱

　　許多人憂鬱時，就只想整天待在床上，把頭塞在枕頭底下。像這樣的無精打采型憂鬱症患者哪兒都不想去，也什麼事都不想做。任何一件事情對他們來說都太吃力。專心看一本書或讀報紙很難，早上好好起床、梳洗打扮更是難上加難。瞌睡蟲正敞開雙臂向自己頻頻招手。重要的電話總是被漏接，重要的信函也從來沒有好好完成。每一件事都像要把自己吞沒，然後會開啟一個惡性循環：長時間的嗜睡讓人更疲倦，而疲倦又讓人更想睡。除此之外，這類憂鬱症患者會覺得要是沒有他人的幫助和鼓勵，自己什麼也做不成。

　　無精打采型的憂鬱症患者總讓人覺得很難打交道。除了他們根本不出門社交之外，當你前去拜訪，還可能熱臉貼冷屁股，讓你覺得對方好像只想趕快把你趕走──是這樣沒錯，不過他們這麼做並不是針對你。任何一個人都有可能出現這樣的憂鬱。或許某個人充滿創意，卻有太多的自我批判；也可能是一個內向害羞的人深深受到傷害，情緒的傷痛難以回復；或甚至是一個自私霸道的

人，到處指手畫腳批評別人做得不夠好，自己卻沒有一點力氣去親自操刀。無精打采型的憂鬱症患者看起來通常都不抱一絲希望，只有無盡的憂傷。

無精打采型憂鬱適用精油：

葡萄柚（*Citrus paradisi*）
絲柏（*Cupressus sempervirens*）
迷迭香（*Rosmarinus officinalis*）
岩玫瑰（*Cistus ladaniferus*）
香蜂草（*Melissa officinalis*）
義大利永久花（*Helichrysum italicum*）
胡椒薄荷（歐薄荷）（*Mentha piperita*）
快樂鼠尾草（*Salvia sclarea*）
檸檬尤加利（*Eucalyptus citriodora*）
薄荷尤加利（*Eucalyptus dives*）

　　無論憂鬱的程度為何，請先從輕度的配方開始嘗試。如果三天後情況依然沒有改善，再換成中度的配方。持續使用中度配方直到狀況改善，或許需要一週左右的時間，如果情況改善，再慢慢換回輕度的配方。要是一週後狀況不見改善，就繼續使用重度的配方。

無精打采型憂鬱

輕度	
葡萄柚	10 滴
迷迭香	10 滴
乳香	10 滴

中度	
絲柏	10 滴
檸檬尤加利	15 滴
天竺葵	5 滴

　　在這個中度的配方裡，你可以選擇一個更能對應現狀的精油來替換，這或許會和令你憂鬱的情境及困難有關。當你選定了要替換的精油之後，把絲柏的量減到 5 滴，檸檬尤加利使用 10 滴，你選擇的精油使用 10 滴，這麼一來，總共仍是 30 滴，用 1 液體盎司（30 毫升）的基底油稀釋後使用。

重度	
義大利永久花	15 滴
快樂鼠尾草	5 滴
岩蘭草	2 滴
檸檬	8 滴

　　將 15 至 30 滴精油加入 1 液體盎司（30 毫升）的基底油中調配成身體油。或者預先按照配方比例調製較大的量，然後根據使用方式（例如：泡浴、淋浴、空間擴香或嗅吸等）隨時取需要的量使用。

歇斯底里型憂鬱

有時我們很難分辨一個人究竟是歇斯底里型憂鬱，還是今天心情不好、脾氣暴躁。歇斯底里型的憂鬱症患者會喜歡把一切誇張化，他們希望自己被看見，希望所有人都知道自己現在很痛苦。他們會大聲的嘆氣，會喊、會叫、會哭。他們可能上一秒還開開心心的，下一秒就鬧著要自殺。沒有誰能合他們的心意，如果你輕聲走路，就是鬼鬼祟祟；要是你像平常一樣，又會被解釋成是對他們毫不在乎，尤其如果你還帶著笑臉的話。

害羞內向的人也可能患上歇斯底里型的憂鬱症，這可不是生性活潑的人的專利。這樣的憂鬱症通常是被某些特定情境引發的，可能是失業、喪親、經濟問題、關係破裂、誤會和孤獨。患者可能會開始做惡夢，然後變得偏執。他們翻臉像翻書一樣快，身邊的人甚至會懷疑那副身體裡是不是住著兩個人。他們通常會變得多疑善妒，經常抱怨，覺得自己無比悲慘——甚至到大哭大叫的程度。發抖和顫抖也可能是歇斯底里型憂鬱症的表現——那可是最令人難受和不舒服的狀況了。

歇斯底里型憂鬱適用精油：

橘（桔）（*Citrus reticulata*）
羅馬洋甘菊（*Anthemis nobilis*）
乳香（*Boswellia carterii*）
椴花（菩提花）（*Tilia vulgaris/cordata*）
岩蘭草（*Vetiveria zizanoides*）
佛手柑（*Citrus bergamia*）
橙花（*Citrus aurantium*）
水仙（*Narcissus poeticus*）
真正薰衣草（*Lavandula angustifolia*）
甜馬鬱蘭（*Origanum majorana*）
纈草（*Valeriana officinalis*）
穗甘松（*Nardostachys jatamansi*）

無論憂鬱的程度為何，請先從輕度的配方開始嘗試。如果三天後情況依然沒有改善，再換成中度的配方。持續使用中度配方直到狀況改善，或許需要一週左右的時間，如果情況改善，再慢慢換回輕度的配方。要是一週後狀況不見改善，就繼續使用重度的配方。

歇斯底里型憂鬱

輕度
真正薰衣草 .... 10 滴
羅馬洋甘菊 .... 10 滴
橘（桔）........................... 5 滴
纈草 .... 5 滴

中度
橙花 .... 15 滴
橘（桔）......................... 10 滴
佛手柑 .... 5 滴

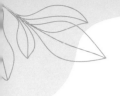

重度
岩蘭草 ⋯⋯⋯⋯⋯⋯⋯⋯ 10 滴
佛手柑 ⋯⋯⋯⋯⋯⋯⋯⋯ 13 滴
羅馬洋甘菊 ⋯⋯⋯⋯⋯⋯ 7 滴

將 15 至 30 滴精油加入 1 液體盎司（30毫升）的基底油中調配成身體油。或者預先按照配方比例調製較大的量，然後根據使用方式（例如：泡浴、淋浴、空間擴香或嗅吸等）隨時取需要的量使用。

❖ 情緒化與情緒擺盪

我們似乎天生就有一種能和他人情緒趨於一致的能力，這是一股能帶來社會凝聚力的強大力量。心情的同步也可以被視為一種溝通，有些人特別容易受到情緒感染——這些人通常是很棒的傾聽者，對他人的情況有很大的同理心，因此容易接收他人的情緒，而他們通常很少表露自己的情緒。

情緒化在青少年時期和女性經前期間，都是很常見的現象，這很可能與身體的荷爾蒙有關。從更廣泛的角度來看，情緒也可能是被一天當中的某些事件撩起，或者生活本身就容易讓人有情緒。情緒化的人們很可能感到厭倦、挫折、無聊、疏離、壓抑、易怒、脾氣暴躁。

情緒化時適合使用的精油：

檸檬（*Citrus limon*）
天竺葵（*Pelargonium graveolens*）
檸檬尤加利（*Eucalyptus citriodora*）
橙花（*Citrus aurantium*）
真正薰衣草（*Lavandula angustifolia*）
依蘭（*Cananga odorata*）
野洋甘菊（摩洛哥洋甘菊）（*Ormenis multicaulis*）
廣藿香（*Pogostemon cablin*）
檀香（*Santalum album*）

能幫助情緒穩定下來的精油：

天竺葵（*Pelargonium graveolens*）
荳蔻（*Elettaria cardamomum*）
真正薰衣草（*Lavandula angustifolia*）
芫荽籽（*Coriandrum sativum*）
絲柏（*Cupressus sempervirens*）
大西洋雪松（*Cedrus atlantica*）
椴花（菩提花）（*Tilia vulgaris/cordata*）
義大利永久花（*Helichrysum italicum*）
乳香（*Boswellia carterii*）
薑（*Zingiber officinale*）
岩玫瑰（*Cistus ladaniferus*）
月桂（*Laurus nobilis*）

將 15 至 30 滴精油加入 1 液體盎司（30毫升）的基底油中調配成身體油。或者預先按照配方比例調製較大的量，然後根據使用方式（例如：泡浴、淋浴、空間擴香或嗅吸等）隨時取需要的量使用。

情緒化適用配方	
檸檬尤加利	12 滴
野洋甘菊（摩洛哥洋甘菊）	8 滴
天竺葵	10 滴

情緒擺盪適用配方	
大西洋雪松	15 滴
義大利永久花	5 滴
絲柏	10 滴
杜松漿果	5 滴

❖ 心靈創傷

許多情緒問題都是因創傷事件而起，或者在創傷情境當下開始發生。創傷事件可能是非常私人的遭遇，也可能是改變一生的危機或悲劇。我們都知道，身體或環境的創傷例如：意外、疾病、或像地震這樣的天災有可能使身體結構改變，為身體的運作方式帶來阻礙、壓力或張力。而情緒上的創傷例如：離家、換工作、被汙衊、痛失所愛也可能造成同樣的結果。

顯然，心靈創傷是一種非常個人的經驗，起因可能有許多；然而，它能對一個人造成多大程度的影響，取決於我們如何看待這些創傷。不過無論如何，創傷或多或少都會為我們帶來影響，無論是否為我們所願。人是身心靈構成的複雜主體，當我們行走在路上、和別人交談時，身上都有帶電的能量

在運作著，遭逢創傷後，這些原本整合在一起的面向，很容易就會變得四分五裂。

遭逢心靈創傷時適合使用的精油：

沉香醇百里香（*Thymus vulgaris ct. linalool*）

真正薰衣草（*Lavandula angustifolia*）

天竺葵（*Pelargonium graveolens*）

檸檬（*Citrus limon*）

乳香（*Boswellia carterii*）

甜馬鬱蘭（*Origanum majorana*）

苦橙葉（*Citrus aurantium*）

快樂鼠尾草（*Salvia sclarea*）

羅馬洋甘菊（*Anthemis nobilis*）

岩蘭草（*Vetiveria zizanoides*）

穗甘松（*Nardostachys jatamansi*）

纈草（*Valeriana officinalis*）

如果你曾遭逢重大創傷，首先，請前後翻閱這整本書，看看其中是否有哪些身體症狀是你正需要解決的。從那些段落，或是從上述這個精油列表中，選擇適合的精油來使用。曾經遭逢創傷的人們，需要釋放身體中的緊張和壓力，才能避免後續有更多問題發生。

❖ 喪親之痛

死亡是生命的一部分，也是讓人感到遺憾的部分。無論當下是什麼情況，喪親之痛都是一種最深的痛，就像心頭少了一塊肉，

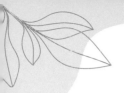

所以想當然，那非常痛。我們終有一天會需要和父母告別，他們曾經像錨一樣穩定著我們的生活，失去父母後，我們很可能感覺孤單，彷彿獨自一人在巨大的生活海洋中無助漂流。生命走到最後，就連朋友也可能失去。雖然我們總祈禱悲劇不要發生，但有些家長確實會經歷到人生中最大的痛——失去自己的孩子。

每一次面對死亡，都是一種非常個人的經驗，沒有人會是以被預料到的方式來回應。我認識有些人會完全投入工作當中，讓自己沒有機會心痛；然而，有些人可能連續好幾個月只呆坐在椅子上，一句話也不說。每一個人都得以自己的方式走出來，有時心理諮商也能帶來幫助。或許最糟的情況是，生者與死者還有未盡的情緣，最終沒有機會親口說一句「再見」和「我愛你」。遭逢喪親之痛時，個人感受到的情緒，絕對不只是純然巨大空無的悲傷而已——很可能還伴隨著罪惡感及懊悔。

顯然，精油能做的頂多是讓痛失所愛那尖銳椎心的痛緩和一些。不過，許多人發現，精油在這深感悲傷的時刻，以及緊接而來的孤單日子裡，確實能帶來極大的支持和撫慰，尤其透過泡澡或按摩的方式使用效果最為顯著。在房間裡使用少量精油擴香，能在生者哀悼之餘，創造出寧靜且撫慰人心的氣氛。

遭逢喪親之痛時適合使用的精油：

安息香（*Styrax benzoin*）
奧圖玫瑰（*Rosa damascena*）
橙花（*Citrus aurantium*）
岩玫瑰（*Cistus ladaniferus*）
椴花（菩提花）（*Tilia vulgaris/cordata*）
真正薰衣草（*Lavandula angustifolia*）
香蜂草（*Melissa officinalis*）
羅馬洋甘菊（*Anthemis nobilis*）
岩蘭草（*Vetiveria zizanoides*）
廣藿香（*Pogostemon cablin*）
絲柏（*Cupressus sempervirens*）
橘（桔）（*Citrus reticulata*）
千葉玫瑰（摩洛哥玫瑰）（*Rosa centifolia*）
乳香（*Boswellia carterii*）
穗甘松（*Nardostachys jatamansi*）

這些撫慰喪親之痛的精油，能深深觸碰到個人的情緒、感受，增進與香氣的連結。無論你選擇哪一支精油，單獨使用或調製成複方使用，都能帶來安心、安全的感受。其他人喜不喜歡這個氣味並不重要，只要選擇能讓你個人感到舒服、受到安慰的氣味就可以。從下列這些組合可以看出，儘管精油的組合天差地別，但各自都能為不同對象帶來安撫悲傷的作用。有時候，精油的組合是根據使用對象的個性來搭配，有時候則是因為某些香氣特別能反映出逝者的特質。希望下面這些組合能帶給你靈感，讓你找到最適合

自己的完美配方，幫助你紓解心頭的哀痛。

| 檸檬 | 9 滴 |
| 乳香 | 4 滴 |

*

| 千葉玫瑰（摩洛哥玫瑰） | 5 滴 |
| 佛手柑 | 4 滴 |

*

| 快樂鼠尾草 | 3 滴 |
| 甜橙 | 6 滴 |

*

| 天竺葵 | 6 滴 |
| 真正薰衣草 | 3 滴 |

*

| 千葉玫瑰（摩洛哥玫瑰） | 3 滴 |
| 橘（桔） | 6 滴 |

*

| 橙花 | 6 滴 |
| 苦橙葉 | 2 滴 |

*

| 廣藿香 | 1 滴 |
| 甜橙 | 4 滴 |

*

| 檀香 | 5 滴 |
| 安息香 | 2 滴 |

前述「遭逢喪親之痛時適合使用的精油」可以單獨使用，也可以組合成複方使用。香氣與過往的記憶有強烈的連結，因此，同樣的氣味對不同的人來說可能帶來完全不同的感受——端看那香氣讓人想起什麼樣的回憶。因此，調製任何配方之前，請謹慎考量。

　　將 15 至 30 滴精油加入 1 液體盎司（30 毫升）的基底油中調配成身體油。或者預先按照配方比例調製較大的量，然後根據使用方式（例如：泡浴、淋浴、空間擴香或嗅吸等）隨時取需要的量使用。下列配方和上述兩兩搭配的配方比起來更複雜一些，也可供你參考。

撫慰情緒

配方 1
安息香	5 滴
千葉玫瑰（摩洛哥玫瑰）	10 滴
羅馬洋甘菊	3 滴
橘（桔）	5 滴

配方 2
橘（桔）	10 滴
天竺葵	8 滴
廣藿香	7 滴

配方 3
橙花	12 滴
椴花（菩提花）	5 滴
香蜂草	8 滴

配方 4
| 岩蘭草 | 5 滴 |

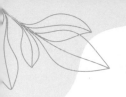

天竺葵........................ 10 滴

檸檬........................ 10 滴

廣藿香........................ 5 滴

有助於改善生活的精油

在使用精油時，尤其是在調製配方時，很重要的是要有明確的意圖。事實上，調配精油要具備以下三個要素，你調製的精油配方才會帶有正向的振動。這三個要素分別是：（1）心無雜念：心思集中在精油、精油配方，以及調製的目的上；（2）意圖明確：清楚知道這個產品將用在什麼地方；（3）專注集中：帶入所有能讓這個配方好好發揮效果的元素，包括使用精油的知識、正確的程序，以及愛。當我們想透過精油來改善生活，這三個要素一個也不能少。

❖ 正念（mindfulness）

正念是指不試著逃避眼前的問題，反而允許自己完全專注在這些問題上，全然地覺察它們、接受它們，進而更好的處理它們。正念冥想能幫助緩和心理壓力，以及身體上的壓力和疾患。練習正念的方式有很多，每一種都有各自的所長之處。當我們試著放鬆思緒，就能夠進而讓身體也放鬆，正念練習能幫助我們創造不帶批判的覺知，並了解到身體如何在壓力情境下做出反應。透過正念練習，通常能把長期累積甚至造成身體疾病的緊繃感釋放掉。

正念能幫助個人學會自我之愛。我們將認知到，沒有必要讓外在情境、不在自我掌控之內的事物，打擾自己內在的寧靜空間。無論腦袋是否千頭萬緒，每一個心靈不過在等待一個安靜的時刻到來，讓自己能專注集中。而練習改變自己對應挑戰的方式，通常也能在情緒層面上改善我們和他人的關係。

芳香基因學（AromaGenera）是一種香氣探索知識系統，能幫助人們認出長久以來的不良情緒模式，那不僅影響到健康，也影響到和他人的關係，以及個人與自己的關係。多年來我親自對精油使用者和專業芳療師教授這門學問，已經行之有年。芳香基因學透過香氣，讓人們從感官去克服每天遭遇的困難和心中難解之結，讓潛意識的話能被聽見。

正念練習和正念冥想能帶來許多好處，其中包括能降低憂鬱和沮喪的情緒，讓人們更有能力面對高壓情境，以及在重要事件即將發生之前的心理預期壓力和焦慮。它們能幫助個人改善健康，並且有能力以更好的方式，面對現有的健康問題。

香氣是強大而無聲的信使，能營造有利靜心冥想的環境氣氛，無論冥想的長度是兩分鐘或二十分鐘。選擇最能對應到你目前現

況的精油，無論你處在什麼樣的情況——選擇能讓你安靜、帶來平靜的精油，以及不會讓你聯想到任何不舒服的感受和挫折經驗的精油。

一旦你選定了喜歡的精油和配方，就可以用它來為你接下來的正念冥想做好身心準備。你可以從以下精油中進行挑選，這些精油都是有助於正念練習的精油。

有助正念的精油：

佛手柑（*Citrus bergamia*）

大西洋雪松（*Cedrus atlantica*）

羅馬洋甘菊（*Anthemis nobilis*）

快樂鼠尾草（*Salvia sclarea*）

絲柏（*Cupressus sempervirens*）

乳香（*Boswellia carterii*）

天竺葵（*Pelargonium graveolens*）

杜松漿果（*Juniperus communis*）

檸檬香茅（*Cymbopogon citratus/ flexuosus*）

甜馬鬱蘭（*Origanum majorana*）

香蜂草（*Melissa officinalis*）

香桃木（*Myrtus communis*）

廣藿香（*Pogostemon cablin*）

檀香（*Santalum album*）

穗甘松（*Nardostachys jatamansi*）

岩蘭草（*Vetiveria zizanoides*）

依蘭（*Cananga odorata*）

在為自己打造獨特的正念配方時，記得請不要使用任何能連結到食物的精油，如甜橙或檸檬，也不要使用你平常會用在其他地方的精油，例如：如果你平常會用真正薰衣草來幫助睡眠，就別在此時使用它。正念配方應該是你為自己創造的獨特香氣。在進行正念練習之前，紙巾上滴幾滴你專屬的正念配方，然後深深嗅聞它的氣味，或者在空間中擴香。這些做法雖然簡單，卻非常有效。

❖ **正面思考**

有些念頭是正面的，有些是負面的，有些甚至處在中間的灰色地帶——「我就什麼也不要做，看看會發生什麼事。」然而，正面思考可沒有灰色地帶。正面思考是樂觀、積極的，且是一種能為自己創造好運的態度。

心態積極的人，會建構策略來增加自己成功的機會。他們不將成功交給機率決定，而是透過仔細計畫、學會應對各種不同情境，讓幸運之神站在自己這一邊。正面積極的人不會做白日夢，想像哪天醒來一切就會順風順水，他們會為自己訂下實際的目標，一步一腳印踏實築夢，而且不會因為隨時出了一點差錯就責怪自己。出現小插曲是正常的，那本來就是過程的一部分，沒有必要讓它們主宰你的生活。

生活總有潮起潮落，關鍵是在其中取得平衡，讓好的感覺多過不好的。這是我們唯一能做的，而關鍵就在於維持樂觀，相信好

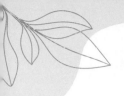

事終會發生。

悲觀的人總是看見事物最糟的一面。然而，當我們一再看到邪惡狡詐的人逞其所願，要怎麼相信好事終究會發生呢？我們每天都能從報紙和新聞裡讀到、聽到、看到那樣的事情不是嗎？請先把那些新聞先放到一邊，花五分鐘的時間打個電話給久未連絡的朋友敘敘舊。這世界還是有許多正面的好事，只是需要你伸手探尋。

從小處著手總是比較容易，因此，遇到棘手的問題時，可以把它先切分成多個較小的部分來處理。多想想你成功辦到的事，而不是你的失敗經驗。釐清你想要什麼，明白自己為什麼想要，然後把它寫下來，制定一份能讓你達成目標的計畫。別總想著明天再做。如果每天都前進一小步，終究有一天能到達終點。記得別讓任何人使你分心，也別讓那些可能把你耗乾的能量吸血鬼纏住你。

精油就像一罐罐瓶裝的正面能量，能幫助我們一步步邁向樂觀。它們輕輕柔柔的推著我們，直到有一天，你發現自己竟然脫口而出說：「事情應該沒有這麼糟啦！」我還沒有見過一種精油是不帶有正能量的，每一種精油都能以它的方式為人們傳遞正面的影響。不過，下面我特別挑選出的精油，是在過往芳香療法使用歷程中，最經典的正向精油。透過空間擴香的方式使用這些精油，能為工作場所或居家空間帶來平衡、和諧與正面的氛圍；此外，也可以調製成按摩油，在泡浴或淋浴時使用，或是以最簡單的方式，將精油滴在紙巾上嗅聞香氣。

有助正面思考的精油：

羅勒（*Ocimum basilicum*）
葡萄柚（*Citrus paradisi*）
歐洲赤松（*Pinus sylvestris*）
廣藿香（*Pogostemon cablin*）
絲柏（*Cupressus sempervirens*）
苦橙葉（*Citrus aurantium*）
乳香（*Boswellia carterii*）
檸檬（*Citrus limon*）
大西洋雪松（*Cedrus atlantica*）
岩蘭草（*Vetiveria zizanoides*）
杜松漿果（*Juniperus communis*）
荳蔻（*Elettaria cardamomum*）
天竺葵（*Pelargonium graveolens*）
迷迭香（*Rosmarinus officinalis*）

請注意，羅勒精油不可在泡浴或淋浴時使用。

以下兩個配方的精油總量都是 30 滴。將 15 至 30 滴精油加入 1 液體盎司（30 毫升）的基底油中調配成身體油。或者預先按照配方比例調製較大的量，然後根據使用方式隨時取需要的量使用。

配方 1

天竺葵......................10 滴
葡萄柚......................8 滴
苦橙葉......................8 滴
乳香........................4 滴

配方 2

大西洋雪松..................10 滴
歐洲赤松....................5 滴
絲柏........................5 滴
苦橙葉......................10 滴

❖ 自信

　　自信是一種魅力。每當充滿自信的人進到人們所在的地方，我們總能感受到對方身上散發的吸引力。他們或許一句話都不用說，全身上下也散發著滿滿的自信。那不是驕傲自滿或老王賣瓜，也不是對他人攻擊或批判。自信是從內心深處散發出一種幽微的沉著，它是如此明亮、如此輕盈，彷彿向所有人宣告：「這就是我，你喜不喜歡都無妨。」自信能讓一個人更容易找到人生伴侶、交到朋友或得到工作。自信讓我們能和陌生人交談自如，並且在廣大的世界裡感到自在。擁有自信是好事，因為它能使人感到自由，更充分的享受生活。

　　人們經常因為恐懼、壓力和緊張，而無法勇敢做自己，精油幫助人們建立自信的方式，就是把這些感覺釋放掉。你可以從下列精油中，選擇一種以上的精油來使用。深深吸入精油的香氣，選擇讓你感到和諧的氣味。當精油的芳香分子進入到你體內，或許會有一些情緒湧現，如果那些情緒是負面的，請避免使用那一支精油。你選擇的精油應該要為你帶來舒服的感覺，而且應該是你喜歡的氣味。

能幫助增加自信的精油：

大西洋雪松（*Cedrus atlantica*）
絲柏（*Cupressus sempervirens*）
椴花（菩提花）（*Tilia vulgaris/cordata*）
荳蔻（*Elettaria cardamomum*）
甜茴香（*Foeniculum vulgare var. dulce*）
薑（*Zingiber officinale*）
佛手柑（*Citrus bergamia*）
花梨木（*Aniba rosaeodora*）
葡萄柚（*Citrus paradisi*）
大花茉莉／摩洛哥茉莉（*Jasminum grandiflorum/officinale*）
歐洲赤松（*Pinus sylvestris*）
檀香（*Santalum album*）
天竺葵（*Pelargonium graveolens*）
迷迭香（*Rosmarinus officinalis*）
甜橙（*Citrus sinensis*）
芫荽籽（*Coriandrum sativum*）

　　下列配方除了配方 2 與配方 6 之外，精油的總量都是 30 滴。將 15 至 30 滴精油加

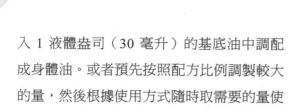

入 1 液體盎司（30 毫升）的基底油中調配成身體油。或者預先按照配方比例調製較大的量，然後根據使用方式隨時取需要的量使用。

自信滿滿

配方 1

甜橙...................................10 滴

大西洋雪松...........................5 滴

薑.......................................5 滴

大花茉莉／摩洛哥茉莉.....10 滴

配方 2

葡萄柚................................10 滴

甜橙...................................10 滴

佛手柑................................5 滴

配方 3

大西洋雪松.........................10 滴

絲柏...................................12 滴

歐洲赤松.............................8 滴

配方 4

迷迭香................................10 滴

檸檬...................................10 滴

甜橙...................................10 滴

配方 5

荳蔻...................................5 滴

薑.......................................15 滴

芫荽籽................................10 滴

> **配方 6**
> 在 30 毫升的基底油中，加入 10 滴大花茉莉／摩洛哥茉莉，或是橙花（菩提花）。

❖ **專心**

這個時代處處充滿令人分心的事物，要專心可真是一件難事。我們的思緒要不是被一句推特、一則更新或是一封 email 打斷，就是電話突然響了起來。於是，大部分人都學會了生活在這時代的必備技能——同時把心思放在多件事情上。我們開始習慣以破碎的方式生活。或許這聽起來也沒什麼大不了，但如果你正試著要寫一本書、完成一份工作報告或期末報告，那麼無法專注將會使你的成果品質一落千丈。然而，並不只有寫作時需要專心，事實上，所有你能想到的工作，要是能帶著清晰的思緒去完成，都會得到更佳的結果。舞者需要專心，否則可能跌倒；擦大樓玻璃窗的工人也需要專心，否則會跌得更慘；駕駛需要專心，外科醫生需要專心等，我還能舉出無數個例子。從古到今，專心都是人類活動很重要的元素，在這個時代也沒什麼不同。

下面這些精油都可以幫助你提高集中度，只需要滴在紙巾上嗅聞，或是在空間中擴香就能達到效果。使用這些精油來泡澡，

可以幫助個人更專注在自己身上。調製成按摩油規律使用，可以全面且長期的幫助提升專注力。

下列精油全部都可能以常用方式使用，只有羅勒與胡椒薄荷（歐薄荷）要注意避免在泡浴或淋浴時使用。如果想要透過專心增進工作效率，最適合的選擇會是檸檬、羅勒、山雞椒或乳香。

幫助專心集中的精油：

檸檬（*Citrus limon*）
甜羅勒（沉香醇羅勒）（*Ocimum basilicum ct. linalool*）
檸檬香茅（*Cymbopogon citratus/ flexuosus*）
山雞椒（*Litsea cubeba*）
荳蔻（*Elettaria cardamomum*）
佛手柑（*Citrus bergamia*）
甜橙（*Citrus sinensis*）
大西洋雪松（*Cedrus atlantica*）
迷迭香（*Rosmarinus officinalis*）
藍膠尤加利（*Eucalyptus globulus*）
胡椒薄荷（歐薄荷）（*Mentha piperita*）
醒目薰衣草（*Lavandula x intermedia*）

將 15 至 30 滴精油加入 1 液體盎司（30 毫升）的基底油中調配成身體油。或者預先按照配方比例調製較大的量，然後根據使用方式（例如：泡浴、淋浴、空間擴香或嗅吸等）隨時取需要的量使用。

專心集中

配方 1

檸檬	20 滴
甜羅勒（沉香醇羅勒）	6 滴
迷迭香	2 滴

配方 2

山雞椒	10 滴
荳蔻	10 滴
檸檬	10 滴

❖ 自尊

自尊就像蛋殼──一碰就會碎。它很脆弱，很多事情都能使它消磨殆盡──例如：在學校或職場受到霸凌、遇到蠻橫的上司、家有控制狂伴侶，或身邊有個終日抱怨你不是的人。我們身上珍貴的自尊之殼，通常都是因他人的詆毀而被破壞。

我一再看到許多人帶著低落的自尊感，那總讓我驚訝不已。那些聰明伶俐、外型亮麗又滿是才華的人竟然會說：「天啊！我做不到！」或「我不夠聰明，沒辦法辦到！」。簡直胡說，他們當然做得到！只是曾經在過去，或者現在，生命中有某些人，讓他們以為自己辦不到。

自尊能讓你認知到自己的潛能和自我價值，讓你為自己的所作所為感到驕傲，並且相信自己的判斷能力。當你擁有自尊感，就

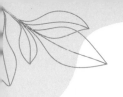

能單純因為自己而感到安全，即便你知道自己身上有缺點也是一樣，因為你同時也看到自己的優點，並且欣賞那些優點。沒錯，你並不完美，但沒有誰是完美的，你就和所有其他人一樣好。

精油不會像施了魔法一樣，在一夜之間讓一個人從自尊低落到容光煥發、自信滿滿，不過精油能夠以細緻且輕柔的方式，幫助處在人生暗角中悶悶不樂的你，並且幫助你建立起自尊感，讓你能明確的評估自己在這世界可以做些什麼。重要的是，記得避免選用那些會讓你聯想到負面回憶的精油。

有助增加自尊感的精油：

風信子（*Hyacinthus orientalis*）
檀香（*Santalum album*）
岩蘭草（*Vetiveria zizanoides*）
依蘭（*Cananga odorata*）
千葉玫瑰（摩洛哥玫瑰）（*Rosa centifolia*）
大花茉莉／摩洛哥茉莉（*Jasminum grandiflorum/officinale*）
香石竹（康乃馨）（*Dianthus caryophyllus*）
佛手柑（*Citrus bergamia*）
天竺葵（*Pelargonium graveolens*）
野洋甘菊（摩洛哥洋甘菊）（*Ormenis multicaulis*）
大西洋雪松（*Cedrus atlantica*）
乳香（*Boswellia carterii*）

橙花（*Citrus aurantium*）
葡萄柚（*Citrus paradisi*）
歐洲赤松（*Pinus sylvestris*）
花梨木（*Aniba rosaeodora*）
甜橙（*Citrus sinensis*）
芫荽籽（*Coriandrum sativum*）

將 15 至 30 滴精油加入 1 液體盎司（30 毫升）的基底油中調配成身體油。或者預先按照配方比例調製較大的量，然後根據使用方式（例如：泡浴、淋浴、空間擴香或嗅吸等）隨時取需要的量使用。

增強自尊

配方 1
依蘭........................10 滴
佛手柑......................4 滴
岩蘭草......................2 滴
檀香........................12 滴

配方 2
風信子......................4 滴
佛手柑......................5 滴
千葉玫瑰（摩洛哥玫瑰）......5 滴

配方 2 用的精油格外強大，因此在 1 液體盎司（30 毫升）的基底油中，只需要加入最多 14 滴（甚至更少）的精油稀釋成身體按摩油。

❖ 堅定

　　堅定的人總是能達成所願。當他們遭到態度惡劣的服務時，會堅守自己的立場；若是遇到心目中的真命天子（或真命天女），也從不會羞於開口邀約對方。堅定的態度不只和我們與外在世界的關係有關──它也和捍衛完整的自我有關，進而，幫助我們清楚知道自己是誰，並且活出那樣的自己。堅定的態度是捍衛自己「做自己」的權利，而不是活出別人期望的樣子。堅定的人們可不做逆來順受的受氣包。

　　多年來，我親眼見證無數的人們，在第一次芳香諮詢時看起來像溫順的小綿羊，而在幾次療程之後，逐漸綻放出坦然、敞開且堅定的樣貌。建議你從下列精油中，根據自己喜好選擇一種或多種精油組和在一起，或者也可以嘗試我列出的配方。這些精油可以用來泡澡、淋浴、調製成身體按摩油、用各種方式在空間中擴香，或單純滴在紙巾上嗅聞氣味。成果不是一蹴可幾，但只要規律使用，大概二週的時間就能看到效果。或許你不覺得自己有什麼不同，直到身邊的人對你說：「哇！我很喜歡你剛才處理那件事的態度。你做了什麼，怎麼變化這麼大？」

> **有助態度堅定的精油：**

甜茴香（*Foeniculum vulgare var. dulce*）
甜羅勒（沉香醇羅勒）（*Ocimum basilicum ct. linalool*）
大花茉莉／摩洛哥茉莉（*Jasminum grandiflorum/officinale*）
大西洋雪松（*Cedrus atlantica*）
絲柏（*Cupressus sempervirens*）
乳香（*Boswellia carterii*）
薑（*Zingiber officinale*）
廣藿香（*Pogostemon cablin*）
依蘭（*Cananga odorata*）
黑胡椒（*Piper nigrum*）
野洋甘菊（摩洛哥洋甘菊）（*Ormenis multicaulis*）
佛手柑（*Citrus bergamia*）
芫荽籽（*Coriandrum sativum*）
香石竹（康乃馨）（*Dianthus caryophyllus*）
晚香玉（*Polianthes tuberosa*）
萊姆（*Citrus aurantifolia*）
荳蔻（*Elettaria cardamomum*）
岩玫瑰（*Cistus ladaniferus*）
山雞椒（*Litsea cubeba*）

　　避免用羅勒來泡浴或淋浴。使用下列配方時，先按照比例將精油混合完成。接著，以每小匙（5 毫升）的基底油用不超過 2 滴精油的比例稀釋成身體按摩油；泡澡時使用不超過 3 滴精油，並記得先用少量基底油稀釋。用空間擴香或吸嗅法時，可以參考本書第 1 章（第 37 頁）「表 2：精油使用方法指南」的內容。

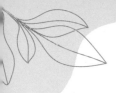

態度堅定

配方 1

岩玫瑰	2 滴
山雞椒	10 滴
大花茉莉／摩洛哥茉莉	6 滴

配方 2

廣藿香	10 滴
乳香	10 滴
佛手柑	10 滴

配方 3

大西洋雪松	15 滴
絲柏	5 滴
萊姆	10 滴

❖ 幸福快樂

人們常說：「我只希望孩子快快樂樂就好。」幸福快樂總是我們對孩子最大的盼望。那大人呢？對許多人來說，幸福就像一座遙遠神祕的島嶼，終其一生奮力的游，卻從來也沒真的上岸。還有些人的幸福像是破曉時的一層薄霧，伸手抓也抓不著。幸福是如此難以捉摸、稍縱即逝。

幸福的人全身上下充滿光彩，彷彿為自己找到了哲學上的定位，連靈魂深處都不再有一點苦痛。他們的氣場充滿喜悅。然而，幸福是一種非常個人的感受——能讓一個人感到幸福快樂的事物，另一個人不見得喜歡。無論幸福是以什麼方式到來，都是一種極度美好的感受。從某個角度來看，幸福就是能夠全然接受自己，接受自己的生活，並接受自己的限制，活在每一個當下，而不是總想著還要更多。

精油無法讓一個終其一生悲慘無比的人瞬間變得快樂，但它一定能慢慢的增強他內在的幸福感受，讓他們逐漸走向光明。在挑選使用的精油或配方時，選擇吸引你的、感覺對的氣味就可以了。

能讓人幸福快樂的精油（以下僅列舉一部分）：

甜橙（*Citrus sinensis*）
奧圖玫瑰（*Rosa damascena*）
千葉玫瑰（摩洛哥玫瑰）（*Rosa centifolia*）
大花茉莉／摩洛哥茉莉（*Jasminum grandiflorum/officinale*）
芫荽籽（*Coriandrum sativum*）
薑（*Zingiber officinale*）
丁香花苞（*Syzygium aromaticum*）
錫蘭肉桂葉（*Cinnamomum zeylanicum*）
安息香（*Styrax benzoin*）
香石竹（康乃馨）（*Dianthus caryophyllus*）
天竺葵（*Pelargonium graveolens*）
香草（*Vanilla plantifolia*）

將 15 至 30 滴精油加入 1 液體盎司（30 毫升）的基底油中調配成身體油。或者預先

按照配方比例調製較大的量，然後根據使用
方式（泡浴、淋浴、空間擴香或嗅吸等）隨
時取需要的量使用。

幸福洋溢

配方 1
甜橙........................... 19 滴
千葉玫瑰（摩洛哥玫瑰）...... 5 滴
大花茉莉／摩洛哥茉莉...... 5 滴
丁香花苞..................... 1 滴

配方 2
佛手柑....................... 5 滴
天竺葵....................... 13 滴
錫蘭肉桂葉.................. 2 滴
薑........................... 10 滴

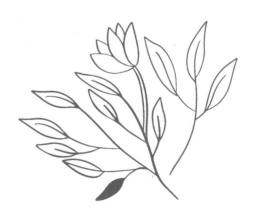

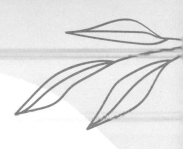

外出旅行精油藥箱

- 真正薰衣草（*Lavandula angustifolia*）
- 胡椒薄荷（歐薄荷）（*Mentha piperita*）
- 天竺葵（*Pelargonium graveolens*）
- 羅馬洋甘菊（*Anthemis nobilis*）
- 薑（*Zingiber officinale*）
- 澳洲尤加利（*Eucalyptus radiata*）

- 沉香醇百里香（*Thymus vulgaris ct. linalool*）
- 檸檬香茅（*Cymbopogon citratus / flexuosus*）或錫蘭香茅（*Cymbopogon nardus*）
- 茶樹（*Melaleuca alternifolia*）
- 迷迭香（*Rosmarinus officinalis*）

旅行的重點就是逃離那些一成不變的現狀，去找點樂子！就定義而言，旅行就是離開所有我們熟悉的一切，於是這也包括離開日常習慣的安全網——家裡附近的藥房、熟悉的醫生和家中的藥箱。旅行途中，所有和健康有關的問題都無法預期——可能是意外，或是料想之外的情境。在假期中，可能發生事與願違的事，讓大家都掃了興。這就是為什麼我們需要準備外出旅行精油藥箱。

旅行是一趟冒險，這也是為什麼人們這麼熱愛旅行。如果我們不希望生活出現變化，就會乖乖待在家裡了。冒險會帶來驚奇，但驚奇卻不見得是驚喜。這些驚奇可能來自在地的植物或動物——或刺，或螫，或咬，或者是不那麼合拍的食物、看起來離乾淨很遠的住宿環境，或是意想之外的天氣變化。意外時時都可能發生，我們最好事先做好準備。

這一章提到的外出旅行精油藥箱，能在許多時候派上用場。就算你只打算帶一到兩瓶精油在身上，它們也能幫助你妥善處理事先已經知情，並且能預期到可能會重複發生的問題——例如：對陽光過敏的肌膚，或是蚊子特別青睞的體質。在這一章裡，我特別為打算安排空檔年（gap year）壯遊的年輕人設計了只有四支精油的迷你旅行精油包。就算只是放個連假，也可能有想像不到的事情發生。不過首先，我們得背起行囊出發才行。這一章，就從踏上旅程開始。

175

踏上旅程

旅行應該是人生一大樂事，但要是你才剛出門就暈車或暈機，可就不那麼享受了。胡椒薄荷（歐薄荷）精油對於腸胃不適有很好的安撫作用，顯然對所有不容易適應環境的旅行者來說，絕對是必備精油。把 1 滴胡椒薄荷（歐薄荷）精油滴在紙巾上，放在車子座位底下，通常能幫助解除暈車或暈機時噁心想吐的感覺。

另一個有力的旅行助手是薑。薑精油緩解暈船的效果赫赫有名，對於其他交通工具帶來的暈眩，也有同樣出色的效果。將 2 滴薑精油滴在手帕上吸嗅，就能大大改善情況。此外，用一點基底油稀釋 1 滴薑精油塗抹在上腹部，也會帶來幫助。

炎熱的夏天塞在前往海邊的路上，那段車內時光總是又熱又難熬。在棉花球上滴 1 滴迷迭香、澳洲尤加利或是檸檬香茅精油，放在相對陰涼的車子地板上，就能讓乘客和駕駛享受一段清涼寧靜的時光。這三種精油不只有抗微生物和抗菌消毒的效果，還可以安撫神經，降低煩躁感。它們不會讓駕駛昏昏欲睡，反而能讓他（她）平穩、放鬆，同時保持警覺。如果需要長時間駕駛，駕駛可以在出發當天早晨，將 2 滴稀釋過的迷迭香、澳洲尤加利或檸檬精油加在泡澡水、淋浴的搓澡巾，或塗抹在身上。這能幫助駕駛更清晰集中，並在行進間保持警覺。

車子排放的廢氣也可能讓人想吐。因此，塞在路上的時候記得關上車窗，拿幾張紙巾各自滴上 1 滴澳洲尤加利或迷迭香放在車子地板上，抵銷廢氣的氣味。

暈車、暈船等交通工具造成的暈眩，有很大程度和眼腦之間的訊息矛盾、耳朵的平衡機制以及腸胃有關。看向地平線遠方靜止不動的物體能帶來幫助，或者如果你在飛機或船上，就閉上眼睛。

❖ 搭乘飛機

飛行本身就是一種令人不適的交通方式。高壓密閉的客艙有可能使人缺水、腳部及腳踝水腫、抽筋、皮膚乾燥、頭痛，尤其經濟艙乘客還可能因為頂到前座而造成膝蓋疼痛！在飛行時，避免飲用酒精飲料、茶和咖啡，記得多喝水，並且喝點果汁維持血糖。長途飛行時，腸道中的氣體可能膨脹，因此造成脹氣和腸胃不適。要改善這個情況，可以在家裡先喝一杯薄荷茶再出門，然後用 1 小匙（5 毫升）的基底油稀釋 1 滴胡椒薄荷（歐薄荷）精油和 1 滴真正薰衣草，塗抹在整個腹部區域。

如果搭飛機讓你焦慮，準備一張紙巾，滴上 1 滴真正薰衣草和 1 滴天竺葵精油，放在一個小密封袋裡面，隨身帶著。要是覺得緊張，就把紙巾拿出來，放在鼻子前方嗅聞

一會兒。深深吸氣、靠向座椅後背，閉上眼睛，讓自己放鬆。這對那些搭乘飛機時容易煩躁生氣的人，也有很好的效果。

長途飛行時，腫脹的雙腳和腳踝總是令人困擾。以下兩個方法可以緩解這個情況，兩者都很有效，只是需要提前準備。你會需要準備一塊棉布——手帕是極佳的選擇——用這塊棉布製作敷包。首先，在布料上滴 2 至 3 滴真正薰衣草精油，接著把布料沾溼，擠乾多餘的水分，只要維持溼潤就可以。把布料摺疊好，放在一個小密封袋裡面隨身帶著。當你在高空中感覺腳踝水腫時，把敷包放在你的腳和腳踝上，然後花幾分鐘輕柔的由下往上按摩到小腿肚下方，前後都要。第二種方法是，事先用蘆薈膠稀釋 5 滴真正薰衣草或澳洲尤加利精油，然後在水腫時用這個蘆薈膠從下往上按摩你的雙腳和腳踝，就像第一個方法一樣。

如果你很容易在旅行時抽筋，用前述的方式製作敷包，不過請在布料上添加天竺葵精油，並且在抽筋時敷在患部——通常是小腿肚，或是腿或腳等部位。同時，也別忘了試試傳統的方法，用拇指和食指緊緊抓住大腳趾，將腳板往後扳。

航空公司也會針對如何在飛行期間讓身體更加舒適提供建議，那些建議也相當值得參考，例如：盡可能多走動，在座位上以順時針和逆時針的方向動動雙腳及腳踝等。

近年來，尤其在長途飛行時，最怕的就是在擁擠的空間裡，傳染到其他乘客身上的疾病。我個人每次搭飛機時，身上都會帶著一副一次性口罩，萬一身邊乘客的健康情況剛好引起我的顧慮，就可以派上用場。如果周圍有許多人在咳嗽，或說話說得口沫橫飛，我就會在口罩裡塞進一塊滴了 1 滴沉香醇百里香的紙巾。我更常用的方式是直接隨時嗅聞紙巾上的精油氣味，要是空氣裡正好有傳染源經過，很可能就不會在我身上停留。

我經常四處旅行，至今還沒有被任何人傳染過。這也可能是因為，每當我坐下來，就會馬上用精油溼巾把所有可能碰到的地方都擦過一遍——包括椅背扶手、桌板、遙控器等。聽起來或許有點誇張，但我可不是唯一一個這麼做的人，機艙組員也不覺得這有什麼大不了，顯然他們看多了！精油溼巾的製作方式很簡單，你可以將它加進你的外出旅行精油藥箱當中，把下列精油調和在一起，然後將 2 至 3 滴精油滴在 10 片沾溼的紙巾裡，放進密封袋裡封好。或許這些溼巾不會一次旅行就全部用完，但平時搭乘公車、計程車和火車時，也都很好用。這個配方的氣味很棒，不僅能清新空氣，還有抗微生物的作用。

精油溼巾配方

真正薰衣草	2 滴
薑	2 滴
沉香醇百里香	4 滴
檸檬香茅	4 滴
茶樹	2 滴

長途飛行時，孩子們可能很難乖乖坐好，而且還不容易取悅，不僅壞了你的遊興，連周圍乘客也深受其擾。針對這樣的情況，請事先準備一罐按摩油。用 1 大匙（15 毫升）質地輕盈的基底油，稀釋 5 滴羅馬洋甘菊精油。當孩子開始失控時，用一點油按摩他的腿腳，然後在孩子周圍塞一條毯子，很快他們就會安靜下來了。每一次只用一點點就夠了，旅行期間遇到類似情況時，都可以隨時使用。

時差是身體因短時間轉換時區而產生的生理症狀，最明顯的表現就是到了當地無法順利入眠。飛行時間愈長，時差的問題就可能愈嚴重。對每一天都珍貴的短期旅行或重要的出差行程來說，花兩天或三天的時間調整時差都嫌浪費，更何況等到了回程，又有另一個時差要調！

幾種順勢療法製劑似乎對時差有很好的效果，例如：山金車（*Arnica montana*）、洋甘菊（*Chamomilla*）、石松（*Lycopodium*）、吐根（*Ipecacuanha*）和雛菊（*Bellis perennis*）。每個人都有自己對付時差的法寶，例如：維他命、補充品和飲食建議，這些方法都可能是有效的，至少對某些人來說。而處理時差最重要的一點正在於此：情況因人而異。我的長途飛行通常都不是為了假期（可惜啊！），這樣的話我還有一兩天能休息。通常我都是要在當地給出好幾場演講，因此在抵達後，隔天一大早就需要精神奕奕的現身會場。我可不能有時差啊！而我發現，精油可以淡化不同時區的界線，讓它們更加融合在一起，於是可以避免身體出現疲勞和令人不快的情況。

有很多精油組合都可以用來緩解時差反應，不過其中一個理想的搭配，會是在早上使用迷迭香和檸檬香茅，在晚上使用真正薰衣草和天竺葵。出發之前，先用 2 滴迷迭香和 2 滴檸檬香茅泡澡；或者，如果你習慣淋浴，就在清洗完身體後，在沾溼的搓澡巾上各滴 1 滴擦拭全身。

一旦抵達目的地，首先強迫自己根據當地時間就寢，在那之前必須保持清醒。在睡覺前，泡個熱水澡，在水中加入 1 滴真正薰衣草和 1 滴天竺葵精油（或者也可以試試洋甘菊、快樂鼠尾草或橙花），或者將這些精油滴在淋浴使用的搓澡巾上擦拭全身。如果這些都不容易辦到的話，就在手心倒些基底油，加入 1 滴真正薰衣草和 1 滴天竺葵，塗抹在你的肩膀和頸部。同時，也可以用這些

油來按摩後腰及臀部，舒緩飛行久坐導致的疲痛和僵硬。

這些方法都可能使時差的症狀獲得緩解，但為求保險，請在接下來幾天繼續使用精油。早上，按照同樣的方法，但把精油換成迷迭香和澳洲尤加利。如果你的工作性質需要經常在各大洲之間旅行，在你的旅行精油包裡加入葡萄柚會是絕妙的選擇。上述所有方法都可以加入葡萄柚使用，在早上和一整天的行程中都可以隨時使用。

另外一個要推荐給旅行者的組合是胡椒薄荷（歐薄荷）和天竺葵。這個組合很適合容易出現收假憂鬱症的人，也就是在放鬆享受了整個假期後，卻發現必須回到現實，在回歸日常後容易鬱鬱寡歡的人。

收心不是件容易的事，不過用幾滴胡椒薄荷（歐薄荷）和天竺葵擴香，能幫助你克服突然必須回到真實世界的詭異感。

抵達目的地

當我們去到異地，很可能接觸到我們尚未產生抵抗力的當地細菌和病毒。不只如此，我們入睡和洗漱的地方，就在前一晚才有陌生人使用過。我們無法預知他人帶著什麼樣的細菌和病毒來到這裡，那為什麼要冒險沾染它們呢？多做些防護措施不是神經兮兮，除了晒到發亮的皮膚之外，我們可不需要把其他的東西一起帶回家。

就算衛浴設備看起來擦得亮晶晶，也不代表有經過消毒處理。用直接滴了1滴百里香和茶樹精油的紙巾，把門的把手、馬桶沖水鈕和座墊擦過一遍，前後也不需要一分鐘的時間。在抗菌溼巾流行起來之前，這是我一直保持的習慣。如果你去的地方在衛生上特別令人疑慮，或許你可以在幾張紙巾上滴入百里香、茶樹和檸檬香茅精油，這三種精油加在一起有非常強大的殺菌效果，沒有多少微生物能逃過它們的手掌心。

此外，如果想多做點預防，可以把床單掀起來，用滴了幾滴真正薰衣草的紙巾擦過整個床墊。根據你所在區域的不同，如果覺得需要，也可以加入百里香、檸檬香茅和茶樹。

休息的一年或一個空出來的週末！

空出一年來旅行不是年輕人的專利。年輕時沒有機會這麼做的成年人，也紛紛開始踏上旅程。不是每個人都願意在行囊裡放進十種精油，因此，以下是特別為這些旅行者挑選出來的迷你旅行精油組，在空檔年或是放個小假的旅行途中，這些精油可以為各種情況帶來很大的幫助！

迷你旅行精油組

| 真正薰衣草 | 沉香醇百里香 |
| 茶樹 | 天竺葵 |

　　根據目的地的不同，你可以在這四種精油之外，再額外挑選適合加進來的精油成員。舉例來說，如果你要去的地方常有攜帶萊姆病[1]（Lyme disease）病菌的蜱蟲，就可以額外帶上檸檬尤加利。野馬鬱蘭也是強大的抗病毒好手，也很適合加入精油包當中。

出外也有家的感覺

　　只要身上帶著平常習慣使用的精油，外出也能像在家一樣舒適。這些精油的香氣能營造出一種舒服的氛圍，讓你在陌生的環境也能感到熟悉、安全。

　　去到陌生的地方時，孩子容易有不安全感。此時，熟悉的精油氣味能幫助他們平靜下來，因為那讓他們聯想到遠方的家。想透過氣味安撫孩子時，首先選好一支你準備帶在身上的精油，在外出的前幾天，經常在家中四處使用它。舉例來說，如果你經常在家

中使用天竺葵擴香，那麼在你到達旅行目的地之後，可以將天竺葵精油滴在紙巾上，放在房內各處。熟悉的氣味能幫助孩子很快安心入睡，因為芬芳的氣味感覺就像家裡一樣。

日晒

　　長時間日晒是造成皮膚癌的原因之一。即便一再收到警告，人們還是對海灘趨之若鶩，盡可能趴在那兒享受陽光的滋養。好在，他們都用了高防晒係數的防晒霜。不過，幾乎半裸又無所事事的躺著，正好可以讓我們好好檢視身上的痣。既然我們很少會獨自一人去海邊做日光浴，那麼，隨行的同伴正好可以幫忙檢查身體背面的分布情況。為自己畫出一個身體痣分布圖，或許是最有意義的旅行紀念品之一了。要是你能定期追蹤確認，看看是否有新痣出現，或現有的痣是否有所變化，那更是意義非凡。

　　在太陽底下使用精油時，很重要的是學會認出有光敏性的精油。因為這些精油有可能使皮膚對陽光的敏感度增加。

　　晒傷也有程度之分，如果晒傷的情況很嚴重，甚至出了水泡，那麼請一定要尋求醫療協助。如果只是泛紅，或者皮膚覺得緊繃或疼痛，效果極佳的緊急措施就是萬能的真正薰衣草精油。

[1] 萊姆病是一種透過蜱蟲叮咬傳染的細菌性皮膚傳染病，典型症狀是出現不癢不痛的紅斑，此外也可能有發燒、頭痛，嚴重時出現面部麻痺及關節炎等情況。感染季節在春天及初夏，盛行地區為歐洲各國及美國。

晒傷就像所有的燒燙傷一樣，首先最重要的是把皮膚的熱能帶走。所以，在水槽或澡盆中注滿冷水，可以的話加入冰塊，然後讓晒傷的部位盡可能浸泡在冰水裡。接著，直接取 1 或 2 滴未經稀釋的真正薰衣草精油擦在晒傷的部位。記得，就算只是 1 或 2 滴也足夠塗抹很大的範圍了。不需要貪多，只要確認所有晒傷泛紅的部位都塗到真正薰衣草精油就可以了。如果身上沒有真正薰衣草精油，也可以用洋甘菊取代。接著，如果你手上有蘆薈膠的話，再將清涼的蘆薈膠塗抹上去。孕婦不可用上述方式使用真正薰衣草精油，但可以單獨使用蘆薈膠。

如果你按這個方法處理晒傷，到隔天早上應該就不會覺得晒傷的情況多麼嚴重了。但即便如此，還是請至少在三天之內避開太陽，就算晒傷的部位看起來都好了也一樣。

當皮膚曝晒的程度超出平常的量，想必需要加以照顧。下面這個晒後修復油可以幫助皮膚修復更新。：

晒後修復油

真正薰衣草	10 滴
德國洋甘菊	5 滴
天竺葵	2 滴
稀釋於	
甜杏仁油	4 大匙（60 毫升）
芝麻油	3 大匙（30 毫升）

以上配方在淋浴或泡浴後可作為按摩油塗抹全身，尤其注意特別照顧大量晒到太陽的身體部位。

晒後泡浴精油

羅馬洋甘菊	4 滴
天竺葵	2 滴
真正薰衣草	2 滴

用 1 大匙（15 毫升）的荷荷芭油稀釋上述的晒後泡浴精油，然後加進泡澡水中。泡澡時，輕柔的用油塗抹在晒了太陽的身體部位。

下面這個身體面部兩用油，特別適合在日晒加上風吹的乾燥情境中使用，例如：滑雪、出海或登山的時候。

滑雪、出海、登山晒後修護油

羅馬洋甘菊	8 滴
天竺葵	8 滴
真正薰衣草	8 滴
稀釋於	
荷荷芭油	2 小匙（10 毫升）
芝麻油	1 小匙（5 毫升）
月見草油	1 小匙（5 毫升）
甜杏仁油	2 大匙（30 毫升）

將配方中的精油和基底油均勻調和，每晚睡前使用。

頭髮也可能因為大量日晒、海水、風吹和游泳池中的氯而受損，在本書下冊第 13 章「芳香美容之道」第 385 頁關於「秀髮保養」的段落，有許多極佳的天然護髮方式。即使是禿頭或光頭，那光滑的頭頂依然和臉部一樣需要妥善保護。雖然頭髮是頭部抵禦陽光的天然屏障，但戴上帽子總比不戴好。

炎熱的情境

❖ 熱衰竭（heat exhausion）
與中暑（heatstroke/sunstroke）

熱衰竭或中暑的症狀一開始可能並不明顯，或讓人覺得無需掛心；事實上，這是一個可大可小的危險情況，尤其對孩童和老人更是如此。患者可能覺得頭昏、暈眩、想吐或昏昏欲睡；也可能變得迷糊、失去判斷力，出現頭痛、發燒、心跳加速或換氣過度等情況。要是環境溫度超過攝氏 40℃（華氏 104℉）就絕對需要提高警覺，除非對方只是在陽光下運動後，一時之間覺得身體發熱。當體溫調節機制失去功能，身體會停止排汗，出現這樣的情況就表示麻煩大了，尤其如果皮膚變得又乾又燙，甚至發紅。而雖然處在中暑狀態，患者也可能出現發冷、發抖的情況。人們常以為在潮溼的環境下不會中暑，事實上，環境潮溼會減少身體排汗，

因此反而會更難散熱。無論患者的熱衰竭或中暑情況如何，都應該盡快尋求醫療協助。

與此同時，先將患者移置到陰涼處。脫去多餘的外衣，用所有可能的方式把體溫降下來，例如：使用海綿在身上拍擦冰涼的水，透過冰敷、噴霧，或敷上冰涼的毛巾並經常替換的方式。身體降溫的重點區域是頭部、頸部、腋窩、手腕和鼠蹊部。如果身邊除了水之外什麼也沒有，就用水沖淋患者的頭部和以上重點區域。盡可能讓患者沖個冷水澡，能泡進冷水裡會更好。不過，如果患者年紀稍長或有心臟疾病，就不建議這麼做，因為那可能使血壓升高。

如果打算用冷水沖淋身體，可以取 1 滴未稀釋的澳洲尤加利精油擦在後頸部。如果使用海綿擦拭身體，請持續 24 小時在冰涼的水中加入澳洲尤加利和真正薰衣草精油。短暫觸碰冷水只能讓身體的溫度降下百分之一度，所以只做幾次是絕對不夠的。如果能讓患者泡冷水澡，就泡澡水中加入 4 滴澳洲尤加利與 4 滴真正薰衣草精油。在患者的太陽穴、後頸部和太陽神經叢（即上腹部）塗抹未稀釋的澳洲尤加利或真正薰衣草精油，引導他們深呼吸。

雖然中暑患者可能不覺得渴，但仍然需要補充大量水分。如果在當地商店裡找不到補水飲料，可以參考接下來關於腹瀉的段落，自己製作補水飲料。中暑的情況可能累

積幾天才爆發，而要完全恢復也需要幾天的時間。在這段時間裡，必須時時注意患者的情況。

❖ 熱痙攣（Heat cramp）

當患者的活動強度超過平時的運動量和排汗量，體內水分及電解質大量流失時，就可能出現熱痙攣的情況。此時，記得大量補充水分、喝補水飲料，或是自己製作補水飲料（見本書第 185 頁），並用以下配方按摩雙腿：

熱痙攣按摩油	
天竺葵	2 滴
澳洲尤加利	3 滴

均勻混合上述精油，然後以每小匙（5 毫升）基底油加入 3 至 5 滴精油的比例，調製成按摩油。

❖ 痱子（prickly heat）

痱子（或稱汗疹〔*miliaria rubra*〕）是一種帶有小水泡的紅疹，看起來就像是粉紅色或紅色的斑點。痱子是汗腺阻塞引起的，患部可能非常癢。痱子可能出現在身體的任何部位，最佳處理方式是盡快保持身體涼爽，注意發疹部位要通風，或只用輕薄的棉布覆蓋起來。

使用以下精油噴霧噴在患部：將 6 滴澳洲尤加利、6 滴真正薰衣草和 6 滴羅馬洋甘菊精油加入 1 小匙酒精（伏特加也可以）當中，再加入一大杯礦泉水中，大力搖晃均勻。泡熱水澡時加入精油，也能帶來很好的舒緩效果：在泡澡水中加入 4 滴澳洲尤加利和 4 滴真正薰衣草精油。

在泡澡水裡加入小蘇打粉也是很好的做法。如果你打算這麼做，只需要再加入真正薰衣草精油就可以，不過——這很重要——務必記得先把真正薰衣草精油和小蘇打粉混合好再加入水中，不要分別倒入水裡。以下我根據患者年紀的不同，分別列出適合使用的量。如果要處理嬰兒身上的痱子，試著搭配爐甘石洗劑（calamine lotion）使用。在 2 大匙（30 毫升）爐甘石洗劑當中，加入 2 滴德國洋甘菊（或羅馬洋甘菊）以及 2 滴真正薰衣草精油。或者，為寶寶泡個溫暖的熱水澡，注意起身後將所有身體皺褶處都仔細擦乾。

痱子粉配方	
嬰兒用	
小蘇打粉	½杯
真正薰衣草	1 滴

將真正薰衣草均勻混合在小蘇打粉中，然後加入泡澡水裡。如果寶寶不滿 1 歲，配

方分量足夠使用四次；如果在 1 到 2 歲之間，足以使用三次。

---

2 至 7 歲孩童
小蘇打粉 .... ½ 杯
真正薰衣草 .... 2 滴

將真正薰衣草均勻混合在小蘇打粉中，然後加入泡澡水裡。配方分量足夠使用兩次。

---

8 至 10 歲孩童
小蘇打粉 .... ½ 杯
真正薰衣草 .... 3 滴

將真正薰衣草均勻混合在小蘇打粉中，然後加入泡澡水裡。配方分量足夠使用兩次。

---

11 歲以上及成人
小蘇打粉 .... 1 杯
真正薰衣草 .... 3~4 滴

將真正薰衣草均勻混合在小蘇打粉中，然後加入泡澡水裡。

發燒

以成人來說，體溫高於攝氏 37.2 至 37.5℃（華氏 99.0 至 99.5℉）之間，就可以算是發燒，不過仍然需要參考患者年齡、當下時間，以及患者的活動情況來做判斷。以孩童來說，體溫的判準根據測量的位置而有不同——腋溫需高於攝氏 37.2℃（華氏 99℉），口溫高於攝氏 37.5℃（華氏 99.5℉），而肛溫需高於攝氏 38℃（華氏 100.4℉）。

旅行中的發燒通常是因病毒或細菌感染引起的，來源可能是食物、飲水或水上遊樂設施等。叮咬的昆蟲或寄生蟲也可能帶有病菌，若是受到感染，發燒可能是其中的症狀之一。遇到發燒時，很重要的是必須得到專業且正確的診斷。舉例來說，瘧疾的初期症狀和感冒很類似，但很快就可能惡化到危及生命的程度；腦膜炎、深層靜脈栓塞和闌尾炎，也都可能出現發燒的症狀。發燒有眾多成因，究竟真正的病因為何，最好由更熟知當地環境的在地醫師進行判斷，在地人終究比旅客更清楚當地的情況。

發燒的身體可能出現許多變化，包括畏寒發抖到全身發燙、出汗，甚至神智昏迷。如果可以的話，用沾溼的海綿擦拭身體來幫助身體降溫，在水裡加入澳洲尤加利、胡椒薄荷（歐薄荷）、洋甘菊或真正薰衣草精

油。

讓患者多補充身體水分，包括多喝果汁。用沉香醇百里香和茶樹製成空間噴霧，噴灑整個環境或空間，如果你需要照顧患者，記得也用這兩種精油來泡澡——每次泡澡使用 2 滴就可以。

水土不服

我曾問過一個有豐富探險經驗的旅行家，旅行過程中從不曾出現腸胃不適的他，究竟是怎麼辦到的？「只喝瓶裝水，即便那表示我得自己扛一箱過去。飲料裡絕對不加冰塊，不吃任何生食，身上隨時帶著瑞士刀。」顯然，瑞士刀是削果皮用的。要是連刷牙都建議使用瓶裝水，可能你會覺得有點誇張？然而，比起一邊欣賞風景還要隨時跑廁所，這可算方便多了吧！

許多下榻高級酒店的旅客都會出現腸胃不適的情況，罪魁禍首很可能是飯店裡琳瑯滿目但沒有任何保護措施的自助大餐——畢竟連蒼蠅也深受吸引。光是嘗試沒有試過的食物，就可能導致腹瀉，天氣太熱也是原因之一。在水裡加入檸檬精油可以幫助消毒，在食用任何水果或蔬菜之前（或剝去果皮之前），都應該用檸檬水清洗一遍。特別準備一罐旅行用的益生菌補充品，它能幫助腸道益菌滋生，同時幫助身體抵禦外來菌種的侵襲。

❖ 腹瀉（Diarrhea）

輕微的腹瀉一般不會超過 48 小時。腹瀉的主要問題是脫水。如果你不幸出現腹瀉的問題，記得多多為身體補充流失的水分，並飲用補水飲料來補充流失的電解質。要是補水飲料很難買到，可以按以下方式製作。

自製補水飲料

瓶裝水	1 品脫（475 毫升）
糖	3 小匙（平匙）
鹽	¼ 小匙
檸檬精油（或用新鮮的檸檬或萊姆汁取代）	1 滴

充分混合上述材料，每次喝一小杯。泡個熱水澡：在水裡加入 4 滴天竺葵與 4 滴薑精油（以少量基底油稀釋後加入水中）。這能安撫神經，或至少讓你感覺舒服一些。

❖ 食物中毒（Food poisoning）

食物中毒通常在誤食的 24 小時之內發生。原因可能來自人或蒼蠅攜帶的細菌，或是吃到腐壞的食物。噁心、嘔吐、疼痛和腹瀉是最典型的症狀，此外也可能出現發燒和其他病症。

多多補充水分，多喝補水飲料，或是上

述的自製補水飲料。此外,用以下配方按摩身體。

> 茶樹.............................. 2 滴
> 天竺葵.......................... 5 滴
> 真正薰衣草.................. 10 滴

均勻混合上述精油,然後以每小匙(5毫升)基底油加入 5 滴精油的比例稀釋使用。

持續的嘔吐和排泄也可能造成休克,要緩解休克的情況,可以用 1 小匙的基底油稀釋 5 滴薑精油,塗抹在整個腹部區域。

❖ 細菌性痢疾(Bacillary dysentery)

細菌性痢疾,也稱為志賀桿菌病(shigellosis),是透過水源和食物傳染的疾病,傳染媒介可能是蒼蠅、其他媒介或人體接觸。痢疾和一般腹瀉的區別在於,雖然同樣出現水狀排泄物,但很快的,痢疾患者的排泄物會出現黏液和血。細菌性痢疾是一種傳染病,患者必須馬上接受醫師治療,或許需要施打生理食鹽水。患者可能出現的症狀包括:腹痛、發燒、嘔吐、噁心、畏寒、食欲不振等,必須進行補水措施,尤其需要補充電解質。患者需進行隔離,在患者的房間裡噴灑用百里香、檸檬香茅和真正薰衣草製成的精油噴霧。

在泡澡水裡加入以下精油(此時需要使用較高劑量):

> 沉香醇百里香 .... 5 滴
> 真正薰衣草 .... 5 滴
> 薑 .... 4 滴
> 茶樹 .... 1 滴

記得先以等量的基底油進行稀釋,再加入泡澡水中。

如果患者出現肌肉疼痛的現象,將上述四種精油按 1:1 的比例,調製成身體按摩油。真正薰衣草可以舒緩疼痛與身體發熱的現象,如未見效,可換成胡椒薄荷(歐薄荷)——用雙手食指沾取 1 滴精油,塗抹在後腦杓下方和太陽穴周圍。

🌿 亂咬人的小傢伙

大多數的旅行者都知道,地球上某些小生物可能帶來不適及危險,需要謹慎提防——而且,就像為彌補體型的不足一樣,許多生物體型雖小,卻格外具有攻擊性。在接下來的段落你會看到,這樣的危險可能來自爬山、在森林裡漫步、在海裡游泳、在大批白蛉出沒的沙灘上奔跑,或只是在蚊子出籠的陽臺上喝杯飲料。所以,無論去到哪裡,請隨身帶上你的旅行精油包,或至少帶幾罐

你覺得最可能在旅行目的地派上用場的精油。精油占用的空間非常小，在你需要的時候，你會很高興自己沒把它們留在旅館房間裡。

在野外，蛇是潛伏在樹叢裡的危險生物之一，而有幾種植物明明看來無害，卻可能使人長出惱人的疹子，還有很多可能使某些人過敏。我們在海中和海膽及水母同遊，被這些生物螫到可能讓我們休克。咬人或螫人的昆蟲更是多不勝數，包括蜜蜂、黃蜂、跳蚤、床蝨（臭蟲）、蚊蚋（gnats）、糠蚊（midges）、蜱蟲、白蛉、水蜱、大黃蜂，以及最危險的疾病散播者──蚊子。

外出旅行精油藥箱裡的每一支精油，都有消毒抗菌的效果。要是被蚊蟲叮咬，可以立刻、直接塗在患部──愈快愈好。除此之外，最好還是事先熟讀以下關於各種叮咬情況的具體處理方式和建議治療方法，為旅途中可能碰上的小傢伙做好準備。

❖ 預防措施

預防勝於治療，就蚊蟲叮咬來說，事先預防更是一個相對簡單的做法。簡單來說，大方向是用檸檬香茅或香茅精油事先作好驅蟲，透過各種空間擴香方式，讓精油布滿身邊的環境。你可以倒碗熱水、利用各種熱源、在窗邊掛上滴了精油的紙、在樹上掛條滴了精油的緞帶，或是任何其他本書提到過

的空間擴香方法。如果你會在野外生火，事先在幾塊木柴上滴 1 滴驅蟲精油，半小時過後再點火。這麼一來，當木柴燃燒，香味便會四溢。要避免蚊蟲靠近身體，一般來說，真正薰衣草是最好的防護選擇。

旅行時最好用的小幫手就是小噴瓶。它的作用非常多，包括可以用水稀釋好檸檬香茅或香茅精油之後，噴灑在房間裡。如果你下榻的房間有自己的浴室，在晚上出門之前，先在浴室裡放點滾燙的熱水，然後滴些精油在水裡，讓蒸氣帶著香氣從浴室瀰漫到臥室中。此外，在溫熱的水龍頭上也滴幾滴精油，它的溫度也能幫助芳香分子飄散開來。或者，在咖啡杯或玻璃杯等現有的容器裡裝進水龍頭的熱水，要是有熱水壺能直接燒開滾燙的水會更好，在水面上滴些精油，放在窗邊或蚊蟲可能進來的入口。如果有蚊帳，也別放著不用。上述方法適合使用的精油有：真正薰衣草、檸檬香茅、百里香、胡椒薄荷（歐薄荷）或茶樹。這些精油也可以搭配成一個很棒的驅蟲配方。

強效驅蟲配方

沉香醇百里香	4 滴
檸檬香茅	8 滴
真正薰衣草	4 滴
胡椒薄荷（歐薄荷）	4 滴
茶樹	2 滴

這個具有協同作用的配方，很值得事先花點時間準備好，在旅行時帶在身上。它的用法非常多：過夜或午睡時，在棉球或紙巾上滴 2 滴，然後放在床邊；想避免在露臺上用餐時有蚊蟲來作客，可以準備一些長紙條或緞帶（將紙巾撕開來也可以），在每一片紙條、緞帶或紙巾條上滴些精油，然後掛在陽臺周圍；同樣的作法掛在窗邊，也能避免蚊蟲侵擾。除了上述精油之外，檸檬尤加利（*Eucalyptus citriodora*）也是一個很棒的選擇。

有些人似乎比身邊的人容易被小蟲叮咬，而有些人則特別容易吸引蟲子圍繞。這顯然沒有道理可循，因為會咬人的昆蟲實在太多了——舉例來說，光是蚊子就有超過三千種，而每一種都可能被不同的身體化學物質吸引。有效的驅蟲之道，還是得靠個人經驗累積。不過，用精油驅蟲的做法已經有很長一段時間了，人們也從這些經驗中觀察到大致的準則。

一則研究指出，滿月時蚊子出沒的數量是平常的 500%之多。這件事值得你記在心裡，這麼一來，當你在滿月的夜裡打算外出時，就更知道是否該在身上使用精油。此外，蚊子也特別喜歡穿著深色衣服的人，因此在蚊蟲盛行的區域，最好穿著淺色、長袖長褲的服裝。另外，蚊子也很喜歡啤酒的氣味，因此如果同桌之間只有喝了啤酒的人被

蚊子咬，就不那麼奇怪了。香水也可能吸引蚊子注意，不過市售香水產品成分大多以化學物質為主，所以並不能就此推論成分天然的精油也會有同樣的效果。

我們可以用上述的強效驅蟲配方調製成按摩油，在假期間塗抹在身體上：用 2 小匙（10 毫升）的基底油，稀釋 2 滴強效驅蟲複方精油。或者，直接把精油加在手邊的乳液、油膏或乳霜當中。

也可以製作噴霧使用：取 5 滴強效驅蟲配方精油，加在 1 大匙（15 毫升）的金縷梅純露中，再加進 3 大匙（45 毫升）的清水中稀釋。每次使用前大力搖晃均勻。金縷梅純露也可以用烈酒或酒精取代，如伏特加，不過劑量要改為 2 小匙（10 毫升）。用這個噴霧噴灑全身，輕輕拍在所有皮膚露出的部位。

若想為夜間活動做驅蟲準備，請將 15 滴真正薰衣草或天竺葵精油調入 2 大匙（30 毫升）的基底油或蘆薈膠當中，塗擦在所有皮膚露出的部位，包括手臂、腿與腳踝。就寢之前也可以這麼做，為入睡的夜晚帶來防護。

❖ 被咬了！一般處理方式

我們通常會說自己被蚊蟲「咬」到，被海洋生物或某些植物「螫」傷或「刺」到。無論哪一種說法，通常是指皮膚有特定區域

出現反應——消毒清洗配方：腫脹、發紅、疼痛或起疹子——但如果伴隨過敏反應，那麼可能全身都會有感覺。所有的螫咬，無論是來自動物、昆蟲、魚、其他海洋生物、蛇或植物，都需要用某些解藥來治療。

螫咬很可能伴隨感染，而事先預防無疑是最好的防禦方案；花幾分鐘擦擦油、乳霜、油膏或乳液，很可能為你免除了更多的不便及時間，更不用說大大降低患病的風險。精油具有傑出的防叮咬效果，也是許多商業大廠添加在相關產品中的重要成分。然而，當你直接使用天然精油——而不是化學溶劑和其他成分摻在一起的市售商品——將能變化出非常多的用法。同一罐精油，可以用在房間裡、在陽臺、在車上、在身體上，甚至在衣服上。而且，要是不幸真的被螫咬，精油還可以在你得到醫療協助之前，幫助緩解情況。在我們一一根據不同螫咬提出處理建議之前，先來看看遇到螫咬時的一般處置方式。

通常，被螫咬後首先要進行消毒清洗，要是你經常容易被螫咬，更要注意事先準備。下面這些消毒清洗配方非常有效，可以在出行前準備好，或者在外地隨時依需要調製。下列配方任選一種，將 8 滴精油滴在水中清洗患部。如果你沒有預先準備好任何一種配方，那麼，當場使用時，請根據括弧中的滴數來添加精油。

強效驅蟲配方

一般地區
真正薰衣草 .... 10 滴（或 2 滴）
沉香醇百里香 .... 20 滴（或 4 滴）
澳洲尤加利 .... 10 滴（或 2 滴）

熱帶地區
真正薰衣草 .... 10 滴（或 2 滴）
沉香醇百里香 .... 20 滴（或 4 滴）
澳洲尤加利 .... 5 滴（或 1 滴）
*玫瑰草或野馬鬱蘭
.... 5 滴（或 1 滴）

*這兩種精油並不包含在外出旅行精油組裡，不過，同樣是非常好用的精油。

如果你只知道自己被咬了，卻不知道是什麼造成的，當患部出現紅腫的情況，可以先塗上一些未稀釋的真正薰衣草精油，然後再塗抹少量的羅馬洋甘菊精油。只需要 1 滴精油就可以覆蓋很大的區域——請視需求斟酌用量。如果因為過敏導致紅腫情況嚴重，請盡快尋求專業醫療協助。

以下處理方式，是被螫咬時第一時間可以採取的緊急措施。

動物

被動物咬傷或抓傷時，基本的處置建議如下：如果皮膚出現開放性傷口，請尋求專業醫師診療，並且可能需要施打破傷風。無

論情況為何，首先在溫水中加入溫和的肥皂液，以及沉香醇百里香或真正薰衣草精油（如果你手邊有上述的消毒清洗配方也可以在此時使用），用來清洗傷口。接著，在繃帶、棉布或 ok 繃上滴入 4 滴真正薰衣草和 3 滴百里香精油，讓它稍微揮發一下，再覆蓋到清洗過的傷口上。

狂犬病是另一個需要考量的問題。全球有許多國家的政府相關單位已投入大筆預算，試圖阻擋狂犬病毒透過動物傳入國門，但是，還是有許多國家沒有採取相關措施。在旅行期間，要清楚當地情況，並叮囑孩子不要像平時在家一樣隨意親近動物。

狂犬病是一種透過唾液傳染的病毒傳染病——帶原者通常是流浪狗或蝙蝠，但也可能是任何一種動物，包括牛、狐狸、狼、臭鼬和浣熊。就連可愛的小貓也可能攜帶狂犬病毒，所以最好還是隔點距離欣賞牠。當動物舔過你身上的小傷口、開放性傷口，或者舔到你的嘴巴、嘴唇、眼睛或鼻子，都可能把病毒傳染到你身上。如果有感染狂犬病的可能，請立刻就醫。如果被動物咬傷，先盡可能仔細清洗傷口，然後在等待就醫時，以未經稀釋的沉香醇百里香或野馬鬱蘭精油，以及你手邊濃度最高的酒塗在傷口上。

昆蟲

被昆蟲叮咬時，基本的處置建議如下：

如果能找到明顯的叮刺，就先將刺取出，但要注意不要擠破可能連接著的毒囊。用 1 滴未稀釋的真正薰衣草精油直接塗在被叮咬的地方。接著，每過五分鐘就塗上 1 滴真正薰衣草精油（或者如果精油明顯被皮膚吸收，就可以再次補塗），共塗五次（也就是總共塗上 5 滴）。

蚊子：我還沒遇過有誰是喜歡蚊子的。蚊子長得既不討喜，也不會唱歌取悅你。牠們只會在你身邊嗡嗡的飛來飛去，隨時準備咬你一口。只有雌性的蚊子會咬人，因為牠們需要人的血液來幫助產卵。不過蚊子也可能是疾病的帶原者，不僅可能毀了你的假期，還可能毀人一生。

每年全球因蚊子致死的例子高達一百萬件。可能經由蚊子傳染的疾病和病毒包括：瘧疾、西尼羅河病毒、茲卡熱、登革熱、黃熱病和屈公病。

由於我們永遠無法知道蚊子在叮了你之前還咬過誰，因此，我們能做的就是做好萬全的防護準備，以免自己被叮咬。為自己擦防蚊油時，也別忘了擦到臉部——這麼做除了能保護臉蛋，還可能救你一命！在出發前至少二週，每天服用維他命 B_1（硫胺素）和大蒜油等補充品，可以讓自己免於被叮咬，因為這兩樣東西可不受蚊子青睞。在本書第 187 頁「預防措施」的段落，有更多驅蚊驅蟲的方式。另一樣需要謹記在心的是，

一氧化碳（CO）和乳酸也容易吸引蚊子。一氧化碳會隨著人的呼吸被排出，尤其吸菸者的一氧化碳濃度會較高；乳酸不只存在人體當中，也出現在各種非酒精性飲料、糖果、加工食品、塑膠包裝、皮革加工及多種工業加工程序中。

如果被蚊子叮咬，可以直接以未稀釋的真正薰衣草精油塗擦在傷胞上。如果被叮咬的區域很大，可以在 1 杯蘋果醋或兩顆檸檬擠出的檸檬汁中，加入 10 滴真正薰衣草精油和 5 滴沉香醇百里香精油，然後加進泡澡水中，用手攪拌均勻，再開始泡澡。起身後，在所有被叮咬的地方塗上未稀釋的真正薰衣草精油。每天晚上在全身塗抹按摩油，使用的配方是第 193 頁針對白蛉的防護配方，不過另外加入 5 滴檸檬香茅精油。

蜜蜂：被蜜蜂螫到是很痛的，要是你對蜜蜂或蜜蜂相關產品過敏，還有可能出現過敏性休克，因此務必要尋求專業醫療協助。如果被螫到之後感覺身體突然變得虛弱，很有可能是因為血壓降低，那可能是過敏的徵兆，因此需要馬上補充抗組織胺。其他的過敏徵兆包括：因口腔或喉部的腫脹導致吞嚥困難、呼吸困難，以及皮膚發紅、蕁麻疹或噁心想吐的感覺。如果你出現上述或其他症狀，請盡快就醫。

多數人被蜜蜂螫到之後，只會有患部疼痛和紅腫的反應。使用其他物品刮去叮刺，不要用手拔除，因為一不小心可能會接觸到更多的毒液。使用羅馬洋甘菊或德國洋甘菊製成冷敷包，敷在被叮咬的部位持續幾個小時，但如果被叮咬的地方不容易放置敷包，就盡可能用手扶著，時間愈長愈好。每天兩次以 1 滴未稀釋的洋甘菊精油塗抹被叮咬的地方，持續兩天。一隻蜜蜂只會叮咬一次，咬完便結束了生命。

黃蜂與大黃蜂：黃蜂與大黃蜂有可能重複咬人，因為牠們不會在螫咬過後結束生命。而且，如果被黃蜂或大黃蜂螫咬，必須格外注意，因為這兩種蜂都會釋放出一種呼朋引伴的費洛蒙，召喚其他蜂族加入螫咬的行列。如果你手邊剛好有頭髮定形液，對著牠們噴灑吧！並使用其他物品從側邊把叮刺刮掉。

由於黃蜂刺是鹼性的，因此，可以用蘋果醋或酒醋塗抹在被叮咬的部位：1 小匙醋裡加入 2 滴真正薰衣草和 2 滴羅馬洋甘菊精油，均勻混合，然後每天三次拍擦患部。若遭大黃蜂叮咬，可以參考前述蜜蜂螫咬的處理方式，或每天三次塗抹真正薰衣草精油。

蜘蛛：即便是被世界上最小的蜘蛛咬到也可能就此喪命。美國和澳洲的孩子在學校時就被教導如何分辨危險的蜘蛛類型，因此避免許多傷患產生。防禦的第一線是讓自己懂得分辨毒蜘蛛的長相。但那也只有在你明確看到咬到你的蜘蛛樣貌時才有用！

若是被毒蜘蛛咬到，在進到醫院或找到醫療協助之前，每 5 到 10 分鐘就以 10 滴未稀釋的真正薰衣草精油塗抹患部。如果是無致命危險的蜘蛛，在 1 小匙酒精裡稀釋 3 滴真正薰衣草和 2 滴羅馬洋甘菊精油，調和均勻後，每天三次塗抹患部，這樣處理一天應該就足夠了。

蜱蟲：蜱蟲是許多傳染性疾病的病媒蟲，包括萊姆病、落磯山斑疹熱和科羅拉多蜱熱，都可能透過蜱蟲傳染。蜱蟲通常以動物的血液為食，但也可能附著在人類身上。蜱蟲會從長的較高的長草跳到新宿主身上，這是為什麼大部分的蜱蟲叮咬都發生在下半身。最好隨時做好預防措施。

如果在蜱蟲棲宿的區域登山野營，記得為自己和孩子穿上長袖長褲，並且把褲腳塞進長襪裡面，以提供保護。衣服上可以滴點驅蟲精油，包括：真正薰衣草、澳洲尤加利、胡椒薄荷（歐薄荷）、檸檬香茅、香茅、玫瑰草或茶樹。除此之外，檸檬尤加利（*Eucalyptus citriodora*）也非常有效，如果要造訪的地區正好是萊姆病好發的區域，記得把檸檬尤加利帶上。透明無色的精油不會在衣服上留下印記，但有顏色的精油可能留下印痕。

當有蜱蟲在身上吸著你的血，牠們腫脹的身體會附著在你皮膚上，很容易就能察覺。使用專用器具或鑷子把蜱蟲移開，把器具沿皮膚塞到蜱蟲底下，然後一次把牠移開。留下蟲子讓醫生參考。接下來，將 1 滴沉香醇百里香精油直接塗抹在叮咬的部位，而後每過 5 分鐘擦上 1 滴未稀釋的真正薰衣草精油，直到總共塗抹 10 次。這麼做能預防感染，並減輕疼痛與腫脹的情況。如果手邊沒有移除蜱蟲的專用器具或鑷子，那就不要動牠。按照上述程序直接把精油滴在蟲子身上，直到牠自己掉落下來。

離開該地之前，確認沒有其他蜱蟲吸附在你或你的寵物與孩子身上——尤其注意幼童的頭部。

蚊蚋與糠蚊：世界上，有些地方的蚊蚋與糠蚊多到能像雲一樣壟罩在身邊。如若不幸遭到叮咬，用 1 小匙的蘋果醋或檸檬汁稀釋 3 滴沉香醇百里香、香茅或檸檬香茅精油塗擦在患部，就能達到止癢止痛的作用。或者，也可以在蘆薈膠裡調入一些真正薰衣草或茶樹精油來使用。在緞帶或紙條上滴些精油掛在環境周圍，能阻止蚊蚋與糠蚊進入房間裡。

床蝨（臭蟲）與跳蚤：驅趕床蝨（臭蟲）與跳蚤的方法是，一進到下榻處就把床單掀開，在紙巾上滴些真正薰衣草精油，然後用這張紙巾擦拭整個床墊。或許你也會想把真正薰衣草精油滴在床單上。若是不幸被咬，最重要的是避免感染。首先清洗患部，然後塗上未稀釋的真正薰衣草精油。或者，

用蘋果醋稀釋 3 滴沉香醇百里香精油，然後擦在被叮咬的部位。澳洲尤加利也是一個選擇，可以按照真正薰衣草的方式來使用。

潛蚤（chigger）與恙蟎（jigger）：潛蚤是一種來自恙蟎科（Trombiculidae）的橘色小蟎蟲。潛蚤的幼蟲會爬入人類皮膚，注入一種消化酶，讓皮膚細胞更容易為其所食。體型微小的雌恙蟎（或稱沙蚤）會以頭部鑽入人類宿主當中，寄宿幾週以幫助體內的卵發育，雌蟎的身體也會隨之腫大。而後，雌蟎便會死去。這聽起來像是個好消息，但其實屍體會留在宿主體內腐爛，並可能進而造成感染。這些小傢伙通常從腳進入人類身體，當我們光著腳欣賞飯店美麗的花園，或在沙灘上漫步時，就是牠們的可乘之機。

當你感覺到或看到潛蚤或恙蟎在你身上，先用酒精或任何一種烈酒，取 1 小匙（5 毫升）稀釋 10 滴沉香醇百里香精油，每三小時塗擦在蟲子所在的地方。隔天開始，直接以未稀釋的真正薰衣草點塗，一天三次。要是蟲子開始移動到腿上，或者淋巴開始腫脹，請務必尋求醫師協助。

白蛉（sand flies）：被白蛉咬到時你一定知道，因為很痛！某些白蛉咬到人時，甚至會感覺牠們彷彿鑽進你體內，然後又從另一頭鑽了出去。由於白蛉可能引起利什曼病（leishmaniasis）和其他嚴重的症狀，一旦被咬，最好盡快進行處理。這就是為什麼去海灘的時候，包包裡也要帶上一罐真正薰衣草精油！請在第一時間直接塗抹真正薰衣草精油，不需要稀釋。接下來的一週，每天用下面這個配方調製成按摩油擦拭身體，一天兩次。

白蛉叮咬防護配方	
真正薰衣草	10 滴
澳洲尤加利	10 滴
沉香醇百里香	10 滴
茶樹	5 滴

均勻混合上述精油，接著以每小匙（5 毫升）基底油中加入 3 至 5 滴精油的比例進行稀釋。

如果手邊一時無法找到合適的容器調配這樣的分量，就在每次使用時，取 2 小匙（10 毫升）的基底油，加入每種精油各 3 滴。要是出現發燒的情況，請尋求醫師的協助，並告知曾被白蛉叮咬。

蛇

一旦被蛇咬，連性命都可能失去，因此最好馬上前往醫院接受診療。大部分人無法區分無毒的蛇與有毒的蛇，因此，盡可能回想蛇的外觀長相，讓護理人員或專業人士可以幫助判斷。身上如果穿戴著手飾，在等待

救援或前往醫院的路上請先取下，以免身體可能腫起來。此外，盡可能讓患者冷靜下來，不要隨意移動，尤其不要動到被蛇咬的部位——例如：把手臂懸吊起來，限制手部的動作。千萬不要動到被咬的部位，因為那可能會讓毒液更加擴散。除了倒點水把毒液沖掉之外，不要對傷口做任何事——用清水最好，要是無法取得清水，換用任何液體都比沒有好。接著，直接將真正薰衣草精油滴在傷口上，不需要稀釋。這是緊急情況，想用多少就用多少。真正薰衣草一直是人們用來對付歐洲山區有毒生物的好幫手，也是你在得到專業醫療協助之前，從外出旅行精油組中能找到最好用的一支精油。

魚類及海洋生物

被魚類或海洋生物螫傷時，基本的處置建議如下：擦乾患部，直接塗上 1 滴真正薰衣草精油，不需要稀釋。接著，每 5 分鐘重複 1 次（或每當精油被身體完全吸收就繼續補擦），總共進行 5 次（也就是使用 5 滴真正薰衣草精油）。

有毒的魚類和其他海洋生物，毒液多半儲存在觸手和刺裡面。要是刺扎進皮膚裡，要取出來可是非常痛苦的事，而且還得注意傷口感染的問題，尤其如果當地水域不夠乾淨的話。處理的方式如下：首先取下所有肉眼可見的刺，用乾淨的鹽水清洗患部，然後

直接塗上沉香醇百里香和茶樹精油，不需要先稀釋。

若是被海洋生物螫咬，先用冷水清洗患部，然後立刻塗上羅馬洋甘菊或德國洋甘菊精油，不需要先稀釋。世界各地許多地方的人們，在危急時刻會用新鮮的尿液來平撫被海膽刺到的疼痛。

僧帽水母： 僧帽水母有細長的觸手，被螫傷時可能極度疼痛，並出現休克、抽筋、嘔吐和呼吸困難等情況，務必盡快就醫。首先移除任何可能留在身上的觸手，接著以鹽水（而非清水）清洗患部，然後仔細塗上真正薰衣草精油（不需要稀釋），一旦被皮膚吸收，就再塗一些。要是無法獲得醫療協助，可以用肥皂和水清洗患部，然後塗上洋甘菊精油。在接下來的一天當中，每 3 小時就重新補塗真正薰衣草和洋甘菊精油。在患者躺臥或休息時，注意保持溫暖。為患者準備充分的溫水和順勢療法中的山金車製劑（這是一種常見的順勢療法製劑）來因應休克的情況。調配下列按摩油，每天取 2 小匙（10 毫升）塗抹全身：

澳洲尤加利	10 滴
胡椒薄荷（歐薄荷）	2 滴
天竺葵	10 滴

調和上述精油，然後取 3 至 5 滴加入 1

小匙（5 毫升）的基底油中稀釋使用。

　　水母：常見的小型水母也可能螫傷人，使皮膚出現發紅的情況。此時，盡快用肥皂水仔細清洗患部，然後擦上 1 滴羅馬洋甘菊、德國洋甘菊或真正薰衣草精油（不需要稀釋），接著立即冰敷。

　　海膽：如果你不幸踩到海膽，最重要的是，要把所有的刺都取出來。海膽刺相當硬脆易斷，所以取出時務必要小心——無論使用什麼工具，務必事先消毒（如果是金屬材質，可以用火燒過，然後擦去表面黑色的碳痕）。所有的刺都拔除，並且仔細清洗過傷口之後，在接下來的 12 小時裡，每 3 小時在患部塗上 1 滴沉香醇百里香或檸檬香茅精油（不需要稀釋）。

　　如果沒辦法把刺完全取出，可以在患部敷上木瓜皮。果皮內側對著傷口，木瓜的酵素可以溶解皮膚中殘留的刺，並減輕疼痛感。要是你不確定是否已經拔出所有的刺，請尋求專業醫療協助，因為要是仍然有刺殘留（通常在腳部），很容易造成感染。

　　被海膽刺到的疼痛，可以用以下精油來緩解，用等量的比例調製成按摩油。

羅馬洋甘菊或德國洋甘菊 ..	10 滴
真正薰衣草	10 滴
澳洲尤加利	10 滴

　　調和上述精油，然後以每小匙（5 毫升）基底油中加入 5 滴精油的比例稀釋使用。或者，在每小匙（5 毫升）基底油中加入上述精油各 2 滴（也就是總共 6 滴精油），以這樣的比例進行稀釋。

植物

　　有些植物含有刺激性成分（如刺蕁麻或毒藤），可能造成蕁麻疹（或稱風疹）等過敏反應。主要症狀是極度搔癢，皮膚也可能腫起、脫屑，出現紅白斑駁的樣子。此時，應盡快用肥皂及冷水清洗患部，然後塗上澳洲尤加利、真正薰衣草或羅馬洋甘菊精油。可以不經稀釋直接點塗，也可以用蘆薈膠稀釋後塗抹患處，或是製作敷包。從上述精油中選擇一種，在冷水中滴入 2 滴製成敷包敷在患處，通常能在幾小時內成功止癢。

水汙染

　　許多觀光景點都以優美的水景做為號召——大海、湖泊或河川。不過，縱使照片景色如此動人，卻不保證水質乾淨無虞。網站上亮麗的風景，可能刻意調整過顏色，讓水質看起來清澈無比。問題在於，現在全世界的水源都充滿汙染物，或許是市政管理不善，或是黑心工業或海洋船隻排放出來的汙

染物。如果你在游泳後出現任何不對勁的情況，請比照病毒感染來處理——不怕一萬，只怕萬一啊！

🌿 外出旅行精油藥箱——疑難雜症速查表

如果你無法取得精油組裡面的某一個特定品種的植物精油，那麼可以用相近品種來取代。舉例來說，要買到藍膠尤加利可能比買到澳洲尤加利容易。旅行前，記得帶上一小瓶蘋果醋，或者使用當地的任何一種醋——甚至跟飯店廚房要要看。醋有抗微生物和抗真菌的作用，還可以用來稀釋精油。

動物咬傷：沉香醇百里香、真正薰衣草、澳洲尤加利、羅馬洋甘菊、茶樹、胡椒薄荷（歐薄荷）。

水泡：天竺葵、茶樹、檸檬香茅。

瘀傷：羅馬洋甘菊、天竺葵、真正薰衣草、迷迭香。

紅腫：真正薰衣草、羅馬洋甘菊、迷迭香、薑。

燒燙傷：真正薰衣草。

發冷：薑、天竺葵、沉香醇百里香。

感冒：澳洲尤加利、薑、沉香醇百里香。

便祕：胡椒薄荷（歐薄荷）、沉香醇百

里香、薑、檸檬香茅、天竺葵。

抽筋：天竺葵、薑、迷迭香、胡椒薄荷（歐薄荷）。

皮膚乾燥脫屑：天竺葵、真正薰衣草、羅馬洋甘菊。

體力耗竭：真正薰衣草、羅馬洋甘菊、胡椒薄荷（歐薄荷）、天竺葵、迷迭香、檸檬香茅。

寒冷的環境：薑、沉香醇百里香、天竺葵。

炎熱的環境：澳洲尤加利、胡椒薄荷（歐薄荷）、真正薰衣草、迷迭香。

發燒：澳洲尤加利、胡椒薄荷（歐薄荷）、真正薰衣草、檸檬香茅、薑、迷迭香。

發燒：薑、沉香醇百里香、真正薰衣草、天竺葵、迷迭香。

皮膚擦傷、割傷：真正薰衣草、沉香醇百里香、檸檬香茅、澳洲尤加利、茶樹。

花粉症：羅馬洋甘菊、澳洲尤加利、迷迭香。

頭痛：胡椒薄荷（歐薄荷）、真正薰衣草、迷迭香、羅馬洋甘菊。

熱衰竭：真正薰衣草、澳洲尤加利、羅馬洋甘菊、胡椒薄荷（歐薄荷）。

中暑：真正薰衣草、澳洲尤加利、胡椒薄荷（歐薄荷）、羅馬洋甘菊。

消化不良：胡椒薄荷（歐薄荷）、薑、

迷迭香。

感染：沉香醇百里香、真正薰衣草、羅馬洋甘菊、澳洲尤加利、茶樹。

蚊蟲叮咬：真正薰衣草、羅馬洋甘菊、澳洲尤加利、沉香醇百里香、茶樹。

驅蟲：檸檬香茅、沉香醇百里香、真正薰衣草、胡椒薄荷（歐薄荷）、茶樹。

夏令搔癢：澳洲尤加利、胡椒薄荷（歐薄荷）、真正薰衣草、茶樹。

時差：真正薰衣草、澳洲尤加利、天竺葵、胡椒薄荷（歐薄荷）、檸檬香茅、葡萄柚、迷迭香。

肌肉過勞：沉香醇百里香、真正薰衣草、澳洲尤加利、薑、檸檬香茅、迷迭香、羅馬洋甘菊。

痱子：天竺葵、羅馬洋甘菊、澳洲尤加利、真正薰衣草。

疹子：真正薰衣草、羅馬洋甘菊、澳洲尤加利、茶樹。

失眠：羅馬洋甘菊、真正薰衣草。

扭傷與拉傷：薑、沉香醇百里香、真正薰衣草、羅馬洋甘菊、迷迭香。

胃痛：薑、真正薰衣草、羅馬洋甘菊、檸檬香茅、胡椒薄荷（歐薄荷）、天竺葵。

晒傷：真正薰衣草、胡椒薄荷（歐薄荷）、澳洲尤加利、羅馬洋甘菊。

中暑：澳洲尤加利、真正薰衣草、胡椒薄荷（歐薄荷）。

水腫：澳洲尤加利、真正薰衣草、羅馬洋甘菊、胡椒薄荷（歐薄荷）。

牙痛：胡椒薄荷（歐薄荷）、羅馬洋甘菊。

暈車、暈船、暈機：薑、胡椒薄荷（歐薄荷）。

嘔吐：胡椒薄荷（歐薄荷）、真正薰衣草、薑、迷迭香。

風傷：真正薰衣草、羅馬洋甘菊、澳洲尤加利。

傷口：真正薰衣草、羅馬洋甘菊、茶樹、沉香醇百里香。

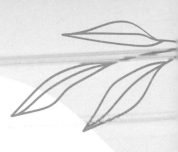

給嬰兒、孩童與青少年的
溫柔關懷

孩子是父母心中最珍貴的寶貝，照顧他們卻是令人不敢承擔的重責大任。大部分的家長都將孩子的健康托付給專業醫師處理，而我們也確實該繼續享受現代醫學發展帶來的進步知識。然而，總會有難以立即得到協助的時候，那時，我們只能依靠手邊的資源，自己想辦法照顧好孩子。

我在《寶貝孩子的芳香療法》（*Aromatherapy for the Healthy Child*）的前言裡寫下的這幾句話，可說是總結了我們和孩子、西醫治療和精油之間的關係。孩子需要家長協助，我們就是他們的全世界；而孩子是我們最大的喜悅，也是最重視的人。對於能夠幫助孩子的醫生和醫藥，我們都深深感激，但總會遇到無法立刻尋得協助的時候：或許是當下聯絡不上醫生，或是在人生地不熟的異地旅行；也或許突然下了大雪，導致我們哪兒也去不了。基於這麼多不可抗拒的因素，要是家長手邊能經常備有一些精

油，將會是家裡的福音，況且精油帶來的還是來自大自然的純天然照護。

這一章的第一個段落是「做個爭氣的孩子」。在這個段落，我們會討論一個經常被忽略的主題——孩子面對的壓力，以及該如何克服這些壓力。接著，我用一張表格，按照孩子的年齡階段列出各自適合使用的精油。再接下來，我們會一一檢視新生兒父母可能遇到的問題，以及孩子成長到了幼童階段可能出現的各式疑難雜症。再接下來，我針對青少年的各種境況提出建議，而後，我們會看看芳香療法可以如何為遇到特殊挑戰的孩童提供協助，包括自閉症、注意力不足過動症（Attention Deficit Hyperactivity Disorder，ADHD）和注意力缺失症（attention defcit disorder，ADD）等十二種不同情況。

在孩子身上使用精油時，我們必須根據孩子年齡及成長情況，按比例調整精油的劑

量。很重要的是，要能辨認出哪些精油不適合哪些年齡的孩童使用。會有這樣的使用禁忌，可能是因為某些精油可能影響到荷爾蒙，也可能是因為某些精油不適合身體還不夠成熟強壯的幼童使用。若要在孩子身上使用精油，最重要的是，務必記得只在危急時刻使用，而不是天天使用。另外，所有用在孩子身上的產品最好都是有機的。

做個爭氣的孩子——兒童面對的壓力

孩子也有壓力。他們在團體中必須做出符合同儕期待的舉動，一不小心可能被霸凌。此外，要是必須轉學、離開熟悉的朋友，會承受極大的不確定感。當然，還有連年不斷的考試帶來的課業壓力。這些都是我們能從自己的童年經驗裡想像到的壓力，然而，現在社交媒體發展如此蓬勃，這個時代的孩子可能還經受著我們不了解的壓力。我們的孩子正生活在一個數位宇宙裡，努力跟上世界的腳步，但我們卻不一定能看出其中可能存在的壓力及危險。同樣的，家裡也可能有孩子難以應對的問題，包括大人間的情緒衝突，或是手足間的爭吵。現代的孩子活在一個資訊過載的時代，我們可以忽略這個事實，把它當成順理成章的現狀去過；也可以停下來想想這一切，然後試著讓孩子活得

更輕鬆一些。如果你家有正值青春期的孩子，請務必參考這一章「家有青少年」的段落。

❖ 準備考試：增強記憶力

我們都有過這樣的經驗：一聞到某個香氣，就立刻想起某個人或某個地方，即使已是時間久遠的記憶。這是因為香氣能進入大腦邊緣系統，那是大腦在進化過程中最古老的部位，那裡儲存著香氣和記憶及情感的連結。這樣的連結效用非常強大，妥善運用的話，能對學習及考試準備帶來很大的幫助。探討學習和記憶力的研究指出，聞到在學習時空間中瀰漫的氣味，能刺激記憶，讓人更容易想起當時學習的內容。

每一種精油都有各自獨特的氣味，其中某些確實能幫助回憶的能力，而某些則特別有助於專心和集中。這些精油包括檸檬、胡椒薄荷（歐薄荷）和迷迭香。佛手柑是另一個很棒的香氣，能幫助孩子建立自信。不過，在使用精油幫助學習時，最重要的還是孩子必須喜歡精油的氣味，因此，選擇精油之前應該問過孩子的意見。

另一件需要注意的事情是，每一個科目（如數學或歷史），都應該有各自專屬的香氣。練習數學的時候，使用數學科專用的精油，然後在考數學的時候也使用這支精油；讀歷史的時候，使用歷史專用的精油，然後

在考歷史的時候也使用這支精油。其他科目也一樣，依此類推。

在孩子學習時，我們可以用任何一種空間擴香的方式帶入香氣，舉例來說，在擴香器具裡滴入 3 至 4 滴精油。當學習結束，就把擴香器具拿開，打開窗戶讓新鮮空氣進到房間裡。到了要考試時，必須再次帶入香氣。但我們不可能在考場裡擴香啊！因此，你得想辦法讓孩子在進考場之前能聞到該聞的香氣。最簡單的方法，就是在紙巾上滴幾滴精油，讓他們在考試前吸聞精油的氣味。飄散出來的香氣最好是清淡幽微的，所以先用一些基底油稀釋幾滴精油，再滴到手帕或紙巾上。有些人會把精油滴在襯衫或外套的袖口，但這麼做有可能氣味太過強烈，也可能損壞到衣服。

❖ 課業壓力與同儕壓力

無論孩子幾歲，上學都可能是一件很有壓力的事。孩子和成人不同，成人只需要在一個領域裡跟人競爭（而且那領域還是他們根據自身所長培養出來的專業），孩子在學校卻必須在多個不同科目都求得好表現，其中可能還只有幾個領域是自己有興趣的。除此之外，還有同儕壓力——這很可能跟社交媒體也脫不了關係——受人喜歡對孩子來說是非常重要的事。家長通常很難得知孩子在學校或大學裡究竟過得怎麼樣，因為孩子可能很難開口去談自己發生的事。

最好的放鬆方式之一，就是好好泡個澡。要是孩子年紀還小，泡澡時必須有人陪伴在側。在泡澡時，可以邀請孩子談談自己的心事；如果你的孩子大到可以自己泡澡，那麼可以在泡澡前或泡澡後聊一聊。好好空出一段時間，讓他們盡情說說自己心頭的困擾，時間是我們能給孩子最珍貴的禮物之一。

適合舒緩課業壓力與同儕壓力的泡澡用精油：

羅馬洋甘菊（*Anthemis nobilis*）

佛手柑（*Citrus bergamia*）

甜馬鬱蘭（*Origanum majorana*）

天竺葵（*Pelargonium graveolens*）

檸檬（*Citrus limon*）

真正薰衣草（*Lavandula angustifolia*）

快樂鼠尾草（*Salvia sclarea*）

橘（桔）（*Citrus reticulata*）

檀香（*Santalum album*）

苦橙葉（*Citrus aurantium*）

要幫助孩子紓解課業壓力或同儕壓力，先從上列精油或下列兩個配方中選擇一種，然後用½小匙的基底油稀釋 2 滴精油，加進泡澡水中，然後用手好好攪散。如果水面上還飄著油點，可以先用紙巾吸掉，再讓孩子進去泡澡。下面兩個配方的量都足夠使用四次。

舒緩課業壓力與同儕壓力

泡澡配方 1

佛手柑	2 滴
真正薰衣草	2 滴
甜馬鬱蘭	2 滴
檸檬	2 滴

用 2 小匙（10 毫升）的基底油稀釋上述精油，這個配方的分量應該足夠使用四次。

泡澡配方 2

天竺葵	2 滴
橘（桔）	4 滴
苦橙葉	2 滴

用 2 小匙（10 毫升）的基底油稀釋上述精油，這個配方的分量應該足夠使用四次。

還有一個簡單的舒壓方式：將 2 滴真正薰衣草或苦橙葉精油加入½小匙的基底油中，在孩子進到浴盆之前加進泡澡水中；泡澡完後，用舒服的大毛巾把孩子包起來，遞上一杯溫暖的飲料，然後輕輕按摩他（她）的腳。沒有哪個孩子在受到這樣的待遇之後，還能繼續緊張！

❖ **考試壓力**

如果你的孩子不滿 16 歲，可以用下面這個配方每天晚上泡澡，至少在考前一週天天這麼做。別跟他們說「這麼做能讓你不緊張」——因為這只會讓他們更把注意力放在緊張這件事情上——只要說這能讓你放鬆一些、舒服一點就好了。這麼說也沒錯啊！

考前泡澡配方

適合 16 歲以下孩童

真正薰衣草	5 滴
羅馬洋甘菊	3 滴
天竺葵	3 滴
橘（桔）	5 滴

均勻混合上述精油，每次泡澡時，用½小匙的甜杏仁油稀釋 2 滴精油加入泡澡水中。

考試當天早上，在 2 小匙（10 毫升）的基底油裡，加入 1 滴葡萄柚和 1 滴真正薰衣草精油，加進泡澡水裡泡澡；或在淋浴清洗完身體後，加在搓澡巾上擦拭全身。

❖ **幫助睡眠**

孩子應該要無憂無慮的一覺好眠，但生活並不總能如人所願。用精油調製身體按摩油可以有效降低壓力、幫助孩子入睡，並且在隔天睡醒後，能感覺更強壯、準備好面對

嶄新的一天。在孩子上床睡覺之前，用下列按摩油塗抹孩子的背，只需用一點點就夠了。

助眠配方

真正薰衣草	2 滴
羅馬洋甘菊	1 滴

用 2 小匙（10 毫升）的基底油稀釋上述精油。

❖ **打好基礎**

孩子大部分的時間都待在家裡。身為家長，可以為孩子提供一個放鬆、安全的環境，讓孩子感覺自己是有價值且受到支持的。青春期的孩子總是把注意力放在外頭，或許正因為如此，家更是顯得重要。撫觸對所有人來說，都是極為重要的事，但通常當孩子日漸長大，擁抱的機會也就愈來愈少了。青少年或許覺得抱抱是小朋友才會做的事，於是按摩（這件大人做的事），就是和孩子建立接觸的好方法。你可以單純按摩孩子的手或腳，或者按摩肩膀、背部、腿部，或是全身。下面這些精油都很適合用來幫孩子按摩，它們的植物學名可以在接下來的按年齡分類的表格中找到。

適合男孩使用的精油：

大西洋雪松
甜馬鬱蘭
佛手柑
絲柏
真正薰衣草
甜橙
乳香
天竺葵

適合女孩使用的精油：

苦橙葉
天竺葵
真正薰衣草
甜橙
花梨木
佛手柑
乳香
依蘭

🌿 為嬰兒與孩童使用精油

下面是針對不同年齡層的孩童提出的精油使用建議。在每一個年齡層當中，你會看到建議的稀釋濃度——該用多少基底油，稀釋多少滴精油。因為孩童使用的濃度非常低，因此經常需要用比較大量的基底油來稀釋精油。

接下來這個表格，是為了居家精油使用

者特別設計的基本使用指南。在本章的其他段落，你會看到針對各種症狀提出的建議配方，那些配方的濃度會比下表提到的一般使用濃度更高，那是因為對應特殊症狀的配方只會在短期內使用。一般來說，如果不是本章提及的症狀，請根據下表，按孩童的年齡以一般使用濃度來調配。

我不建議在新生兒身上使用未經稀釋的精油。甚至，對業餘的居家精油使用者來說，用某些基礎油來取代精油會是更好的選擇。生產前，請準備品質優良的基底油，我指的是未經基因改造的有機植物油。嬰兒及孩童應避免使用的基底油包括：大豆油、油菜籽油、玉米油、橄欖油、葵花籽油與各種花生油（groundnut, arachis 或 peanut oil）。甜杏仁油適合各種年齡的孩子使用，不過，如果孩子對堅果過敏，那麼最好避免使用任何從堅果榨取的植物油。本書第 19 章將針對各種植物油做更詳細的說明，可以從中選擇替代的油品來使用。

表 8：各年齡層孩童建議用油

年齡	稀釋比例及基底油建議	適用精油
2 週到 2 個月	1 滴精油，稀釋於 2 大匙（30 毫升）的甜杏仁油或山茶花油中。	德國洋甘菊（*Matricaria recutita*） 羅馬洋甘菊（*Anthemis nobilis*） 真正薰衣草（*Lavandula angustifolia*） 橘（桔）（*Citrus reticulata*）
3 到 6 個月	2 滴精油，稀釋於 2 大匙（30 毫升）的甜杏仁油或山茶花油中。	德國洋甘菊（*Matricaria recutita*） 羅馬洋甘菊（*Anthemis nobilis*） 芫荽籽（*Coriandrum sativum*） 天竺葵（*Pelargonium graveolens*） 真正薰衣草（*Lavandula angustifolia*） 橘（桔）（*Citrus reticulata*） 茶樹（*Melaleuca alternifolia*）
7 個月到 2 歲	3 至 4 滴精油，稀釋於 2 大匙（30 毫升）的甜杏仁油或山茶花油中。	德國洋甘菊（*Matricaria recutita*） 羅馬洋甘菊（*Anthemis nobilis*） 芫荽籽（*Coriandrum sativum*） 乳香（*Boswellia carterii*） 天竺葵（*Pelargonium graveolens*）

年齡	稀釋比例及基底油建議	適用精油
		真正薰衣草（*Lavandula angustifolia*）
		橘（桔）（*Citrus reticulata*）
		松紅梅（*Leptospermum scoparium*）
		甜橙（*Citrus sinensis*）
		玫瑰草（*Cymbopogon martinii*）
		芳香羅文莎葉（*Ravensara aromatica*）
		沉香醇百里香（*Thymus vulgaris ct. linalool*）
3 到 5 歲	4 至 6 滴精油，稀釋於 2 大匙（30 毫升）的甜杏仁油中。	白千層（*Melaleuca Cajuputi*）
		德國洋甘菊（*Matricaria recutita*）
		羅馬洋甘菊（*Anthemis nobilis*）
		芫荽籽（*Coriandrum sativum*）
		芳枸葉（*Agonis fragrans*）
		乳香（*Boswellia carterii*）
		天竺葵（*Pelargonium graveolens*）
		薑（*Zingiber officinale*）
		芳樟（*Cinnamomum camphora ct. linalool*）
		真正薰衣草（*Lavandula angustifolia*）
		橘（桔）（*Citrus reticulata*）
		松紅梅（*Leptospermum scoparium*）
		甜橙（*Citrus sinensis*）
		玫瑰草（*Cymbopogon martinii*）
		芳香羅文莎葉（*Ravensara aromatica*）
		桉油樟（羅文莎葉）（*Cinnamomum camphora ct. cineole*）
		花梨木（*Aniba rosaeodora*）
		綠薄荷（*Mentha spicata*）
		茶樹（*Melaleuca alternifolia*）
		沉香醇百里香（*Thymus vulgaris ct. linalool*）

年齡	稀釋比例及基底油建議	適用精油
6 到 8 歲	5 至 7 滴精油，稀釋於 2 大匙（30 毫升）的甜杏仁油中。	德國洋甘菊（*Matricaria recutita*）
		羅馬洋甘菊（*Anthemis nobilis*）
		快樂鼠尾草（*Salvia sclarea*）
		芫荽籽（*Coriandrum sativum*）
		絲柏（*Cupressus sempervirens*）
		檸檬尤加利（*Eucalyptus citriodora*）
		芳枸葉（*Agonis fragrans*）
		乳香（*Boswellia carterii*）
		天竺葵（*Pelargonium graveolens*）
		薑（*Zingiber officinale*）
		芳樟（*Cinnamomum camphora ct. linalool*）
		真正薰衣草（*Lavandula angustifolia*）
		橘（桔）（*Citrus reticulata*）
		松紅梅（*Leptospermum scoparium*）
		綠花白千層（*Melaleuca quinquenervia*）
		甜橙（*Citrus sinensis*）
		玫瑰草（*Cymbopogon martinii*）
		苦橙葉（*Citrus aurantium*）
		芳香羅文莎葉（*Ravensara aromatica*）
		桉油樟（羅文莎葉）（*Cinnamomum camphora ct. cineole*）
		迷迭香（*Rosmarinus officinalis*）
		花梨木（*Aniba rosaeodora*）
		綠薄荷（*Mentha spicata*）
		柑（*Citrus reticulata*）
		茶樹（*Melaleuca alternifolia*）
		沉香醇百里香（*Thymus vulgaris ct. linalool*）
		依蘭（*Cananga odorata*）

年齡	稀釋比例及基底油建議	適用精油
9 到 12 歲	6 至 8 滴精油，稀釋於任何一種基底油中。	去光敏性佛手柑（FCF）（*Citrus bergamia*）
		白千層（*Melaleuca Cajuputi*）
		大西洋雪松（*Cedrus atlantica*）
		德國洋甘菊（*Matricaria recutita*）
		羅馬洋甘菊（*Anthemis nobilis*）
		快樂鼠尾草（*Salvia sclarea*）
		芫荽籽（*Coriandrum sativum*）
		絲柏（*Cupressus sempervirens*）
		檸檬尤加利（*Eucalyptus citriodora*）
		澳洲尤加利（*Eucalyptus radiata*）
		芳枸葉（*Agonis fragrans*）
		乳香（*Boswellia carterii*）
		天竺葵（*Pelargonium graveolens*）
		薑（*Zingiber officinale*）
		葡萄柚（*Citrus paradisi*）
		芳樟（*Cinnamomum camphora ct. linalool*）
		大花茉莉／摩洛哥茉莉（*Jasminum grandiflorum/officinale*）
		真正薰衣草（*Lavandula angustifolia*）
		檸檬（*Citrus limon*）
		檸檬香茅（*Cymbopogon citratus/flexuosus*）
		橘（桔）（*Citrus reticulata*）
		松紅梅（*Leptospermum scoparium*）
		甜馬鬱蘭（*Origanum majorana*）
		綠花白千層（*Melaleuca quinquenervia*）
		甜橙（*Citrus sinensis*）
		玫瑰草（*Cymbopogon martinii*）
		黑胡椒（*Piper nigrum*）
		胡椒薄荷（歐薄荷）（*Mentha piperita*）
		苦橙葉（*Citrus aurantium*）

年齡	稀釋比例及基底油建議	適用精油
		芳香羅文莎葉（*Ravensara aromatica*）
		桉油樟（羅文莎葉）（*Cinnamomum camphora ct. cineole*）
		迷迭香（*Rosmarinus officinalis*）
		花梨木（*Aniba rosaeodora*）
		綠薄荷（*Mentha spicata*）
		柑（*Citrus reticulata*）
		茶樹（*Melaleuca alternifolia*）
		沉香醇百里香（*Thymus vulgaris ct. linalool*）
		依蘭（*Cananga odorata*）

新生兒

確認懷孕之後，就可以開始尋找各種適合放寶寶乳霜和藥劑的瓶瓶罐罐了。通常，藥局會有棕色的玻璃空瓶，或者也可以找一些小罐子或小藥盒，只要記得全部清洗乾淨並消毒好，就可以放著備用了。沒有人會希望自己到了要調配精油的時候，才開始四處尋找合適的容器。嬰兒所需的量非常少，因此要找到大小合適的容器並不容易。新生兒的肌膚比幼兒更嬌嫩，所以使用的材料必須是有機來源，並且不含任何化學成分及防腐劑。用在嬰兒身上的精油劑量必須非常節制，和平常的用法大不相同。最後，只在緊急的時候才為嬰兒使用精油。

以下是三個月以下的嬰兒可以使用的精油，若在這個段落有其他額外說明，則以說明的內容為準。

新生兒適合使用的精油：

羅馬洋甘菊（*Anthemis nobilis*）
德國洋甘菊（*Matricaria recutita*）
真正薰衣草（*Lavandula angustifolia*）
橘（桔）（*Citrus reticulata*）

溫和並有效紓解各種嬰兒常見不適的方式之一，就是讓精油的芳香分子飄散在寶寶待的空間當中。

然而，因為新生兒需要的精油量非常非常小，所以基本上所有的擴香器具都不適合使用。最能幫助你確切掌握究竟有多少精油飄散在寶寶房裡的方法，就是最簡單的熱蒸氣擴香法。首先，將 1 滴精油加入 2 小匙（10 毫升）的水中攪勻，然後拿一支½小匙的量匙，慢慢將½小匙的精油水滴入一碗冒著蒸氣的熱水中。將這盆熱水放在房間的角落，注意離寶寶的頭遠一點。這裡放入的精

油量非常少——只有½滴——而且這½滴還不會完全飄散出來，因為在那之前，熱水早已慢慢變涼。顯然，必須避免其他孩子和寵物接近那盆熱水，以免發生意外。

當寶寶出現消化問題例如：腹絞痛、消化不良、便祕、腹瀉或吐奶，使用芫荽籽精油會很有幫助，可以按照上述的方式在空間中擴香。

要是寶寶晚上睡不好，可以選擇真正薰衣草或羅馬洋甘菊精油。若想清新空氣，讓房間的氣味更好一些，可以在寶寶不在房裡的時候，用真正薰衣草、甜橙或橘（桔）精油擴香。這些精油有很好的抗微生物、抗菌消毒、去除感染源的作用，還有溫和的抗病毒功能。雖然使用的精油量非常少，但依然能散發出美好的氣味，而且絕對比任何以化學成分製成的市售空氣清新劑要好得多——這類產品可不該用在嬰兒房裡。

❖ 臍帶

嬰兒出生後，臍帶會被剪斷、綁起，留下小小一段殘端，大概再過六、七天，這段臍帶就會自己萎縮、脫落。一般來說，對於臍帶應盡量不要干預，順其自然；只要注意保持乾淨、乾爽，避免發生感染就好。如果出現發紅的現象，真正薰衣草可以透過幾種方式來協助。首先，可以用真正薰衣草純露，或加了真正薰衣草精油一起燒開的水，

來清洗發紅的部位；清洗完後確保患部完全乾燥，才可以為孩子穿上衣服。此外，可以在醫療級的白色純高嶺土中加入真正薰衣草精油——在 50 克高嶺土中加入 5 滴真正薰衣草精油，放入攪拌器確保精油完全攪散在其中。靜置放乾，然後用一個棉花球沾一些些拍在嬰兒的臍帶上。

如果寶寶的臍帶開始排出分泌物，或出現疝氣或腫脹的情形，不要對臍帶部位做任何處置，並盡快告知你的兒科醫師或助產士。如果出現任何發炎或發紅的情況，也都需要如實回報。

❖ 嬌嫩的肌膚

下面是一個可以供新生兒使用的基底油配方，用途非常廣泛。寶寶出生時身上帶有一層胎脂，胎脂能為漂浮在羊水中的孩子提供保護，而人們對於該如何處置這層胎脂，有著不同的看法。胎脂是一層油性物質，沒辦法用水洗去，處置的辦法要不是任它留在身體上，就是用布或用油擦去。身在醫院的母親通常無法控制別人用什麼樣的油擦去這層胎脂（或許是精製油，或許是礦物油），但如果在進產房前事先準備好這一罐複方基底油，就可以在需要時派上用場。以下這個配方使用的基底油非常滋養，並且可以在市面上找到有機的來源。

> **寶寶的第一罐身體按摩油**
>
> 山茶花油........2 大匙（30 毫升）
> 甜杏仁油........2 小匙（10 毫升）
> 荷荷芭油........1 大匙（5 毫升）

這一罐油也可以用來滋潤乾燥發皺的嬰兒肌膚，這樣的情況在寶寶身上可不少見。此外，它也可以用來為寶寶（或媽媽）輕柔的按摩。寶寶很喜歡被觸碰和擁抱，這些都能有助於寶寶的發育，也可以促進寶寶和大人之間的連結。

❖ 嬰兒乳痂（脂漏性皮膚炎）

嬰兒乳痂，也叫做嬰兒帽，這是一種發生在嬰兒身上的脂漏性皮膚炎，看起來是黃色的結痂塊，通常出現在嬰兒頭上，有時也發生在耳朵或其他部位。這些結痂過段時間就會自行脫落，雖然輕輕刷除可能會幫助它脫落，但別試著用手剝去──最好讓它們順其自然掉落。這些痂塊並不會讓寶寶覺得癢或不適，所以，要是寶寶開始抓頭，可能是其他原因導致。

有些人會建議寶寶出現嬰兒乳痂時使用橄欖油，但我個人覺得橄欖油的質地對新生兒嬌嫩的頭皮來說太厚重了，改用荷荷芭油或酪梨油會好得多。無論你選擇用哪一種油，在每 2 大匙（30 毫升）的油中，再加入 5 滴琉璃苣油（*Borago officinalis*）。或者，也可以直接使用上面提供的配方──「寶寶的第一罐身體按摩油」。還有其他方法也很有效，例如：把小蘇打粉加水調成泥，或是用蘋果醋加水稀釋──請確保你使用的水都是蒸餾水。無論使用哪一種方法，記得特別注意孩子頭頂柔軟的囟門。囟門是孩子頭蓋骨尚未完全閉合之前，在頭頂上形成的柔軟縫隙，也是我們必須格外小心注意的地方。觸碰到這個地方時，必須格外輕柔。

❖ 其他疑難雜症

新生兒多少都會流點汗，也會偶爾把食物吐出來或拉拉肚子。然而，嚴重的發汗、腹瀉和嘔吐可能造成嬰兒脫水，並且在很短的時間內，危及到寶寶的健康。如果寶寶不到三週大，且經常咳嗽不斷，就有可能是另一個需要格外注意的問題。當然，什麼程度算是嚴重、算是過多，對家長來說永遠是最難拿捏的部分，但無論如何，有疑慮時請務必尋求醫師協助。要記得，醫生對孩童家長有特別高的容忍度，就算在為你看診時經常顯得冷漠或不耐也是一樣，所以請放心求助。最後，請相信自己的直覺──並且去培養、發展你的直覺。這將成為你在育兒路上最大的資產。

嬰兒：3 到 12 個月

寶寶無法告訴我們是什麼讓他大哭，因此，在這部分我們唯一能做的，就是加強孩子與父母之間無聲的溝通。許多方式都有助於建立親子連結，而按摩就是其中之一。按摩時家長投入的注意力，能讓寶寶知道自己被在乎且被深深愛著，這是最無價的訊息。除此之外，按摩也可以幫助孩子放鬆，讓所有生理機能都更好的運作。這麼一來，孩子不哭了，所有的人也都能鬆一口氣。

❖ 幫寶寶按摩

在下面這個按摩油配方當中，我們選用一種能滋潤皮膚的基底油，而其中的精油更不只對皮膚有益，還能在多方面為寶寶帶來幫助。這裡使用的精油劑量大約是成人按摩油的十分之一。即便如此，這個配方還是能有效舒緩溼疹、頭皮結痂、發炎、長牙造成的紅腫，同時能激勵免疫系統，帶來全方位的強身效果。此外，它對於神經系統還有極佳的鎮靜作用，寶寶會更開心快樂──顯然非常喜歡爸媽雙手充滿愛的撫觸。

用這個按摩油按摩寶寶的全身，但注意避開臉部、頭部、頸部和私密部位。

寶寶的身體按摩油	
羅馬洋甘菊	1 滴
真正薰衣草	1 滴
天竺葵	1 滴

用 2 大匙（30 毫升）的基底油稀釋以上精油，根據寶寶體型，每次按摩時使用不超過¼小匙的量。

對嬰兒來說，沒有必要每天使用精油。任何一種療法都應該隔日使用，或根據專家指示，或只在需要時使用。以按摩油來說，在不使用精油按摩的日子，可以改用未添加精油的甜杏仁油來按摩。

❖ 尿布疹

尿布疹是嬰兒身上最常見的問題之一。雖然尿布疹並不是什麼大問題，事實上寶寶卻相當疼痛不適，家長更是憂心忡忡。不過，只需要用品質優良的有機純植物油和臘，再加上一點精油，就能簡單的解決這個問題。

針對尿布疹：德國洋甘菊、真正薰衣草。

用沾了精油水的化妝棉為寶寶擦洗屁股。首先，將 1 滴德國洋甘菊或真正薰衣草精油加入一碗溫水裡（比例是每 1 品脫〔475 毫升〕的水加入 1 滴精油），用手均

勻攪散後，倒入未經漂白的咖啡濾紙進行過濾。這麼做可以濾掉漂浮在水面上的油點。或者，也可以直接使用有機的洋甘菊或真正薰衣草純露來取代。每一次擦屁股時，都使用一片新的化妝棉。結束後仔細擦乾。

尿布疹油膏

瓊崖海棠油	2 小匙（10 毫升）
荷荷芭油	1 小匙（5 毫升）
蘆薈膠	1 液體盎司（30 毫升）

將配方中的瓊崖海棠油與荷荷芭油調入蘆薈膠當中，然後取一些塗抹患部，但注意避開私密部位。所有用在寶寶身上的產品都應該選擇有機的來源，這裡也不例外。

另一個方法是利用現成的嬰兒霜（含鋅與蓖麻油等成分，zinc and castor cream）。在每 10 小匙（50 毫升）的嬰兒霜中，加入 1 滴德國洋甘菊或真正薰衣草精油（之前蒐集的小罐子可以在這時候派上用場）。你也可以事先將德國洋甘菊與真正薰衣草精油按 1：1 的方式調配在一起，然後取 1 滴混合過的精油，加入 50 毫升的嬰兒霜中。這樣的量真的非常足夠了，不會需要更多。每一次只在換尿布時取一點點塗抹患部，需要時隨時使用。不過，在使用之前，必須確保精油已均勻混合在嬰兒霜當中。

❖ 腹絞痛（Colic）

大哭是寶寶讓我們知道有哪裡不對勁的溝通方式。所有母親都知道，肚子餓的時候，寶寶會紅著臉大聲哭喊，直到母奶或奶瓶塞到嘴裡，又一瞬間變成可愛的小天使。然而，如果你確定孩子不是肚子餓，卻依然哭個不停，請千萬別忽視這個信號。這時候，寶寶極可能是出現腹絞痛。只要用按摩油輕輕在肚子上揉一揉，通常就能緩解這樣的情況。揉過肚子後，將寶寶翻過來，在背部中間輕輕的畫圈。除此之外，輕輕的在寶寶的腳底用畫圈的方式按摩，也能起到很好的作用。

如果腹絞痛的情況比較嚴重，可以按同樣方式，但換成下面這個配方來按摩。

嚴重腹絞痛配方

芫荽籽	1 滴

用 1 大匙（15 毫升）基底油稀釋使用。

這樣的經典育兒情境，曾經是漫畫家筆下大受歡迎的題材：父親或母親抱著幾乎已經睡著的孩子來來回回走著，試著拍啊揉啊讓孩子打出嗝來。這可是相當曠日費時的工作啊！空氣可能在孩子喝奶或哭泣的時候，跑進寶寶身體當中，無論原因是什麼，都可以用同樣的方式來處理。

❖ 焦躁

經常焦躁不安的寶寶，不僅令身邊的人心煩意亂，更重要的是，遇到有氣體未能排出、牙齒問題或其他需要就醫的症狀時，旁人更難分辨。每個人都有焦躁的時候，寶寶也有自己的處境和煩惱需要面對——想想，嬰兒要如何理解電視發出刺耳的噪音，以及時不時的槍響與汽車追逐聲？身體的觸碰對所有焦慮的情境都能帶來神奇的效果，為寶寶按摩不僅能平撫孩子的情緒，對媽媽也大有好處。下面這幾個按摩配方可以每週使用幾次，或者在寶寶看來焦躁的時候使用。請從下列配方中選擇任何一種來使用。

緩解寶寶焦躁

配方 1
羅馬洋甘菊 .... 2 滴
真正薰衣草 .... 2 滴

用 2 大匙（30 毫升）的基底油稀釋以上精油。

配方 2
羅馬洋甘菊 .... 3 滴
天竺葵 .... 3 滴

用 3½ 大匙（50 毫升）的基底油稀釋以上精油。

配方 3
柑 .... 5 滴
羅馬洋甘菊 .... 2 滴

用 3½ 大匙（50 毫升）的基底油稀釋以上精油。

配方 4
橘（桔） .... 5 滴
羅馬洋甘菊 .... 2 滴

用 3½ 大匙（50 毫升）的基底油稀釋以上精油。

另一個能有效讓焦躁的寶寶安靜下來的方式，是按下列方法按摩寶寶的雙腳：雙手同時握住寶寶的腳，大拇指以輕柔的韻律從腳掌中心按摩到腳趾根部，也就是腳掌的最前緣。寶寶可以是赤腳（使用或不用按摩油都可以），也可以隔著襪子接受按摩。一開始，寶寶可能會扭來扭去，這時你可以輕輕的用大拇指和食指握著孩子的腳，他們很快就會安靜下來。這個方法是現在世界各地的保母經常使用的方式，你會發現，原來按摩雙腳能讓哭鬧不休的孩子在這麼短的時間內安靜下來。

❖ 噁心及嘔吐

如果寶寶喝著配方奶，卻經常出現不舒服的情況，很可能是他對牛乳有不耐或過敏的反應。試著更換配方奶粉的品牌，或是改喝山羊乳。不過，如果症狀一直持續，務必向小兒科醫師求助，或許醫師會提出其他的建議。要是寶寶經常把大多數的奶都吐出來，用綠薄荷或芫荽籽精油能帶來很好的效果，這兩種精油都能安撫腸胃、促進消化。將 1 滴精油滴在棉球上，然後把棉球塞在嬰兒床床腳的床墊底下，注意不要放在寶寶的頭側。

當寶寶無法控制，從嘴巴噴射嘔吐物到一段距離外，就是所謂的噴射性嘔吐。噴射性嘔吐可能是幽門狹窄造成的，也就是胃部連接到腸子的通道過於狹窄，這樣的現象通常會在出生後幾週之內出現。然而，如果寶寶經常出現噴射性嘔吐的情形，或除嘔吐外還伴隨著其他症狀，請尋求醫師協助。

❖ 睡眠問題

當人們說家裡有個「乖寶寶」，通常是指寶寶能好好的睡到天亮。而那些不肯好好入睡，或者在半夜經常醒來的孩子，通常會把爸媽折磨的精疲力竭。除此之外，還可能讓孩子和家長在白天也變得煩躁易怒。這可不是什麼好玩的事。

寶寶在半夜醒來的原因可能是肚子餓、口渴、尿布溼了，或他們只是習慣了要在半夜醒來。然而精油可著力之處，只有最後這個原因。使用精油處理這個問題時，必須隔日使用，也就是一天用，一天不用，持續八天。然後暫停一週，如有必要，一週後再接著使用。哄孩子睡覺時，在房間角落的地板上放一碗熱水，注意不要靠近寶寶的頭。在水裡滴入 1 滴羅馬洋甘菊和 1 滴真正薰衣草精油。照理來說，不需要多久，寶寶的睡眠模式就會改變，而後就只會在他們真正需要家長協助的時候才醒來。記得慢慢來，當睡眠模式重新建立起來，就不需要繼續使用精油。

❖ 長牙

當孩子長到兩歲或三歲時，會長滿二十顆乳齒。長牙的過程通常從孩子六個月大的時候就會開始，不過根據寶寶各方面的發育情況，也可能有相當大的差異，有些孩子直到一歲都還沒有開始長牙，有些則很早就長出牙齒，甚至有孩子一出生就已經長了牙齒。長牙的過程可能伴隨發炎，或牙齦疼痛、各種不適與發燒等症狀。在寶寶即將要長牙的時候，身體可能會很突然的發燙。長牙也可能導致口腔周圍開始發疹子，不過那更多是口水造成的。要是唇邊經常口水橫流而沒有及時擦乾，皮膚便會開始疼痛。有些孩子的長牙過程特別難熬，甚至因此夜裡不

睡，身體的不舒服和疲憊感導致心情暴躁易怒，形成惡性循環。

這時，讓寶寶嘴裡有能咬嚼的東西是很重要的——孩子的牙齒和牙齦需要有地方使用。長牙也可能造成口水或鼻涕流個不停。有些寶寶還會便祕，這時最好的補充品就是果汁。

不過，家長也可能把孩子身上的任何問題都錯怪給長牙，因此在這段期間，必須更加注意寶寶的身體情況。順勢療法有孩子在長牙期間可使用的小糖球，有時在市面上叫做洋甘菊長牙小糖球（*chamomile teething granules*），這樣的產品能在這個期間帶來莫大的幫助。以下是孩子長牙期間能幫助緩解各式症狀的精油：

> **長牙期間適合使用的精油**
>
> 羅馬洋甘菊（*Anthemis nobilis*）
> 德國洋甘菊（*Matricaria recutita*）
> 真正薰衣草（*Lavandula angustifolia*）

有幾種配方能幫助牙齒和牙齦發育，同時安撫孩子的情緒。你可以從以上三種精油中，選擇一種來調製這個配方，也可以用等比例的方式調和一種以上的精油（如果選擇一種，便用 6 滴，如果使用兩種精油，就各加 3 滴）。

> **這些精油都同樣有非常好的效用**
>
> 羅馬洋甘菊 .... 6 滴
> 或
> 德國洋甘菊 .... 6 滴

用 5 小匙（25 毫升）的基底油（或蘆薈膠）稀釋上述精油，均勻混合，然後靜置 24 小時。接著，取 1 小匙（5 毫升）放在玻璃杯中，再接著注入大約 1 液體盎司（30 毫升）的冰水（或冰的蘆薈膠）。注意仔細攪拌均勻。

這麼一來，你手邊就有兩種不同的稀釋液可以使用了。首先，將一小片化妝棉浸入冰的稀釋液中，然後沿著寶寶的下巴輕輕擦拭（擦在下巴外緣，不是口腔裡面），這麼做可以冷卻發炎的狀況。接著，取一點常溫的稀釋液在指尖均勻揉開，沿著寶寶的下巴外緣輕輕塗抹。一次只需要 1 滴左右的量。

真正薰衣草精油也可以幫助舒緩長牙期間的不適。將 3 滴真正薰衣草加入 1 大匙（15 毫升）的基底油當中均勻混合。每次取 2 滴擦在寶寶的下巴外緣。

❖ **感冒與咳嗽**

我們都清楚感冒時有多難受，而對於完全不知道發生了什麼事、連擤鼻涕都不會的寶寶來說，一定是加倍痛苦。我們都希望這

樣的慘事別發生在孩子身上，這樣的心態完全可以理解，但即便如此，還是不應該事先在**寶寶**身上塗抹精油來預防感冒。如果家中有其他人感冒，只要確保他們在打噴嚏時用紙巾遮住口鼻，並且勤加洗手就可以了。此外，精油可以幫助淨化居家環境，這時候噴霧瓶是最適當的工具，因為你可以只將精油噴在需要的地方——例如：嬰兒房門口的走道，而不是嬰兒房裡面。下面這些精油就很適合這樣使用：

芳香羅文莎葉（*Ravensara aromatica*）
桉油樟（羅文莎葉）（*Cinnamomum camphora ct. cineole*）
白千層（*Melaleuca Cajuputi*）
芳枸葉（*Agonis fragrans*）
絲柏（*Cupressus sempervirens*）
綠花白千層（*Melaleuca quinquenervia*）

要是**寶寶**不幸感冒了，餵食可能變得困難，因為**寶寶**一邊要吸奶，還要一邊倒吸氣。就連呼吸都變成一件天大的難事。雖然這情況並不容易，但感冒本身不是太嚴重的問題。只是，感冒也有可能是其他病症的徵兆，因此，如果**寶寶**除了感冒之外，還有體溫升高、發燒、經常哭鬧或拒絕進食的情況，請尋求醫師協助。

有一個簡單的方法可以舒緩**寶寶**的感冒症狀：在房間角落，離**寶寶**較遠的地方放一小碗熱水，然後在裡面滴 1 滴芳香羅文莎葉精油。當蒸氣冉冉升起，精油分子就會飄散在房間之內。或者，如果你的孩子已經超過 6 週大，就可以試試下面這個配方：

寶寶的鼻涕配方

芳香羅文莎葉	10 滴
真正薰衣草	10 滴
沉香醇百里香	3 滴
芳枸葉	3 滴

首先，按比例混合上述精油，然後根據下列指示從混合好的精油取出需要的量。

要是呼吸變得相當困難，取 1 滴混合好的精油滴在棉布上，然後放在離嬰兒床稍微遠一點的地方（不能讓寶寶伸手可及）。如果要避免**寶寶**從大人身上傳染到感冒，睡前在大人的房間裡用 3 滴混合好的精油擴香一整晚。

1 滴混合好的精油加入 2 小匙（10 毫升）的基底油當中，就可以稀釋成按摩油，調製完成好，取少量按摩寶寶的背。連續按摩 3 天，然後休息 2 天，如有需要再繼續按摩 3 天。

如果寶寶咳得很嚴重，或者因百日咳、支氣管炎或其他胸腔感染，正接受醫生的藥物治療，那麼你可以試試在空間中用這個方式擴香——用水氧機、蒸氣擴香儀或是簡單

用一碗熱水放在寶寶房裡整夜擴香。使用下面這個配方，連續擴香 3 晚，然後休息 2 晚，接下來如果需要，再繼續擴香 3 晚、休息 2 晚。

寶寶的呼吸問題配方

桉油樟（羅文莎葉）	3 滴
綠花白千層	1 滴
芳樟	1 滴
沉香醇百里香	1 滴

均勻混合上述精油，然後取 1 或 2 滴，以你選擇的方式擴香。

照顧孩童健康

食物能為孩子帶來細胞及身體成長所需的營養。食物中的營養和孩子的身體健康、智力發展與行為發展，都有密不可分的關係。光是改變飲食，就可能讓某些困擾的問題就此消失——例如：溼疹和注意力不足過動症（ADHD）。因此，在為孩子尋求協助的時候，首先要注意的就是家裡的冰箱。冰箱裡都放了些什麼？這些東西能告訴你什麼事？一般來說，冰箱裡的食物應該要是新鮮的食物——真正的肉、魚、蔬菜和水果，而不是添加了許多糖、鹽、果糖和無數添加物的加工食品，這些添加物或許能讓食物變得好吃，卻不曾讓孩子更健康。

❖ 割傷、皮膚擦傷、瘀傷與燒燙傷

孩子必須親身經歷，才能更加了解自己身處的環境。我不會想爬樹，因為我知道我很可能會跌下來；但孩子並不清楚生活中可能存在的危險，於是他們經常弄傷自己。透過燒燙傷，他們學會了「燙」是什麼意思；不停跑來跑去，於是知道了什麼叫跌倒。他們玩一二三木頭人玩得如此興奮，以致於忘記了你曾叮嚀別在碎石路上跑步，最後跌倒了，膝蓋流得到處是血。我們能做的，就只有在他們這個行動力滿滿的年紀裡，為所有可能發生的「驚喜」做好準備。

兒童擦傷、割傷適合使用的精油：

真正薰衣草（*Lavandula angustifolia*）
茶樹（*Melaleuca alternifolia*）
松紅梅（*Leptospermum scoparium*）
綠花白千層（*Melaleuca quinquenervia*）
檸檬（*Citrus limon*）
羅馬洋甘菊（*Anthemis nobilis*）
玫瑰草（*Cymbopogon martinii*）

這些精油都能對抗感染、促進傷口癒合，是家長們的好幫手。首先，無論是割傷或擦傷，必須確保所有的刺都已經取出，並且傷口上的塵土也已清洗乾淨。如果沒有其他用品可以幫助消毒，可以在 1 品脫（475

毫升）的溫水中加入 10 滴真正薰衣草或松紅梅精油，均勻攪散後用這些水來清洗傷口。精油水不會像一般消毒水那樣刺痛，而且飄散出來的香氣不僅能讓嚇壞的人（對，就是你）振作精神，也能平撫孩子的情緒。可以的話，保持傷口通風，因為這樣能讓損傷的皮膚癒合得更快（當然，要是遇到有感染風險的場合就把傷口保護好，例如：孩子們的遊戲時間才剛開始的話）。幾個小時之後，再一次用精油水清洗傷口，無論之前傷口有沒有被保護起來。如果使用 OK 繃，在中間的棉布位置滴上 1 滴真正薰衣草精油（不需要稀釋），等乾了之後再貼在傷口上。這能幫助傷口更快癒合。

處理擦傷和割傷時，最重要的永遠是避免感染。擦傷或割傷總會結痂，但不知怎的，孩子似乎特別喜歡動手去摳，然後傷口就會再次被掀開，露出脆弱的皮膚。要是事情發生了，就再把精油拿出來，按上述的方法再次清洗傷口。

兒童瘀傷適合使用的精油：

義大利永久花（*Helichrysum italicum*）
天竺葵（*Pelargonium graveolens*）
真正薰衣草（*Lavandula angustifolia*）
甜馬鬱蘭（*Origanum majorana*）

瘀傷需要用另外一種方式來處理。首先，用毛巾包住幾個冰塊，然後敷在瘀傷的部位。接著，將 10 滴義大利永久花精油稀釋在 2 大匙（30 毫升）的基底油中，再取一點點塗在傷口上（只需要能覆蓋瘀傷的部位就可以了）。順勢療法中的山金車酊劑和藥片，都非常適合混在蘆薈膠中使用。每天兩次護理瘀傷的部位。

燒燙傷

只有在一級燒燙傷的情況下，才能使用精油來處理，任何比一級更嚴重的燒燙傷，都需要尋求專業醫療協助。發生燒燙傷時，需要立刻把患部的溫度降下來。雖然肉眼看不見，但皮膚組織在燒燙傷後會經歷一種叫做組織蛋白變性（denaturation）的過程，也就是其中的蛋白質會開始變硬。想想雞蛋被煮熟的樣子，你就會明白防止這個過程繼續在皮下組織進行，是多麼重要的一件事。要處理並降低患部溫度，用冷水持續沖洗整整十分鐘。

如果燒燙傷的部位無法放在水龍頭底下沖洗，可以改用冷敷包來冷敷。準備一碗冷水，裡面放點冰塊。在乾淨的毛巾上滴 2 滴真正薰衣草精油（不需要稀釋），浸入冷水後擠乾多餘水分，然後輕輕敷在發紅的部位上。如果患部沒有水泡或開放性傷口，可以直接塗上 1 滴真正薰衣草精油（不需要稀釋）。

兒童燒燙傷適合使用的精油：

真正薰衣草（*Lavandula angustifolia*）
德國洋甘菊（*Matricaria recutita*）
羅馬洋甘菊（*Anthemis nobilis*）
天竺葵（*Pelargonium graveolens*）

❖ 失眠

　　想讓孩子關掉手機、平板或電腦，有時候就像想從狗狗口中搶走骨頭一樣困難。孩子總會怨聲載道，而且從不輕易放棄！孩子對於 3C 產品的執著，幾乎就像上了癮一樣；要讓他們放下手邊的一切上床睡覺，更是難上加難。孩子可能為了想在遊戲中再破一關，或跟朋友多聊幾句話，而堅持要晚點再睡。問題是，這麼一來，他們就錯過了身體自然睏倦的時段，然後進入像殭屍一樣的失眠狀態。但，我們都知道，睡眠對孩子來說非常重要。所以，這樣的行為模式務必要打破。

　　孩子還可能因為許多其他原因而失眠，包括對學校發生的事感到焦慮、肚子痛、害怕，或有各種恐懼症。家長除了像平常一樣給予安撫和鼓勵之外，也可以透過精油提供多方面的協助。精油已經在數百年間協助過無數家庭，雖然孩子現在身處的時代環境大有不同，精油安撫的效用卻從來不會過時。

　　如果家裡有浴盆，那麼最好的兒童失眠調理方法之一，就是在睡前讓孩子泡個熱水澡，並讓泡澡成為為一大畫下句點的每日固定儀式。除此之外，背部按摩也非常有效。在睡前為孩子按摩背部，能讓他們馬上放鬆下來，準備陷進枕頭裡。除此之外，還可以試試在睡前給孩子溫熱的飲料、溫暖的擁抱，或說說睡前故事。這一切的目的，都是要平撫孩子躁動的神經和腦細胞。根據以下年齡層分類，按孩子的年紀為他選擇適用的精油。

兒童失眠適合使用的精油：

1 歲到 5 歲
橘（桔）
真正薰衣草
羅馬洋甘菊

5 歲到 12 歲
天竺葵
快樂鼠尾草
橘（桔）
羅馬洋甘菊
真正薰衣草
乳香

精油泡浴
7 歲之前............ 使用 1 或 2 滴
7 到 10 歲 .... 使用 1 至 3 滴
11 到 12 歲 .... 使用 1 至 4 滴

用 1 小匙（5 毫升）的基底油稀釋精油，然後加入泡澡水裡。

兒童失眠配方

上述所有失眠適用精油都可以單獨使用，或根據你的喜好調配成複方精油。除此之外，也可以根據下面各年齡層的建議配方，來為孩子準備適合使用的精油。首先，調和配方中的精油。接著，根據前述各年齡的適用量取需要的滴數來泡澡，或是按以下建議調製成背部按摩油：用 1 小匙（5 毫升）的基底油稀釋 1 或 2 滴（7 歲以下孩童），或 2 至 3 滴（8 到 12 歲孩童）精油。

兒童失眠配方	
1 到 7 歲	
真正薰衣草	10 滴
羅馬洋甘菊	7 滴
橘（桔）	7 滴

根據上述比例調和所有精油。針對 1 到 5 歲孩童，以 1 小匙（5 毫升）基底油稀釋 1 滴精油，用來泡澡或按摩背部；針對 6 到 7 歲孩童，以 1 小匙（5 毫升）甜杏仁油稀釋 2 滴精油來使用。

8 到 12 歲	
羅馬洋甘菊	5 滴
真正薰衣草	5 滴
天竺葵	8 滴
乳香	4 滴

根據上述比例調和所有精油。針對 8 到 10 歲孩童，以 1 小匙（5 毫升）基底油稀釋 2 滴精油，用來泡澡或按摩背部；針對 11 到 12 歲孩童，以 1 小匙（5 毫升）甜杏仁油稀釋 2 至 3 滴精油來使用。

另一個能把孩子放倒的方法，就是足部按摩。在泡完澡的睡前時光按摩腳，真的能讓人倒頭就睡。從上述失眠適用精油中選擇一種，或是使用上述配方，將 5 滴精油加入 1 大匙（15 毫升）基底油當中作為足部按摩油。每一腳只需要使用一點就夠了。要是覺得太油，那就是用太多了。此外，要記得，對某些精油來說，高劑量使用反而會產生興奮作用而不是放鬆作用，所以劑量寧可低一點，也不要貪高。

❖ 感冒與流行性感冒

孩子經常在學校或其他活動時，從同學身上傳染到感冒或流感。下面這個配方可以用來做空間擴香，或調製成背部按摩油。

孩子的感冒或流感配方

桉油樟（羅文莎葉）	10 滴
芳樟	5 滴
玫瑰草	5 滴
沉香醇百里香	5 滴

首先，均勻混合上述精油。用於空間擴香時，取 6 滴加進擴香器具中；用於背部按摩時，根據孩子的年紀，以 1 小匙（5 毫升）的基底油稀釋 1 至 3 滴精油。每一次只用一點點就可以了。如果你手邊沒有芳樟精油，可以省略芳樟，只使用另外三種精油。

❖ **痠痛和疼痛**

孩子身體痠痛或疼痛的原因，有時候很難判定——可能是因為他們在遊樂場裡跑來跑去，或是白天游了泳。然而，無論以前或現在，孩童身上經常會有不明原因的肌肉疼痛，所以就連我們的祖父母一輩，都知道孩子會出現所謂的發育期疼痛（growing pains）。然而，因為成長發育而造成身體疼痛的說法並未被科學實驗證實，近年來，人們更傾向以「重複出現的兒童四肢疼痛」（recurrent limb pain in childhood）來形容這樣的情況。這種身體的痠痛和疼痛來得莫名，也會莫名消失，通常在夜晚或半夜的時候，發作於孩子的腿和手臂。

無論肌肉痠痛與肌肉疼痛的原因是什麼，按摩都能帶來幫助。下面這個配方可以用來緩解肌肉過度使用的情況，不過請根據孩子的需求，選擇單一精油或調製成複方，因為每一種疼痛都或多或少有些不同。舉例來說，如果孩子腿痛，可以用一點真正薰衣草試試；如果孩子已經超過 5 歲，羅馬洋甘菊或甜馬鬱蘭也是不錯的選擇。參考這個段落的內容，並依照孩子的年齡選擇適合使用的精油，不斷嘗試以找到最好的解決辦法。

孩子的肌肉過勞按摩油

絲柏	3 滴
迷迭香	2 滴
真正薰衣草	5 滴

將上述精油稀釋在 10 小匙（50 毫升）的基底油當中，每次只取少量使用。

造成孩子肚子痛的原因也有很多，從活動過度、吃得太飽，到情緒焦慮都有可能。不過需要記住的是，闌尾炎的初期徵兆也是輕微的腹痛，另外，任何的疼痛都需要持續觀察，別太快否定某些原因，請對所有可能性保持敞開。

兒童肚子痛適合使用的精油：

芫荽籽（Coriandrum sativum）
天竺葵（Pelargonium graveolens）
去光敏性佛手柑（FCF）（Citrus bergamia）

綠薄荷（*Mentha spicata*）

藏茴香（*Carum carvi*）

真正薰衣草（*Lavandula angustifolia*）

甜橙（*Citrus sinensis*）

從以上精油中選出一種，取 5 滴加入 1 大匙（15 毫升）的基底油中。取少量在孩子的腹部以順時針方向繞著肚臍按摩：從孩子的右手邊開始，接著是肚臍上方，左手邊，肚臍下方，繼續重複。通常加上背部按摩也會有很好的效果，同樣的，也按順時針方向來按摩。

孩子的一般肚子痛配方

芫荽籽	4 滴
天竺葵	2 滴
甜橙	2 滴

將上述精油稀釋在 2 大匙（30 毫升）的基底油當中，每次只取少量使用。

❖ 發燒

孩子生病可能是件嚇人的事，尤其發燒更是恐怖。所幸，大部分的發燒情況都能很快好轉，但我們必須知道，發燒也可能是腦膜炎或敗血症等疾病的徵兆。因此，如何在不當一回事和驚慌失措之間取得平衡，是家長的一大難題。在決定採取何種措施，以及

幫孩子量測體溫的時候，有兩件事情非常重要：1）孩子有什麼話想說；以及 2）盡可能確認孩子現在處於什麼樣的情況。問問孩子有沒有哪裡覺得痛，然後把答案記錄下來。孩子能好好回答你的問題嗎？還是思緒混亂？孩子身上有疹子或手腳發冷嗎？孩子的嘴脣或皮膚有發青發紫嗎？孩子的脖子是僵硬的嗎？孩子在吐嗎？如果只有發燒，沒有伴隨其他症狀，那麼很有可能只是孩子的身體在對抗感染，可能是肺部、耳朵或其他地方出現了細菌或病毒。回想最近發生的事，有什麼原因可能造成感染呢？如果孩子是耳朵感染，是不是最近去游泳了？還是他最近有受傷嗎？這些問題可以幫助醫生判斷發燒的嚴重程度，以及應該採取什麼樣的措施。人們總說，資訊就是力量。

發燒的時候，要試著讓孩子的體溫降下來。脫掉多餘的外衣，不需要蓋厚重的棉被，只要蓋條薄被就可以了。房間裡的溫度不要太高，也不可太低。持續用清涼的毛巾，擦拭孩子的頭部頸部和身體，但不要太冰，溫度太低可能造成身體休克。冰水只會讓體內的熱更難被釋放，因為當身體接觸到低溫，表面的血管會收縮起來——這可不是我們希望的。時不時用海綿沾取微溫的精油水擦拭孩子的身體：在 1 夸脫（946 毫升）微溫的水中，加入 2 滴能幫助身體降溫的精油。

兒童發燒適合使用的降溫精油：

綠薄荷（*Mentha spicata*）

芫荽籽（*Coriandrum sativum*）

茶樹（*Melaleuca alternifolia*）

羅馬洋甘菊（*Anthemis nobilis*）

松紅梅（*Leptospermum scoparium*）

真正薰衣草（*Lavandula angustifolia*）

檸檬（*Citrus limon*）

葡萄柚（*Citrus paradisi*）

胡椒薄荷（歐薄荷）（*Mentha piperita*）（只可用於空間擴香）

從上列建議中，選擇手邊現有的精油來使用。把綠薄荷與真正薰衣草以 1：1 的方式調和，就是一個很好的降溫配方。

如果發燒來得很急，在一大碗微溫的水中加入 10 滴精油，用手均勻攪散。從手邊找一塊乾淨的棉布或毛巾浸入精油水中，擠乾多餘水分後作為敷包使用。在孩子身體下墊一塊橡膠墊或塑膠布，把精油水敷在腋窩、鼠蹊（但別碰到生殖器）、前額與後背上。一旦毛巾變溫，就重新置換，直到燒退為止。

如果淋巴腺出現腫脹的情形，可使用下列配方：

孩子的淋巴腺腫脹／發燒配方

桉油樟（羅文莎葉）	5 滴
真正薰衣草	5 滴
玫瑰草	5 滴

根據配方比例調和上述精油。取 5 滴精油加入 2 小匙（10 毫升）的基底油當中，並均勻混合。然後只取 1 滴輕輕擦在淋巴腺、脖子和鼠蹊部（避開生殖器），每小時重複 1 次。同時繼續上述其他退燒方式。

別以為孩子發抖就是覺得冷——身體會用各種可能的方式來幫助自己退燒。一個發燒並且在發抖的孩子，不需要額外保暖；同時，也不應該在孩子身上使用任何太冰的東西，那只會讓情況愈來愈糟。你能做的就是讓身體溫度慢慢降下來，當體溫回復正常，就不會繼續發抖了。

❖ 膿疱病（Impetigo）

膿疱病是一種發生在皮膚表面的感染，感染的原因可能是抓傷或蚊蟲咬傷。一開始，皮膚表面只是出現紅點，接下來會轉為水泡，然後範圍變大、疼痛並且形成膿疱。膿疱病不只會在人與人之間感染，也可能在同一個人身上擴散到不同區域。這是一種相當常見的疾病，如果學校裡有一人感染，很快就可能出現在其他孩子身上。

膿疱病的疼痛不會自己消失，一旦發現，必須盡快進行治療。首先，將一小碗（約 3½ 液體盎司，100 毫升）的水煮開後放涼，再加入 10 滴真正薰衣草精油。用化妝棉沾取這碗精油水來清潔患部。接著敷上用以下方式製作的敷包。

首先，準備精油——以 1：1 的比例調和茶樹與玫瑰草精油。另外，你還需要準備一塊長方形的棉布，大小要足夠覆蓋患部的兩倍面積。首先，將棉布浸入水裡，然後在水中央滴入 2 滴調和好的精油。將棉布對摺起來，確保精油不會直接接觸到患部，接著使用繃帶把棉布固定在患部。要是膿疱長在不容易用繃帶固定的地方，就盡可能把布料固定住。敷一小時，然後就取下，讓患部通風。視情況需要重複以上步驟。

❖ 便祕

兒童便祕的原因可能有許多，從飲食習慣改變到壓力，或甚至幼兒的便盆訓練也可能導致便祕。以上原因都可能使孩子的糞便脫水乾硬，於是難以排出。便祕的問題只要用精油按摩，加上補充足夠的纖維、果汁、水，以及兒童適用的益生菌補給品，就很容易改善。

兒童便祕適合使用的精油：

天竺葵（*Pelargonium graveolens*）
廣藿香（*Pogostemon cablin*）
迷迭香（*Rosmarinus officinalis*）
橘（桔）（*Citrus reticulata*）
羅馬洋甘菊（*Anthemis nobilis*）
甜橙（*Citrus sinensis*）

從上述精油中選擇一種，或以一種以上精油混合，或使用下列配方：

孩子的便祕按摩油

天竺葵	4 滴
廣藿香	6 滴
橘（桔）	15 滴

均勻混合上述精油，然後在每小匙（5 毫升）的基底油中，加入 2 滴混合後的精油。睡前讓孩子喝下一大杯新鮮果汁和水。取一點按摩油幫孩子輕柔的按摩腹部，以肚臍為中心點，按順時針方向進行：從孩子的右手邊開始，接著是肚臍上方，左手邊，肚臍下方，然後重複。

❖ 腹瀉

孩子可能因為各種原因而拉肚子。可能是生理上的問題，例如：細菌、病毒、耳朵感染或流感；也可能是孩子對某些食物過敏。心理上的緊張和壓力也可能是罪魁禍首：孩子最近在學校有被欺負嗎？或者他們是不是在為考試擔心，或者因為爸媽爭吵不斷而感到焦慮？

遇到腹瀉的情況，重要的是補充流失的水分及電解質，以免身體脫水。如果持續拉肚子超過 24 小時，請務必尋求醫師協助。讓孩子補充足夠的水分，並且在湯裡多放點

鹽，或者在飲料裡加點蜂蜜。避免讓孩子吃乳製品，因為那可能會讓情況更嚴重。

可以用以下精油調製成身體按摩油，為孩子輕柔的按摩腹部。

兒童腹瀉適合使用的精油：

羅馬洋甘菊（*Anthemis nobilis*）
檀香（*Santalum album*）
薑（*Zingiber officinale*）
天竺葵（*Pelargonium graveolens*）

或者，也可以用以下這個配方：

孩子的腹瀉按摩油

薑	5 滴
檀香	8 滴
羅馬洋甘菊	8 滴

均勻混合上述精油，在每小匙（5 毫升）的基底油中加入 2 滴精油。

如果孩子感覺屁股疼痛，可以為他製作洋甘菊油膏：在 1 液體盎司（30 毫升）的蘆薈膠中，加入 3 滴真正薰衣草精油，以及 2 滴德國洋甘菊或羅馬洋甘菊精油，混合均勻。塗在孩子肛門附近，但不要直接塗在肛門上。這個配方可以減輕肛門疼痛與紅腫的情況。至少在腹瀉發作的一週之內，避免讓孩子吃牛乳製品，多讓他們吃柔軟的食物，例如：香蕉、炒蛋、燉蘋果、米飯和燕麥等。

❖ 扁桃腺炎（Tonsillitis）

出現扁桃腺炎時，孩子的扁桃腺會腫大，並伴隨感染的情況。腫脹的扁桃腺可能非常痛，並且出現喉嚨發紅與喉嚨痛等症狀。通常在扁桃腺會看到小小的黃點。孩子會覺得身體不舒服，並可能伴隨體溫升高、耳朵疼痛、頭痛、脖子痛或肚子痛等情形。

此時，讓孩子多喝水。在水裡加入一些松紅梅（麥蘆卡）蜂蜜，可以緩和喉嚨疼痛並幫助身體恢復。把蜂蜜加進新鮮的檸檬汁飲用，也會很有幫助：在玻璃杯中加入檸檬和蜂蜜，注入熱水攪拌，然後放涼之後飲用。藥草糖漿這時候也非常好用。藥草糖漿可以用兩種方式使用：要是孩子喜歡糖漿的味道，可以直接吃 1 小匙，讓糖漿滑過喉嚨；要是孩子不喜歡，可以用一小杯溫水稀釋 1 小匙糖漿，然後讓孩子當成漱口水使用，也可以兩種方法併用。一天使用 3 次，可以幫助扁桃腺炎好得更快。

精油也有好幾種方式可以運用：從以下精油中選擇一種，或用一種以上調製成複方，或參考後續提供的扁桃腺炎配方。

兒童扁桃腺炎適合使用的精油：

真正薰衣草（*Lavandula angustifolia*）

薑（*Zingiber officinale*）

茶樹（*Melaleuca alternifolia*）

羅馬洋甘菊（*Anthemis nobilis*）

檸檬（*Citrus limon*）

綠花白千層（*Melaleuca quinquenervia*）

孩子的扁桃腺炎配方

按摩油

真正薰衣草 .... 10 滴

茶樹 .... 15 滴

綠花白千層 .... 1 滴

檸檬 .... 3 滴

調和上述精油。取 4 滴精油製成暖敷包，每天兩次敷在喉嚨部位。此外，在 2 小匙（10 毫升）的基底油中加入 5 滴精油製成按摩油，每次取少量按摩上腹部和整個背部。這個複方精油也可以用來擴香。

以下是一個絕佳的扁桃腺炎療方，可以當作漱口水使用，或如果孩子無法漱口，就用它來清洗口腔。

漱口水

水 ....3½ 液體盎司（100 毫升）

蘋果醋 ....3½ 大匙（50 毫升）

蜂蜜 ....1 大匙（15 公克）

薑精油 .... 1 滴

檸檬精油 .... 4 滴

均勻混合所有材料，然後取 1 小匙加入一杯溫水中。讓孩子用這個療方漱口，一天兩次。注意不可吞服。完成後，讓孩子吃下 1 小匙的有機松紅梅（麥蘆卡）蜂蜜。

❖ 喉嚨痛（Sore throats）

喉嚨痛的情況可大可小，可能只是感覺搔癢，也可能嚴重到無法吞嚥——無論嚴不嚴重，都很惱人也很不舒服。通常，喉嚨痛是病毒或細菌感染造成的，請參考上述扁桃腺炎的處理方式來護理。

❖ 耳朵不適

耳朵疼痛真的能讓孩子苦不堪言，無論是感染造成的疼痛，或是拿筆戳進耳朵的疼痛，都一樣難受！無論是什麼讓孩子耳痛，下面這個療方都能幫助紓解不適的感覺。首先，在 1 小匙（5 毫升）的基底油中調入 2 滴真正薰衣草和 1 滴羅馬洋甘菊精油，仔細調和均勻。如果孩子超過 9 歲，可以再加入 1 滴天竺葵精油。這個油要使用在頭部兩側一個非常特別的位置，就算只有一邊耳朵不舒服，也務必兩側都要塗抹：從耳朵後方一直塗到鎖骨為止。一天兩次，每次取少量塗抹。

那種用了抗生素還無法消除，並且讓所有人都感到無計可施的耳痛，有時候只要用這個經典的老方法就能解決：把棉花浸入溫

熱的橄欖油中，然後放進耳朵裡，這麼做能軟化耳蠟。使用的棉花不能太小，以免被塞進耳道深處。想在這個經典療方的基礎上再更升級的話，可以在 2 小匙（10 毫升）的橄欖油中加入 1 滴真正薰衣草精油，調和均勻後再浸入棉花。把多餘的油擠出，然後鬆鬆的放進耳朵裡，不需要塞得太滿。每天替換兩次。務必使用有機的純橄欖油（pure）或冷壓橄欖油（virgin），放進耳朵之前要擠出多餘的油。

❖ 支氣管炎（Bronchitis）

支氣管炎是肺部支氣管出現發炎的情況，這通常是病毒感染造成的，但有時，也可能被細菌感染誘發。支氣管炎的症狀包括呼吸急促、喘息與咳嗽——通常有痰。支氣管炎也可能因為咳嗽或感冒而引起。

像這樣支氣管充血的情況，大多可以用精油幫助緩解，而且孩子通常很喜歡對應呼吸道的精油使用方法。如果你打算一邊用藥，一邊使用精油輔助，記得告知你的小兒科醫師。

兒童支氣管炎適合使用的精油：

五歲以下
茶樹（*Melaleuca alternifolia*）
芳香羅文莎葉（*Ravensara aromatica*）
羅馬洋甘菊（*Anthemis nobilis*）

真正薰衣草（*Lavandula angustifolia*）

五歲以上
迷迭香（*Rosmarinus officinalis*）
沉香醇百里香（*Thymus vulgaris ct. linalool*）
芳香羅文莎葉（*Ravensara aromatica*）
綠花白千層（*Melaleuca quinquenervia*）
白千層（*Melaleuca Cajuputi*）
大西洋雪松（*Cedrus atlantica*）
歐洲赤松（*Pinus sylvestris*）
澳洲尤加利（*Eucalyptus radiata*）
檸檬尤加利（*Eucalyptus citriodora*）
甜馬鬱蘭（*Origanum majorana*）

孩子的支氣管炎空間擴香配方

5 歲以下
茶樹 .... 8 滴
羅馬洋甘菊 .... 7 滴
芳香羅文莎葉 .... 10 滴

調和上述精油，然後在擴香器具或冒著蒸氣的熱水碗中滴入 3 滴精油，每天擴香三次。

5 歲以上
綠花白千層 .... 8 滴
沉香醇百里香 .... 10 滴
大西洋雪松 .... 7 滴

調和上述精油，然後在擴香器具或冒著蒸氣的熱水碗中滴入 3 滴精油，每天擴香三次。

孩子的支氣管炎身體按摩油配方

5 歲以下
羅馬洋甘菊 .... 2 滴
芳香羅文莎葉 .... 5 滴
真正薰衣草 .... 3 滴

將上述精油調入 2 大匙（30 毫升）的基底油中，取少量按摩背部，一天最多三次。

5 歲以上
沉香醇百里香 .... 7 滴
芳香羅文莎葉 .... 8 滴
羅馬洋甘菊 .... 2 滴

將上述精油調入 2 大匙（30 毫升）的甜杏仁油中，取少量按摩胸部及背部，集中在胸腔前後，一天最多三次。

❖ 兒童氣喘

要說家長在孩子生病時有多無助，孩子氣喘的時候恐怕是最明顯的。眼睜睜看著孩子呼吸困難的喘著，家長心裡想必又難過又覺得嚇人。氣喘兒的家長通常自己也有氣喘的經驗，因此能仔細分辨孩子當下的情況。好消息是，氣喘通常在孩子進入青春期後，就不會再復發。

然而，家長仍然可以透過許多方式幫助氣喘的孩子。首先，把所有可能影響孩子的資訊都記錄下來——包括孩子吃了什麼、做了什麼運動、生了什麼病或身體有什麼症狀、氣喘之前發生了什麼事件等，花粉也算一個需要觀察記錄的項目。能夠記錄得多詳細，取決於你有多少時間。某些觸發氣喘兒發病的過敏原包括：髮型噴霧、制汗劑、香水、指甲油、灰塵、草、動物毛髮、皮革等，更不用說是天冷、天熱，或天氣潮溼。找找孩子發病的規律，然後根據這些資訊，調整飲食與生活作息。

許多孩子對自然療法的治療方式反應很好，病情能見到改善。這些治療方式包括：戒乳製品、戒小麥製品、戒汽水、戒所有添加劑與防腐劑，還有，戒所有罐裝與袋裝的食物。很難嗎？那當然。但是值得嗎？非常、非常、非常值得！此外，呼吸練習也可以增強肺部與橫膈膜，而瑜珈式呼吸法也可能帶來幫助。

許多花朵類精油在好好稀釋之後，似乎特別能對某些孩子帶來幫助。這些精油最好以按摩方式使用。當然，按摩本身就能帶來很好的效果，而精油按摩可以作為預防的措

施，幫助孩子平靜、消除緊張，進而減少氣喘發生的頻率。要是孩子對市售香水過敏，並不代表精油也會讓他起反應，因為精油是純天然物質，而市售香水多半含有化學成分。

用長推的手法為孩子按摩。從脊椎底部開始，雙手放在脊椎兩側，向上滑推到肩膀，直到肩膀上緣，然後再從身體兩側滑推下來。這樣的按摩能安撫孩子，讓他感到安心。

孩子的氣喘按摩配方

2 到 7 歲

真正薰衣草	2 滴
天竺葵	2 滴
乳香	2 滴

將上述精油加入 2 大匙（30 毫升）的基底油中，每次取少量使用。

7 到 12 歲

天竺葵	3 滴
絲柏	2 滴
乳香	3 滴

將上述精油加入 2 大匙（30 毫升）的基底油中，每次取少量使用。

❖ 過敏

人為什麼會過敏，至今仍是醫學界的難解之謎。過敏是一個非常複雜的議題，而要找到解決的方法並不容易。不過，我們都知道，預防過敏的最佳方式，就是避免接觸過敏原。然而，要找到真正觸發過敏的因子，通常需要一段時間，因為世界上的所有物質都可能使我們過敏——從我們呼吸的空氣、喝的水，到我們愛的人與我們穿的衣服——要找到真正致敏的凶手，可不是簡單的任務！因此，除了過敏時要忍受身體的不舒服之外，生活型態的犧牲與改變也是必須的，有時甚至必須做出極大的調整。

孩子的過敏反應，多半來自每天日常生活中的事物，例如：草、花粉、雜草、家中的灰塵、寵物、乳製品、蛋、豆製品、海鮮、堅果、小麥、食用色素、食品添加物等，還有防腐劑也是過敏原之一。

過敏反應包括氣喘、溼疹、過動、疲倦、搔癢、流鼻水、打噴嚏、頭痛，以及腫塊。只要按正確方式使用精油，通常很少出現對精油過敏的例子。不過孩子如果有花粉症或溼疹，那麼過敏的機會就有可能稍微高一點。要是孩子真的對某一種精油過敏，也不需要馬上封殺所有看似同類的精油，認為它們也一定會讓孩子起反應。舉例來說，對甜橙精油過敏，並不代表對橘（桔）或檸檬精油也會過敏。如果打算依據下列指示使用

精油，先在一小部分的皮膚上測試是否有過
敏反應。

溼疹

出現溼疹的時候，患部會非常癢。下面
這個配方可以每天一次擦在溼疹發作的部
位：

> 德國洋甘菊 .... 8 滴
> 松紅梅 .... 1 滴
> 稀釋於：
> 山茶花油 .... 4 小匙（20 毫升）
> 荷荷芭油 .... 2 小匙（10 毫升）
> 月見草油 .... 10 滴

蕁麻疹（風疹）

蕁麻疹（風疹）是過敏導致皮膚出現一
坨坨腫起的團塊，這些疹子非常癢，並且可
能出現在身體的任何部位。出現蕁麻疹時，
有三個方案可以選擇：第一，使用溼疹的相
同配方；第二，將 2 滴德國洋甘菊精油加進
¼杯小蘇打粉，然後加入泡澡水中；第三，
是按下列方式調製按摩油。先在一小部分的
皮膚上做測試，如果沒有出現過敏反應，便
可以每次取少量塗抹患部。

> 瓊崖海棠油（*Calophyllum inophyllum*）
> .... 10 毫升
> 芳枸葉（或芳香羅文莎葉）.... 2 滴

花粉症

花粉症的處理方式因人而異，並且需要
專門配製個人的專屬配方。請向鄰近的專業
芳療師或順勢療法醫師尋求協助。

蜜蜂螫咬

有少數的孩子會因蜜蜂螫咬引發過敏，
孩子的身體會腫起來，並出現呼吸困難的情
形。首先試著取出蜂刺，然後塗上 1 滴真正
薰衣草或德國洋甘菊精油。如果可以的話，
最好以 1：1 的比例先混合這兩種精油，然
後取 1 滴使用。接著用冰塊冰敷。被蜜蜂螫
咬後，必須密切注意身體情況，因為可能出
現無法預期的反應。更多相關內容可以參考
本書第 6 章「外出旅行精油藥箱」的相關段
落。

❖ 偏頭痛（Migraine）

孩子如果出現偏頭痛，通常是因為對特
定食物過敏。因此，要是孩子有偏頭痛的問
題，家長值得花點時間，好好檢視孩子都吃
了些什麼。試著換成不吃加工品的全天然飲
食，包括魚肉、雞肉、新鮮蔬菜、水果、礦

泉水，以及用礦泉水稀釋的新鮮果汁。早餐可以吃燕麥片或爆米香，搭配非基改的豆漿，或者按照本書第 472 頁的步驟，製作真正的天然穀片。用新鮮果汁和木棒就能做出冷凍的水果冰棒。睡前讓孩子喝花草茶——如洋甘菊茶加上一點點蜂蜜。如果孩子在偏頭痛時會噁心想吐，可以在白天讓他喝薄荷茶。多喝水有時也能帶來幫助。

避免食用任何不新鮮的食物，也要戒掉所有添加了人工色素、人工香味、食品添加物和防腐劑的食品。不吃任何罐裝或袋裝的食物，無論標籤上說這些商品有多天然、多純正。孩子可以吃穀物，但不要吃太多小麥製品。戒掉汽水和所有含糖飲料；不要吃任何加工過的肉製品，連紅肉也要少吃。這個新的飲食型態，有可能會讓身體在剛開始的幾天，出現頭痛、胃痛等戒斷反應，類似的反應又稱為好轉反應（healing crisis）。這些症狀很快就會消失，很可能偏頭痛也將不再復發。

兒童偏頭痛的常見原因是壓力、早餐及午餐營養不足、食物不耐，以及水分不足。孩子喝的飲料當中，許多都含有糖分及甜味劑，因此可以在水裡加上一片檸檬或草莓，以鼓勵孩子多喝水。此外，果汁也要加點水稀釋。在孩子偏頭痛發作時，或許有必要限制他們使用手機與平板電腦的時間，充足的睡眠永遠是最佳良藥。

花點時間用精油按摩，能減少偏頭痛發作的次數。定下一個你和孩子都能真正放鬆的按摩時間。請孩子趴在床上，用長推的手法按摩背部：從脊椎底部開始，雙手放在脊椎兩側，向上滑推到肩膀，直到肩膀上緣，然後再從身體兩側滑推下來。從下列精油中選擇一種單獨使用，或用一種以上的精油調配成複方。

兒童偏頭痛適合使用的精油：

葡萄柚（*Citrus paradisi*）
去光敏性佛手柑（FCF）（*Citrus bergamia*）
真正薰衣草（*Lavandula angustifolia*）
綠薄荷（*Mentha spicata*）
羅馬洋甘菊（*Anthemis nobilis*）
迷迭香（*Rosmarinus officinalis*）
甜馬鬱蘭（*Origanum majorana*）

孩子的偏頭痛配方

羅馬洋甘菊	4 滴
迷迭香	4 滴
甜馬鬱蘭	6 滴
綠薄荷	6 滴
去光敏性佛手柑（FCF）	6 滴
真正薰衣草	6 滴

均勻混合上述精油，然後依照孩子的年齡，參照下列指示：

3 到 7 歲孩童：將上述精油加入 5 液體盎司（150 毫升）的基底油當中，每次取少量使用。

7 歲以上孩童：將上述精油加入 4 液體盎司（120 毫升）的基底油當中，每次取少量使用。

葡萄柚精油敷包，也能幫助緩解這令人難受的狀況。在 1 品脫（475 毫升）的冷水中，加入 2 滴葡萄柚精油，用手攪散水面上的油點。把敷布浸泡在精油水中，擠乾多餘水分後，敷在脖子後方。

❖ 腮腺炎（Mumps）

腮腺炎是一種常見的病毒性傳染病，透過空氣傳播，發作的部位在腮腺。受到感染後，要過兩到三週才會有症狀出現。最典型的症狀，就是脖子兩側靠近耳下的地方，會腫得像蛋一樣大。其他症狀包括頭痛、低燒、肌肉疼痛、耳朵疼痛、吞嚥疼痛和疲憊無力。通常腮腺炎不會對身體造成太大的問題，而且症狀在幾天之後就會消退。不過，感染有可能散播到其他腺體，嚴重時睪丸、卵巢和胰腺都可能遭殃。如果有從未感染過腮腺炎，且年紀已過青春期的男性，應避免和感染腮腺炎的孩子接觸，因為一旦成人感染腮腺炎，情況可能會複雜的多。多讓孩子喝水，並用下列精油在空間中擴香。

兒童腮腺炎適合用來擴香的精油：

茶樹（*Melaleuca alternifolia*）
綠花白千層（*Melaleuca quinquenervia*）
芳香羅文莎葉（*Ravensara aromatica*）
真正薰衣草（*Lavandula angustifolia*）
天竺葵（*Pelargonium graveolens*）
桉油樟（羅文莎葉）（*Cinnamomum camphora ct. cineole*）
澳洲尤加利（*Eucalyptus radiata*）
玫瑰草（*Cymbopogon martinii*）
錫蘭肉桂葉（*Cinnamomum zeylanicum*）
松紅梅（*Leptospermum scoparium*）

從上述精油中任意選擇一種以上的精油，共取 4 滴加在 4 液體盎司（120 毫升）的水中。

孩子的腮腺炎按摩油

松紅梅	10 滴
真正薰衣草	10 滴
芫荽籽	5 滴
檸檬	10 滴
羅馬洋甘菊	5 滴

均勻混合上述精油，然後取 20 滴加進 2 大匙（30 毫升）的基底油中稀釋。取少量輕輕塗抹在疼痛的部位、脖子後方和腹部。每天兩次，持續七天。最後還會剩下一些精油，可以用任何一種空間擴香的方式來使用。

❖ 麻疹（Measles）

麻疹是一種透過空氣傳播的病毒性傳染病，初期徵兆可能不過是流鼻水和喉嚨痛，家長容易以為孩子只是感冒了。其他早期症狀還包括眼睛痠痛、流眼淚、發燒、頸部腺體腫大等，可能發生的症狀很多，而且根據孩子的情況會有所不同。不過，最典型的症狀就是紅疹——先是口腔內側出現中心為白色的小紅斑，接著在臉頰，然後大約到第四天會形成蔓延到全身的紅疹。

此時，最好讓孩子臥床休息，房間保持溫暖，並且和其他孩子進行隔離。麻疹病毒會透過空氣中的飛沫傳染，因此，為了保護家中其他成員，可以用任何一種方式，在空間中用抗病毒精油擴香，包括孩子待的房間。

兒童麻疹適合使用的精油：

沉香醇百里香（*Thymus vulgaris ct. linalool*）

芳枸葉（*Agonis fragrans*）

芳香羅文莎葉（*Ravensara aromatica*）

綠花白千層（*Melaleuca quinquenervia*）

絲柏（*Cupressus sempervirens*）

玫瑰草（*Cymbopogon martinii*）

桉油樟（羅文莎葉）（*Cinnamomum camphora ct. cineole*）

天竺葵（*Pelargonium graveolens*）

德國洋甘菊（*Matricaria recutita*）

羅馬洋甘菊（*Anthemis nobilis*）

檸檬（*Citrus limon*）

真正薰衣草（*Lavandula angustifolia*）

澳洲尤加利（*Eucalyptus radiata*）

去光敏性佛手柑（FCF）（*Citrus bergamia*）

使用精油水輕拍孩子的身體，不僅能緩解不適，也會讓孩子更快康復。製作的方法如下：將等量的德國洋甘菊和真正薰衣草精油混合在一起，然後取 5 滴混合後的精油加入 8 液體盎司（240 毫升）的溫水（不感覺到熱的程度），然後加入 1 大匙（15 毫升）的膠性銀（colloidal silver）。用手攪散水面上的油點，拿一塊乾淨的海綿或毛巾浸在水中，擠乾多餘水分，然後輕拍孩子的身體。不要擦，只要輕輕地拍就好。每天一次或兩次，按照這個方法輕拍全身。

如果你想用爐甘石洗劑（一種加了氧化鋅的粉狀乳液）或蘆薈膠來處理疹子，可以在 2 液體盎司（60 毫升）的爐甘石洗劑或蘆薈膠中，加入 5 滴德國洋甘菊、5 滴真正薰衣草和 4 滴去光敏性佛手柑（FCF）精油，攪拌均勻後使用。

如果孩子已經超過 11 歲，在疹子發到全身的第一天或第二天，可以用 1 滴澳洲尤加利精油塗在雙腳腳底。

❖ 德國麻疹（Rubella）

德國麻疹是一種經空氣傳染的病毒感染，很多時候不會有任何明顯症狀。對懷孕初期（不滿四個月）的女性來說具有危險性，因為德國麻疹可能造成流產，或使未出生的孩子出現併發症。如果你確定（或只是懷疑）孩子得了德國麻疹，最重要的就是不要讓孩子靠近任何孕婦。德國麻疹的初期症狀是臉上出現搔癢的紅疹，隨後會擴散到全身各處。孩子可能體溫升高或覺得困倦，淋巴結也可能腫起來。

出現德國麻疹時，可以用處理所有病毒感染的方式來應對——也就是在空間中使用抗病毒精油擴香，清理環境空氣。除此之外，也可以在大碗中加入 8 液體盎司（240 毫升）的溫水（別用熱水）和 1 大匙（15 毫升）的膠性銀（colloidal silver），再加入 5 滴德國洋甘菊精油或 5 滴下列複方精油。用手確實攪散水面上的精油點，然後取一個乾淨的海綿或布料浸入精油水中，擠乾多餘水分之後，輕輕點拍在孩子身上。請記得，是輕拍，不是擦拭或抹。每天點拍全身一到兩次。

孩子的德國麻疹配方

真正薰衣草	15 滴
德國洋甘菊	15 滴
茶樹	5 滴

均勻混合上述精油，在 8 液體盎司（240 毫升）的溫水中加入 5 滴精油，幫孩子點拍全身。或者，你也可以用下列精油自己調製配方。

兒童德國麻疹適合使用的精油：

真正薰衣草（*Lavandula angustifolia*）
羅馬洋甘菊（*Anthemis nobilis*）
德國洋甘菊（*Matricaria recutita*）
茶樹（*Melaleuca alternifolia*）
乳香（*Boswellia carterii*）
去光敏性佛手柑（FCF）（*Citrus bergamia*）
松紅梅（*Leptospermum scoparium*）

如果你想用爐甘石洗劑（一種含有氧化鋅的粉狀乳液）或蘆薈膠，來遮蓋皮膚上的斑點或紅疹，可以在 2 液體盎司（60 毫升）的爐甘石洗劑或蘆薈膠中，加入 4 滴德國洋甘菊、4 滴真正薰衣草和 2 滴佛手柑精油。混合均勻後使用。

❖ 水痘（Chicken pox, varicella）

水痘是另一種具有傳染性的病毒感染症狀。接觸到患者的飛沫、痰液或水泡，就有可能感染到水痘。孩子就算接受過疫苗接種，也仍然可能感染水痘，只是症狀會較為輕微。水痘病毒可能潛伏在身體中，在之後的人生階段，以帶狀疱疹的方式出現。

水痘感染初期，有二週的潛伏期。之後，孩子的體溫可能升高，同時在身上出現紅疹。這些紅疹是小小的斑點，但很容易轉變成水泡，因此會破裂、結痂。這時必須時時看著孩子，避免孩子搔抓或摳下結痂，一刻不能疏忽。這些斑點一開始出現在臉上、背部和胸前，接著就可能遍布全身。出現水痘症狀的孩子必須隔離處置，直到身上最後一塊結痂脫落為止。

臥床休息可以避免孩子發燒，也要鼓勵孩子多睡，因為這是治療水痘最好的方法。精油的處理主要在於盡可能壓下難熬的搔癢感。在一罐 100 毫升的爐甘石洗劑中，加入 10 滴真正薰衣草和 10 滴德國洋甘菊精油，搖晃均勻。一天兩次塗在全身。除此之外，泡澡也可以止癢：在 1 杯小蘇打粉中，加入 2 滴真正薰衣草（或 2 滴德國洋甘菊）、1 滴乳香和 1 滴佛手柑精油，然後整杯倒入泡澡水中。洗燕麥澡也可以幫助止癢：將上述精油加入 1 杯燕麥片或燕麥碎中，取一塊天然布料（如一般棉布或天然未染過的棉料）包裹並綁緊，放入泡澡水中。在水裡多次捏擠這個燕麥精油包，幫助燕麥水和精油釋放出來。除此之外，也可以在空間中用抗病毒精油擴香，這部分可以參考本書第 233 頁「麻疹」的段落。

❖ 百日咳（Whooping Cough, Pertussis）

百日咳是一種細菌感染疾病，感染原是一種叫做百日咳菌（*Bordetella pertussis*）的細菌，這也是為什麼百日咳的英文叫做 *pertussis*。百日咳在英文中還有另一個俗稱，叫做 whooping cough（呼嘯般的咳），這是因為百日咳患者在努力吸氣時，會發出一種獨特的高音聲，孩子如果患上百日咳，就可能出現這樣的聲響。百日咳病勢迅猛，難以控制，一旦患上，病程可能持續八週之久。患者久咳三週之後，便不會再具有傳染力。因此，如果孩子患上百日咳，記得隔離，並避免其他嬰幼兒接近，因為比起更大的孩童，百日咳更可能傳染到嬰兒與幼兒身上。

百日咳的初期症狀就像流行性感冒一樣，這樣的感冒症狀可能持續二週，然後才開始出現典型的咳嗽症狀──也就是帶有呼嘯聲的咳。百日咳會影響呼吸系統，在氣管內聚積痰液。因此，患病的孩童身邊最好放一個隨手可得的容器，讓孩子隨時把痰咳出來。記得頻繁的為這個容器消毒。除此之外，要是孩子嚴重的咳到變成嘔吐，這個小容器也能很好的派上用場。這一切症狀都可能讓孩子變得疲憊、躁怒，也可能難以入睡。

這時，請將孩子的飲食調整為清淡、營養些，減少乳製品的攝入，因為那會讓身體

積聚更多痰液。讓孩子吃雞肉、魚肉、蛋、全麥麵包、蔬菜、果汁、礦泉水和花草茶。自家製作的冰沙、雪酪或其他冰品，加上稀釋過的天然果汁，都能舒緩孩子的症狀。熬些熱湯、高湯，把蔬菜打成流體狀，讓孩子更容易吞嚥。這段期間，孩子需要補充的營養品會是 Omega-3、維生素 C，以及綜合維他命，或是含有鋅的礦物質補充錠。

讓孩子待在空氣流通的地方，因為待在又熱又悶的房間裡，只會讓身體脫水更嚴重。白天將窗戶打開通風，同時注意孩子穿得夠多、不會著涼。蒸氣補充也能帶來非常好的效果。夜裡，在孩子的房間裡放一碗冒著蒸氣的熱水，這麼做能確保環境溼度適中，支氣管不至於乾燥脫水。除此之外，也可以在空間中用下列精油擴香，擴香的方式以水氧機或熱蒸氣最適當，每一次只需要滴入 1 到 2 滴精油。

兒童百日咳適合用來空間擴香的精油：

錫蘭肉桂葉（*Cinnamomum zeylanicum*）
綠花白千層（*Melaleuca quinquenervia*）
真正薰衣草（*Lavandula angustifolia*）
葡萄柚（*Citrus paradisi*）
高地牛膝草（*Hyssopus officinalis var. decumbens*）
絲柏（*Cupressus sempervirens*）
沉香醇百里香（*Thymus vulgaris ct. linalool*）

玫瑰草（*Cymbopogon martinii*）
乳香（*Boswellia carterii*）
野馬鬱蘭（*Origanum vulgare*）
芳枸葉（*Agonis fragrans*）
芳香羅文莎葉（*Ravensara aromatica*）
白千層（*Melaleuca Cajuputi*）

❖

兒童百日咳的空間擴香配方	
高地牛膝草	5 滴
沉香醇百里香	10 滴
錫蘭肉桂葉	4 滴
絲柏	5 滴
玫瑰草	5 滴
芳香羅文莎葉	5 滴
澳洲尤加利	3 滴

根據上述配方比例調配複方精油，每一次取 1 到 2 滴進行空間擴香。

接下來這個配方可以用來為孩子泡澡。每一次取 1 到 2 滴，用一點點基底油稀釋，再加入泡澡水中。這個配方也可以加在熱水裡散放蒸氣。每一次在一碗冒著蒸氣的熱水中加入 3 滴精油，將碗放在床邊放置過夜。或者，也可以在棉布上滴 3 滴精油，放在靠近孩子卻不會被拿到的地方。

兒童百日咳泡澡和熱蒸氣配方

絲柏	5 滴
綠花白千層	5 滴
真正薰衣草	2 滴
沉香醇百里香	3 滴
乳香	3 滴

根據上述配方比例調配複方精油。泡澡時，取 1 到 2 滴精油混入 1 小匙基底油中稀釋，再加入泡澡水。若使用空間擴香時，則取 1 至 3 滴使用。

兒童百日咳後背按摩配方

沉香醇百里香	3 滴
芳香羅文莎葉	3 滴
玫瑰草	3 滴
乳香	1 滴
真正薰衣草	2 滴

均勻混合上述精油，並加入 2 大匙（30毫升）基底油中稀釋。每一次取適量按摩孩子的後背，每天按摩一次。如果孩子不滿 2歲，上述精油配方請只取一半加入基底油中。

請不要一次使用上述所有處理方案。每24 小時只用其中一到兩個處理方式就可以了。

❖ 病毒疣、疣（Verrucas and warts）

病毒疣與疣的起因，通常都是病毒傳染。疣可能長在任何地方，但最常出現的部位是手指、手和腳。病毒疣通常出現在腳底或腳趾下側，但也可能長在手上；而且病毒疣不向外生長，而是向內。病毒疣帶來的痛感非常強烈，通常，痛也是病毒疣的第一個症狀。仔細觀察患部，可以看見厚厚的皮膚中間有黑色的小點，這通常也是讓人最痛的地方。無論是病毒疣或疣，都具有傳染性。

疣的病程神祕且難捉摸──消失之後，又可能因不明原因在同一患部復發。身上長疣可能是最令人尷尬的事情了。但疣真正的問題在於，孩子通常會在泳池、健身房或置物櫃等空間赤腳跑來跑去，因此既可能染上病毒疣，還可能繼續傳染給他人。以下幾種精油，可以大大幫助患者減輕病毒疣與疣帶來的不適。

兒童長疣適合使用的精油：

檸檬（*Citrus limon*）
真正薰衣草（*Lavandula angustifolia*）
野馬鬱蘭（*Origanum vulgare*）
天竺葵（*Pelargonium graveolens*）
絲柏（*Cupressus sempervirens*）
茶樹（*Melaleuca alternifolia*）
松紅梅（*Leptospermum scoparium*）
苦楝（*Azadirachta indica*）
錫蘭肉桂葉（*Cinnamomum zeylanicum*）

綠花白千層（*Melaleuca quinquenervia*）

由於疣與病毒疣有許多不同種類，而每個人對不同精油也反應不一，因此，要是某個精油看起來並不見效，請換其他種試試看。一開始，先從上述清單中，以家裡原本就有的精油來嘗試看看。

為五歲以下孩童使用精油時，請先用幾滴蘋果醋稀釋你想用的精油。至於五歲以上的孩子，可以直接用純精油無妨。首先，用肥皂清洗患部，或者用膠性銀（colloidal silver）來處理。接著，根據上述建議精油調配配方，或者直接參考下面這個配方。

> **孩子的病毒疣與疣配方**
>
> 檸檬.............................10 滴
> 絲柏..............................5 滴
> 松紅梅（or 茶樹）............5 滴

按照配方比例調和上述精油。根據孩子年紀，決定直接使用純精油，或先用幾滴蘋果醋稀釋。將精油（或精油溶液）滴在棉花球上，直接點塗患部。每一次接觸肌膚都使用乾淨的棉花球，並小心別碰到周圍區域。每天施用一次。

❖ 香港腳（athlete's foot）（Tinea pedis）
　形成香港腳的真菌有許多種，而且也可能感染到身體不同地方，不過既然是用「腳」來說明這個感染情況，就表示腳是最常被感染的部位。家中只要有任何人感染香港腳，都必須非常小心，以免傳染給其他家庭成員。患者應該時時刻刻穿著鞋子——但最好是露趾的鞋子——在淋浴時也要穿著拖鞋。患者應避免觸碰自己的腳，也不應與他人共用浴巾，這是唯一能避免家庭成員反覆傳染的方法。

由於香港腳是一種傳染性疾病，因此只要走過患者曾經過的路（如泳池邊），就很容易感染上。換句話說，每一個游泳池、健身房和置物空間，都是可能染上香港腳的地方。香港腳通常先出現在趾縫間，接著可能散布到趾甲、腳底、腳背等地方，但通常在腳趾附近。第一個徵兆可能是搔癢，接著皮膚會出現白屑，或看起來像海綿一樣，最後患部會出現鱗狀脫屑。

> **兒童香港腳適合使用的精油：**
>
> 茶樹（*Melaleuca alternifolia*）
> 松紅梅（*Leptospermum scoparium*）
> 真正薰衣草（*Lavandula angustifolia*）
> 絲柏（*Cupressus sempervirens*）
> 苦楝（*Azadirachta indica*）
> 玫瑰草（*Cymbopogon martinii*）
> 天竺葵（*Pelargonium graveolens*）
> 澳洲尤加利（*Eucalyptus radiata*）
> 檸檬尤加利（*Eucalyptus citriodora*）

佛手柑（*Citrus bergamia*）
芫荽籽（*Coriandrum sativum*）

如果家中有瓊崖海棠油（*Calophyllum inophyllum*），可以直接用來塗擦患部，但記得塗抹後仔細清洗雙手。除此之外，視患部嚴重程度，也可以用 1 小匙（5 毫升）的瓊崖海棠油，稀釋 3 滴茶樹或 3 滴松紅梅精油，盡可能取足夠的量仔細塗抹。若是情況許可，也可以直接取 1 滴茶樹或松紅梅精油塗在患部，有需要的話可以一天兩次，但無論如何睡前都須塗抹。

由於真菌最喜歡黑暗、潮溼的環境，因此當雙腳處在潮溼的環境中，就可能讓香港腳情況加劇。這時，讓雙腳保持通風會有很好的效果，因此請盡可能在外出時穿著涼鞋，在家也穿著拖鞋移動。粉狀物也可以幫助患部維持乾燥，因此可以妥善利用乾燥的白礦泥、綠礦泥、雲母粉或太白粉──在 1 杯粉末中，加入 10 滴茶樹或 10 滴松紅梅精油，混合均勻使用。精油必須仔細的混合進粉末中，這時，電動果汁機會是好用的幫手，因為果汁機的蓋子中間通常留有小孔，可以一邊混拌、一邊逐步加入精油，確保精油均勻混入所有粉末中。不過可別忘了把蓋子蓋好，否則粉末會飛得到處都是！混合好的粉末要仔細塗在指縫間，每天使用。香港腳發作期間，最好穿棉質或羊毛材質的襪子，避免穿著尼龍或其他合成布料製作的襪子。

❖ 輪癬（Ringworm）

雖然輪癬在英文裡叫做 ringworm（環狀的蟲），但實際上它和蟲一點關係也沒有。輪癬是一種真菌感染疾病，經由皮膚接觸，透過人傳人或寵物傳人的方式傳播。因此，輪癬通常容易在有肢體接觸的運動過程中相互傳染，但因為孩子們本來就容易有肢體碰觸，所以任何孩童都有可能感染到輪癬。輪癬的「輪」（ring）這個字用得非常貼切，因為病原真菌就是以圓形的方式向外移動，因此皮膚上會出現一個紅色的環形。輪癬可能令人搔癢異常，如果出現在頭皮，更可能出現局部暫時掉髮的情形。有時候，要是身體對真菌出現過敏反應，更會在患部之外的地方，長出又小又癢的水泡。

兒童長輪癬適合使用的精油：

茶樹（*Melaleuca alternifolia*）
沉香醇百里香（*Thymus vulgaris ct. linalool*）
真正薰衣草（*Lavandula angustifolia*）
松紅梅（*Leptospermum scoparium*）
苦楝（*Azadirachta indica*）
迷迭香（*Rosmarinus officinalis*）
檸檬尤加利（*Eucalyptus citriodora*）
野馬鬱蘭（*Origanum vulgare*）

天竺葵（*Pelargonium graveolens*）
乳香（*Boswellia carterii*）
玫瑰草（*Cymbopogon martinii*）

　　茶樹、松紅梅和玫瑰草精油對輪癬有異常優異的治療效果。每天三次，每次取 1 滴純精油塗抹患部，直到症狀完全消失就可以了。一般來說，不需要超過十天。在那之後，取茶樹、松紅梅或玫瑰草精油共 30 滴混合，稀釋於 2 大匙（30 毫升）的瓊崖海棠油（*Calophyllum inophyllum*）中，每天取少量塗抹患部。除此之外，也可以試試下面這個配方。

兒童輪癬配方

玫瑰草	10 滴
野馬鬱蘭	5 滴
天竺葵	6 滴
茶樹	5 滴
沉香醇百里香	3 滴

　　均勻混合上述精油後，調入 2 大匙（30 毫升）的瓊崖海棠油中使用。

❖ 蟯蟲（Pinworms）

　　光是想到孩子身體裡可能出現腸道寄生蟲，就讓人覺得非常不舒服；不幸的是，自古以來，或說打從人類開始記錄健康問題以

來，這些寄生蟲就樂於以人們的身體為家，而那可是超過兩千年的歷史。無論你的孩子像天使一樣乖巧，或者調皮搗蛋到不行，無論他就讀的是昂貴的私立學校，或是免費的公立學校，寄生蟲對所有的孩子一視同仁。即便我們不覺得寄生蟲是什麼好東西，牠仍然熱愛我們所有人。容易寄居於孩子腸道的寄生蟲有好幾種，其中最常見的就是蟯蟲（*Enterobius*），蟯蟲也叫做線蟲（*threadworm*），因為牠長的就像一股短短的白色棉線。

　　蟲卵從嘴巴進入孩子的身體，接著進入腸道，造成蟯蟲感染。蟲卵可能透過空氣傳播（如吸氣時進入身體），也可能出現在馬桶坐墊、家具或任何物品的表面，包括其他人。蟲卵出現後能存活長達 20 小時，因此維持衛生是最重要的關鍵。要是孩子染上蟯蟲，睡衣和床單上都可能出現蟲卵，因此除了每天換洗之外，移動時也必須格外小心，以免蟲卵落到家中其他地方。一旦蟯蟲進入身體，公蟲會在體內交配、死亡，隨著糞便排出；母蟲則必須移動到身體之外產卵，因為蟲卵需要氧氣才能存活。這是為什麼蟯蟲通常出沒在肛門附近。通常，當孩子睡著幾個小時之後，母蟯蟲就會出現在肛門附近，看起來像條白線，大約 1 公分長。這時，就是母蟲產卵的時候。

　　母蟲產卵的過程，對孩子來說簡直搔癢

難當，這是為什麼孩子經常會用手抓自己的屁股。但當他們這麼做，蟲卵會進入指甲縫裡，要是孩子又把手伸進嘴裡咬指甲，寄生的循環就會再度繼續下去。因此首先，第一線的工作是把指甲剪短，避免孩子咬指甲，並且經常規律的洗手。雖然肛門搔癢（尤其在夜裡）是感染蟯蟲的主要症狀，但蟯蟲也可能讓孩子出現磨牙、身體不舒服、躁怒、倦怠或無法專心等情況。要是你懷疑孩子可能感染蟯蟲，首先可以從糞便中觀察是否有蟲體存在。用下列精油調製配方按摩腹部，也能達到很好的驅蟲效果。

兒童感染蟯蟲適合使用的精油：

綠花白千層（*Melaleuca quinquenervia*）
檸檬（*Citrus limon*）
羅馬洋甘菊（*Anthemis nobilis*）
真正薰衣草（*Lavandula angustifolia*）
檸檬尤加利（*Eucalyptus citriodora*）
*澳洲尤加利（*Eucalyptus radiata*）

*請注意：澳洲尤加利只能少量使用，2 歲以下的孩童不可使用。

　　使用上述精油或取其中 2 至 3 種進行調配，最後取精油 15 滴加入 2 大匙（30 毫升）甜杏仁油中調和。每天早晚取少量塗抹腹部，至少施用兩週。將蘆薈膠塗抹在肛門附近，可以緩和搔癢的感覺。

　　要是家中出現蟯蟲的身影，很可能不只一個孩子受到感染。上述精油配方可以用在任何一個家庭成員身上，不過大人使用的精油滴數為孩子的兩倍，並且應另外調配，與孩子的按摩油區分開來。

　　在法國，傳統上對抗蟯蟲的第一線防禦是大蒜，也就是大蒜濃湯與大蒜麵包。不管孩子願意用什麼方式吃下大蒜，只要能吃進去都是好的，即便是吃大蒜膠囊也很好。

　　讓孩子嗅聞精油也能幫助驅蟲，因此可以用下列配方，取 3 滴精油在孩子的房間擴香，或是滴入一碗熱水中，讓精油隨蒸氣飄散。這個配方也可以用來泡澡，取 2 滴稀釋於基底油中，加入溫暖的泡澡水裡。

蟯蟲：空間擴香與泡澡配方	
綠花白千層	10 滴
真正薰衣草	14 滴
沉香醇百里香	5 滴

❖ 頭蝨（head lice）

　　看到孩子開始搔頭抓腦，就是每個家長最心驚膽跳的時刻，尤其是聽說家裡附近的幼稚園或學校，出現頭蝨感染的時候。當孩子進入一年級，他們或許也會聽說關於頭上「長蟲」的事。他們或許不會知道是頭蝨（*Pediculus humanus capitis*）這種生物在吸食自己的血，但勢必會感覺到頭皮很癢。

頭蝨是一種迷你的六腳昆蟲，寄生於人的頭髮當中。頭蝨沒有翅膀，不會飛也不會跳，就只是待在頭髮裡面產卵。頭蝨卵在英文中稱為 nits，因為蟲卵是白色，在深色頭髮中更容易一眼被看出來，但是長大的頭蝨很知道怎麼竄逃，也懂得隱蔽自己。頭蝨可能出現在任何一種頭髮當中，無論是乾淨的、髒的，紅髮、金髮、黑髮或棕髮都一樣。身為家長的職責之一，就是要檢查孩子的頭皮上有沒有蟲卵的蹤跡，儘管這實在不是件令人開心的工作。要是你在不那麼靠近頭皮的地方發現那小小的白色蟲體，就表示頭蝨幼蟲（牠有個迷人的別稱叫寧芙〔nymph〕）已經完成了八天的孵化期，從蟲卵成為幼蟲。接下來，牠會在孩子頭上隨意的遊走。這些洩漏行蹤的蟲卵，通常會出現在後頸、耳上等處。

一旦聽聞學校裡有頭蝨出沒，就該考慮採取預防措施。其中一件隨時都可以做的事情，就是梳頭髮，每天早晚都梳——頭蝨並不強韌，因此無法抵住梳髮的動作。此外，也可以把下列精油加入乳液中使用，或者在洗頭的最後，用加了以下精油的水沖淋頭部。以下是最適合孩子使用的精油：

兒童驅頭蝨適合使用的精油：

迷迭香（*Rosmarinus officinalis*）
真正薰衣草（*Lavandula angustifolia*）
天竺葵（*Pelargonium graveolens*）
檸檬（*Citrus limon*）
茶樹（*Melaleuca alternifolia*）
苦楝（*Azadirachta indica*）
檸檬尤加利（*Eucalyptus citriodora*）
松紅梅（*Leptospermum scoparium*）

絕佳的頭蝨預防配方，就是以等比的方式調配迷迭香、真正薰衣草和檸檬精油。調和完成後，取 2 滴加入水中，在洗頭後用來做最後一次沖淋。迷迭香是亞洲常見的美髮產品成分之一，因為它能預防多種生物寄居在頭髮中。苦楝油也能預防頭蝨寄居，只是味道比較辛辣刺鼻，最好用精油巧妙的掩飾氣味。當然，真正薰衣草就是很好的驅蟲選擇。

上述的精油使用方式，建議間歇而非持續使用。如果你懷疑孩子染上頭蝨，可以將下列配方輕輕的以分區域的方式塗在頭皮上，留置過夜。這個配方用熱水和洗髮精就能清洗乾淨。

孩子的頭蝨配方

迷迭香	10 滴
真正薰衣草	10 滴
天竺葵	10 滴

將上述精油調入 70 克的蘆薈膠中。配方中的真正薰衣草精油，也可以用苦楝油取

代——苦楝油的驅蟲效果非常顯著，只是氣味並不是人人能夠接受。透過梳髮，就可以讓這個精油膠輕易的去到頭上每一處，最後用水洗淨即可。

如果你想製作方便留置過夜的配方，可以用 1 盎司（20 公克）的可可脂加上 3½ 大匙（50 毫升）的蓖麻油，做成更厚稠的基底。

首先，透過隔水加熱的方式融化可可脂（可以用隔水加熱鍋，或是在滾水中放一容器加熱）。當可可脂融化成液體，就可以加入蓖麻油，直到混拌成乳霜的質地。靜置放涼，然後加入 30 滴的頭蝨配方，混合均勻。這份油霜的質地會愈來愈厚，但只要觸碰到皮膚，就會融化。在頭皮塗上少量的油膏，有必要的話，就為頭髮做不同的分層來進行。完成後用毛巾包覆整個頭，或是套上浴帽，靜置過夜。早上睡醒後，以平常使用的洗髮精沖洗頭髮。

如果孩子因為太常搔抓，而讓頭皮出現傷口與發炎的情況，就請改用下列精油，或參考下列配方調配複方精油，加入蘆薈膠中使用。這些精油都能抗菌消毒，並且有清涼、安撫的效果。

能抗菌消毒，並有清涼安撫效果的精油：

天竺葵（*Pelargonium graveolens*）
德國洋甘菊（*Matricaria recutita*）
羅馬洋甘菊（*Anthemis nobilis*）
真正薰衣草（*Lavandula angustifolia*）

頭蝨：清涼安撫配方

德國洋甘菊	20 滴
真正薰衣草	10 滴
檸檬	5 滴

這個精油配方可以按許多方式使用。首先，將上述精油混合在一起。接著，可以將 5 滴精油加入 3½ 液體盎司（100 毫升）的水中，用來沖淋頭髮。或者，也可以取 10 滴精油，加入前面提過的可可脂與蓖麻油混合溶液，塗在頭皮上，用毛巾或浴帽包覆後靜置過夜。另外，也可以取 10 滴精油加入 5 小匙（25 毫升）蘆薈膠中，一樣塗在頭皮上，做好遮蓋保護後靜置過夜。隔天睡醒時用梳子梳順頭髮，然後使用平常慣用的洗髮精仔細清洗，把所有殘留的蟲卵和頭蝨都清洗乾淨。

家有青少年

青少年經常需要承受同儕的品頭論足，也很容易成為他人開玩笑的對象。同時，他們對於自己的人生還沒有足夠的掌握度，又被期望必須在學校裡出人頭地。身為大人的我們，只需要在自己選擇的職業到路上盡力

求成就好，但青少年卻被要求要在多個不同科目都取得高分，承受著極大的壓力。大人們下班回家可以完全放鬆，但孩子放學卻還需要做功課，更不用說功課的量可能很大、難度也可能很高。青少年不只在心理上承受這些壓力，他們的身體也正經歷巨大的改變，而且這樣的改變通常令他們感到尷尬、不自在。

有些男孩會受乳房發育所苦，當體內的男性荷爾蒙和女性荷爾蒙經歷調整，需要找到新的平衡時，即使是男性也可能出現乳房變大的情況。荷爾蒙的變化也會使男性出現非自願性的勃起、遺精，這一切都可能讓男孩感覺自己的人生完全不在自己的掌握之中。而女孩則可能經歷到經期不規則、經期疼痛，或是經前症候群等情況。當孩子進入青春期，生活的某些部分出現變化是可以預期的，但身為父母的我們，不能預期自己會完全明白孩子的困擾，尤其我們並不知道孩子在學校發生了什麼事。因此，唯一的辦法，就是和孩子多聊聊。不過，現在的孩子網路生活如此活躍，或許能好好聚聚聊聊的最佳時刻，也不過是家人一起吃飯的時候了。

❖ 皮膚困擾（skin problems）

青春期性荷爾蒙的增加，可能使皮脂腺的皮脂分泌也隨之增加。為肌膚去角質可以移除老廢肌膚細胞，有助於防止肌膚突然出狀況。下面這個去角質配方不會傷害皮膚，對於已經出現皮膚問題，或只是想預防保養的肌膚都同樣能帶來許多益處。建議一週使用一次。

青少年的臉部去角質霜

磨碎的杏仁粉 ..2 大匙（30 公克）
生蛋白 ....2 小匙（10 毫升）
玫瑰草精油 .... 1 滴

這個配方的量，足以進行好幾次的去角質。配方中的玫瑰草精油也可以用去光敏性佛手柑（FCF）或松紅梅來取代。首先，將所有材料混合均勻，取少量在手心，接著塗在已經沾溼的臉上。以畫圈的方式按摩全臉，再使用足夠的水清洗乾淨。完成後，用乾淨的棉球沾取真正薰衣草純露按拍全臉。如果肌膚發紅或有發炎情況，可以使用洋甘菊純露替代；要是臉上有青春痘，使用百里香純露會有很好的效果。臉部肌膚的去角質頻率，建議一週不超過兩次。

攝取含鋅的營養補充劑，也是值得一試的輔助方法；一方面因為已有資料顯示，許多有青春痘問題的人都有體內缺鋅的情況，另一方面也因為鋅能為身體帶來許多益處。在本書第 13 章「芳香美容之道」，還會談到更多關於青春痘和各種皮膚問題的建議。

❖ 藥物濫用（drug abuse）

　　使用非法禁藥有可能讓孩子性格丕變，或失去原本美好的品質，甚至變化到讓我們認不出來的程度。同時，孩子可能也不知道自己正在失去自己，就像洋蔥般一層一層的剝落。看著這一切發生的父母，可能經歷難以想像的恐懼。

　　專業的芳療師，或是其他輔助療法領域的專業治療師，都很清楚藥物濫用的惡性循環是怎麼回事，因為已經有太多走投無路的家長向我們尋求協助。戒毒從來不是一件簡單的事，而精油也不是會施魔法的萬靈丹。從染上毒癮到回歸正常生活，勢必得經歷情緒和身體上痛苦的過渡期。然而，精油能提供的幫助有兩個面向：首先，精油能強健身體和心靈，此外，也能在戒斷治療出現副作用時提供幫助。這些副作用可能包括：失眠、突發焦慮、夜裡盜汗、心悸、噁心、抽筋或絞痛、頭痛、失去食欲和顫抖。

　　使用下列精油來泡澡或按摩身體，都能帶來很大的幫助。請參考本書第 20 章的精油檔案，以及本書各處的相關內容，根據使用者的身體和情緒狀態，找到最適合使用的精油。

幫助青少年戒除毒癮的精油：

葡萄柚（*Citrus paradisi*）

甜橙（*Citrus sinensis*）

檀香（*Santalum album*）

甜馬鬱蘭（*Origanum majorana*）

甜茴香（*Foeniculum vulgare var. dulce*）

佛手柑（*Citrus bergamia*）

羅勒（*Ocimum basilicum*）

真正薰衣草（*Lavandula angustifolia*）

檸檬尤加利（*Eucalyptus citriodora*）

羅馬洋甘菊（*Anthemis nobilis*）

穗甘松（*Nardostachys jatamansi*）

纈草（*Valeriana officinalis*）

大花茉莉／摩洛哥茉莉原精（*Jasminum grandiflorum/officinale*）

岩蘭草（*Vetiveria zizanoides*）

廣藿香（*Pogostemon cablin*）

肉豆蔻（*Myristica fragrans*）

印蒿（*Artemisia pallens*）

甜羅勒（沉香醇羅勒）（*Ocimum basilicum ct. linalool*）

花梨木（*Aniba rosaeodora*）

大西洋雪松（*Cedrus atlantica*）

依蘭（*Cananga odorata*）

岩玫瑰（*Cistus ladaniferus*）

希臘鼠尾草（三裂葉鼠尾草）（*Salvia fruticosa/triloba*）

聖壇木（癒創木）或祕魯聖木（*Bulnesia sarmientoi*）

玫瑰原精（千葉玫瑰／摩洛哥玫瑰）（*Rosa centifolia*）

🌿 有特殊需求的孩子

　　對於有特殊需求的孩子來說，精油和芳

香療法有獨特的功能與地位。多元豐富的香氣，能讓視力受損的孩子，在感官上感受到一整個系譜的繽紛體驗，也能為肢體活動受限的孩子帶來更深刻的生活體驗。除此之外，我們還可以使用精油為孩子按摩，按摩本身就是兩人之間的身體交流，同時能為對方帶來安心的感覺。精油本身也有各式各樣的療癒特質。光是小小一瓶精油，即便數量不多，也能為有特殊需求的孩子（和家人），帶來生活中另一片廣闊的風景，看見更多的可能。

當人們談到精油，經常著重在個別精油的療癒特質，也因此，我們很容易忘記，精油的存在本身就是一種美好，能為任何人的生活增添色彩。精油的香氣是如此美妙，可以提振人們的精神。許多精油是數百年來香水業的奠基石，某些植物已有上千年的製香歷史。這是為什麼至今人們仍然使用著這些植物，也是為什麼傳統的用法到了今日，仍透過芳香療法被延續和承襲。當然，長久以來，人們透過芳香療法消除壓力、放鬆身心，精油也能為人的心智、心情與情緒帶來正面的影響。這些都是精油極大的優點，也是所有的孩子，包括有特殊需求的孩子，能從精油的使用中獲益的地方。因此，在日常生活中加入精油的使用，將能為生活許多面向帶來改善。

除了用特別的方式照顧孩子的特殊需求，精油也能為你帶來益處——家長和照顧者也同樣受益。你也正面臨特殊的挑戰，無論在體能上或情緒上都是，所以請別忘了好好照顧自己。你可以用精油泡個放鬆身心的澡，或是請家人用芬芳的按摩油為你捏捏肩膀。說不定孩子可以幫忙按摩你的手掌或手臂，這麼做也能讓他們有機會回報你的付出。請記得那句古老的諺語：「付出的感覺比接受更好。」這麼做能讓孩子用更正面的方式看待自己。同時，這也能拓展他們的活動項目、增加自信心，並且讓他們因為能幫上你的忙而感到快樂。

健康的飲食對於有特殊需求的孩子來說，格外重要。如果你的家裡有後院，能自己種植新鮮蔬果是最好的，但如果沒有，請盡可能購買有機的蔬菜。新鮮的蔬菜、水果、瘦肉、雞肉、魚肉，對所有孩子來說，都是不可或缺的營養基礎，所以，請盡量避免讓孩子食用加工食品，包括罐頭食物，以及添加了防腐劑與添加劑的食品。如果你從來就不擅於下廚，或從來沒有機會鍛鍊這方面的技能，現在可以開始試試身手了。要是孩子需要補牙，請不要使用含汞的補牙材料。

雖然這個段落列出的配方，在劑量與用法上都是為孩童而設，但大部分的建議同時也適用於成人。可以根據實際情況參考相關內容。

❖ 脊柱裂（Spina bifida）

脊柱裂是一種先天性的神經管或脊柱缺陷，受損的輕重程度差異很大，以至於許多症狀輕微的人，是直到自己為了其他原因去照 X 光片，才發現自己原來有脊柱裂的問題。許多被診斷出脊柱裂的孩子一點感覺也沒有，頂多只是某些局部區域不太有知覺；但狀況嚴重的孩子，也可能腰部以下是完全癱瘓的。更嚴重的情況是，嬰兒才一出生就能看見脊椎上有肉眼可見的裂隙，造成脊髓向該處推擠。脊髓是大腦的延伸，因此當腦脊液的流動受到影響，這樣的壓力便也會延伸到大腦。

由於脊柱裂的情況和患者的身心發展有關，因此每一個脊柱裂病例的狀況都是獨一無二的。因此，精油在此的作用主要在於增強健體、幫助心情愉悅、緩解任何不適。請參考以下精油建議，並與本書第 20 章的精油檔案交叉比對，為你的孩子找到最適合的精油，並根據孩子的年齡，從本章稍早列出的濃度建議表中，找到適合孩子年齡的精油濃度。

適用於脊柱裂的精油：

真正薰衣草（*Lavandula angustifolia*）
羅馬洋甘菊（*Anthemis nobilis*）
德國洋甘菊（*Matricaria recutita*）
綠薄荷（*Mentha spicata*）
迷迭香（*Rosmarinus officinalis*）
甜橙（*Citrus sinensis*）
檸檬（*Citrus limon*）
義大利永久花（*Helichrysum italicum*）
橘（桔）（*Citrus reticulata*）
丁香花苞（*Syzygium aromaticum*）
去光敏性佛手柑（FCF）（*Citrus bergamia*）
桉油樟（羅文莎葉）（*Cinnamomum camphora ct. cineole*）
甜馬鬱蘭（*Origanum majorana*）
黑胡椒（*Piper nigrum*）
薑（*Zingiber officinale*）
廣藿香（*Pogostemon cablin*）
玫瑰草（*Cymbopogon martinii*）
快樂鼠尾草（*Salvia sclarea*）
芫荽籽（*Coriandrum sativum*）
芳樟（*Cinnamomum camphora ct. linalool*）
杜松漿果（*Juniperus communis*）
芳香羅文莎葉（*Ravensara aromatica*）

若要調製按摩油，在 2 大匙（30 毫升）的基底油中，使用不超過 15 滴精油來調配。每次只用少量，依照孩子的年紀和體型調整用量。可以單獨使用一種精油，或使用任何你喜歡的方式來選擇與搭配。輕柔的以長推的方式為孩子按摩，從下往上，直到頭部為止。在此，我提出一個簡單的按摩儀式，供讀者參考：這是只針對腳（feet）、手（hands）與頭（head）進行的按摩，又稱為三點式 FHH 按摩，具體的作法是先從

腳開始，然後是手，最後按摩頭皮。

以下是幾個參考配方，當孩子特別需要放鬆、平靜，或是特別需要激勵的時候，可以參考使用。

平衡、放鬆、平靜：按摩油

配方 1
真正薰衣草 .... 5 滴
甜橙 .... 5 滴
甜馬鬱蘭 .... 2 滴

混合上述精油，並調入 2 大匙（30 毫升）的基底油中，每次取少量進行按摩。

配方 2
洋甘菊 .... 2 滴
真正薰衣草 .... 5 滴
橘（桔） .... 5 滴

混合上述精油，並調入 2 大匙（30 毫升）的基底油中，每次取少量進行按摩。

平衡、激勵：按摩油

配方 1
玫瑰草 .... 2 滴
芫荽籽 .... 2 滴
薑 .... 3 滴
黑胡椒 .... 2 滴
去光敏性佛手柑（FCF） ..... 3 滴

混合上述精油，並調入 2 大匙（30 毫升）的基底油中，每次取少量進行按摩。

配方 2
迷迭香 .... 4 滴
葡萄柚 .... 6 滴
薑 .... 2 滴

混合上述精油，並調入 2 大匙（30 毫升）的基底油中，每次取少量進行按摩。

如果情況合適，也可以參考接下來「癱瘓」、「褥瘡」的段落。

❖ **癱瘓（Paralysis）**

英文裡要是出現 *-plegia* 這樣的字尾，就是癱瘓、麻痺的意思，例如：下半身失去知覺的半身不遂（*paraplegia*）；四肢失去知覺的四肢麻痺（*tetraplegia*）、四肢癱瘓（*quadriplegia*）；四肢中只有一個部位受到影響的局部麻痺（*monoplegia*）；以及身體某半邊癱瘓無力的偏癱（*hemiplegia*）。在此，我們討論的癱瘓包含以上所有種類，無論是意外使然，或者像脊柱裂一樣是先天性的情況，都包含在內。你可以根據孩子的特殊需求，來調整使用的精油與配方。

西元 2012 年，一場革命性的手術為癱瘓的孩子們帶來一線曙光。來自波蘭和英國

的醫療團隊，為一名脊椎因刀刺受損而癱瘓的男性進行手術治療。患者的患部上下被注入從腦部負責傳遞嗅覺的細胞組織——具體來說，就是來自嗅球的自體嗅鞘細胞（olfactory ensheathing cells）——培養的細胞株，而後，原本嚴重受損的神經纖維，便逐漸新生出來。兩年後，患者可以在助行器的輔助下行走，可以開車，也能在一定程度上控制膀胱和腸道功能。這是一個癱瘓治療上的卓越進展，也說明，身為家長的我們永遠該抱持希望，相信孩子的生活總有機會獲得改善。

每一個孩子都有自己獨特的需求，而日常的按摩都能為他們帶來很大的幫助。癱瘓的孩子無可避免會出現肌肉萎縮的情況，但徒手的運動及按摩能大大改善肌肉的整體狀態。這也是將精油運用在每日按摩中，最主要要達到的目的。

我們可以將精油分為兩大類：也就是透過溫暖達到平衡，以及透過清涼達到平衡這兩種。將溫暖平衡的按摩油用在不能動作自如、或幾乎動不了的部位，如肌肉萎縮的地方。將清涼平衡的按摩油用在孩子覺得炎熱，或在碰觸時覺得溫度較高的地方。有時候，這兩種按摩油可以隔日交替使用，幫助身體達到整體性的平衡。

無法動作或失去知覺、毫無感覺的身體部位，就屬於冷涼的部位，因此使用的按摩油應從溫暖平衡的精油列表中挑選配製。你可以優先考慮目前手邊有的精油，並根據你和孩子的香氣喜好來選擇。使用按摩者和被按摩者都喜歡的精油香氣來按摩，就能帶來雙向的助益。

在 2 大匙（30 毫升）的基底油中，加入不超過 15 滴的精油。但請注意，像沉香醇百里香、丁香花苞、沉香醇羅勒和薑等精油，在調入按摩油時應少量使用，每 2 大匙（30 毫升）中最好不使用超過 2 滴，除非配方有特別指示。

在這兩種類別中，有某些精油屬於適應原（adaptogen）——也就是說，它們發揮的功能，會根據整體的使用意圖而改變。因此，舉例來說，雖然天竺葵和乳香出現在溫暖平衡的列表中，但當這兩種精油和綠薄荷、檸檬或澳洲尤加利調配使用時，也能發揮清涼平衡的功效。

溫暖平衡的精油：

安息香（*Styrax benzoin*）
黑胡椒（*Piper nigrum*）
薑（*Zingiber officinale*）
甜羅勒（沉香醇羅勒）（*Ocimum basilicum ct. linalool*）
大西洋雪松（*Cedrus atlantica*）
義大利永久花（*Helichrysum italicum*）
快樂鼠尾草（*Salvia sclarea*）
荳蔻（*Elettaria cardamomum*）

甜橙（*Citrus sinensis*）

迷迭香（*Rosmarinus officinalis*）

沉香醇百里香（*Thymus vulgaris ct. linalool*）

廣藿香（*Pogostemon cablin*）

乳香（*Boswellia carterii*）

丁香花苞（*Syzygium aromaticum*）

天竺葵（*Pelargonium graveolens*）

依蘭（*Cananga odorata*）

清涼平衡的精油：

羅馬洋甘菊（*Anthemis nobilis*）

真正薰衣草（*Lavandula angustifolia*）

德國洋甘菊（*Matricaria recutita*）

芫荽籽（*Coriandrum sativum*）

天竺葵（*Pelargonium graveolens*）

綠薄荷（*Mentha spicata*）

檸檬尤加利（*Eucalyptus citriodora*）

乳香（*Boswellia carterii*）

去光敏性佛手柑（FCF）（*Citrus bergamia*）

檸檬（*Citrus limon*）

絲柏（*Cupressus sempervirens*）

玫瑰草（*Cymbopogon martinii*）

葡萄柚（*Citrus paradisi*）

澳洲尤加利（*Eucalyptus radiata*）

迷迭香（*Rosmarinus officinalis*）

　　為孩子進行全身按摩之前，先決定要使用溫暖或清涼類型的按摩油。按摩時從背部開始，沿著脊椎兩側，由下往上，給予確實並充滿愛意的長推。重複這個手法，輕柔的刺激孩子的身體，至少持續兩分鐘。接著由上往下去到腳部，如果需要，這個步驟可以換一種按摩油。用緩慢但確實的動作，溫柔的按摩雙腳腳底。人的腳底布滿療癒的反射點，能幫助平衡全身機能。因此，別只著重一個區域，可以滑過整片腳底。接著，往上去到腿部後側——先做一腳，再做另一腳，而後雙腳一起，帶來平衡的效果。按所需的時間按摩這個部位。

　　如果你打算按摩身體正面，首先輕輕握住雙腳。接著，按摩雙腳的底部與前側。然後向上去到雙腿前側，特別關注那些無法動作的部分，透過按摩改善該處的血液循環。而後從腿部去到肩膀，再去到頭部。大部分的孩子都很喜歡頭部被按摩。

　　最後，才去到手臂。確保孩子的身體有適當遮蓋，不會著涼，每一個部位按摩過後，都要用毛巾遮蓋住，就像專業的按摩師一樣。只有正被按摩的部位才裸露出來。每一個部位在按摩過後以毛巾遮蓋，這不只照顧到身體隱私，也能讓孩子感覺安全，同時還能防止精油散放到空氣中。

　　最後，用你的雙手確實的握住孩子雙腳，同時傳送你的愛。想像一道閃閃發亮的白光包圍著你的孩子，或者天使的翅膀包覆著孩子的全身。許多家長都說，這是一段非常特別的親子交流時光。

下面這幾個配方，都可以在身體或情緒上，為癱瘓的孩子帶來協助。

溫暖平衡

配方 1

薑	1 滴
苦橙葉	4 滴
黑胡椒	1 滴
天竺葵	5 滴
甜橙	3 滴

均勻混合上述精油，然後根據以下方式進行稀釋：針對 11 歲以下孩童，將精油調入 3 大匙（45 毫升）的基底油；針對 11 歲以上的孩童，將精油調入 2 大匙（30 毫升）的基底油。

配方 2

安息香	4 滴
橘（桔）	8 滴
黑胡椒	1 滴
薑	1 滴
迷迭香	2 滴

均勻混合上述精油，然後根據以下方式進行稀釋：針對 11 歲以下孩童，將精油調入 3 大匙（45 毫升）的基底油；針對 11 歲以上的孩童，將精油調入 2 大匙（30 毫升）的基底油。

清涼平衡

配方 1

檸檬	5 滴
真正薰衣草	4 滴
羅馬洋甘菊	2 滴
綠薄荷	4 滴

均勻混合上述精油，然後根據以下方式進行稀釋：針對 11 歲以下孩童，將精油調入 3 大匙（45 毫升）的基底油；針對 11 歲以上的孩童，將精油調入 2 大匙（30 毫升）的基底油。

配方 2

檸檬尤加利	5 滴
德國洋甘菊	6 滴
澳洲尤加利	3 滴
杜松漿果	4 滴

均勻混合上述精油，然後根據以下方式進行稀釋：針對 11 歲以下孩童，將精油調入 4 大匙（60 毫升）的基底油；針對 11 歲以上的孩童，將精油調入 3 大匙（45 毫升）的基底油。

❖ **萎縮（Atrophy）**

萎縮指的是身體的某些部分衰弱、消

瘦，不再能使用。這個字通常用來形容因缺乏活動或無法動作而縮小的肌肉，起因通常是長時間臥床、癱瘓，或骨折後被強制固定而無法活動。關於萎縮的情況，可以參考本書第 248 頁關於「癱瘓」的內容。

❖ 肌肉萎縮症（Muscular Dystrophy，MD）

肌肉萎縮症這個字能泛指多種不同症狀，這些症狀雖然表現各異，但有一共同點是，患者的肌肉都在不斷變得衰弱，難以正常進行活動。這是一個充滿挑戰的情況，一路都不簡單。出現肌肉萎縮的孩子不能經常坐著、盯著螢幕看，家長必須鼓勵他們去找能一起活動的朋友玩。家長可以為孩子尋找住家附近能參與的團體，讓孩子交到有類似經驗的朋友。

盡可能的為生活帶來快樂，別看那些激進憤慨的電視節目，把悲觀消極的書也放到一旁——這些都太讓人消沉了。讓按摩和活動，成為肌肉萎縮症患者的日常基礎。

肌肉萎縮的孩子適合使用的精油：

真正薰衣草（*Lavandula angustifolia*）
天竺葵（*Pelargonium graveolens*）
義大利永久花（*Helichrysum italicum*）
迷迭香（*Rosmarinus officinalis*）
甜羅勒（沉香醇羅勒）（*Ocimum basilicum ct. linalool*）
黑胡椒（*Piper nigrum*）
薑（*Zingiber officinale*）
大西洋雪松（*Cedrus atlantica*）
檸檬（*Citrus limon*）
快樂鼠尾草（*Salvia sclarea*）
甜橙（*Citrus sinensis*）
玫瑰草（*Cymbopogon martinii*）
廣藿香（*Pogostemon cablin*）
穗甘松（*Nardostachys jatamansi*）
橘（桔）（*Citrus reticulata*）
錫蘭肉桂葉（*Cinnamomum zeylanicum*）
甜馬鬱蘭（*Origanum majorana*）
沉香醇百里香（*Thymus vulgaris ct. linalool*）
花梨木（*Aniba rosaeodora*）
檀香（*Santalum album*）

在檢視下列精油列表的時候，請記得，某些精油帶有適應原的特質，因此既可以用來恢復精力，也可以用來舒緩放鬆，一切只關乎你使用哪些精油與之配伍，以及根據什麼樣的目的來設計配方。舉例來說，甜馬鬱蘭和檀香雖然出現在舒緩放鬆的精油列表，但若是搭配其他振奮型精油一起使用，也可以達到恢復精力的效果，同時也能適應不同的情緒需求——因此這兩種精油在兩個列表中都有列出。在選擇精油的時候，請根據當下出現的症狀來進行挑選。請參考本章第 204 頁「表 8：各年齡層孩童建議用油」，

以及本套書下冊第 20 章的個別精油檔案，來挑選最合適的精油。

幫助恢復精力的精油選擇：

義大利永久花（*Helichrysum italicum*）
玫瑰草（*Cymbopogon martinii*）
迷迭香（*Rosmarinus officinalis*）
薑（*Zingiber officinale*）
澳洲尤加利（*Eucalyptus radiata*）
甜羅勒（沉香醇羅勒）（*Ocimum basilicum ct. linalool*）
黑胡椒（*Piper nigrum*）
甜馬鬱蘭（*Origanum majorana*）
檀香（*Santalum album*）
錫蘭肉桂葉（*Cinnamomum zeylanicum*）
沉香醇百里香（*Thymus vulgaris ct. linalool*）
天竺葵（*Pelargonium graveolens*）
穗甘松（*Nardostachys jatamansi*）
乳香（*Boswellia carterii*）
甜橙（*Citrus sinensis*）
檸檬（*Citrus limon*）
葡萄柚（*Citrus paradisi*）

幫助舒緩放鬆的精油選擇：

真正薰衣草（*Lavandula angustifolia*）
檸檬（*Citrus limon*）
天竺葵（*Pelargonium graveolens*）
甜橙（*Citrus sinensis*）
玫瑰草（*Cymbopogon martinii*）
快樂鼠尾草（*Salvia sclarea*）

甜馬鬱蘭（*Origanum majorana*）
穗甘松（*Nardostachys jatamansi*）
檀香（*Santalum album*）
橘（桔）（*Citrus reticulata*）
乳香（*Boswellia carterii*）
去光敏性佛手柑（FCF）（*Citrus bergamia*）

配方要是能兼顧香氣和療癒效果，就再理想也不過。因此，建議可以使用以下兩個配方，來泡一個舒服又放鬆的精油澡。

放鬆泡澡

配方 1
玫瑰草 .... 5 滴
天竺葵 .... 6 滴
甜橙 .... 7 滴

按配方比例混合上述精油，然後取 2 至 3 滴加入 1 小匙（5 毫升）的基底油中，再加入泡澡水裡。

配方 2
真正薰衣草 .... 5 滴
羅馬洋甘菊 .... 5 滴
芳樟 .... 4 滴
橘（桔）..................... 3 滴

按配方比例混合上述精油，然後取 2 至 3 滴加入 1 小匙（5 毫升）的基底油中，再加入泡澡水裡。

若是能讓按摩成為每天例行的排程，或至少只要有時間就多為孩子按摩，這樣都能為孩子帶來很大的幫助。關於按摩手法，可以參考本書第 174 頁關於「癱瘓」的內容。要是孩子的四肢沒辦法接受按摩，依然可以為他進行頭手腳的 FHH 按摩——也就是只按摩雙腳、雙手和頭部。家長可以根據孩子的症狀，交替使用不同的按摩油，不過請記得，長推的時候務必確實而溫柔——絕對不要太用力，但也不要太輕柔。可以在不同的日子，交替進行恢復精力的按摩和輕柔放鬆的按摩。下面這兩個配方，能適用於大部分的常見症狀。

平衡、激勵：按摩油	
義大利永久花	4 滴
天竺葵	5 滴
佛手柑	5 滴
薑	1 滴
乳香	2 滴

均勻混合上述精油，然後根據以下方式進行稀釋：針對 11 歲以下孩童，將精油調入 3 大匙（45 毫升）的基底油；針對 11 歲以上的孩童，將精油調入 2 大匙（30 毫升）的基底油。如果只進行一次按摩，則可以根據孩子的體型大小，在 1 小匙（5 毫升）的基底油中，調入 2 或 3 滴精油。

舒緩放鬆的按摩配方	
真正薰衣草	5 滴
快樂鼠尾草	2 滴
甜橙	3 滴
甜馬鬱蘭	2 滴
檸檬	5 滴

均勻混合上述精油，然後根據以下方式進行稀釋：針對 11 歲以下孩童，將精油調入 3 大匙（45 毫升）的基底油；針對 11 歲以上的孩童，將精油調入 2 大匙（30 毫升）的基底油。如果只進行一次按摩，則可以根據孩子的體型大小，在 1 小匙（5 毫升）的基底油中，調入 2 或 3 滴精油。

❖ **痙攣**（Spasticity）

造成痙攣的情況有好幾種，當中樞神經系統或脊髓出現問題，導致大腦與身體其他部位出現斷連，大腦的指令無法傳遞過去的時候，身體就可能出現痙攣。大部分的痙攣都出現在肌肉緊繃，或是身體某些部分不受控、無法動作自如的時候。腦性麻痺就是有可能伴隨痙攣症狀的情況之一（請參考本書第 256 頁「腦性麻痺」的段落）。

此時，使用精油的重點在於，透過運動和按摩，幫助肌肉從長時間維持特定姿勢的情況中放鬆下來。按摩可以舒緩患部疼痛與敏感易痛的情況，也可以協助身體回復自然的流動，藉此釋放肌肉中沒有被充分排出的毒素。若非受過訓練的治療師，在按摩時只要重複溫柔的長推動作，讓每一個動作連續不斷就可以了。

兒童痙攣適合使用的精油：

安息香（*Styrax benzoin*）
檸檬（*Citrus limon*）
薑（*Zingiber officinale*）
檀香（*Santalum album*）
迷迭香（*Rosmarinus officinalis*）
杜松漿果（*Juniperus communis*）
絲柏（*Cupressus sempervirens*）
真正薰衣草（*Lavandula angustifolia*）
義大利永久花（*Helichrysum italicum*）
迷迭香（*Rosmarinus officinalis*）
澳洲尤加利（*Eucalyptus radiata*）
甜羅勒（沉香醇羅勒）（*Ocimum basilicum ct. linalool*）
玫瑰草（*Cymbopogon martinii*）
沉香醇百里香（*Thymus vulgaris ct. linalool*）
甜馬鬱蘭（*Origanum majorana*）
檀香（*Santalum album*）
天竺葵（*Pelargonium graveolens*）
穗甘松（*Nardostachys jatamansi*）
乳香（*Boswellia carterii*）

甜橙（*Citrus sinensis*）
檸檬（*Citrus limon*）
葡萄柚（*Citrus puradisi*）

上述精油無論單獨使用，或調製成複方，都會是非常適用於四肢的按摩油。取10至15滴精油，調入2大匙（30毫升）的基底油中使用。此外，錫蘭肉桂葉（*Cinnamomum zeylanicum*）和黑胡椒（*Piper nigrum*）也能帶來很好的效果，但只能使用極少的量，並且不可用於五歲以下孩童。

一般性四肢按摩配方

天竺葵	2 滴
黑胡椒	2 滴
義大利永久花	5 滴
甜馬鬱蘭	5 滴
羅馬洋甘菊	5 滴

均勻混合上述精油，取2至4滴調入1小匙（5毫升）的基底油中。

安撫舒緩配方

安息香	8 滴
檸檬	10 滴
檀香	5 滴

均勻混合上述精油，取 2 至 5 滴調入 1 小匙（5 毫升）的基底油中。

重振活力配方

迷迭香	4 滴
真正薰衣草	4 滴
薑	2 滴
杜松漿果	2 滴
甜橙	6 滴

均勻混合上述精油，取 2 至 4 滴調入 1 小匙（5 毫升）的基底油中。

❖ 腦性麻痺（Cerebral Palsy）

同樣是腦性麻痺患者，每個孩子的嚴重程度可能有很大的不同。除了最常見的不自主動作、不協調、肌肉緊繃、關節攣縮、姿勢不正常或行走困難等症狀，孩子還可能出現語言障礙、癲癇、視力問題，以及某種程度的學習障礙。腦性麻痺是與生俱來的疾病，不會再更惡化。關鍵在於管理病情——並且確保肌肉維持運作。

肌肉無力是所有腦性麻痺患者身上常見的現象，進行精油按摩無疑能為這個面向帶來改善。無論孩子目前正在進行什麼樣的發展訓練計畫，都把四肢和脊椎的按摩加入其中，當孩子長大一些，也可以教他自我按摩的方法。精油的香氣如此美妙，按摩又是件放鬆舒服的事，因此這應該能讓孩子相當享受，此外還能帶來療癒的效益。如果你想為孩子進行全身按摩，在本書第 264 頁「肌肉萎縮症」的段落，有關於按摩手法的指引，可以根據孩子的需求來調整實際做法。

腦性麻痺兒童肌肉痙攣適合使用的精油：

甜馬鬱蘭（*Origanum majorana*）
天竺葵（*Pelargonium graveolens*）
絲柏（*Cupressus sempervirens*）
真正薰衣草（*Lavandula angustifolia*）
甜羅勒（沉香醇羅勒）（*Ocimum basilicum ct. linalool*）
羅馬洋甘菊（*Anthemis nobilis*）
快樂鼠尾草（*Salvia sclarea*）
義大利永久花（*Helichrysum italicum*）
杜松漿果（*Juniperus communis*）
苦橙葉（*Citrus aurantium*）
岩蘭草（*Vetiveria zizanoides*）
綠薄荷（*Mentha spicata*）
橙花（*Citrus aurantium*）
葡萄柚（*Citrus paradisi*）
泰國蓬薑（*Zingiber cassumunar*）

腦性麻痺兒童肌肉無力適合使用的精油：

義大利永久花（*Helichrysum italicum*）
甜羅勒（沉香醇羅勒）（*Ocimum basilicum ct. linalool*）
澳洲尤加利（*Eucalyptus radiata*）
迷迭香（*Rosmarinus officinalis*）
甜馬鬱蘭（*Origanum majorana*）

廣藿香（*Pogostemon cablin*）

羅馬洋甘菊（*Anthemis nobilis*）

甜橙（*Citrus sinensis*）

泰國蔘薑（*Zingiber cassumunar*）

大西洋雪松（*Cedrus atlantica*）

　　某些精油具有適應原的特質，善加利用這個特點，將能紓解腦性麻痺患者的某些症狀，例如：肌肉痙攣和肌肉無力。要同時緩解上述兩種症狀，在自行調製配方時，就可以使用同時被列於兩個列表的精油，例如：甜馬鬱蘭、沉香醇羅勒和羅馬洋甘菊，接著再加入具有廣泛調理作用的精油，例如：真正薰衣草或甜橙。或者，也可以只選一種同時出現在兩個列表當中的精油。

肌肉痙攣配方	
快樂鼠尾草	4 滴
甜馬鬱蘭	6 滴
真正薰衣草	5 滴
檸檬尤加利	5 滴

　　均勻混合上述精油，取 2 至 3 滴調入 1 小匙（5 毫升）的基底油中。

肌肉無力配方	
甜羅勒（沉香醇羅勒）	2 滴
義大利永久花	5 滴
天竺葵	4 滴

真正薰衣草	2 滴
薑	2 滴
大西洋雪松	4 滴

　　均勻混合上述精油，取 2 至 3 滴調入 1 小匙（5 毫升）的基底油中。

❖ 褥瘡（Pressure sores）

　　當身體經常以同一姿勢躺臥，就會出現褥瘡。例如：必須躺在床上休息的孩子，特別容易生出褥瘡；必須長時間坐在輪椅上的孩子，也同樣可能長出褥瘡。基本上，身體幾乎所有地方都可能出現褥瘡，但更好發的部位在臀部、大腿、小腿和腳跟。因此很重要的是，當孩子無法如常活動，要經常變換身體的姿勢，來紓解特定部位承受的壓力，同時也要檢查身上是否有皮膚特別乾燥、敏感的部位，因為這些地方都可能裂開成為褥瘡。

　　當身體有某個部位看起來因受壓而變得敏感、發紅，可以在一個大碗中倒入三杯（700 毫升）溫水，再加入 10 滴真正薰衣草精油，然後用這盆水沖淋這個部位。接著，將 2 滴真正薰衣草精油滴在消毒過的棉布上，直接敷於患部，每天一次。

　　除此之外，金盞花浸泡油也是效果很好的身體按摩油，可以做為另一種預防方式。

取 2 小匙（10 毫升）的荷荷芭油，與 2 小匙（10 毫升）金盞花浸泡油，調入 3 滴的真正薰衣草或羅馬洋甘菊精油，然後取少量塗在任何可能長出褥瘡的地方——要是褥瘡已經形成，就不能這樣使用。由於金盞花浸泡油為亮橘色，可能造成染色，因此請小心別讓油沾到衣服上。天竺葵是另一個相當好用的精油，可以像真正薰衣草或羅馬洋甘菊一般使用。

❖ **糖尿病（Diabetes Mellitus，DM）**

第一型糖尿病（Type 1 diabetes）或青少年糖尿病（juvenile diabetes），通常是在孩子嚴重頻尿、過分口渴、飢餓，或體重下降的時候被診斷出來。這些症狀可能短時間內突然出現，也許只是幾個禮拜或幾個月的時間，因此每位家長都需要格外留心注意。糖尿病是一種嚴重疾病，需要仔細嚴謹的管理（包括注射胰島素），才能避免併發症出現。

雖然精油並不能解除糖尿病，卻能有效幫助管理某些因糖尿病而起的症狀。例如：糖尿病患者的症狀之一，就是腿腳冰冷，以及走路時有腳麻或痛感。要是你的孩子有腳麻或腳痛的問題，用精油泡腳真的可以帶來很大的幫助。將 3 滴天竺葵和 1 滴迷迭香精油加入 1 小匙基底油中，再倒入一盆溫暖的水中，仔細攪散。雙腳浸入盆裡，大約 10

至 15 分鐘，需要的話就再加些溫水。按摩也能在這樣的症狀出現時，帶來很好的改善作用。以下幾個按摩配方，也可以用來按摩孩子的手臂和手。

按摩配方

天竺葵 .... 10 滴
黑胡椒 .... 1 滴
大西洋雪松 .... 5 滴
迷迭香 .... 2 滴
甜橙 .... 4 滴

按照配方比例均勻混合上述精油，裝入瓶中。每次按摩時，取 2 至 3 滴精油調入 1 小匙（5 毫升）的基底油中。

每兩週做一次全身按摩，也能幫助預防糖尿病孩童出現某些併發症。你可以參考下列精油自行調製配方，也可以直接使用我建議的配方。

糖尿病兒童適合使用的精油：

澳洲尤加利（*Eucalyptus radiata*）
天竺葵（*Pelargonium graveolens*）
絲柏（*Cupressus sempervirens*）
真正薰衣草（*Lavandula angustifolia*）
薑（*Zingiber officinale*）
黑胡椒（*Piper nigrum*）
檸檬（*Citrus limon*）
去光敏性佛手柑（FCF）（*Citrus*

bergamia）
杜松漿果（*Juniperus communis*）
荳蔻（*Elettaria cardamomum*）
芫荽籽（*Coriandrum sativum*）
*錫蘭肉桂葉（*Cinnamomum zeylanicum*）
*錫蘭肉桂葉只能少量使用─每 5 毫升的
基底油中只能加入 1 滴。

糖尿病：全身按摩配方

真正薰衣草	5 滴
天竺葵	9 滴
芫荽籽	5 滴
錫蘭肉桂葉	1 滴
杜松漿果	6 滴
澳洲尤加利	4 滴

按照配方比例均勻混合上述精油，裝入瓶中。每次按摩時，取 2 至 3 滴精油調入 1 小匙（5 毫升）的基底油中。一開始先加兩滴就好，先以較低的濃度嘗試。

如果孩子有其他的症狀，可以翻閱本書其他段落尋找相關的應對資訊。

❖ 唐氏症（Down syndrome）

罹患唐氏症的孩子就像所有孩子一樣，希望擁有成功美滿的人生，找到一生所愛，為世界帶來貢獻。由於唐氏症患者有獨特的身體特徵，人們很容易就認為所有唐氏症患者的肢體活動力和心智成熟度是一樣的。但事實上，每位唐氏症患者的肢體和心智能力可能有很大的差別，而且，患有唐氏症的孩子就像每個正常的孩子一樣，也有自己獨特的個性。一般來說，唐氏症的孩子勤奮、快樂、陽光，並且很有幽默感，能感染他人。當孩子們長大，會很樂意成為家人的幫手，在職場上，也像其他人一樣能做好自己分內的工作。

你可以像對所有正常孩子那樣，為唐氏症的孩子使用精油。參考本章稍早提供的年齡參照表格，去挑選精油並決定劑量。這些孩子很喜歡接受按摩，也會很樂意交換按摩回報你，因此你可以探索孩子在這方面的潛能。你可以讓孩子在根據年齡段提供的建議當中，挑選自己想用的精油。多嘗試各種不同組合，讓這個活動成為所有家人都能一起參與共享的經驗。

❖ 關節炎（Arthritis）

要為年輕的孩子診斷出關節炎並不容易，因為並沒有專為孩子設計的測驗或量表。孩子的關節炎，大部分是在症狀排除其他可能病因之後，歸納出來的結果。除此之外，少年關節炎也可能以許多不同形式呈現，因此要得到一個確切的關節炎診斷，得花不少力氣。

雖然關節炎有許多種類，但大部分都是

來自關節內部組織——也就是滑膜（synovium）的發炎現象。關節炎的共同症狀是關節腫脹、疼痛，容易一碰就痛，或者偶爾出現關節僵硬的情況——通常發生在早上。除此之外，還有許多不容易讓人聯想到關節炎的症狀，也同樣是孩子自主免疫系統問題的表徵，例如：疲憊、發燒、疹子、視力模糊等。

關節炎的處理著重在減輕關節腫脹、舒緩疼痛，和改善關節的力量和行動力。任何能帶來以上效果的方法，都能幫助預防關節進一步受到損害，對年輕人來說，尤其值得一試。由於每個人的情況都是如此不同，因此，除了這裡提供的資訊之外，也請參考本書各部分的內容，再根據孩子獨特的情況調整。在此我提出的精油與照護建議，能適用於大部分的孩童關節炎與少年關節炎，只要按照建議的劑量和精油種類來調配，可以放心嘗試各種不同組合，切合孩子獨特的需求。

無論是哪一種關節炎，營養都很重要。試著調整飲食內容，讓孩子多吃有機食物，如此能避免攝取到殘留的殺蟲劑。此外，在烹調和製作沙拉時，請使用橄欖油。平時讓孩子多吃綠花椰菜等新鮮的蔬菜，同時，也多吃酪梨、豆莢類、種子、魚和禽肉。把生的胡蘿蔔、櫛瓜和捲心菜切碎做成沙拉。只要是深綠色的葉菜植物都非常棒，所以請盡可能多讓這些食材出現在餐桌上。盡量別讓孩子攝取任何加工食品。有一說法認為，攝取過多柑橘類水果可能使關節炎症狀惡化，所以可以試試少喝點柳橙汁，以胡蘿蔔汁或莓果昔來取代，看看情況是否能獲得改善。食物不耐（food intolerance，食物造成的有害反應）絕對是某些孩子罹患關節炎的可能原因，因此這個部分值得家長多加留心關注。Omega-3 脂肪酸似乎能對孩子的關節炎起到幫助的作用，所以如果你的孩子不喜歡吃像鮭魚這樣油脂豐富的魚類，那麼補充相關的營養品也可能帶來助益。

兒童（或少年）關節炎適用精油：

天竺葵（*Pelargonium graveolens*）
真正薰衣草（*Lavandula angustifolia*）
羅馬洋甘菊（*Anthemis nobilis*）
檸檬尤加利（*Eucalyptus citriodora*）
德國洋甘菊（*Matricaria recutita*）
古巴香脂（*Copaifera officinalis*）
岩玫瑰（*Cistus ladaniferus*）
快樂鼠尾草（*Salvia sclarea*）
乳香（*Boswellia carterii*）
芳樟（*Cinnamomum camphora ct. linalool*）
花梨木（*Aniba rosaeodora*）
義大利永久花（*Helichrysum italicum*）
杜松漿果（*Juniperus communis*）
綠薄荷（*Mentha spicata*）
大西洋雪松（*Cedrus atlantica*）

以上精油可以用來泡澡或為孩子按摩。針對關節炎使用時，首先以基底油稀釋你選擇的精油或配方，接著將它塗在患部，然後再進入浴缸泡澡。這樣的作法對於各種慢性疼痛特別有效——當你這麼做，油會因為滲透作用（*osmosis*）而發揮更佳的效果。在泡澡水中倒入一杯瀉鹽，也可以幫助舒緩關節炎的各種症狀。

症狀爆發時，可以用綠石泥膏塗抹患部來緩解症狀，或者，將高麗菜療法和精油併行使用。

關節炎礦石泥膏

檸檬尤加利	2 滴
德國洋甘菊	3 滴
真正薰衣草	2 滴

把清水加入 1 大匙（15 公克）的礦石泥粉中，調成較硬的膏狀。接著，加入精油攪拌均勻。將礦石泥膏塗抹在關節疼痛的地方，再敷上一片紗布或繃帶，然後靜置休息。

雖然聽起來有點荒謬，但高麗菜療法確實有可能帶來很好的效果。使用的高麗菜一定要是有機蔬菜，妥善清洗、陰乾之後才拿來使用。可以使用冬季高麗菜外部的葉片來進行——如冬天常見的大高麗菜（January King，*Brassica oleracea var. capitata*）就是很好的選擇。用熨斗燙過高麗菜的葉片，將有效成分釋放出來，然後用葉片包裹疼痛的關節。

除此之外，按摩大概是最有效的緩解方式，並且可以定期進行，做為一種一般性的疼痛管理方式，防止症狀爆發。按摩時可以使用單一精油，也可以使用精油配方。以下是兩個針對關節炎提供的精油配方建議。

關節炎：按摩

配方 1

真正薰衣草	8 滴
德國洋甘菊	4 滴
羅馬洋甘菊	3 滴

首先，均勻混合上述精油，接著按比例在每小匙（5 毫升）的基底油中，調入 3 至 5 滴精油，每次取少量使用。

配方 2

義大利永久花	8 滴
快樂鼠尾草	4 滴
檸檬尤加利	3 滴

首先，均勻混合上述精油，再按比例在每小匙（5 毫升）的基底油中，調入 3 至 5 滴精油，每次取少量使用。

❖ 視力受損（Visual Impairment）

芳香療法常用的精油大約有 130 種，這些精油提供了各式各樣不同的嗅覺刺激。某些精油供應商願意用便宜的價格提供小容量的樣品，因此，讓孩子體驗多種不同的氣味並不是件難事。隨著時間過去，家中的精油收藏也可能增加，因此，等到孩子長成青少年，很可能也已經是一個熟悉各種香氣的小專家！當你開始嘗試調配複方精油，會發現光是精油滴數比例的不同，就能為成品帶來很大的差異，因此，能夠被創造出來的香氣更是數之不盡。

對孩子來說，發展氣味辨別度可能是好玩的遊戲，但對成人來說，這樣的技能卻可以發展成職業——可以成為天然香水設計師，或者進入香水業，用敏銳的「鼻子」換取高昂的收入。敏銳的嗅覺是一種極具價值的技能，不只在精油圈是如此，在酒類、咖啡和茶等產業，也相當受到重視。

視力受損的孩子通常會以手指取代眼睛，因此對於物品的觸感、質地會比一般人更加敏銳。這個善用雙手的自然傾向，可以發展成按摩技巧；你可以讓孩子為你按摩，就從手、手臂或腳開始。按摩能讓視力受損的孩子有理由去真正的探索人類身體的觸感，而為了教會他們，你得先為他們按摩。你可以從嬰兒時期就為他們這麼做，並且讓按摩成為日常生活的一部分。當你只是為了

增添親子樂趣而為孩子按摩的時候，可以選擇和食物有關的精油，例如：甜橙或橘（桔），或者選擇孩子喜歡的氣味。只需要使用極少的量——用 1 滴精油調入 1 小匙（5 毫升）的基底油中，每一次只取當次需要的量就好。除此之外，也可以和孩子共同探索各種基底油的不同感覺，就從有機甜杏仁油開始。

❖ 馬蹄足（Club Foot）

孩子出生時若有一腳或兩腳出現內翻的情況，就叫做馬蹄足。這是相當常見的現象，大約每 1000 個新生兒中，就有 1 個孩子有馬蹄足。好消息是，孩子的腳通常能透過矯正回到正常的位置，關鍵是要儘早開始，因為孩子愈小，愈容易矯正。請向小兒科醫師或物理治療師尋求建議，看看什麼樣的動作能幫助孩子矯正回來。基本上，大方向是溫和的讓腳一點一點回到正常的位置。

根據你所在的地區，孩子可能會收到特別的矯正鞋、石膏模，或是在每一次的身體療程之間，使用伸展輔具協助矯正。治療師會告訴你，除了正規治療之外，還能使用哪些額外的方式來輔助。以輕柔但確實的手法，從膝蓋向腳踝按摩整條腿。花幾分鐘握住腳，然後輕輕將它轉到腳趾向前的位置。接著，再一次由上往下按摩整條腿，然後再一次輕輕移動孩子的腳，幫助它轉到正確的

位置。每天重複愈多次愈好，至少每天做兩次。按摩時可以使用下列的建議精油。無論使用單一精油或調製成複方，每 2 大匙（30 毫升）基底油不使用超過 5 滴精油，每一次只取少量使用。

矯正嬰兒馬蹄足適合使用的精油：

真正薰衣草（*Lavandula angustifolia*）
羅馬洋甘菊（*Anthemis nobilis*）
德國洋甘菊（*Matricaria recutita*）
橘（桔）（*Citrus reticulata*）

下面這個針對馬蹄足設計的舒緩配方，不是用來治療或幫助矯正孩子內翻的腳，而是幫助在孩子接受按摩時，能處在更平靜祥和的狀態。

馬蹄足：舒緩配方

真正薰衣草	3 滴
羅馬洋甘菊	3 滴
橘（桔）	5 滴

均勻混合以上精油，調入 2 大匙（30 毫升）的基底油中，每次取少量使用。

❖ 泛自閉症障礙（Autism Spectrum Disorder, ASD）

全球自閉症患者的比例正在逐步升高。

根據美國疾病管制與預防中心（Centers for Disease Control and Prevention）的資料顯示，美國在西元 1997 至 2008 年這十年間，自閉症患者的人數，較先前的 11 年增加了 289.5%之多。即便以西年 2002 年和西元 2008 年做比較，患者人數也增加了 78%。當然，患者的增加絕對和人們對自閉症愈來愈有意識、診斷的方式也愈來愈進化有關。不過，光是看看身邊認識的人，每個人都會發現自閉症患者似乎愈來愈普遍，這樣的情況在全球各地都是一致的。

自閉症目前已引起高度的注意。研究者將焦點著重在人類基因，尤其是表觀遺傳學（epigenetics）——也就是基因的表現方式上。父親和母親可能在以下的一或多個階段，讓基因受到某種損傷：當配子細胞（也就是卵子與精子）還分別存在於母親和父親身上時、當卵子和精子相遇、受精，並出現細胞分裂時；當嬰兒在子宮內部發展長大時；或當孩子逐漸成長時。在這一系列的發展階段當中，可能有什麼事情，導致基因發生了改變。

某些染色體和基因被認為是導致自閉症的重點區域，現在，研究者普遍認為自閉症和「自發性基因缺陷」（spontaneous gene glitches）、「表突變」（epimutation）、「表觀遺傳緘默化」（epigenetic silencing）和「原發事件」（de novo events）有關。這

類研究目前還在初探階段，或許會發展出治療的方法，但目前我們仍不知道基因的缺陷是如何形成，也不知道日後該如何防止這樣的基因缺陷再度出現。

　　環境因素有可能干預精子和基因轉譯的過程，有人認為手機的普遍使用，尤其是當父親將手機放在口袋裡（也就是接近精子的地方），這樣的使用習慣有可能使男性的配子細胞在與卵子結合之前，就已出現變異。像這樣將自閉症歸因於環境因素的說法雖具爭議，類似的觀點卻層出不窮，包括嬰兒的胎內發育和孩子的成長過程都在討論範圍之內。這些主題，都是「行為表觀遺傳學」（behavioral epigenetics）這個新興研究領域探討的重要議題；假以時日，可能為我們帶來有實際參考價值的解答。

　　此外，很明顯的是，家長再也不能只是等孩子呱呱墜地，才開始考慮他們的健康情況。現在，我們也必須把卵子受精前、胎內發展時可能面臨各式各樣的風險考量在內，這也包括整體社會創造出來的環境汙染。環境汙染包括空氣汙染、食物汙染、包裝汙染、水汙染，以及空氣中的電磁頻率汙染。呼！這一切對家長來說實在是不小的壓力，尤其生活在這樣的環境，本來就已經是件壓力巨大的事！

　　經診斷為自閉症的患者，各自展現出來的行為模式可能有很大的差別。泛自閉症障礙（Autistic spectrum disorder）這個字指的就是整個自閉症光譜中，各形各色的情況。在此，精油能對孩子的行為管理提供多樣的幫助，並且帶來在飲食、運動、跳舞、藝術表達和音樂等陪伴途徑之外的另一種輔助選擇。舉例來說，精油可以用來按摩，但要是孩子不喜歡太緊密的接觸，或對帶著愛的撫觸有所抗拒，精油還是可以用來泡澡（只要先用少量基底油稀釋）、淋浴，或用於日常擴香。除了眾多的使用方式之外，精油的種類更是多不勝數，並且各自有擅長的功能。例如，在接下來的建議清單中，葡萄柚就很適合用在孩子不予回應，或是當他們怒氣衝天的時候。運用精油的祕訣在於，認出每個人——包括你、你的孩子，或是你負責照顧的孩子——對特定精油的反應。每個人對香氣都有自己的偏好，自閉症的孩子們也不例外。可以使用的精油選擇有很多，而且，正因為精油能刺激嗅覺、從深處打開情緒路徑，因此精油很可能打開原本關閉的心門。

　　香氣會隨風飄散，因此無論空間中的兩個人隔得有多遠，都會因為空氣中瀰漫的香氣而連結在一起。當你為孩子在洗澡水中加入精油，你們就在情緒深處產生了連結。這條芬芳的高速通道，正靜靜傳遞著一句沒說出口的話：「我愛你，我很在乎你。」或許你什麼也沒說，甚至沒有眼神交會，這句話依然透過香氣，被確實的傳達了。

這就是精油的美妙之處，同時也凸顯了非常重要的一點：精油必須在一切正向美好的時候使用，這樣，之後你才能透過精油加強這樣的正能量。相反的，如果在你怒氣衝天的時候使用某支精油，孩子就會將這樣的氣味，與憤怒和不開心的經驗連結在一起。顯然，當你想為孩子建立起香氣記憶，你會希望那都是美好的回憶。

有些精油香氣和食物有關——也就是從人類享用千年以上的食物萃取而來，例如：荳蔻、芫荽等香料，或是甜橙和檸檬等水果。這些精油香氣都格外誘人，因為它們能在我們內在深處，激起和飢餓與維繫生命有關的生存機制。我們可以使用某些來自食物的精油，做成空氣清新噴霧，讓精油氣味帶來一種家的感覺，令人感到平靜、安心。這是一種精心打造的香氣語言，能在最精微的情緒層級上，為孩子帶來自信。

下面的精油建議可以用來調製按摩油，也可以用來泡澡或淋浴，或是以日常的方式做空間擴香，或者就只是滴在紙巾上隨時嗅聞。在此，我按照孩子可能出現的各種情況與需要，為建議的精油做了分類；因此，你可以根據孩子的行為或是某一段時期的實際情況，去挑選最為對應的類別。你可以選擇一支精油使用，也可以自行調配，或者直接參考我建議的配方。

溫柔舒緩的建議精油：

羅馬洋甘菊（*Anthemis nobilis*）
真正薰衣草（*Lavundula angustifolia*）
苦橙葉（*Citrus aurantium*）
依蘭（*Cananga odorata*）
佛手柑（*Citrus bergamia*）
花梨木（*Aniba rosaeodora*）
檀香（*Santalum album*）
大西洋雪松（*Cedrus atlantica*）
甜馬鬱蘭（*Origanum majorana*）
橙花（*Citrus aurantium*）

失眠的建議精油：

真正薰衣草（*Lavandula angustifolia*）
甜橙（*Citrus sinensis*）
橙花（*Citrus aurantium*）
檀香（*Santalum album*）

躁動不安的建議精油：

天竺葵（*Pelargonium graveolens*）
真正薰衣草（*Lavandula angustifolia*）
羅馬洋甘菊（*Anthemis nobilis*）
苦橙葉（*Citrus aurantium*）
甜橙（*Citrus sinensis*）
檀香（*Santalum album*）

煩躁焦慮的建議精油：

快樂鼠尾草（*Salvia sclarea*）
依蘭（*Cananga odorata*）
葡萄柚（*Citrus paradisi*）
真正薰衣草（*Lavandula angustifolia*）

羅馬洋甘菊（*Anthemis nobilis*）

穗甘松（*Nardostachys jatamansi*）

天竺葵（*Pelargonium graveolens*）

岩蘭草（*Vetiveria zizanoides*）

甜馬鬱蘭（*Origanum majorana*）

安息香（*Styrax benzoin*）

去光敏性佛手柑（FCF）（*Citrus bergamia*）

岩玫瑰（*Cistus ladaniferus*）

不予反應的建議精油：

乳香（*Boswellia carterii*）

歐洲赤松（*Pinus sylvestris*）

大西洋雪松（*Cedrus atlantica*）

迷迭香（*Rosmarinus officinalis*）

綠薄荷（*Mentha spicata*）

大花茉莉／摩洛哥茉莉（*Jasminum grandiflorum/officinale*）

檸檬（*Citrus limon*）

葡萄柚（*Citrus paradisi*）

檸檬尤加利（*Eucalyptus citriodora*）

憤怒的建議精油：

奧圖玫瑰（*Rosa damascena*）

乳香（*Boswellia carterii*）

穗甘松（*Nardostachys jatamansi*）

岩蘭草（*Vetiveria zizanoides*）

檸檬（*Citrus limon*）

甜橙（*Citrus sinensis*）

甜馬鬱蘭（*Origanum majorana*）

岩玫瑰（*Cistus ladaniferus*）

葡萄柚（*Citrus paradisi*）

在你考慮為孩子進行按摩的時候，按摩時間的長短，應該根據孩子願意容許的程度多寡來調整。先在手部或手臂按摩一兩分鐘，讓孩子開始認識按摩的感覺。接著，逐步將時間增加到三分鐘，然後四分鐘，直到足以按摩兩隻手、兩條手臂，或是兩條腿的時間。將你的目標放在讓孩子能開心的接受一次上背部按摩，或甚至是一個完整的背部按摩。耐心等待，別急，別逼迫孩子，允許孩子以自己的速度，直到能完全接受這樣的經驗。

睡前或洗澡後輕柔的背部按摩，能幫助孩子在夜裡睡得好。一開始，將雙手平放在脊椎兩側，大約在腰椎的位置。接著，雙手向上滑到肩膀，再往下滑到身體外側。重複這個動作幾次。像這樣重複性的動作，對自閉症的孩子們是最有效的。接著可以繼續用溫柔緩慢的動作，按摩孩子的背。按摩的時間應該至少持續 5 到 10 分鐘，或直到孩子變得充滿睡意為止。

一夜好眠按摩油

真正薰衣草	4 滴
橘（桔）	3 滴

將上述精油調入 1 大匙（15 毫升）的

基底油中，根據孩子的年紀和體型的不同，這樣的分量足以按摩好幾次。

有時候，要讓自閉症的孩子動起來並不容易，下面這個配方能用來激勵孩子，無論在一天的開始或一天當中，都可以使用。如果孩子不喜歡接受按摩，或者你沒有時間這麼做，也可以以任何一種室內擴香的方式，來使用這個配方。

激勵振奮的配方

迷迭香	2 滴
綠薄荷	2 滴
葡萄柚	4 滴

均勻混合上述精油。用於按摩時，在每小匙（5 毫升）基底油中，調入 2 至 3 滴精油。若想用於空間擴香，則每次使用 4 滴調和好的複方精油。

如果孩子感到焦慮或甚至害怕，下列這個按摩有可能帶來幫助。如果孩子已經習慣接受按摩，你可以使用這個配方為他進行背部按摩，這是沒問題的。如果孩子還不習慣，那麼就按摩他們的手、腳或手臂。

緩和焦慮及恐懼的配方

去光敏性佛手柑（FCF）	7 滴
天竺葵	3 滴
快樂鼠尾草	4 滴

均勻混合上述精油。在每小匙（5 毫升）基底油中，調入 2 至 3 滴精油來按摩。若想用於空間擴香，則每次使用 4 滴調和好的複方精油。

飲食

目前已知道，食物不耐是造成孩子出現破壞性行為的原因之一。因此，將孩子的食物換成有機、新鮮的食材，就能避免孩子攝入人工色素、防腐劑與甜味劑。在營養補充品方面，益生菌（probiotic）和益菌生（prebiotic）能幫助腸道與消化功能正常運作，Omega-3 脂肪酸則有助於整體健康。

運動和跳舞

研究已證實，運動對自閉症孩童有非常大的幫助。這或許是因為運動能使能量穩定紮根，還能釋放腦內啡、平衡荷爾蒙。運動的好處有很多，找到孩子喜歡的肢體活動或許需要花費心力，但這樣的付出一定值得。有些運動需要多人進行，不一定適合孩子參與，但至少，每個人都可以從跑步中獲益，包括爸爸和媽媽！

音樂與藝術

彈奏樂器既可以是一個人的單獨活動，也能讓孩子有機會成為更大的演奏團體中重

要的一員。音樂能為孩子帶來開啟友誼的可能性，這對自閉症的孩子來說是格外珍貴的。因此，可以鼓勵孩子找到適合自己的樂器。

藝術幫助我們運用創意來表達，並且為孩子提供情緒宣洩的出口。因此，為孩子準備各式各樣的創作材料是很重要的，因為自我表達對每一個孩子來說都至關重要，自閉症的孩子也不例外。

❖ 注意力不足過動症（Attention Deficit Hyperactivity Disorder, ADHD）、注意力缺失症（Attention Deficit Disorder, ADD）

近年來，由於孩子罹患 ADHD 和 ADD 的比例明顯升高，幾乎天底下所有可能的原因都被拿出來探討。目前，人們普遍認為，這和大腦處理多巴胺與血清素的路徑有關，但問題是，是什麼造成這樣的結果？所有可能的罪魁禍首，從基因到環境因素，都一個個低著頭等待判決，但這並不能真正幫助到那些被認為「調皮搗蛋」的孩子，因為，事實上他們正面臨身體和大腦化學物質不平衡的困境。

精油可以在很多方面為 ADHD 和 ADD 的孩子們帶來幫助。其中一個有效的方式，就是將精油塗在孩子的腳底。腳底上有大量複雜的反射點，這些反射點能映照身體內部的功能。一個專業的足部反射治療師，只需要從一個人雙腳的本能反應，就能看出許多關於身體的資訊。

當我們透過這樣的方式在腳上使用精油，並不需要伴隨按摩或其他的外力工作——只要把幾滴純精油擦上去就好了。使用的精油可以是單方精油，或是調配好的複方，而且只需要使用 1 滴就足夠。將 1 滴精油塗在兩指指尖上，稍微搓揉讓精油均勻覆蓋指尖，然後塗在孩子的腳底上。

或者，也可以使用滴了精油的紙巾擦拭孩子的腳底，或把紙巾放在襪子或鞋子裡面。這不是一件每天都得做的事，但當你發現某個情況可能讓孩子產生焦慮、壓力，或甚至覺得害怕恐懼的時候，就可以使用這個方法來協助。岩蘭草精油很適合以這個方式來使用。長久以來，它也是治療師用來舒緩壓力和焦慮的經典用油。在某個壓力事件即將發生的早晨，將 1 滴岩蘭草稀釋於 2 滴基底油當中，塗在孩子的腳底，這麼做能有助於控制孩子的焦慮，降低該事件可能帶來的壓力。如果你不傾向使用岩蘭草的話，也可以用其他單方或複方精油來取代，同樣使用 1 滴即可。

孩子在家的時候，可以任何一種擴香方式來使用精油。當孩子出門時，只需要在紙巾上滴 1 滴精油，放進口袋裡，讓孩子可以在任何壓力龐大或感到緊張的時候，拿出來

嗅聞就可以了。

另一個能對 ADHD 和 ADD 的孩子帶來幫助的精油使用方法，就是睡前泡澡。泡澡水中除了加入以些許基底油稀釋過的精油之外，另外要再加入¼杯的瀉鹽，與¼杯的小蘇打粉。此外，也可以參考本書第 263 頁「泛自閉症障礙」的段落，其中提到的配方，或許也適合用來為你的孩子泡澡或按摩。

說到撫觸或按摩，ADHD 和 ADD 的孩子一開始可能會感到抗拒，所以先從簡單的手部和足部按摩開始，然後再慢慢延伸到手臂和腿部的按摩，最後再進行到背部按摩。同樣，也可以參考「泛自閉症障礙」的相關內容（本書第 263 頁）。雖然過動症和自閉症幾乎是兩種完全相反的情況——自閉症的孩子通常較為退怯，而 ADHD 和 ADD 的孩子反而不知退怯為何物——但這兩種情況的孩子，都一樣不容易接受他人的撫觸。請從本章「泛自閉症障礙」的段落中查閱建議的精油，根據家中孩子的行為模式來調整選用的精油。

你可以從下列建議中挑選一支精油、調配自己的複方，或根據孩子的行為、根據使用的時機，直接採用以下適合的建議配方。以下精油都可以用來調和成空間擴香用的配方。

泡澡：首先，均勻混合配方中的精油。

除非有其他指示，合則一般做法是取 2 至 3 滴調入些許基底油或其他介質中，再加入泡澡水裡。用手快速攪散水面上的油點。

按摩：首先，均勻混合配方中的精油。除非有其他指示，否則一般做法是每小匙（5 毫升）的基底油調入 2 至 3 滴精油，根據孩子的年齡和體型，每次只取用需要的量。

幫助睡眠適合使用的精油：

花梨木（*Aniba rosaeodora*）
纈草（*Valeriana officinalis*）
真正薰衣草（*Lavandula angustifolia*）
甜橙（*Citrus sinensis*）
苦橙葉（*Citrus aurantium*）
橘（桔）（*Citrus reticulata*）
檀香（*Santalum album*）
快樂鼠尾草（*Salvia sclarea*）
羅馬洋甘菊（*Anthemis nobilis*）
橙花（*Citrus aurantium*）

一夜好眠

配方 1
真正薰衣草 .... 8 滴
纈草 .... 1 滴
苦橙葉 .... 5 滴

首先，均勻混合上述精油。如用來泡澡，取 2 至 3 滴調入些許基底油中，再加入

泡澡水裡。若用來按摩，每小匙（5 毫升）的基底油調入 2 至 3 滴精油，每次取少量使用。

> **配方 2**
> 真正薰衣草 .... 5 滴
> 羅馬洋甘菊 .... 3 滴
> 甜橙 .... 5 滴

首先，均勻混合上述精油。如用來泡澡，取 2 至 3 滴調入些許基底油中，再加入泡澡水裡。若用來按摩，每小匙（5 毫升）的基底油調入 2 至 3 滴精油，每次取少量使用。

加強專注、專心與記憶力適合使用的精油：

大西洋雪松（*Cedrus atlantica*）
檸檬（*Citrus limon*）
檸檬尤加利（*Eucalyptus citriodora*）
廣藿香（*Pogostemon cablin*）
乳香（*Boswellia carterii*）
苦橙葉（*Citrus aurantium*）
迷迭香（*Rosmarinus officinalis*）
甜羅勒（沉香醇羅勒）（*Ocimum basilicum ct. linalool*）
野洋甘菊（摩洛哥洋甘菊）（*Ormenis multicaulis*）

> **專心記憶配方**
> 迷迭香 .... 3 滴
> 檸檬 .... 8 滴
> 大西洋雪松 .... 6 滴

首先，均勻混合上述精油。如用來泡澡，取 2 至 3 滴調入些許基底油中，再加入泡澡水裡。若用來按摩，每小匙（5 毫升）的基底油調入 2 至 3 滴精油，每次取少量使用。

> **紓壓專注配方**
> 岩蘭草 .... 7 滴
> 佛手柑 .... 8 滴
> 依蘭 .... 3 滴

首先，均勻混合上述精油。如用來泡澡，取 2 至 3 滴調入些許基底油中，再加入泡澡水裡。若用來按摩，每小匙（5 毫升）的基底油調入 1 至 2 滴精油，每次取少量使用。

憤怒和挫折適合使用的精油：

真正薰衣草（*Lavandula angustifolia*）
穗甘松（*Nardostachys jatamansi*）
岩蘭草（*Vetiveria zizanoides*）
去光敏性佛手柑（FCF）（*Citrus bergamia*）

甜馬鬱蘭（*Origanum majorana*）

奧圖玫瑰（*Rosa damascena*）

依蘭（*Cananga odorata*）

岩玫瑰（*Cistus ladaniferus*）

野洋甘菊（摩洛哥洋甘菊）（*Ormenis multicaulis*）

乳香（*Boswellia carterii*）

平息怒火配方

岩蘭草	8 滴
佛手柑	6 滴
岩玫瑰	3 滴

首先，均勻混合上述精油。如用來泡澡，取 1 至 2 滴調入些許基底油中，再加入泡澡水裡。若用來按摩，每小匙（5 毫升）的基底油調入 1 至 2 滴精油，每次取少量使用。

情緒擺盪適合使用的精油：

去光敏性佛手柑（FCF）（*Citrus bergamia*）

快樂鼠尾草（*Salvia sclarea*）

天竺葵（*Pelargonium graveolens*）

真正薰衣草（*Lavandula angustifolia*）

甜馬鬱蘭（*Origanum majorana*）

檀香（*Santalum album*）

山雞椒（*Litsea cubeba*）

乳香（*Boswellia carterii*）

安息香（*Styrax benzoin*）

安穩心情配方

天竺葵	6 滴
佛手柑	7 滴
真正薰衣草	3 滴

首先，均勻混合上述精油。如用來泡澡，取 2 至 3 滴調入些許基底油中，再加入泡澡水裡。若用來按摩，每小匙（5 毫升）的基底油調入 2 至 3 滴精油，每次取少量使用。

焦慮適合使用的精油：

綠薄荷（*Mentha spicata*）

芫荽籽（*Coriandrum sativum*）

乳香（*Boswellia carterii*）

真正薰衣草（*Lavandula angustifolia*）

檸檬（*Citrus limon*）

橘（桔）（*Citrus reticulata*）

大花茉莉／摩洛哥茉莉（*Jasminum grandiflorum/officinale*）

檀香（*Santalum album*）

天竺葵（*Pelargonium graveolens*）

甜橙（*Citrus sinensis*）

安息香（*Styrax benzoin*）

紓解焦慮配方

乳香	3 滴
檀香	8 滴
橘（桔）	5 滴

　　首先，均勻混合上述精油。如用來泡澡，取 2 至 3 滴調入些許基底油中，再加入泡澡水裡。若用來按摩，每小匙（5 毫升）的基底油調入 2 至 3 滴精油，每次取少量使用。

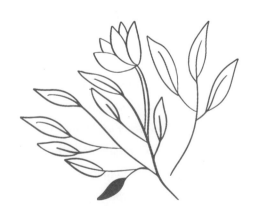

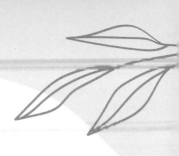

CHAPTER 08

女性保健的天然之選

到處都是壓力。現代女性的壓迫感來自四面八方。人們說，我們必須在生命各個階段都看起來光彩照人，在嚴峻的工作環境中表現出色，還要維持家庭和樂溫馨。一邊盡力做到以上的同時，和我們共結連理的對方，還可能想要走上不同的道路，或去到不同的地點，但我們仍必須努力維繫這段關係。要是孩子來到生命中，又會帶來更多壓力。馬戲團裡拋球的雜技表演，對現代女性來說根本不算什麼，因為除了跳火圈、拋耍球之外，她還被要求要「找到真正的自己」、「尋得生命的召喚」、「跟隨自己的夢想」或「表達自己」。對許多女性來說，所謂的自我表達，或許就是挪威藝術家艾德華·蒙克（Edvard Munch）那四幅著名的系列畫作——橋上女人的《吶喊》（*The Scream*）吧！

壓迫會導致壓力，而壓力會使身心遭到蹂躪，包括擾亂荷爾蒙，讓自體免疫系統失去作用。壓力是一個很大的主題，在本書第4章「為上班族加油打氣——職場精油建議」，以及第5章「情緒救援」的部分，都有更詳細的說明。由於壓迫感和壓力會對你我帶來如此深遠的影響，這一章，我們就從「追求完美的壓力」開始談起。接著會談到乳房照護、膀胱炎、卵巢囊腫、多囊性卵巢症候群、子宮脫垂、靜脈曲張、雷諾氏綜合症、月經不順、更年期、骨盆疼痛（包括骨盆腔靜脈瘀血症候群、子宮內膜異位症）、念珠菌感染、陰道感染、不孕、流產和早產、懷孕、準備生產、產後護理（包括產後憂鬱症）等主題。

追求完美的壓力

「女人永遠有做不完的工作。」這句話真是千真萬確，因為大部分的女人不只在外頭有不同程度的工作，回到家裡還有一堆家事在等著她。男人在生活中面臨的瑣碎沉悶——上班通勤、工作壓力、下班通勤——女性也都同樣在經歷，但除此之外，大部分女性還會把做晚餐、洗衣服也當成是自己的

責任。這個社會認為女性是最合適的主要照顧者，不只照顧孩子，也包括照顧年邁的家人。以上我簡單描繪的勞動狀況，或許不能代表所有女性的經歷，但這的確是大多數女性的日常生活，而其中，有些女性甚至多數時候都處在輕微憤怒和精力耗竭的狀態。除此之外，女性在日常生活中還有另一個議題——恐懼。除了害怕被解雇，擔心解雇帶來經濟影響之外，在這個時代，正承受家庭暴力或心理控制的女性人數，仍多到令人咋舌。女性還得承擔可能被強暴的恐懼，這是另一個壓力源；即使人們不一定把這樣的恐懼說出口，但在內心深處，它卻決定了我們感覺自己是否真的可以去到某處，同時保有自身的安全。於是我們知道，女性內心深處有許多念頭不斷在上演。但無論壓力有多麼複雜，精油都可以有效地幫助我們控管自己的壓力狀況。

管理女性壓力適合使用的精油

甜羅勒（沉香醇羅勒）（*Ocimum basilicum ct. linalool*）

甜橙（*Citrus sinensis*）

天竺葵（*Pelargonium graveolens*）

佛手柑（*Citrus bergamia*）

玫瑰草（*Cymbopogon martini*）

甜馬鬱蘭（*Origanum majorana*）

苦橙葉（*Citrus aurantium*）

檀香（*Santalum album*）

荳蔻（*Elettaria cardamomum*）

檸檬（*Citrus limon*）

依蘭（*Cananga odorata*）

肉豆蔻（*Myristica fragrans*）

奧圖玫瑰（*Rosa damascena*）

千葉玫瑰（摩洛哥玫瑰）（*Rosa centifolia*）

羅馬洋甘菊（*Anthemis nobilis*）

橙花（*Citrus aurantium*）

大花茉莉／摩洛哥茉莉（*Jasminum grandiflorum/officinale*）

纈草（*Valeriana officinalis*）

乳香（*Boswellia carterii*）

岩蘭草（*Vetiveria zizanoides*）

香蜂草（*Melissa officinalis*）

真正薰衣草（*Lavandula angustifolia*）

柑（*Citrus reticulata*）

大西洋雪松（*Cedrus atlantica*）

快樂鼠尾草（*Salvia sclarea*）

葡萄柚（*Citrus paradisi*）

白天，當事情多到做不完的時候，最好不要選擇你經常在夜晚用來放鬆的精油。試著把你使用的精油作出區隔：哪些是晚上放鬆、冥想或祈禱時用的精油，哪些是白天外出或需要專心工作時使用的精油。本書第20章的「表22：精油檔案速查表」（第314頁），可以幫助你決定哪些精油適合在什麼時後使用。

香氣有可能和特定行為產生連結。因此，即便你很喜歡在某些時候使用某種香氣，但當同樣的香氣用在另一種用途時，香

氣與第一種用途的運結，就可能干擾它在第二種用途的表現。雖然精油可以單獨使用，但調製獨特的配方，能確保它並未與任何用途產生連結。根據你的需要，在紙巾上滴 1 滴純精油，或直接從小瓶中嗅聞香氣。如果擴香對你來說比較實際，可以參考本書第 1 章「使用方法」的段落（第 36 頁）。

日間紓壓配方

檸檬	15 滴
葡萄柚	5 滴
天竺葵	3 滴
岩蘭草	1 滴

夜間紓壓配方

甜橙	15 滴
苦橙葉	6 滴
纈草	1 滴

乳房保健

有時，感覺這世界對乳房實在太過癡迷。男人掏出鈔票只為窺看一眼，而女人要不是擔心自己胸部太小，就是覺得太大、左右不均，或是形狀不對。我們可能都忘了，乳房是要為孩子提供食物，而不是用來取悅大人。不過，我們可都清楚乳房的價值，於是許多女性願意花費金錢與心力，去尋找漂亮的蕾絲內衣或裸露的上衣，展現自己傲人的雙峰。當然，還有許多女性不滿意自己的乳房，於是透過手術去調整。無論關注在哪一個面向，這個龐大的乳房產業，都可能帶走我們的注意力，使我們忘記真正重要的是——女性必須定期感覺自己的乳房，觀察是否有任何隆起、腫脹或變化，以及那是否是其他更大問題的癥兆。

關於止汗劑當中的鋁鹽是否可能導致乳癌，一直未有定論。兩者之間的關聯尚未被證實，但這些鋁鹽確實可能積累在某些女性的乳房組織當中，尤其是靠近腋下的部分。鋁鹽對身體沒有任何好處，但乾淨清爽的感覺卻很重要。那麼，要如何乾淨芬芳地度過一天，同時身體也能順利排出汗水，並透過汗水帶走毒素呢？答案：這需要從很多方面下手。首先，改用天然止汗劑，或是不含鋁鹽的體香劑，或者根本選用不含對羥基苯甲酸酯（paraben，一種防腐劑）和人工香精的體香劑；同時，盡可能經常用肥皂和水清潔腋下——當然，請在晚上進行清潔，這麼一來，腋下的毛孔才能有機會呼吸，並發揮它們原本該有的功能。

想透過運動保持乳房堅挺，而不訴諸手術，需要有持之以恆的心。握住雙手或握住兩邊手腕，然後夾起雙臂，就能運動到胸肌；當手臂以相對的方向向內壓，胸肌就會以抗地心引力的方式往上移動。你應該能感

覺到肌肉在動。

如果你打算在胸部進行手術，例如切除良性腫瘤，或是進行醫美調整，事前為肌膚做好保養是很重要的。這麼一來，肌膚才能維持柔軟、反應良好，也才能加速修復的過程。

修復肌膚精油配方

玫瑰草	5 滴
天竺葵	5 滴
胡蘿蔔籽	3 滴
快樂鼠尾草	3 滴
義大利永久花	7 滴
檸檬	5 滴

首先，均勻混合上述精油，調製協同複方。接著，加入以下兩種基底油，進行稀釋：

山茶花油	4 小匙（20 毫升）
玫瑰果（籽）油	2 小匙（10 毫升）

稀釋完成後，每天一次取少量，以輕輕畫圓的方式，塗抹在整個乳房區域，請避開乳頭。

❖ 乳房痠脹（Sore Breasts）

下面這個配方可以用來做術後保養，也適合那些經常感覺乳房痠脹，卻檢查不出明顯原因的女性使用。有些女性就只是比較敏感而已。此外，也有些女性會特別在生理期的時候感覺乳房痠脹。

乳房痠脹舒緩油

德國洋甘菊	5 滴
天竺葵	5 滴
綠花白千層	5 滴
真正薰衣草	10 滴

首先，均勻混合上述精油，然後加入以下兩種基底油，進行稀釋：

金盞菊浸泡油	2 小匙（10 毫升）
山茶花油	4 小匙（20 毫升）

稀釋完成後，每天一次取少量，以輕輕畫圓的方式，塗在整個乳房區域，請避開乳頭。

❖ 乳房膿腫（Breast Abscess）

當乳房發炎，並且從細菌感染演變成化膿，就可能形成乳房膿腫。正在哺乳的女性，可以參考本書第 333 頁，關於「乳房膿

腫」和「乳腺炎」的段落。在這裡，有兩種
處理方式提供參考，可以單獨使用，也可以
兩者並用。第一個配方如下：

乳房膿腫：配方 1

芳枸葉	5 滴
桉油樟（羅文莎葉）	10 滴
真正薰衣草	10 滴
羅馬洋甘菊	5 滴

按照配方比例，均勻混合上述精油。取
10 滴精油加入溫暖的水中，浸入棉布，擠
乾多餘水分。將這個暖敷包敷在患部，一天
一次。

此外，還可以將上述精油製成凝膠存放
在冰箱中，當需要時就可以取用。30 毫升
的蘆薈膠，和 1 小匙（5 毫升）金盞菊浸泡
油均勻混合在一起，而後調入「配方 1」精
油 30 滴。每天一次，取少量塗抹在膿腫的
部位。

乳房膿腫：配方 2

玫瑰草	2 滴
茶樹	8 滴
真正薰衣草	10 滴
羅馬洋甘菊	8 滴
沉香醇百里香	2 滴

將上述精油調和在一起，就是第二個精
油選擇。取「配方 2」精油 4 至 5 滴，調入
1 小匙（5 毫升）的甜杏仁油中，視需要塗
抹，注意避開乳頭。

❖ **乳房纖維囊腫**（Fibrocystic Breast Conditions）

乳房囊腫會有隆起和不舒服的感覺，可
能出現在一側或兩側乳房。這是因為乳房中
出現非癌性的小組織、良性的團塊、結節或
小囊腫，又被稱為「乳房腫塊」。如果這些
腫塊已被專業醫師取出，可以直接將 1 滴真
正薰衣草精油（不須稀釋）塗抹在患部，幫
助修復並且預防感染。

在乳房使用敷包，可幫助減輕疼痛。每
位女性的感受都不同，有些人喜歡冰冰涼涼
的感覺，有些人喜歡溫暖一些。另外，準備
一件支撐力良好的內衣也很重要。同時，這
也是一種只要改變飲食習慣，就能獲得改善
的症狀。飲食方面的調整包括：控制脂肪攝
取量，以及每週至少兩天攝取全蔬食。益生
菌能幫助腸胃運作，而奶薊（milk thistle）
可以協助肝功能。避免攝取咖啡因，包括紅
茶、咖啡、汽水，改用果汁、瓶裝水和花草
茶（尤其蒲公英茶）來取代。營養補充品部
分，能帶來幫助的包括碘、月見草油、維生
素 B_6 與 E，以及必需脂肪酸 omega-3。

<table>
<tr><td colspan="2">乳房纖維囊腫：配方 1</td></tr>
<tr><td>真正薰衣草</td><td>10 滴</td></tr>
<tr><td>絲柏</td><td>5 滴</td></tr>
<tr><td>羅馬洋甘菊</td><td>15 滴</td></tr>
</table>

均勻混合上述精油，以每小匙（5 毫升）基底油加入「配方 1」精油 5 滴進行稀釋。每天輕輕塗抹在乳房，注意避開乳頭。有時用蓖麻油作為基底油，也能改善這樣的情況。

膀胱炎（Cystitis）

膀胱炎是膀胱出現發炎的情況；有時炎症會延伸到膀胱的出口，也就是尿道。膀胱炎發作起來非常疼痛，並且相當惱人。雖然主要患者多為女性，但男性和孩童也可能出現膀胱炎。膀胱炎的主要症狀是尿意頻頻，夜裡經常必須起床如廁，卻沒有多少尿液排出；而且，光是那麼一點尿液，排放起來卻也很不舒服。膀胱炎的起因通常是細菌感染，但也有時是性行為造成尿管和膀胱出現輕微瘀傷（難怪又叫做「蜜月膀胱炎」）。對於年長女性來說，只要有適當的潤滑就能避免這樣的情況。試著使用天然的潤滑劑，例如有機椰子油。至於細菌感染造成的膀胱炎，則必須積極治療，以免感染蔓延到腎臟。

誘發膀胱炎的細菌，可能會對抗生素產生抗性，使得急性的感染演變成慢性膀胱炎。很重要的是，記得喝大量的水，同時，也可以喝純蔓越莓汁（或是吃冷凍蔓越莓作為補充）或蘆薈汁。避免攝取咖啡與酒精。營養補充品方面，含維生素 C 與鋅的營養品可以帶來幫助。據說，來自樺樹的 D-甘露醣（D-mannose）也能帶來幫助；不過副作用是可能造成稀便，並且不適合糖尿病患者使用。

膀胱炎適合使用的精油

迷迭香（*Rosmarinus officinalis*）
杜松漿果（*Juniperus communis*）
沉香醇百里香（*Thymus vulgaris* ct. *linalool*）
白千層（*Melaleuca cajuputi*）
真正薰衣草（*Lavandula angustifolia*）
野馬鬱蘭（*Origanum vulgare*）
綠花白千層（*Melaleuca quinquenervia*）
絲柏（*Cupressus sempervirens*）
甜馬鬱蘭（*Origanum majorana*）
芫荽籽（*Coriandrum sativum*）
澳洲尤加利（*Eucalyptus radiata*）
花梨木（*Aniba rosaeodora*）
德國洋甘菊（*Matricaria recutita*）
玫瑰草（*Cymbopogon martinii*）

你可以從上述精油建議中，自己調配適合的身體按摩油，也可以參考以下的建議配方。以下配方精油，需以 2 大匙（30 毫

升）基底油進行稀釋。每次取少量使用，每天將按摩油塗在下腹部、髖部、上背部與下背部。

❖ 膀胱炎按摩油配方

配方 1

真正薰衣草 .... 10 滴
杜松漿果 .... 5 滴
德國洋甘菊 .... 5 滴
絲柏 .... 5 滴
沉香醇百里香 .... 5 滴

配方 2

玫瑰草 .... 5 滴
芫荽籽 .... 5 滴
綠花白千層 .... 15 滴
芳樟 .... 5 滴

以下四個坐浴配方可以製成敷包，或進行坐浴。製作敷包時，每次用 5 滴精油，同時製作兩個敷包——一個敷在前側恥骨上方，一個敷在後腰。在敷上敷包之前，可以先用你選擇的精油，直接滴 1 滴在皮膚上。

精油坐浴對舒緩膀胱炎有特別好的效果。在浴缸裡放泡澡水，水深到臀部即可，在水中加入 1 大匙小蘇打粉，然後坐下。你也可以用坐浴盆或洗臉盆來進行坐浴。每次

坐浴不使用超過 5 滴精油，並且記得先用少許基底油稀釋。以下配方的精油量，足以做兩次坐浴。在進行坐浴之前，可以先用你選擇的精油，直接滴 1 滴在皮膚上，包括塗在恥骨和後腰處。坐浴法可以連續進行 7 至 14 天。

❖ 膀胱炎坐浴配方

配方 1

澳洲尤加利 .... 5 滴
綠花白千層 .... 5 滴

配方 2

芳樟 .... 5 滴
德國洋甘菊 .... 5 滴

配方 3

真正薰衣草 .... 5 滴
甜馬鬱蘭 .... 5 滴

配方 4

芫荽籽 .... 4 滴
玫瑰草 .... 6 滴

上述作法可以單獨進行，也可以用身體油加上敷包，或身體油加上坐浴，根據你的時間和不適程度進行調整。

🌿 卵巢囊腫（Ovarian Cysts）

形成卵巢囊腫的情況有許多。舉例來說，子宮內膜異位可能使卵巢周圍生成囊腫；製造卵子的細胞可能出現皮樣囊腫（dermoid cysts）；多囊性卵巢症候群的眾多囊腫，可能集結在卵巢表面；而囊腺瘤（cystadenoma cysts）則是一種腫瘤，多半為良性。

卵巢是子宮兩側的兩個小器官，從小女嬰出生開始，卵巢當中就存有她一生會排放的卵子。每個月，兩個卵巢會輪流排放濾泡，而卵子就在其中。一旦卵子衝破濾泡，就會進入輸卵管，並和精子相遇（如果輸卵管中有精子的話）。這個過程每月反覆，通常不會遇到太多困難。卵巢功能正常時，性荷爾蒙——雌激素和黃體酮——會在整個週期間按時釋放，並達到良好的平衡。

有兩種情況可能造成卵巢囊腫。首先，如果濾泡沒有破裂並釋放出卵子，就可能持續脹大，形成濾泡囊腫（follicular cyst）。當濾泡釋放出卵子，就會轉而成為黃體（corpus luteum）。若是當卵子釋放之後，破裂口再次閉合，內部就可能出現液體累積，形成黃體囊腫（corpus luteum cyst）。有些囊腫只是「功能性」的，過段時間就會自動消失，有些囊腫是「病理性」的，可能來自不正常的細胞增生。卵巢囊腫基本上是一種充滿液體的囊袋，大小不一，可能非常小，也可能長到像葡萄柚那麼大。

卵巢囊腫通常沒有任何症狀，除非大到引發不適或疼痛，否則並不容易發現。通常，透過超音波或內視鏡會檢查到囊腫——而這通常是檢查女性生育情況時，會進行的項目之一。

問題在於囊腫可能破裂，形成疤痕組織或沾黏，這會使卵巢內部沾附多種不同的內部組織。如果囊腫長得太大，也可能使生殖系統無法正常運作，包括使輸卵管出現扭轉的情況。大型囊腫通常會透過鎖孔微創手術吸出，包括囊腫和其中的液體都能被移除。

由於卵巢囊腫本身通常不會造成疼痛，因此，留意與囊腫有關的症狀會是比較明智的做法。這些症狀包括：性交疼痛、腹部腫脹、盆腔疼痛、少量出血或不尋常的出血、解便疼痛、頻尿、疲倦、經期疼痛，以及突發的劇痛（可能是囊腫破裂或卵巢損傷而造成）。

就像其他健康問題一樣，如想治癒卵巢囊腫，飲食也扮演著重要角色。改變飲食習慣，改吃有機的天然食物，戒掉所有精製或加工食品。避開所有轉基因食品、麵粉製品和乳製品（包括起司、奶油、牛奶和牛奶蛋白質）。避開所有甜食，包括含有玉米糖漿、楓糖和蜂蜜的產品。避開紅肉與加工肉類，改吃魚類和有機的雞肉。避開酒精、不

抽菸，不吃任何用塑膠袋包裝的食物。還有，也別使用微波爐。

改吃大量的有機蔬菜，尤其是深綠色蔬菜——包心菜、球芽甘藍和綠花椰菜。有機的紅色水果和蔬菜、豆子、堅果、種子類也很好，盡可能多吃生的蔬菜。植物應該成為你每天的主要食物來源。你也可以吃飽含脂肪的魚類，例如沙丁魚、鯡魚和野生鮭魚。

每週斷食一天，讓腸胃能夠休息。斷食的這一天，只喝有機蔬果汁，以及泉水或蒸餾水。如果你有果汁機並且願意這麼做，你可以斷食一週，只喝蔬果汁——自己用蔬菜和水果打汁來喝。此外，也一定要減少壓力，壓力荷爾蒙（皮質醇）本身就是形成囊腫的主因之一。

以下藥草也能帶來幫助：蒺藜（tribulus，*Tribulus terrestris*）、奶薊（milk thistle，*Silybum marianum*）、野生山藥（wild yam root，*Dioscrea villosa*）、西洋蓍草（yarrow，*Achillea millefolium*）、瑪卡（maca root，*Lepidium meyenii*）。此外，也要規律服用益生菌，以及包含各種微量礦物質，能供應身體所需的維他命補充品。

卵巢囊腫適合使用的精油

天竺葵（*Pelargonium graveolens*）
絲柏（*Cupressus sempervirens*）
杜松漿果（*Juniperus communis*）

迷迭香（*Rosmarinus officinalis*）
香蜂草（*Melissa officinalis*）
大西洋雪松（*Cedrus atlantica*）
苦橙葉（*Citrus aurantium*）
檸檬（*Citrus limon*）
奧圖玫瑰（*Rosa damascena*）
檀香（*Santalum album*）
義大利永久花（*Helichrysum italicum*）
甜羅勒（沉香醇羅勒）（*Ocimum basilicum* ct. *linalool*）
廣藿香（*Pogostemon cablin*）
羅馬洋甘菊（*Anthemis nobilis*）
芳樟（*Cinnamomum camphora* ct. *linalool*）

如果出現任何不舒服，都可以透過敷包來改善。取一條大塊的布，例如未經漂白的棉布。準備一碗熱水，在其中加入 4 滴天竺葵、3 滴廣藿香、3 滴絲柏和 4 滴杜松漿果精油。將布料壓入水中，充分吸收精油和水，然後將這塊浸濕的熱敷包敷在下腹部，持續 10 到 15 分鐘。每天這麼做，持續一週，然後休息一週之後，再繼續一週。保持這個規律。

卵巢囊腫配方

絲柏	10 滴
天竺葵	20 滴
甜羅勒（沉香醇羅勒）	5 滴
杜松漿果	7 滴

將這些精油加入 2 大匙（30 毫升）的基底油中。取少量塗在腹部，從胸部下方直到下腹部，然後塗到後腰（腰椎的部分），一直到臀部下緣為止，但不需要塗進股溝。

除此之外，將未經稀釋的天竺葵精油，直接塗在囊腫的那一側，然後再使用身體按摩油，這麼做的效果非常好——每天兩次，每次用 2 滴天竺葵精油，持續 10 天。接下來 10 天，只用按摩油，再接下來的 10 天，用天竺葵精油加上按摩油。即使生理期也照樣進行。

多囊性卵巢症候群（Polycystic Ovary Syndrome，PCOS）

多囊性卵巢症候群，是正值生育年齡的女性最常見的荷爾蒙症狀。它可能發生在一側或兩側的卵巢，在卵巢表面聚集密布的小囊腫，使得卵巢變得比一般情況還大。照理來說應該釋放卵子的濾泡，一直無法成熟，因此卵子無法被釋放出來，也就無法受精。某些患有多囊性卵巢症候群的女性，幾乎不排卵，或不會釋出卵子。不過，還是有許多患有多囊性卵巢症候群的女性可以正常生育。

多囊性卵巢症候群的症狀之一，就是月經週期不規律。而這本身就會使受孕變得困難，因為女性無從得知自己什麼時候會排卵。有些女性一點症狀也沒有，但也有些女性會出現青春痘、體毛濃密、心情擺盪、月經週期中段出血、月經不至、月經不規律、月經大量出血和流產等情況。

雖然多囊性卵巢症候群通常會伴隨肥胖和體重過重，但還是有許多患者身材苗條、身體健康。若懷疑自己患有多囊性卵巢症候群，便應該進行詳細的荷爾蒙檢驗，包括檢驗 LH/FSH 比值、睪固酮、黃體酮，以及血糖與膽固醇。腎上腺負責生成 DHEA 荷爾蒙以及皮質醇——壓力大的時候會升高。人們認為，胰島素阻抗是多囊性卵巢症候群的關鍵因素，基因也可能是其中的原因之一。這個疾病可能和許多因素都環環相扣，深度的探查會帶來幫助，因為這能有助於判斷該使用什麼樣的途徑來處理。一般來說，治療的大方向會是降低體內雄激素，並且讓身體能更有效分泌胰島素。精油能幫助身體回復體內平衡，而某些人也可能透過改變飲食習慣，重新調節胰島素的分泌。多囊性卵巢症候群也是透過飲食調整能帶來很大改善的疾病之一，飲食影響的程度之大，所有吃下、喝下的東西，都必須被視為治療方案的一部分。

首先，最重要的就是去除所有高度加工的精製食品，尤其是麵粉製品；改以有機天然食物為主要飲食，多吃堅果、種子和豆類。攝取大量的纖維，同時吃大量新鮮營養

的蔬菜，以及有機的蛋白質。去除所有糖分、甜食、玉米油、大豆油製品，只吃有機生產的純油脂。盡量避免吃到轉基因食品。不喝酒、不喝咖啡、汽水或自來水，只喝泉水或蒸餾水。

如果出現受孕困難的問題，規律進食並食用固定的量，就有可能帶來幫助——好好吃早餐，讓早餐成為一天當中最豐盛飽足的一餐，中餐少吃一點，晚餐要吃得更少。不吃零嘴點心。服用藥草補充品，例如貞潔樹（chaste berry，*Vitex agnus castus*）、鋸棕櫚（saw palmetto，*Serenoa serrulata*）、當歸（dong quai，*Angelica sinensis*）、鼠尾草（sage，*Salvia officinalis*）與黑升麻（black cohosh root，*Actaea racemosa*）。此外，也服用含有鉻（尤其重要）、鎂、維生素 D_3、維生素 A 和維生素 C 的營養補充品，補充微量礦物質也能帶來幫助。

多囊性卵巢症候群適合使用的精油

快樂鼠尾草（*Salvia sclarea*）
奧圖玫瑰（*Rosa damascena*）
天竺葵（*Pelargonium graveolens*）
穗花薰衣草（*Lavandula latifolia*）
希臘鼠尾草（三裂葉鼠尾草）（*Salvia fruticosa/triloba*）
杜松漿果（*Juniperus communis*）
胡蘿蔔籽（*Daucus carota*）
羅馬洋甘菊（*Anthemis nobilis*）

真正薰衣草（*Lavandula angustifolia*）
香桃木（*Myrtus communis*）

針對多囊性卵巢症候群，我建議使用下列配方，請用基底油稀釋後，輕輕塗擦在腹部，每天一次。

多囊性卵巢症候群：一般性配方

快樂鼠尾草	10 滴
香桃木	10 滴
天竺葵	7 滴
奧圖玫瑰	3 滴

多囊性卵巢症候群：平衡荷爾蒙

杜松漿果	3 滴
快樂鼠尾草	5 滴
天竺葵	10 滴
岩玫瑰	4 滴
檸檬	8 滴
胡蘿蔔籽	4 滴

要將上述配方稀釋成按摩油，可以將精油調入 2 大匙（30 毫升）的基底油中。

取少量塗在腹部區域，從胸部下緣到骨盆，以及從後腰直到臀部下緣的位置。

這兩個配方也可以用來泡澡。選定一個配方，按照配方比例調製精油，取 6 滴泡澡。

子宮脫垂（Uterine Prolapse）

女性有可能完全不知道自己的子宮已經脫垂，直到陰道出現奇怪的感覺，或者發現自己咳嗽時會漏出少量的尿液，才發覺不對勁。年紀是子宮脫垂的原因之一，其餘因素包括多次的生產或難產，導致定位子宮的韌帶被拉伸，子宮因此離開原有的位置並向下脫墜。輕微的子宮脫垂，只會稍微因垂墜感而感到不舒服；然而嚴重時，子宮卻可能突出至陰道外。子宮脫垂一般沒有副作用，只是對膀胱造成的壓力，有時可能導致輕微失禁。

此時，透過骨盆底肌肉訓練強化肌肉，能為脫垂帶來幫助：呈站姿，雙腳間隔 2.5 呎（相當於 75 公分）（或者比起舒服的雙腳間隔再加上 6 吋〔約 15 公分〕），提拉陰道的肌肉，就像憋尿一樣。每天能做多少次就做多少次，例如洗碗的時候、煮飯的時候，隨時都可以做。這個運動不需要你特別空出時間。你也可以用特定的陰道裝置來輔助，這樣的裝置能透過電流為你強化該部位的肌肉，不過這樣的裝置必須置入陰道中，使用時也需要維持個人隱私。

下面這個按摩油能幫助你減輕脫垂的不舒服。將精油調入 2 大匙（30 毫升）的基底油中稀釋，每次取少量使用。

塗在下腹部和後腰，每天兩次。

消除脫垂不適的配方

天竺葵	5 滴
義大利永久花	8 滴
葡萄柚	5 滴
迷迭香	9 滴
檸檬	5 滴

用迷迭香、天竺葵和檸檬精油泡澡，也能帶來幫助——每次泡澡時，加入這三種精油各 2 滴。記得先用少量的基礎油稀釋，再加入泡澡水中，同時記得先用手充分攪散，再進入水中。

靜脈曲張（Varicose veins）

不是只有女人才會有靜脈曲張，男性也同樣容易出現這樣的問題，只不過通常得等到夏天短褲出籠時，才會被注意到。同樣地，有些女性也總是穿著長褲和長裙，那不是她們的個人風格，只是不想要腿上浮出的靜脈被看見。沒有人希望自己別無選擇，只能穿褲子——不管是哪種褲子——去遮掩那不雅而突出的靜脈。我們也不願承受靜脈曲張伴隨的疼痛與疲倦感，而且這可不是衣服能遮掩的。化妝品或許可以遮住靜脈的顏色，但沒辦法掩飾突出的樣子。好在，現在的彈力絲襪和緊身褲都比以往更亮麗好看，穿著這樣的衣服也有助於預防靜脈曲張。

沒錯，在這個段落，主要要談的就是預防。我在第 10 章「熟齡階段的精油之選」，還會特別談到靜脈曲張，或許你可以參閱那個段落（第 372 頁），另外也可以參考本章接下來關於懷孕的段落。

整天站著或坐著的人，就是靜脈曲張的高危險群，因為在這樣的情況下，血液難以循環。如果工作性質使你的美腿有可能承擔這樣的風險，請盡量在午休時間出去散散步。那些整天坐收銀台或辦公桌的上班族們，也都應該時不時起身走走。要是有人問你在做什麼，就說你在避免自己出現職業傷害！懷孕、體重過重、便秘和母系遺傳（母系長輩都有類似問題），都有可能讓你成為靜脈曲張的高風險群。

如果你已經出現靜脈曲張的問題，緊身彈性襪可以稍微幫助你改善靜脈造成的疲倦感，但它無法消解症狀。這是因為，光是 50 丹的緊度，並沒有辦法對擴張的靜脈施加足夠的壓力，讓血液回流到身體，甚至去到心臟。我們所有人都應該意識到這樣的情況可能帶來的問題，並且更積極去注意你我的腿腳健康。除了可以運用精油進行足浴、坐浴，或使用身體按摩油之外，盡量每天也在下班後的夜裡把腳抬高。在歐洲，某些草藥相當熱門，例如人們會每天塗抹馬栗籽萃取物（七葉樹）（horse chestnut seeds extract，*Aesculus hippocastanum*）製成的凝膠，或是服用膠囊。另外，例如假葉樹萃取物（butcher's broom extract，*Ruscus asculeatus*）和雷公根萃取物（gotu kola extract，*Centella asiatica*），也都可能改善循環不良造成的雙腿腫脹。營養補充品方面，服用維生素 E 與 C 能帶來幫助；此外，也可以試試蘆丁（rutin），這是一種生物類黃酮劑。

靜脈曲張適合使用的精油

天竺葵（*Pelargonium graveolens*）
絲柏（*Cupressus sempervirens*）
羅馬洋甘菊（*Anthemis nobilis*）
德國洋甘菊（*Matricaria recutita*）
綠花白千層（*Melaleuca quinquenervia*）
胡椒薄荷（歐薄荷）（*Mentha piperita*）
綠薄荷（*Mentha spicata*）
檸檬（*Citrus limon*）
杜松漿果（*Juniperus communis*）

多做小腿運動，例如走路，並且找時間休息——沒有什麼比用下面這個配方做腳部按摩更好的休息了！

預防靜脈曲張：按摩油配方

胡椒薄荷（歐薄荷）.......... 5 滴
絲柏.................... 10 滴
檸檬.................... 5 滴
天竺葵.................. 10 滴

均勻混合上述精油，將 3 至 5 滴精油調入 1 小匙（5 毫升）基底油中進行稀釋。輕輕往心臟的方向塗抹，從腳塗到腿。如果經過一整天的工作、逛街或外出，你的雙腿感到疲勞，回家後就在睡前輕輕塗在腿上。

腿部噴霧也可以改善雙腿疲勞，只要用金縷梅純露（*Hamamelis virginiana*），加上絲柏和胡椒薄荷（歐薄荷）純露就可以辦到。以等比例準備這三種純露，或自己萃取純露使用——可以參考本書第 209 頁。接著用 1 小匙伏特加或植物甘油，稀釋 2 滴胡椒薄荷（歐薄荷）精油與 2 滴迷迭香精油。混拌均勻後，加入上述三種純露。裝進噴霧瓶中，噴在痠脹疲勞的腿上。每次使用前，務必搖晃均勻。

足浴也是預防靜脈曲張的好方法。接下來這個療程，需要兩個盆子來泡腳——一個裝入冷水和一些冰塊，另一個注入熱水。在冷水盆中滴入 2 滴澳洲尤加利精油，在熱水中加入 2 滴絲柏精油。接著，將雙腳放進冷水盆，泡三分鐘；再浸入熱水盆，泡三分鐘。冷水會使血管收縮，而熱水能讓血管擴張，這麼做能促進血液回流至身上。這個療程也很適合用來舒緩疲憊或水腫的雙腿。

如果你的工作整天站著，請盡量至少一週做三次足浴，並且在足浴後塗抹足部按摩油。將 2 滴天竺葵加入溫暖的水盆中做足浴，時間可以依你喜歡，完成後塗抹上述的按摩油。接著抬腿休息。足浴可以在你一邊看電視、看文件，或挑菜準備晚餐的時候做。不過，更有效的方式，會是好好坐著休息，讓自己完全放鬆。

雷諾氏綜合症 （Raynaud's Disease）

雷諾氏綜合症有兩種類型——原發性與繼發性。原發性類型的病因不明，卻很常見。雖然精油無法治癒這個情況，但可以幫助緩解症狀。

雷諾氏綜合症的主要症狀是感覺非常、非常、非常冷——通常是手腳，但也會發生在身體的最外緣，例如鼻子和耳朵。這樣的冷，很難透過言語說明；不過或許你可以試著想像，就連從冷凍庫拿一包豆子，都得戴上冰工手套，是什麼樣的生活。我曾經遇過一些情況嚴重的女性，即使在外出前穿了五雙襪子，雙腳還是馬上變紫，而雙腿更是完全像調色盤一樣，皮膚上透出紅色、橘色，以及深藍、淡紫和白色。想在派對上光彩照人，更是難上登天——脫了三雙手套、拿掉暖暖包之後，露出來的卻是一雙藍色的手！

雷諾氏綜合症不是傳染病，甚至也不算是一種疾病——它更像是一種和血管痙攣有關的生理現象，血管痙攣會暫時導致血管狹窄，長期下來會導致小動脈管壁變厚，情況

也將更加惡化。

　　一般來說，天氣冷的時候，動脈肌肉壁會透過一定程度的收縮，來保持血液的溫熱。然而，要是外界變得溫暖，動脈就會放鬆，讓血液能流到皮膚表面，並且達到散熱的效果。雷諾氏綜合症患者的情況是，動脈在天氣冷的時候出現痙攣，讓血液無法流到皮膚表面。於是，皮膚變得麻木、慘白，而組織也因為缺氧而變藍。當動脈痙攣結束，帶著氧氣的血液恢復流動，於是皮膚變紅，有時還伴隨刺痛的感覺。由於壓力也可能破壞身體的溫度調節系統，改善自己的壓力情況，也可能是症狀輕微時的解決辦法之一。

　　雷諾氏綜合症的發作時間可能是幾分鐘、幾天，或幾個禮拜。患者很可能不知道這次發作是 10 分鐘的事，還是會持續兩週。觸發症狀的原因也很離奇，可能只是用了電鑽、抽了一根菸，或是提著袋子的手太用力了，或是情緒壓力使然。患者當中，十位有九位是女性。如果本身患有風濕性關節炎、紅斑性狼瘡、硬皮症和動脈粥樣硬化等疾病，也可能發展為繼發性的雷諾氏綜合症。

　　對原發性雷諾氏綜合症患者來說，精油能有機會帶來治癒。我永遠忘不了，一位年輕媽媽在療程過後，不僅能在冬天去到雪地，還與孩子們一同玩雪。那是她人生中第一次能夠這麼做。根據以下精油配製屬於你的配方，或參考我提供的配方來使用。

雷諾氏綜合症適合使用的精油

天竺葵（*Pelargonium graveolens*）
玫瑰原精（千葉玫瑰／摩洛哥玫瑰）（*Rosa centifolia*）
玫瑰草（*Cymbopogon martinii*）
荳蔻（*Elettaria cardamomum*）
丁香花苞（*Syzygium aromaticum*）
真正薰衣草（*Lavandula angustifolia*）
黑胡椒（*Piper nigrum*）
薑（*Zingiber officinale*）
迷迭香（*Rosmarinus officinalis*）
肉豆蔻（*Myristica fragrans*）
錫蘭肉桂葉（*Cinnamomum zeylanicum*）

　　雷諾氏綜合症的處理方案分成兩個部分：手浴或足浴，加上按摩。使用的配方有兩種，每週交替使用。以下是第一週的配方：

雷諾氏綜合症：第一週配方

肉豆蔻	5 滴
丁香花苞	2 滴
真正薰衣草	5 滴
天竺葵	15 滴
黑胡椒	3 滴

　　按照配方比例，調配複方精油。如果要稀釋成按摩油，就調入 2 大匙（30 毫升）的基底油。由於你會需要用來做手浴、足

浴，或是進行按摩，所以請用兩個瓶子分別調配——一個是按摩油，一個是純精油。

根據主要發作的部位，來決定進行手浴或足浴，一天做兩次——早上和晚上睡前。每次將 3 至 4 滴精油，用 1 小匙（5 毫升）的基底油稀釋後，再加入水中。水必須是溫熱的，但不至於太燙。

每天在手浴或足浴過後，為患部塗抹按摩油。如果你的手指或腳趾經常感到極為疼痛，你的皮膚有可能非常脆弱。這時，將 50 滴天竺葵精油加入 2 大匙（30 毫升）預先準備好的按摩油（如上述配方）。精油的量看起來很多，但你沒看錯。在一開始的兩週，每天取一點點塗抹患部。在我為客戶使用稀釋的按摩油之前，我經常會先塗上未稀釋的天竺葵精油。

接著，就是第二個配方。這個配方要整整使用一週，然後才換回第一週的配方。兩個配方不斷交替，直到症狀減輕，狀況緩解。使用的方式和上述第一個配方一樣——做手浴或足浴，而後塗抹按摩油。

雷諾氏綜合症：第二週配方	
丁香花苞	2 滴
薑	2 滴
黑胡椒	5 滴
天竺葵	15 滴
荳蔻	8 滴

按照配方比例，調配複方精油。如果要稀釋成按摩油，就調入 2 大匙（30 毫升）的基底油。由於你會需要用來做手浴、足浴，或是進行按摩，所以請用兩個瓶子分別調配——一個是按摩油，一個是純精油。

飲食習慣和其他方式，也可以為雷諾氏綜合症患者帶來幫助。患者可以多攝取含維生素 D 與 E 的補充品。魚油或 omega-3 可以帶來幫助，銀杏與大蒜膠囊對某些人來說也有幫助。如果可以的話，平時多吃新鮮洋蔥與大蒜，戒掉所有咖啡因飲料，改喝花草茶。

🌿 月經問題

無論女性是否有孩子，都會來月經。每個女人的生理期體驗都很不同。有些人根本沒有任何感覺，而嚴重的人卻可能每個月有三個禮拜都在不舒服（你沒看錯，是三個禮拜！）。生理期間，女性可能出現子宮痙攣、水腫、浮腫、便祕、背痛、疲倦、頭痛、偏頭痛、噁心、嘔吐，甚至鼻竇不適，或鼻水流不停等情況。如果是經前症候群，還可能附帶其他情緒問題。

事實上，每週的月經來潮，能促使我們有動機去處理各種相關的問題。好在，調整體內平衡是精油的強項，並且對於某些和生理期有關的問題，能帶來非常好的成效。

這個段落找將提到經前症候群、經前不悅症、經痛、經血過多和閉經等情況。再接下來，會繼續談到更年期與盆腔疼痛，其中也包括子宮內膜異位症——這是和生理期緊密相關的一種症狀。

❖ 經前症候群（Premenstrual syndrome，PMS）與經前不悅症（Premenstrual dysphoric disorder，PMDD）

經前症候群和經前不悅症（嚴重版的經前症候群）都是發生在月經週期黃體期的荷爾蒙問題。每個女人在月經來潮之前的幾天或幾週，身體荷爾蒙系統的反應有相當大的不同——有些人一點症狀也沒有，有些人則被各種身體或情緒反應轟炸，然而大部分女性則介在兩者之間。基本上，每個女性對性荷爾蒙的波動——雌激素、黃體酮與睪固酮——反應都不太一樣。其他天然化學分子在這個平衡的過程中也會受到影響，包括血清素可能降低，進而影響心情。

某些女性在經前症候群出現嚴重的症狀，以至於研究者開始探討特定女性的基因。或許在未來，人們能透過調節雌激素接受器，和影響大腦前額葉皮質運作的基因，定期獲得關於經前不悅症的診斷——大腦前額葉皮質是能大大決定心情的大腦區域。能為經前不悅症找到生理方面的解釋將是一大福音，因為目前，那些在月經來潮前出現嚴重生理和情緒反應的女性，都只能認為是自己心理出了問題。

經前症候群和經前不悅症的症狀包括壓力、緊張、焦慮、恐慌、情緒擺盪、易怒、憤怒、悲傷、絕望、憂鬱、挫折、無助、無法專心、無法理性思考、淡漠、疲倦、記憶力不佳、對批評格外敏感、睡眠障礙、感覺失控。這些女性的伴侶還可能必須面對時不時無來由的哭泣、怒意、性慾波動，並且難以察覺伴侶的需求。

從身體面來看，女性也可能必須面對嚴重頭痛、關節或肌肉疼痛、乳房腫脹或觸痛、心悸、體重增加（實際增加或心裡感覺增加）、水腫、浮腫、臉腫，以及食慾的變化。可能發生的症狀是如此之多——無論情緒或身體上——於是我們能明白，為什麼有這麼多女性想到經期將至，就覺得可怕。

由於身體的荷爾蒙是以整體、平衡的方式運作，體內影響鹽分和血糖濃度的荷爾蒙，也會影響任何一個女性的症狀表現。

無論是經前症候群和經前不悅症，都能透過營養補充帶來改善——包括維生素和礦物質的補充——例如整體性地補充維生素 B_6、維生素 E、月見草油，以及鈣與鎂。草藥療法部分，例如貞潔樹、黑升麻，或是改善憂鬱的聖約翰草，以及銀杏與西伯利亞人蔘（Siberian ginseng，也叫刺五加），也都能帶來幫助。首先要做的，是減少糖份、紅

肉、大豆及玉米製品和酒精的攝取，改吃新鮮食物，包括羽葉甘藍和菠菜等深綠色葉菜。這個時候，許多女性都會想吃巧克力；如果你非吃不可，請選擇不含奶、糖份低、生可可含量較高的巧克力。對某些女性來說，運動也能帶來幫助，尤其是工作必須久坐，或總是面對電腦的人。瑜珈和太極也可以幫助調整身體能量，讓身體更加平衡。

長久以來，人們已證實芳香療法和精油的使用，能對這類情況帶來極大的幫助。由於每位女性的經前症狀都不相同，因此，很難用一個單一的方法，來處理所有人的問題。臨床經驗豐富的芳療師能為每位女性獨特的症狀和需求，量身訂做個人的專屬配方；而想為自己調理身體的女性，則可以參考本書的相關內容，或參照本套書下冊第 20 章的「表 22：精油檔案速查表」（第 314 頁）。

在此，我先列出一般能帶來幫助的幾種精油；我將按照常見的症狀類別，分別介紹適合使用的精油。這些類別包括：「怒意沖天／具攻擊性」、「多愁善感／憂鬱低落」、「煩躁易怒／事事不順」、「冷漠／疲倦／無精打采」，以及「全身浮腫／身體沉重」。如果你很明顯感覺自己的症狀屬於某一類別，可以從對應的列表中選出適合你使用的精油。如果你的症狀橫跨兩個類別，就多多混合嘗試，直到你找到最適合自己的配方。

女性受經前症候群所苦的期間長短，也有很大的差別。它可能在生理期的前三天開始，也可能發生於兩週前，結束的時間可能是經血出現的兩個小時至三天之間。無論情況為何，都請從月經最後一天的隔天開始療程，持續走完兩個月經週期（生理期間照樣持續），再加 14 天。接著休息 14 天。在這段時間你可以觀察身體有何反應，以及你在下一次生理期到來之前，有什麼樣的感覺。如果你感覺症狀減輕了，那就時不時泡個澡，或在排卵期那幾天，用之前對你發揮效用的精油配方為自己按摩。如果症狀沒有在兩個半月後減輕，就調整配方再試試看。你的目標是要找到最適合你個人的精油配方，讓這些症狀可以被控管，不會打亂生活。

經前症候群與經前不悅症適合使用的精油

奧圖玫瑰（*Rosa damascena*）
葡萄柚（*Citrus paradisi*）
甜羅勒（沉香醇羅勒）（*Ocimum basilicum ct. linalool*）
大花茉莉／摩洛哥茉莉（*Jasminum grandiflorum/officinale*）
玫瑰原精（千葉玫瑰／摩洛哥玫瑰）（*Rosa centifolia*）
天竺葵（*Pelargonium graveolens*）
快樂鼠尾草（*Salvia sclarea*）
羅馬洋甘菊（*Anthemis nobilis*）

佛手柑（*Citrus bergamia*）

肉豆蔻（*Myristica fragrans*）

胡椒薄荷（歐薄荷）（*Mentha piperita*）

甜馬鬱蘭（*Origanum majorana*）

黑胡椒（*Piper nigrum*）

荳蔻（*Elettaria cardamomum*）

杜松漿果（*Juniperus communis*）

岩蘭草（*Vetiveria zizanoides*）

真正薰衣草（*Lavandula angustifolia*）

依蘭（*Cananga odorata*）

苦橙葉（*Citrus aurantium*）

綠花白千層（*Melaleuca quinquenervia*）

　　據推測，大約有 40% 的女性有經前症候群的問題，從上述精油選擇組合，就有機會為每個人創造出獨一無二的個人配方。以下的具體配方，是我針對特定情緒狀態設計的。將配方中的精油加入 2 大匙（30 毫升）的基底油（例如甜杏仁油），然後每次取少量使用。塗在太陽神經叢（上腹部）、髖部和下背部至尾椎骨處（脊椎的最下端，在兩臀間未到肛門之處）。

「怒意沖天／具攻擊性」的經前症候群適用精油

天竺葵（*Pelargonium graveolens*）

快樂鼠尾草（*Salvia sclarea*）

岩蘭草（*vetiveria zizanoides*）

肉豆蔻（*Myristica fragrans*）

玫瑰草（*Cymbopogon martinii*）

佛手柑（*Citrus bergamia*）

真正薰衣草（*Lavandula angustifolia*）

羅馬洋甘菊（*Anthemis nobilis*）

甜馬鬱蘭（*Origanum majorana*）

建議配方

玫瑰草	6 滴
佛手柑	10 滴
天竺葵	10 滴
快樂鼠尾草	4 滴

「多愁善感／憂鬱低落」的經前症候群適用精油

奧圖玫瑰（*Rosa damascena*）

佛手柑（*Citrus bergamia*）

玫瑰原精（千葉玫瑰／摩洛哥玫瑰）（*Rosa centifolia*）

天竺葵（*Pelargonium graveolens*）

快樂鼠尾草（*Salvia sclarea*）

肉豆蔻（*Myristica fragrans*）

大花茉莉／摩洛哥茉莉（*Jasminum grandiflorum/officinale*）

甜橙（*Citrus sinensis*）

黑胡椒（*Piper nigrum*）

葡萄柚（*Citrus paradisi*）

建議配方

玫瑰原精	2 滴
天竺葵	5 滴
快樂鼠尾草	10 滴
甜橙	4 滴
葡萄柚	5 滴

「煩躁易怒／事事不順」的經前症候群適用精油

快樂鼠尾草（*Salvia sclarea*）

肉豆蔻（*Myristica fragrans*）

羅馬洋甘菊（*Anthemis nobilis*）

佛手柑（*Citrus bergamia*）

天竺葵（*Pelargonium graveolens*）

荳蔻（*Elettaria cardamomum*）

絲柏（*Cupressus sempervirens*）

杜松漿果（*Juniperus communis*）

建議配方

肉豆蔻	2 滴
杜松漿果	5 滴
天竺葵	5 滴
佛手柑	14 滴

「冷漠／疲倦／無精打采」的經前症候群適用精油

葡萄柚（*Citrus paradisi*）

天竺葵（*Pelargonium graveolens*）

快樂鼠尾草（*Salvia sclarea*）

絲柏（*Cupressus sempervirens*）

佛手柑（*Citrus bergamia*）

羅馬洋甘菊（*Anthemis nobilis*）

黑胡椒（*Piper nigrum*）

杜松漿果（*Juniperus communis*）

甜羅勒（沉香醇羅勒）（*Ocimum basilicum* ct. *linalool*）

檸檬（*Citrus limon*）

胡椒薄荷（歐薄荷）（*Mentha piperita*）

建議配方

快樂鼠尾草	5 滴
葡萄柚	5 滴
黑胡椒	3 滴
甜羅勒（沉香醇羅勒）	5 滴
絲柏	3 滴
天竺葵	2 滴

「全身浮腫／身體沉重」的經前症候群適用精油

天竺葵（*Pelargonium graveolens*）

羅馬洋甘菊（*Anthemis nobilis*）

佛手柑（*Citrus bergamia*）

甜羅勒（沉香醇羅勒）（*Ocimum basilicum* ct. *linalool*）

黑胡椒（*Piper nigrum*）

荳蔻（*Elettaria cardamomum*）

杜松漿果（*Juniperus communis*）

絲柏（*Cupressus sempervirens*）

迷迭香（*Rosmarinus officinalis*）

胡椒薄荷（歐薄荷）（*Mentha piperita*）

甜馬鬱蘭（*Origanum majorana*）

檸檬（*Citrus limon*）

芫荽籽（*Coriandrum sativum*）

杜松漿果	8 滴
黑胡椒	2 滴
芫荽籽	2 滴
天竺葵	5 滴
胡椒薄荷（歐薄荷）	2 滴
絲柏	3 滴
檸檬	8 滴

我有一個朋友，只要發現自己開始在家裡瘋狂打掃，就知道月經快來了。無論是地板、牆面或任何可以清潔的表面，都逃不過她瘋狂的行徑。家裡的每一件衣服都會洗得潔白如新，然後熨燙整齊，好好掛在衣櫥裡。這並不是她經前症候群的不適來源，隨之而來那嚴重的精神萎靡才是。她因為知道自己接下來幾天會完全無法正常運作，只能慘兮兮地窩在床上，所以才提早開始動作；這麼一來，至少當她自己情況慘不忍睹的時候，這個家不會一樣亂七八糟。要是有個外人在那幾天造訪她家，一定會覺得這個女主人似乎有強迫症。用精油來調理經前症候群和經前不悅症，就是能對這樣的不平衡與極端性帶來調整。精油能讓誇大鮮明的行為表現收束起來，讓生性火爆的女性不會變得暴力、展現攻擊性，而天生敏感的女人，也不會只能淹沒在淚海中。症狀嚴重的女性，可以考慮和芳療師一起工作幾個月，來處理這

個問題——只要精油能幫助你在關鍵的經前幾天維持正常狀態，這樣的投資就絕對值得。

❖ 經痛（Dysmenorrhea）

經期的疼痛感，可能是悶痛，也可能是讓整個人痛到站不直的劇烈絞痛。大部分的女性，在月經來潮期間，都可能在某些時候感到某種不適。要是還伴隨著情緒因素，會讓人感覺格外脆弱，經痛的感覺也會比平常更加劇烈。其他的疼痛，例如尿道感染造成的痛感，也可能在月經來潮期間被放大。

經痛又可以分為鬱血型（congestive）和痙攣型（spasmodic）。鬱血型經痛會在月經來潮前幾天就開始，範圍可能橫跨整個腹部；痙攣型經痛則來自盆腔以及（或）下腰部的痙攣。無論是哪一種經痛，都必須注意在發作期間避免便祕。

經痛適合使用的精油

羅馬洋甘菊（*Anthemis nobilis*）
快樂鼠尾草（*Salvia sclarea*）
乳香（*Boswellia carterii*）
絲柏（*Cupressus sempervirens*）
肉豆蔻（*Myristica fragrans*）
天竺葵（*Pelargonium graveolens*）
胡椒薄荷（歐薄荷）（*Mentha piperita*）
真正薰衣草（*Lavandula angustifolia*）
奧圖玫瑰（*Rosa damascena*）

泰國蔘薑（*Zingiber cassumunar*）
義大利永久花（*Helichrysum italicum*）
荳蔻（*Elettaria cardamomum*）
甜馬鬱蘭（*Origanum majorana*）
沉香醇百里香（*Thymus vulgaris* ct. *linalool*）
薑（*Zingiber officinale*）
黑胡椒（*Piper nigrum*）

什麼樣的油最有效，得看是什麼原因造成疼痛或痙攣——而原因可能有許多。你會需要多嘗試各種選擇或配方，直到找到對你來說最有效的那一種。或許你也會想試試下列配方。

倍感壓力的鬱血型經痛配方

羅馬洋甘菊	5 滴
快樂鼠尾草	5 滴
甜馬鬱蘭	10 滴
杜松漿果	5 滴
真正薰衣草	5 滴

痙攣型經痛配方

真正薰衣草	10 滴
胡椒薄荷（歐薄荷）	5 滴
絲柏	5 滴
甜馬鬱蘭	5 滴
義大利永久花	5 滴

如抽筋般嚴重的經痛配方

荳蔻	5 滴
甜馬鬱蘭	5 滴
義大利永久花	10 滴
快樂鼠尾草	5 滴
肉豆蔻	3 滴
泰國蔘薑	10 滴

選定配方，根據比例調配精油。接著，將 3 至 5 滴精油調入 1 小匙（5 毫升）的基底油，或將精油全數加入 2 大匙（30 毫升）的基底油，調配成更大容量的按摩油。將油塗在整個腹部和後腰部，需要多少就用多少。在月經該來的前一週就開始使用。

暖敷包也會非常有用。將下方精油調製成複方，做成暖敷包。將精油加入一碗熱水中，浸入一小塊棉布，然後敷在腹部，一天一次。

經痛暖敷包

真正薰衣草	4 滴
荳蔻	4 滴
天竺葵	4 滴

❖ **經血過多（Menorrhagia）**

大量流血、經血結塊，或任何時間有不規則的經血流出，都算是經血過多的症狀。這可不能單純被視為是「一個女人的命」，

因為它們有可能是更嚴重疾病的象徵。請向你的醫師諮詢，為現狀進行準確的評估。

一旦經血過多的情況得到診斷，就每天固定用 2 滴天竺葵和 1 滴檸檬精油泡澡，記得先用一些基底油稀釋精油。也可以將以下配方調成按摩油，如此一來，就可以在生理週期的任何時候每天使用。

經血過多身體按摩油：配方 1

羅馬洋甘菊	5 滴
天竺葵	10 滴
快樂鼠尾草	5 滴
檸檬	3 滴
絲柏	7 滴

將精油調入 2 大匙（30 毫升）的基底油，每次取少量使用。或者，如果你目前正承受龐大的壓力和焦慮感，就用下面這個配方來替代：

經血過多身體按摩油：配方 2

絲柏	10 滴
天竺葵	10 滴
真正薰衣草	5 滴
羅馬洋甘菊	5 滴

將精油調入 2 大匙（30 毫升）的基底油，每次取少量使用。

❖ **閉經**（Amenorrhea）

閉經就是月經不至。女性如果因懷孕或哺乳而經期未至，可以稱為是「繼發性閉經」（secondary amenorrhea），這並不是一種需要治療的情況。如果月經未至，最好先避免使用精油，直到你確定不是因為不小心懷孕的關係。

壓力——無論是情緒上或身體上的壓力——都是造成月經不順的主要原因，以閉經來說更是如此。卵巢功能或荷爾蒙的失調（包括甲狀腺或腦下垂體的問題，以及多囊性卵巢症候群或早發性停經）、子宮內膜置入裝置，或某些藥物（包括口服避孕藥），都可能是造成月經中斷的原因。過度運動也可能造成閉經，除此之外，厭食症或暴食症、身體或情緒受到驚嚇、壓力或情緒低落，或生活中發生重大事件，例如搬家、轉換工作、旅行，也都可能是閉經發生的原因。缺乏好的營養也可能是原因之一，因此，在飲食中補充綜合維他命與礦物質補充品，能夠帶來幫助。請確保你攝取的補充品中含有鋅、葉酸、鐵和維生素 B_{12}。

如果閉經是來自情緒，那麼通常當情緒獲得紓解，月經週期就會回復正常。以下所有建議精油，都同時可以幫助調解壓力，不過各種洋甘菊能為這段時期帶來格外的幫助。你也可以參考本書其他談及「壓力」的段落，例如第 4 章「為上班族加油打氣——

職場精油建議」，以及第 5 章「情緒救援」的相關內容。

閉經適合使用的精油

德國洋甘菊（*Matricaria recutita*）
天竺葵（*Pelargonium graveolens*）
絲柏（*Cupressus sempervirens*）
羅馬洋甘菊（*Anthemis nobilis*）
甜馬鬱蘭（*Origanum majorana*）
快樂鼠尾草（*Salvia sclarea*）
千葉玫瑰（摩洛哥玫瑰）（*Rosa centifolia*）
大花茉莉／摩洛哥茉莉（*Jasminum grandiflorum/officinale*）
岩蘭草（*Vetiveria zizanoides*）
杜松漿果（*Juniperus communis*）
迷迭香（*Rosmarinus officinalis*）

閉經適用配方

快樂鼠尾草	4 滴
羅馬洋甘菊	15 滴
天竺葵	11 滴

將精油稀釋在 2 大匙（30 毫升）的基底油中，每次取少量使用。每天按摩腹部和後腰部，至少持續兩週。

除此之外，你也可以用上述精油進行坐浴。這是一個兩段式療程，你會需要在澡盆中放入熱水，然後取一個大盆放入冷水。選定一種精油，分別在澡盆與大盆中加入 6 至 8 滴，然後輪流在冷熱盆中浸泡三次：在熱水澡盆裡待 10 分鐘，在冷水盆中坐 5 分鐘，交替進行。

更年期（Menopause）

雖然有些人能順利無礙地度過更年期，甚至不會出現任何更年期的常見反應，但大部分女性多多少少都仍會感到不舒服，例如出現熱潮紅、全身浮腫、水腫和便祕。更年期後，更有許多女性會出現陰道乾澀、循環問題、靜脈曲張和骨質疏鬆等問題。和更年期前的月經及避孕生活比起來，停經似乎也沒佔到便宜啊！

雪上加霜的是圍繞著更年期這個主題的負面思考。來到我面前的女性，經常對接下來的未知感到恐慌，而不是專心去處理當下出現的症狀。事實上，世界上有許多光彩照人的女性，都已經度過更年期，卻依然亮麗如昔，讓年輕、年長的男子為之傾心。即使更年期後會失去性慾，只要有令人渴望的伴侶在側，就不會是個問題。要是實際行為上發生困難，也很容易找到天然的陰道潤滑劑幫忙。

每位女性在身體和情緒上經歷的困難都因人而異。因此，精油的選擇，很大程度在於是否切合使用者本人的需要。

更年期主要使用的精油

快樂鼠尾草（*Salvia sclarea*）

天竺葵（*Pelargonium graveolens*）

千葉玫瑰（摩洛哥玫瑰）（*Rosa centifolia*）

大花茉莉／摩洛哥茉莉（*Jasminum grandiflorum/officinale*）

佛手柑（*Citrus bergamia*）

芫荽籽（*Coriandrum sativum*）

肉豆蔻（*Myristica fragrans*）

羅馬洋甘菊（*Anthemis nobilis*）

絲柏（*Cupressus sempervirens*）

貞潔樹（果實）（*Vitex agnus castus*）

迷迭香（*Rosmarinus officinalis*）

希臘鼠尾草（三裂葉鼠尾草）（*Salvia fruticosa/triloba*）

纈草（*Valeriana officinalis*）

穗甘松（*Nardostachys jatamansi*）

檀香（*Santalum album*）

真正薰衣草（*Lavandula angustifolia*）

杜松漿果（*Juniperus communis*）

甜橙（*Citrus sinensis*）

胡椒薄荷（歐薄荷）（*Mentha piperita*）

鼠尾草（*Salvia officinalis*）（必須諮詢芳療師建議使用）

　　以下是根據各種更年期症狀列出的適用精油。這些精油在前更年期、更年期與後更年期，都能帶來同樣良好的效果。你可以根據自己最需要減輕的症狀，設計屬於自己的配方。在你的配方中，至少要加入兩種下列建議的精油。或者，也可以參考在建議精油列表之後的具體配方。

　　熱潮紅：絲柏、天竺葵、羅馬洋甘菊、快樂鼠尾草、貞潔樹（果實）、胡椒薄荷（歐薄荷）、綠花白千層、迷迭香、玫瑰草。

　　水腫：杜松漿果、大西洋雪松、絲柏、迷迭香、檸檬、甜橙、芫荽籽。

　　精力耗竭／疲憊：沉香醇羅勒、佛手柑、荳蔻天竺葵、葡萄柚、迷迭香、乳香、澳洲尤加利、苦橙葉、依蘭。

　　憂鬱：佛手柑、羅馬洋甘菊、快樂鼠尾草、玫瑰、乳香、橙花、真正薰衣草、芳樟、依蘭。

　　痠痛和疼痛：黑胡椒、荳蔻、絲柏、薑、甜馬鬱蘭、泰國蔘薑、義大利永久花、桉油樟（羅文莎葉）。

　　焦慮／無法專心：荳蔻、大西洋雪松、檸檬、迷迭香、胡椒薄荷（歐薄荷）、真正薰衣草、岩蘭草、橘（桔）、苦橙葉、橙花。

　　消化問題：德國洋甘菊、荳蔻、胡椒薄荷（歐薄荷）、萊姆、芫荽籽、綠薄荷、沉香醇羅勒、佛手柑。

　　無法入睡：纈草、穗甘松、岩蘭草、甜馬鬱蘭、真正薰衣草、羅馬洋甘菊、岩玫瑰、橘（桔）、甜橙、苦橙葉。

　　盜汗和熱潮紅是血管在收縮和舒放之間的功能異常所導致，之所以會有這樣的異常，是下視丘因應荷爾蒙高低起伏而出現的

反應。血流、體溫和心跳，都可能增高。不過，女性最主要的不舒服，更可能是來自上班或與他人共處時，突然身體發紅或大汗淋漓的尷尬感。這時，避免攝取茶、咖啡和酒精等刺激性的飲料，會是比較好的做法。當症狀出現時，可以用下列配方來緩解，也可以在你想要的時候隨時使用：

熱潮紅配方

胡椒薄荷（歐薄荷）	2 滴
絲柏	2 滴
快樂鼠尾草	10 滴
綠薄荷	4 滴
天竺葵	6 滴
檸檬	6 滴

均勻混合上述精油，並且在需要的時候，取 4 至 5 滴稀釋進 1 小匙（5 毫升）的基底油中。塗在整個腹部與後腰部。同時，也可以在你想要的時候用來泡澡。在泡澡水中加入 5 滴精油，記得先用少量基底油進行稀釋。

日夜制汗配方

葡萄柚	10 滴
萊姆	10 滴
胡椒薄荷（歐薄荷）	2 滴
沉香醇百里香	5 滴

均勻混合上述精油，取 3 至 5 滴調入 1 小匙（5 毫升）的基底油中進行稀釋。塗在後腰部。用來泡澡時，用一些基底油稀釋 1 滴天竺葵精油與 1 滴絲柏精油，然後加入泡澡水中。先用手充分攪散，再進入水中泡澡。

水腫與全身腫脹配方

芫荽籽	5 滴
杜松漿果	5 滴
檸檬	15 滴
胡椒薄荷（歐薄荷）	5 滴

均勻混合上述精油，然後以每小匙（5 毫升）基底油兌入 3 至 5 滴精油的比例，調製成身體按摩油。取少量塗在腹部、後腰和大腿上部。

循環問題配方

天竺葵	10 滴
胡椒薄荷（歐薄荷）	5 滴
千葉玫瑰（摩洛哥玫瑰）	10 滴
廣藿香	5 滴

均勻混合上述精油，然後以每小匙（5 毫升）基底油兌入 3 至 5 滴精油的比例，調製成身體按摩油。無論按摩哪個部位，都以朝向心臟的方向來按摩。如果浮腫在腿部，

就從腳往大腿按摩；如果發生在手，就從手指往手臂方向按摩；如果全身都感到浮腫，就塗在前後軀幹。

要是更年期進行得並不順利，營養會是很重要的一環。此時，飲食必須富含好的植物蛋白質（例如豆腐），此外也應攝取大量新鮮蔬菜和全穀類食物。減少精製麵粉和精製糖的相關製品，試著少吃高蛋白、高脂肪的食物，至少直到你感覺症狀減輕為止。服用營養補充品，例如含有必需脂肪酸——omega-3 的補充品。此外，也要記得攝取維生素 D，除非你住的地方陽光充沛，能幫助你的身體自然生成。你服用的綜合維他命應該包含維生素 C、B 與 E，還有鈣、鐵、鎂，以及所有人體需要的微量礦物質。

要找到能緩解個人獨特症狀的天然幫手，可能需要經過一段嘗試的過程。不過，目前已知能為某些女性帶來珍貴效果的產品有：月見草油、黑升麻、紅花苜蓿（red clover）、貞潔樹（或稱聖潔莓）、銀杏、野山藥與當歸。據說鼠尾草也能帶來一定的幫助，因為人們認為它是一種植物雌激素，和人體天然的雌激素相當類似。

🌿 骨盆疼痛（Pelvic Pain）

造成骨盆疼痛的原因有很多，包括骨盆靜脈瘀血症候群（PVCS）、子宮內膜異位症、輸卵管炎、子宮肌瘤、子宮脫垂、慢性的間質性膀胱炎、尿道感染、盆腔炎症、卵巢囊腫、盆腔膿腫、腸躁症，以及排卵疼痛等其他許多症狀，都可能使骨盆出現疼痛。

由於女性的腹部區域有許多可能造成骨盆疼痛的原因，所以當症狀發生時，很難在短時間內得到確切的原因診斷。最新的造影技術當然可以幫忙，目前也有許多相關資訊，讓女性可以自己探究原因。不過，即便不確定原因，不舒服的感覺就是在那裡。因此，下列精油可以在尚未找到確切原因時，緩解不舒服的感覺。

能幫助降低骨盆不適的精油

德國洋甘菊（*Matricaria recutita*）
羅馬洋甘菊（*Anthemis nobilis*）
乳香（*Boswellia carterii*）
薑（*Zingiber officinale*）
義大利永久花（*Helichrysum italicum*）
泰國蓽薑（*Zingiber cassumunar*）
真正薰衣草（*Lavandula angustifolia*）
沉香醇百里香（*Thymus vulgaris* ct. *linalool*）
天竺葵（*Pelargonium graveolens*）
胡椒薄荷（歐薄荷）（*Mentha piperita*）
絲柏（*Cupressus sempervirens*）
綠薄荷（*Mentha spicata*）
芳枸葉（*Agonis fragrans*）
荳蔻（*Elettaria cardamomum*）
甜羅勒（沉香醇羅勒）（*Ocimum basilicum* ct. *linalool*）

醒目薰衣草（*Lavandula x intermedia*）

甜馬鬱蘭（*Origanum majorana*）

大西洋雪松（*Cedrus atlantica*）

骨盆不適調理配方

薑	5 滴
德國洋甘菊	10 滴
真正薰衣草	10 滴
胡椒薄荷（歐薄荷）	3 滴
天竺葵	5 滴
乳香	10 滴
甜馬鬱蘭	5 滴

均勻混合上述精油，調配這個具協同作用的複方。接著，取 3 至 5 滴精油調入 1 小匙（5 毫升）的基底油，做為身體按摩油使用。塗擦在腹部、後腰和大腿根部，一天 1 至 2 次。

❖ 骨盆靜脈瘀血症候群（Pelvic Venous Congestion Syndrome，PVCS）

當骨盆靜脈破損，就會形成骨盆靜脈瘀血症候群（PVCS），也叫做卵巢靜脈逆流（*ovarian vein reflux*）。這類情況會使得盆腔靜脈無法正常運作，通常發生在懷孕後，也有時在熟齡時，最後會演變得像腿部靜脈曲張那樣——脹大充血，並可能變得彎曲。骨盆靜脈瘀血通常是指卵巢靜脈，但其他部位的靜脈也可能出現這樣的情況，例如髂內靜脈、內陰靜脈、閉孔靜脈和坐骨靜脈。

破損的靜脈容易聚集血液，尤其是在久站或長時間步行之後。由於血管閥遭到破損，於是血液無法朝正確的方向移動。

大部分時候，受損的靜脈並不會被看見，但有時候會出現在大腿內側、根部、臀部或外陰部。醫生也可能在子宮頸附近看到。核磁共振、電腦斷層或超音波掃描，都可以幫助確診。

骨盆靜脈瘀血症候群的主要症狀，是盆腔有垂墜或疼痛感、一般性疼痛、腸躁症、性交疼痛或經期疼痛。疼痛可能出現在骨盆的一側或兩側。通常，女性只要躺下來或至少坐下來，就能稍微減輕疼痛。

骨盆靜脈瘀血症候群適合使用的精油

肉豆蔻（*Myristica fragrans*）

黑胡椒（*Piper nigrum*）

丁香花苞（*Syzygium aromaticum*）

薑（*Zingiber officinale*）

佛手柑（*Citrus bergamia*）

天竺葵（*Pelargonium graveolens*）

芫荽籽（*Coriandrum sativum*）

沉香醇百里香（*Thymus vulgaris* ct. linalool）

奧圖玫瑰（*Rosa damascena*）

真正薰衣草（*Lavandula angustifolia*）

檸檬（*Citrus limon*）

羅馬洋甘菊（*Anthemis nobilis*）

絲柏（*Cupressus sempervirens*）
義大利永久花（*Helichrysum italicum*）
荳蔻（*Elettaria cardamomum*）
杜松漿果（*Juniperus communis*）
迷迭香（*Rosmarinus officinalis*）
綠花白千層（*Melaleuca quinquenervia*）
高地牛膝草（*Hyssopus officinalis var. decumbens*）
甜羅勒（沉香醇羅勒）（*Ocimum basilicum ct. linalool*）

處理骨盆靜脈瘀血症候群的療程，包括一天2次塗擦按摩油，以及一週3次進行坐浴。在經期將至的十天前，就請開始用下列配方1，每天塗擦2次——早晚各一次，至少持續8週。或者，也可以根據上述建議精油自行調配合適的配方，將每30滴精油調入2大匙（30毫升）基底油稀釋。輕輕塗在身體前後，從腰部到膝蓋的位置。

骨盆靜脈瘀血症候群：身體配方1

羅馬洋甘菊	4 滴
檸檬	4 滴
天竺葵	13 滴
黑胡椒	4 滴
薑	3 滴
高地牛膝草	2 滴

將上述配方調入2大匙（30毫升）的

基底油中稀釋，每次取少量使用，只要薄薄覆蓋塗擦的區域即可。

在疼痛特別嚴重的那幾天，換用以下配方2。使用方式如配方1，每次取少量使用。一天後換回配方1。

骨盆靜脈瘀血症候群：身體配方2

乳香	3 滴
胡椒薄荷（歐薄荷）	3 滴
絲柏	7 滴
綠花白千層	6 滴
天竺葵	8 滴
甜馬鬱蘭	3 滴

療程的第二部分是冷熱交替坐浴。坐浴必須一週進行三次，每次務必完成兩個循環。由於冷熱交替的方式會經歷溫差的改變，因此高血壓、深部靜脈栓塞、動脈硬化或任何心臟問題的患者，便不適合使用。如果你患有以上任何一種疾病，請改用其他方式進行治療。

骨盆靜脈瘀血症候群：熱水坐浴配方

薑	2 滴
荳蔻	5 滴
佛手柑	8 滴

依照配方比例調製複方，在溫暖的泡澡

水中滴入 3 滴精油——水深至臀部即可,坐浴 10 分鐘。接著坐入冷水,坐浴 2 分鐘。

骨盆靜脈瘀血症候群:冷水坐浴配方

芫荽籽 .... 1 滴

另一個治療方案是,使用上述配方 1 的精油,根據配方比例製成敷包。將 10 滴精油加入一碗溫熱的水中,浸入布料,每天 1 次敷在骨盆。

除此之外,請試著吃得更健康一些,並盡可能吃全天然的食物。避免攝取糖份、汽水,以及包裝產品與加工食品。每週至少兩天茹素,喝足夠的過濾水或泉水。每天補充品質良好的綜合維他命及礦物質,也能帶來幫助,此外也可以借助貞潔樹、山楂和馬栗籽(七葉樹)等草藥酊劑。有些女性也發現,溫和的運動能幫助緩解症狀。

❖ 子宮內膜異位症(Endometriosis)

根據美國生殖醫學學會(American Society for Reproductive Medicine)資料顯示,全球有 10%的女性可能患有子宮內膜異位症,其中可能造成 20%的女性出現慢性骨盆疼痛,同時有 24%至 50%的女性出現受孕困難的情況。這可不是一筆小數字,但實際人數可能比預計的更多,因為許多人

身上的子宮內膜異位症,是沒有任何症狀的。女性通常只有在難以受孕的時候,通過各種醫療檢測,才發現自己患有子宮內膜異位症。

異位的子宮內膜組織有可能自行去到腹腔中的許多地方;在有些地方,可能帶來極大的疼痛,而有些地方,卻一點感覺也沒有。這也是子宮內膜異位症的諷刺之處——有些女性有極多內膜異位,卻一點症狀也沒有,而其他女性可能只有少數內膜異位,卻帶來極大的痛苦。這一切都和子宮內膜最後坐落、沾附的位置,以及它們多接近神經有關。

要得到可靠的診斷,只能透過腹腔鏡檢查,也就是將一支光學纖維管穿過肌膚,置入身體內部,實際探測女性腹腔內部的情況。腹腔鏡檢查的目的,是為了看看子宮壁上的細胞團塊——也就是子宮內膜——是否進入了腹腔,並沾附在其中的組織和器官上:包括輸卵管、卵巢、大腸、尿道、小腸和其他許多地方。這些細胞可能形成傷疤組織,並帶來疼痛,這和它最終坐落的位置,以及是否波及神經。這些淘氣的細胞是怎麼脫落,又是如何坐落至別處,至今仍是醫學之謎,許多人曾經提出可能的解釋,且各種說法之間,卻有不少衝突之處。

子宮內膜異位症的症狀包括長期慢性的骨盆疼痛、腹絞痛、經痛、性交疼痛、排卵

疼痛、背痛、大量出血或不規則出血、關節疼痛、肩膀疼痛、不孕、流產、熱潮紅、經前症候群、全身浮腫、直腸出血、排便或解尿疼痛、喪失食慾、呼吸困難、眼花、憂鬱、淡漠、易怒——這些都還只是症狀的一部份而已。每個女性的症狀都是獨一無二的，因為淘氣的子宮內膜可能去到任何地方，並帶來疼痛（也可能不會疼痛），而疼痛的程度也可能有很大差異。

子宮內膜異位症的問題在於，它為女性「身為一個女人」的感覺，帶來很大的影響。做愛的時候要是感覺疼痛，那可一點也不性感。月經來潮的時候也可能極度痛苦，每個月的任何一天也都可能感覺疼痛，讓日常生活也變得不好過。許多女性甚至必須預先根據生理期計劃排程，因為她們知道，在那幾天自己沒辦法做任何事——不能接待訪客、不能旅行、不能參加派對……什麼也不能做——她們只能窩在床上抱著熱水瓶，拿棉被蓋住自己的頭。

如果這樣的情況讓你感覺熟悉，請明白，精油絕對能幫助你。國際芳療師聯盟（IFA）曾經根據我個人的研究，用我的治療方式幫助患有子宮內膜異位症的女性個案，成果斐然。我曾經用整整一本書，去談子宮內膜異位症這個主題，因為我知道這是多麼普遍常見的女性困擾，以及它有多麼令人虛弱無助。這本書的書名叫做《子宮內膜異位症的天然治療方案》（*The Endometriosis Natural Treatment Program*）。接下來這個段落的精油建議，就是這本書完整治療方案的部分摘錄，在書中，我也說明了特定精油能改善這個情況的生理機轉。

一般來說，子宮內膜異位症的療癒方案包括：規律的溫和運動（例如游泳）、攝取營養豐富的食物（垃圾食物忌口不食）、服用含有多種維生素和礦物質的綜合維他命，並且每日攝取益生菌。子宮內膜異位症本身就是患者的一大挑戰，因為你必須對自我療癒保持樂觀，並且積極幫助自己進行調理。你也可以尋求專業治療師的幫助，對方必須清楚瞭解這個情況、接觸準確的資訊，並且只使用最高品質的精油。不過，即使有許多女性無法尋求治療師協助，她們依然可以在家裡用優良品質的精油，為自己進行調理。要是能有一位朋友為你按摩，就再好不過，那將是非常紓壓的體驗。

子宮內膜異位症適合使用的精油

甜羅勒（沉香醇羅勒）（*Ocimum basilicum ct. linalool*）
快樂鼠尾草（*Salvia sclarea*）
甜馬鬱蘭（*Origanum majorana*）
天竺葵（*Pelargonium graveolens*）
義大利永久花（*Helichrysum italicum*）
羅馬洋甘菊（*Anthemis nobilis*）
德國洋甘菊（*Matricaria recutita*）

奧圖玫瑰（*Rosa damascena*）

玫瑰原精（千葉玫瑰／摩洛哥玫瑰）
（*Rosa centifolia*）

杜松漿果（*Juniperus communis*）

真正薰衣草（*Lavandula angustifolia*）

絲柏（*Cupressus sempervirens*）

澳洲尤加利（*Eucalyptus radiata*）

橙花（*Citrus aurantium*）

西洋蓍草（*Achillea millefolium*）

肉豆蔻（*Myristica fragrans*）

佛手柑（*Citrus bergamia*）

藏茴香（*Carum carvi*）

甜茴香（*Foeniculum vulgare var. dulce*）

丁香花苞（*Syzygium aromaticum*）

胡椒薄荷（歐薄荷）（*Mentha piperita*）

荳蔻（*Elettaria cardamomum*）

蒔蘿籽（*Anethum graveolens*）

岩蘭草（*Vetiveria zizanoides*）

　　子宮內膜異位症的治療方案可能涵蓋許多面向。泡澡部分可以進行坐浴，並且是冷熱交替的坐浴。在浴缸中放入熱水（但別燙得令人不舒服），在準備一個大盆放入冷水。用為寶寶洗澡的小澡盆，或是洗碗的大臉盆都可以，總之要能放得下你的臀部，你得「坐」進去。最理想的情況，是你坐進深及腰部的水中，某些歐洲健康診所甚至有專門輔助的設備。不過，居家使用者就得動動你聰慧的頭腦，去尋找一個可用的器材。嬰兒澡盆是不錯的選擇，或甚至可以到園藝中

心找一個夠大的花盆！

　　坐浴可以處理許多和下腹部相關的問題。雖然有時在兩個浴盆之間轉換並不方便，但這是已被證實非常有效的水療法，而且沒有其他方式可以替代。由於冷熱交替之間，溫度會有急速變化，因此，高血壓患者，或是患有深層靜脈栓塞、動脈硬化或任何心臟疾病的患者，都不適合使用。如果你身患以上疾病，請選擇其他治療方案。

子宮內膜異位症：熱水坐浴配方	
天竺葵	12 滴
千葉玫瑰（摩洛哥玫瑰）	6 滴
絲柏	3 滴
義大利永久花	6 滴
肉豆蔻	3 滴
快樂鼠尾草	6 滴

　　均勻混合上述精油，準備用熱水坐浴。取 5 滴精油加入熱水中，用手快速攪散，確保沒有油粒漂浮在水面上。在冷水盆中，加入 2 小匙（10 毫升）的玫瑰純露。

　　冷熱交替坐浴的目的，是要讓血管輪流收縮和舒張。一次熱浴加一次冷浴，才算一個「循環」。每次治療請至少做 3 到 5 個循環。每次坐浴至少持續 2 分鐘才換盆。最理想的情況是水深及腰，但如果很難辦到，就請盡可能讓水深靠近腰部。過程中，你可能

會需要為熱水盆加些熱水，來維持水溫。不過你可不會想燙到自己，所以每次浸泡之前，請務必先試過水溫。

如果你覺得冷熱交替坐浴，對你來說很難進行，也可以用冰敷包和熱敷包來替代。如果沒有這些工具可用，也可以用薄毛巾包住冷凍豆子，和溫熱的溼毛巾來取代。無論你使用的是什麼工具，都請放在你的薦骨部位——也就是脊椎下緣，還沒有到尾椎的部分。先用冰敷包敷 5 分鐘，再用熱敷包敷 5 分鐘。這樣的替代方案可以帶來冷熱交替的效果，但沒有辦法加上精油。另一個可以考慮的折衷方案是，只用冰敷包來取代冷水浴，熱水的部分依然在澡盆中進行坐浴——這麼一來，熱水盆裡就可以加入精油了。

療程的第二部分，就是每天 2 次按下列配方塗抹身體。將配方中的精油調入 2 大匙（30 毫升）的基底油，每次取需要的量按摩整個腹部和髖部。

子宮內膜異位症：身體按摩油配方	
玫瑰原精	5 滴
快樂鼠尾草	10 滴
羅馬洋甘菊	2 滴
天竺葵	10 滴
真正薰衣草	8 滴

要是月經期間疼痛格外劇烈，也可以另取一個瓶子，調入兩倍濃度的量來使用。（你也可以在月經將至的前一週，使用本書第 206 頁「如抽筋般嚴重的經痛配方」）這個雙倍濃度的按摩油可以一天 3 次，塗抹在整個腹部和髖部。所以，即使你得外出工作，也請把油帶在身上，在午休的時候可以為自己塗抹。別找藉口——是你想讓自己的生理週期回復平衡，你也很可能，想要讓自己的生育功能回到正常。

如果出現腹部腫脹的情況，尤其在月經之前，就請改用下面這個腹部腫脹配方。每天 2 次，也就是早晚各一次，塗擦在腹部和髖部。配方中的精油，都可以有效改善水份滯留的問題。

子宮內膜異位症：身體按摩油配方	
絲柏	5 滴
藏茴香	2 滴
迷迭香	3 滴
杜松漿果	3 滴
胡椒薄荷（歐薄荷）	2 滴

按照配方比例調配精油，並按每 5 滴精油兌入 1 小匙（5 毫升）基底油的比例來稀釋。

🌿 念珠菌感染（Thrush，*Candida albicans*）

最常見的酵母菌感染，就是白色念珠菌（*Candida albicans*）了。它是一種真菌，也是許多人腸道菌叢中無害的一員，只不過當它出現過度生長，就會造成念珠菌症（*candidiasis*）的問題。念珠菌的失控可能有很多成因，包括使用抗生素或其他藥物都是可能的原因。

白色念珠菌可能影響全身各個部位，並且帶來各種不同症狀，而這些症狀，一開始都不會令人聯想到是念珠菌造成的。這些症狀包括頭痛、極度疲憊、無法專心和專注、憂鬱、身體浮腫、消化問題、腸漏症、便秘或腹瀉、噁心、性交困難，甚至是牙齦酸痛。如果這些症狀確實是來自體內的念珠菌，它們很可能就是念珠菌死亡時創造出來的 80 多種副產品造成的，這些殘留物多半都是毒素。也因此，治療念珠菌有可能使這些症狀加劇，至少短期內是如此，直到念珠菌的生長情況能被控制下來為止。不過在過程中，很重要的是把排毒視為念珠菌治療的配套措施。這意味著，這段時間的飲食非常重要，而飲食也的確是治療方案的一部分。

念珠菌酷愛糖份和精製的碳水化合物。所以，首先要做的就是戒糖，這不只是指蛋糕汽水而已，也包括果糖、人工甜味劑，甚至是蜂蜜。某些蔬菜裡也含有糖份，例如甜菜根和地瓜，甚至連水果，在這段時間也都少吃為妙。加工食品更含有大量的糖，番茄醬就是明顯的例子。所有豆製品也應該避免，以及所有含麩質的食品、所有發酵食品、所有含有真菌或酵母的食品都不該食用。乳製品中的乳糖也可能促進念珠菌生長，許多乳糖不耐的女性，甚至不知道自己的身體不適合吃乳製品。

改吃有機的全天然食物，不碰酒精、茶與咖啡——沒錯，我是說咖啡。料理時多用大蒜，吃沙拉時淋點蘋果醋，並用海鹽調味。你可以按任何方式使用未精製的椰子油，目前已證實它可以幫助擊退念珠菌。你的飲食內容應該大部分是好蛋白質，以及深綠色的新鮮蔬菜，加上健康的植物種籽與植物油。

每天服用益生菌和益菌生的綜合膠囊，選擇含有布拉酵母菌（*Saccharomyces boulardii*）的補充品——這是一種冷凍乾燥的細菌，能補充腸道的好菌，並幫助擊退念珠菌。此外，也補充維生素 C 和 D_3，多吃海帶（因為其中含有大量的碘），服用橄欖葉萃取物、保哥果（pau d'arco），以及含薑黃、野馬鬱蘭與肉桂的營養補充品。

❖ 陰道念珠菌感染（Vaginal Candida）

處理陰道感染時請記得，某些未稀釋的

純精油，有可能刺激細弱的黏膜組織，所以務必稀釋使用。

　　念珠菌感染不僅會發生在女性身上，也會發生於男性。所以無論是陰道感染或陰莖感染，都可能相互傳染——這是為什麼，伴侶共同接受治療是很重要的。關於男性的念珠菌感染，可以參考本書第 9 章「男性保健的天然之選」的相關段落（第 352 頁）。

陰道念珠菌感染適合使用的精油

德國洋甘菊（*Matricaria recutita*）

天竺葵（*Pelargonium graveolens*）

綠花白千層（*Melaleuca quinquenervia*）

檸檬香茅（*Cymbopogon citratus/flexuosus*）

茶樹（*Melaleuca alternifolia*）

沒藥（*Commiphora myrrha*）

白千層（*Melaleuca Cajuputi*）

沉香醇百里香（*Thymus vulgaris* ct. *linalool*）

山雞椒（*Litsea cubeba*）

廣藿香（*Pogostemon cablin*）

真正薰衣草（*Lavandula angustifolia*）

玫瑰草（*Cymbopogon martinii*）

野馬鬱蘭（*Origanum vulgare*）

檸檬（*Citrus limon*）

松紅梅（*Leptospermum scoparium*）

　　處理念珠菌感染有許多方式，請找到最適合你的那一種。第一種方式，就是優格法。這裡使用的優格必須是鮮活的有機天然優格，這樣的優格是以全脂牛奶製成，基本上不含糖，並且有鮮活的菌種在內。當然，優格也不可內含任何添加物或防腐劑。如果你不能找到預算內符合上述條件的優格，就請先放棄這個做法。

　　優格法對於陰道極度酸疼或搔癢的情況，能帶來非常好的效果。以下是兩個用於這個療法非常有效的精油配方。你可以準備一大罐優格來進行這個治療，把尚未用到的放在冰箱中保存。

陰道念珠菌感染：優格配方 1

德國洋甘菊	5 滴
真正薰衣草	5 滴
茶樹	5 滴

陰道念珠菌感染：優格配方 2

松紅梅	5 滴
玫瑰草	5 滴
天竺葵	5 滴

　　將上述任一配方的精油，加入 2 盎司（30 毫升）的優格當中（條件如上述），均勻攪拌。

　　接下來就是好玩的部分了——我們要試著把優格放入陰道中！最簡單的方式，就是用一支長柄的小頭塑膠匙。某些女性會用置放栓劑的器具，或是棉條導管。如果使用棉條導管，就先把棉條取出，然後盡可能在空

管中放入優格，越多越好（放到棉條管的最尾端）。你會需要把推動棉條管的導管末端密封起來，可以用膠帶貼住，或是緊緊地塞一些化妝棉。接著，用你平常會放入棉條的方式置入導管。這將讓你盡可能地在陰道中放進多一些精油優格。每天 1 次，直到症狀減輕。放置時最好人躺在床上，並且在膝下墊一個枕頭，置入後躺著 10 分鐘。或許會有點髒亂，但這一切非常值得。

第二個方法，是使用有機且未精製的初榨椰子油。像這樣的椰子油，通常會呈半固態，但只要一碰到溫暖的肌膚，就會立刻融化。由於精油必須好好混入椰子油中，因此，請在小碗中放入 5 小匙（25 毫升）的椰子油，然後滴入以下的椰子油配方。這時，椰子油應該已經融化了，所以請用保鮮膜蓋好並放入冰箱，直到油液再次變硬。

這樣的份量大約可以使用 10 次。每次取½小匙已呈固體的椰子油，塑成栓劑的形狀放入陰道中。放置時最好人躺在床上，並且在膝下墊一個枕頭。椰子油會融化，所以可能會弄髒床單，因此記得先在身體下方墊一塊浴巾。置入後躺著 10 分鐘。椰子油本身就有擊退念珠菌的效果，所以不應用任何其他產品替代。

陰道念珠菌感染：椰子油配方

天竺葵	3 滴
茶樹	2 滴
廣藿香	1 滴

第三個方法，是使用有機蘋果酒或蘋果醋和水的酒（醋）療法。這裡使用的醋，當然必須是完全天然、未精製的產品，不能有任何添加物或防腐劑——蘋果醋是很好的選擇。

陰道念珠菌感染：酒（醋）療法

檸檬香茅	2 滴
真正薰衣草	2 滴
松紅梅	2 滴
茶樹	2 滴
綠花白千層	2 滴

將上述精油加入 3½大匙（50 毫升）的有機蘋果酒或蘋果醋中。攪拌均勻，然後加進 2½杯（600 毫升）的溫水中。用它做為沖洗劑，裝進灌洗器具中每天沖洗，持續 3 天。

如果你更喜歡坐浴，那麼就把上述溶液加入泡澡水中（但注意別用檸檬香茅精油）。水深至臀部左右，另外加入 1 大匙的岩鹽或海鹽。（請注意，只有坐浴可以加入鹽，作為洗劑沖洗時不可加入鹽）

要是陰道黏膜發炎，疼痛感非常嚴重，這時最好要用另一個方法——小蘇打粉法。首先，將½大匙（大約 7 公克）的小蘇打粉，加入 2½杯（600 毫升）的溫水中。然後將下列精油調入 1 小匙（5 毫升）的有機基底油中。最後將所有材料混合均勻。

陰道念珠菌感染：小蘇打粉配方	
真正薰衣草	2 滴
德國洋甘菊	2 滴

雖然油水無法完全混合，但請盡量混合就好，不需要擔心太多；用小蘇打粉加上精油，是非常有效的方法。將溶液放入灌洗器具中沖洗。接下來兩天也繼續這麼做。如果你喜歡，也可以把全部溶液加入深及腰部的泡澡水中進行坐浴，一樣要繼續多做兩天。

陰道感染與發炎

感染的種類非常多種，有時候你無法得到確切的診斷，那是因為引發感染的有機體還未能被辨識出來。同樣地，有時醫生開立的藥物，也可能對你來說沒有效果。基於以上原因，我在這裡進一步針對精油和治療方式提出建議，要是其他方式都無效，還可以再試試看。

在美國，有成千上萬的女性因為原因不明或未被治療的感染，而無法生育。生殖部位如果出現任何不尋常的徵兆或症狀，都必須盡速就醫檢查，因為要是放任不管，就可能演變成各式各樣的其他問題。

當你同時使用精油，也服用醫生開給你的藥物，這就是一種多管齊下的整合治療（integrative medicine）。然而，當你想透過精油達到自我療癒的效果，很重要的是，必須選用品質最精純的產品，不可受到混摻，並且請選擇有機的精油。在這個段落，我們會談談陰道。陰道是身體的黏膜組織——不僅極為纖細敏感，也很容易吸收。

可能改善陰道感染的精油

杜松漿果（*Juniperus communis*）
檸檬香茅（*Cymbopogon citratus/flexuosus*）
茶樹（*Melaleuca alternifolia*）
乳香（*Boswellia carterii*）
真正薰衣草（*Lavandula angustifolia*）
澳洲尤加利（*Eucalyptus radiata*）
絲柏（*Cupressus sempervirens*）
沒藥（*Commiphora myrrha*）
鼠尾草（*Salvia officinalis*）
綠花白千層（*Melaleuca quinquenervia*）
快樂鼠尾草（*Salvia sclarea*）
松紅梅（*Leptospermum scoparium*）
玫瑰草（*Cymbopogon martinii*）
德國洋甘菊（*Matricaria recutita*）
羅馬洋甘菊（*Anthemis nobilis*）
白千層（*Melaleuca Cajuputi*）

佛手柑（*Citrus bergamia*）

香蜂草（*Melissa officinalis*）

檀香（*Santalum album*）

花梨木（*Aniba rosaeodora*）

芳樟（*Cinnamomum camphora* ct. *linalool*）

檸檬（*Citrus limon*）

沉香醇百里香（*Thymus vulgaris* ct. *linalool*）

> 可能改善陰道發炎的精油

德國洋甘菊（*Matricaria recutita*）

茶樹（*Melaleuca alternifolia*）

澳洲尤加利（*Eucalyptus radiata*）

真正薰衣草（*Lavandula angustifolia*）

羅馬洋甘菊（*Anthemis nobilis*）

檀香（*Santalum album*）

❖ **使用方法簡要整理**

要處理陰道問題時，請記得某些精油如果未經稀釋，可能會刺激到嬌弱敏感的黏膜組織，所以務必記得稀釋後再使用。精油的使用方式有許多——可以從下列建議中，選擇你最喜歡的一種；一次不使用超過兩種方法。如有任何疑慮，請參照本書第 1 章「使用方法」的段落（第 36 頁）。

身體按摩油：調配好複方精油，接著將 15 至 30 滴精油加入 2 大匙（30 毫升）的有機基底油中。例如甜杏仁油、杏桃核仁油、荷荷芭油、琉璃苣油或月見草油，都是很好的選擇。

乳霜與凝膠：將精油加入 100 毫升的維生素 E 乳霜或蘆薈膠中。

坐浴：取少許植物油或甘油稀釋精油，然後加入水中，像平時一樣快速攪散。水應該深到髖部。坐在水中至少 5 分鐘，或按其他指示進行。

灌洗：除非有特別指示，否則請勿連續灌洗超過 7 天。請務必把精油加入溫熱的泉水中，然後用未經漂白（而且最好是有機）的咖啡濾紙濾過之後再使用。

植物甘油：有機的植物甘油能為陰道治療額外帶來舒緩的效果，因為甘油很溫和，不會造成黏膜刺激。精油可以先加進甘油，再加入水中。

❖ **非特異性陰道炎（Nonspecific Vaginitis）或細菌性陰道炎（Bacterial vaginosis，BV）**

真的是直到最近，人們才逐漸能辨識出陰道中為數龐大的微生物群。以往稱為非特異性陰道炎的病症，現在已用細菌性陰道炎這個名稱取代。假以時日，當人們更進一步發掘更多女性體內微生物的類別，這個名稱又會進一步被拆分成更多具體的病症。

細菌性陰道炎的特徵是陰道出現不正常的陰道分泌物，並且伴有不好聞的腥味。同時，陰道也可能感覺搔癢，或在性交時感到不舒服，甚至在排尿時出現燒灼感。這時，

每天服用一劑乳酸桿菌（lactobacilli）能帶來很好的效果，幫助身體抵抗微生物侵襲。

細菌性陰道炎配方

德國洋甘菊	2 滴
真正薰衣草	2 滴
絲柏	1 滴

將上述精油調入 2 小匙（10 毫升）植物甘油進行稀釋，再加進 2½ 杯（600 毫升）的水中攪拌均勻。用未經漂白的咖啡濾紙過濾使用。

完成後，這個精油水可以按以下兩種方式使用：

使用方式選擇

1. 熱水坐浴：將 100 毫升的上述精油水，加入泡澡水中坐浴。每天進行。
2. 灌洗：用 300 毫升的上述精油水灌洗陰道，一週之內只能有兩天進行灌洗。

❖ 加德納菌陰道炎（Vaginal Gardnerella）

加德納菌陰道炎，是一種陰道分泌物中出現嗜血桿菌（*Haemophilus*）的感染。健康的陰道中也有這種細菌，但當陰道環境過於偏鹼，就會非常搔癢，並排出白色或灰色的分泌物。

加德納菌陰道炎配方

真正薰衣草	1 滴
茶樹	1 滴
玫瑰草	1 滴

將上述精油稀釋於 1 小匙（5 毫升）的有機蘋果酒或蘋果醋中，再加上 ½ 小匙（2½ 毫升）的新鮮檸檬汁，最後混入 2½ 杯（600 毫升）的水中。用這個溶液作為陰道洗劑，一週之內只能有兩天進行灌洗。

❖ 萎縮性陰道炎（Atrophic Vaginitis）

萎縮性陰道炎是生殖器官壁的一種炎症，造成的原因是雌激素下降，這將使得陰道變得相當脆弱。

萎縮性陰道炎：身體按摩油配方

德國洋甘菊	5 滴
真正薰衣草	5 滴
快樂鼠尾草	5 滴

將上述精油稀釋於 1 大匙（15 毫升）的榛果油、紅花籽油或甜杏仁油中，每天取 1 小匙（5 毫升）塗抹於整個腹部與後腰部——直到臀部下緣，但不需塗抹至股溝內。如果陰道感覺疼痛或乾澀，最好的潤滑劑就是純天然的有機椰子油。

❖ 白帶（Leukorrhea）

白帶是一種非感染性陰道或子宮頸發炎，一般認為是雌激素失衡所造成。發炎的結果就是出現大量死去的細胞，看起來就像是陰道出現了如同卡他類炎症的分泌物，通常是濃稠的白色，有時候也會呈黃色，伴隨不雅的氣味。及時處理問題很重要，因為隨著時間過去有可能繼續惡化。

白帶配方

快樂鼠尾草	2 滴
杜松漿果	2 滴
佛手柑	2 滴
沉香醇百里香	1 滴

將上述精油調入 2 小匙（10 毫升）植物甘油進行稀釋，再加進 2½杯（600 毫升）的水中攪拌均勻。用未經漂白的咖啡濾紙過濾使用。

完成後，可以按以下兩種方式使用：

使用方式選擇

1. 熱水坐浴：將 100 毫升的上述溶液，加入泡澡水或坐浴盆中，每天進行坐浴。
2. 灌洗：將 300 毫升的上述溶液裝入器具進行灌洗，一週之內只能有兩天進行灌洗。

不孕症（Infertility）

每年，世界各地都有來自不同文化的女性試圖懷孕卻無法如願，最終只能求助於藥物，或進行多次的體外人工受孕（in vitro fertilization，IVF），只為了懷上自己殷殷期盼的孩子。不孕比例正在攀升，沒有人能明確地說明為什麼。我們只知道，不孕的原因多多少少是男女各半，兩人間相互的生理運作狀態也會有所影響。許多伴侶的問題更像是亞孕（subfertility），而不是不孕（infertility）。

當你把所有不孕的原因加總在一起，會發現，任何一對能生出一個孩子的父母，都像是在示現奇蹟。首先，你必須在一個月中，選到最容易受孕的那幾天做愛；像這樣的日子，一年當中只大約有 36 天。雖然只需要有一個健康的精子能去到卵子，就能完成受精的任務，但這旅程長路迢迢，精子必須跨越重重障礙才能成功。某些男性的生育問題，是精子畸形或不夠健康；其他男性的問題則可能是精子活動力不足，無法去到終點。另一個問題是，精子外圍可能包裹著自己的抗體。即使精子數量充足、健康且有活力，他們也必須在管道中維持前進速度，不被障礙干擾。當精子進入陰道，眼前的第一個大阻礙就是子宮頸。子宮頸覆有黏膜，某些精子無法穿透進去。有些女性的黏膜甚至

會驅離或消滅精子。

　　接著，精子急速前進，試著去到卵子。但那個月，女性的腦下垂體是否分泌了能讓卵子成熟的荷爾蒙呢？如果有，又是否發生在對的時機？如果患有多囊性卵巢症候群，就可能打亂排卵的時間。另外，常見的受孕困難，是輸卵管道的阻隔，讓精子無法和卵子相遇。輸卵管壁中的糖蛋白也可能有問題，在受精卵沿輸卵管去到子宮的路上，將之包覆起來，而子宮內膜也必須健康地正常運作，才能準備好接住受精卵。以上還只是諸多不孕原因的幾種而已。

　　雖然從古到今、放諸四海，不孕是每對伴侶都可能遇到的問題——從文學作品中也能看到許多無法生育的故事——然而，現代人的不孕機率正在攀升。其中的原因是，現代人成家的年齡越來越晚了——這使得受傷和感染的機會都增加了。除此之外，現代環境處處是干擾荷爾蒙的化學物質，人們口中的娛樂性藥物當中，有部分也會降低生育能力。如想知道男性的生育問題可以如何改善，請參考本書第 9 章「男性保健的天然之選」，關於「不孕」的段落（第 344 頁）。

　　無法成功受孕，並成全為人父母的渴望，是一股龐大的壓力。尤其當伴侶必須進行無止盡的測試和醫療檢驗……而這同時也是經濟上的壓力。透過初步的測試及檢查，通常就能找到先前不知情的問題，例如是否

因為身體曾經感染，形成了傷疤組織，或出現結構上的損害。

　　人的身體是以相當奇妙的方式整合協調著，也因此，壓力和飲食都對荷爾蒙平衡扮演著重要的角色。光是和受孕有關的荷爾蒙，至少就有 8 種；而某些精油具有植物荷爾蒙的特質——就類似於人體的荷爾蒙。研究已發現，某些精油可以大大減輕壓力和焦慮，對於受孕夫婦來說，它的重要程度，或許可以用下面這個顯著的例子來說明——一對夫妻嘗試懷孕多年未果，當他們最後決定改為領養孩子或飼養寵物，太太就懷孕了。以下就是能幫助女性受孕的精油：

幫助女性受孕的精油

絲柏（*Cupressus sempervirens*）
天竺葵（*Pelargonium graveolens*）
快樂鼠尾草（*Salvia sclarea*）
香蜂草（*Melissa officinalis*）
千葉玫瑰（摩洛哥玫瑰）（*Rosa centifolia*）
奧圖玫瑰（*Rosa damascena*）
羅馬洋甘菊（*Anthemis nobilis*）
依蘭（*Cananga odorata*）
芫荽籽（*Coriandrum sativum*）
荳蔻（*Elettaria cardamomum*）
乳香（*Boswellia carterii*）
檀香（*Santalum album*）
薑（*Zingiber officinale*）
德國洋甘菊（*Matricaria recutita*）
檸檬（*Citrus limon*）

透過各種排列組合，上述精油能調製出來的配方種類是無窮盡的。究竟什麼配方能對你奏效，真的和許多因素有關，包括疾病史、營養攝取、年紀、經期史和新陳代謝功能等等，都有關聯。以下是一些曾經對某些女性帶來幫助的精油配方，值得推薦給你試試：

幫助女性受孕的身體按摩油配方

配方 1

奧圖玫瑰	5 滴
天竺葵	20 滴
快樂鼠尾草	1 滴
檀香	1 滴
檸檬	3 滴

將上述精油稀釋於 2 大匙（30 毫升）的基底油中。

配方 2

荳蔻	5 滴
千葉玫瑰（摩洛哥玫瑰）	5 滴
天竺葵	10 滴
黑胡椒	5 滴
檸檬	3 滴

將上述精油稀釋於 2 大匙（30 毫升）的基底油中。

配方 3

荳蔻	5 滴
佛手柑	4 滴
快樂鼠尾草	3 滴
天竺葵	8 滴

將上述精油稀釋於 2 大匙（30 毫升）的基底油中。

配方 4

千葉玫瑰（摩洛哥玫瑰）	10 滴
天竺葵	8 滴
檸檬	4 滴

將上述精油稀釋於 2 大匙（30 毫升）的基底油中。

無論你選擇使用哪一個配方，第一步都是先把精油調和在一起。接著，用你選擇的 2 大匙（30 毫升）基底油進行稀釋。療程從生理期的最後一天開始進行。根據你的體型，每次使用 1 到 2 小匙的按摩油應該就足夠了。很重要的是，以下所有身體部位都要塗抹到：手先用雙手按摩後腰部，接著移到臀部，再到整個腹部、大腿根部和臀部區域。每天塗抹兩次。

體內鋅的缺乏，也被認為是男性和女性不孕的原因之一。不過一般認為，食物中並不容易攝取到足量的鋅。優質的鋅的來源是

魚類、肉類、有機綠葉蔬菜、豆子、堅果和小麥胚芽；或者，也可以服用檸檬酸鋅（zinc citrate）來補充。許多輔助療法都能針對生育能力進行治療，包括自然療法、營養療法、順勢療法、中醫、阿育吠陀療法、針灸、臨床芳香療法和按摩療法等等。

　　幾乎每年都有解決不孕症的新方法出現，也因此，許多造成不孕的問題都能獲得改善。然而，生命的孕育本身就是個謎，而奇蹟經常在發生。所以無論如何，最重要的是請永遠抱持希望。

流產與早產（Miscarriage and Preterm Delivery）

　　流產指的是胚胎在懷孕 20 週之前，在非人為的情況之下離開母體；而早產指的是，胎兒在懷孕滿 20 週到能夠自主存活之前，離開母體。無論是流產或早產，對母親和她的伴侶來說，都是強烈的情緒經驗。對母親的身體來說，也是一個非常驚嚇的經驗，荷爾蒙、新陳代謝和生理機制都會經歷極大的變化

　　這時，允許身體調養恢復很重要，但處理流產後的情緒也非常重要。這時，要探索或表達自己的感覺並不容易，因為對許多人來說，流產是一個脆弱而敏感的主題，而你的伴侶、朋友或家人，可能不知道這時該說

些什麼，或者很難明白女性身體上的感受，以及情緒上的空虛與悲傷。身體已經準備好經歷九個月的變化旅程，直到最終生產，但現在卻必須為新的生理變化進行調整；而情緒上，則必須處理一份很深的失落。人們聽到這樣的事情，給予的反應通常很像是想結束這個話題。他們可能會說：「如果有哪裡不對勁了，自然就是會這樣的吧」、「這樣的事很常發生——很多女性也會在不知不覺中流產」，或者「長痛不如短痛」。像這樣的回應，並沒有真正打開一扇門，讓你能好好說說自己的感覺，所以如果你覺得想和一個能理解這類經歷的人聊一聊，可以看看是否有專門的組織，特別在幫助和你經歷過同樣身心創傷的女性。

　　許多經歷過流產的女性，會擔心自己沒有辦法再一次完整地懷好一個孩子。但是大多時候，她們都可以，並且也都有做到。只是，血液呈 Rh－陰性血的女性（或者不清楚自己的血液型態，而可能為 Rh－陰性血的女性）需要立刻接受抗 D 免疫球蛋白注射（Rh immunoglobulin，RhIG），來保護未來的胎兒。

　　推薦給流產後婦女使用的精油，可以幫助身體回到懷孕前的狀態，同時為情緒和精神帶來療癒。每個人對香氣的感覺都是獨一無二的，所以當你打算從以下精油列表中調製配方，請選擇現在的你聞起來感覺舒服的

精油。取 3 至 5 滴

　　精油調入 1 小匙（5 毫升）的基底油來按摩身體，或是將 6 至 8 滴精油稀釋於 1 小匙（5 毫升）的基底油，加入泡澡水中：

> 流產或早產後適合使用的精油

天竺葵（*Pelargonium graveolens*）

奧圖玫瑰（*Rosa damascena*）

羅馬洋甘菊（*Anthemis nobilis*）

玫瑰原精（千葉玫瑰／摩洛哥玫瑰）（*Rosa centifolia*）

香蜂草（*Melissa officinalis*）

天竺葵（*Pelargonium graveolens*）

葡萄柚（*Citrus paradisi*）

芳樟（*Cinnamomum camphora* ct. linalool）

玫瑰草（*Cymbopogon martinii*）

乳香（*Boswellia carterii*）

大花茉莉／摩洛哥茉莉（*Jasminum grandiflorum/officinale*）

義大利永久花（*Helichrysum italicum*）

苦橙葉（*Citrus aurantium*）

橙花（*Citrus aurantium*）

真正薰衣草（*Lavandula angustifolia*）

甜橙（*Citrus sinensis*）

　　或者，也可以試試以下配方：

❖ 流產或早產後建議使用的精油配方

配方 1

乳香	9 滴
天竺葵	5 滴
葡萄柚	7 滴
羅馬洋甘菊	9 滴

配方 2

苦橙葉	11 滴
佛手柑	8 滴
天竺葵	7 滴
羅馬洋甘菊	4 滴

　　選定一個配方，以每小匙（5 毫升）基底油調入 5 滴精油的比例，稀釋成按摩油；或是取 6 滴精油加入泡澡水，記得先用一點點基底油調和稀釋。也或許，可以用幾滴來擴香，任何你喜歡的室內擴香方式都可以。

懷孕（Pregnancy）

　　雖然人們都說，女性在懷孕期間看起來光彩照人，心裡也會幸福洋溢，但實際上，這個時期女性的身體正經歷劇烈的荷爾蒙變化，並同時承擔著巨大的張力。不只是孕期初期的孕吐，以及孕期末期全身沉重的感覺；孕期過程中，皮脂分泌會增加，皮膚也

可能有變油或脫屑的地方。頭髮可能又油又塌，身體各部位都可能出現脂肪，不只是肚子而已。靜脈曲張悄然出現，夏天雙腿腫到不行。當這一切發生在自己身上，對有些女性來說，要看起來「光彩照人」並不是件容易的事。

　　精油可以有效幫助女性度過孕期，但很明顯也很重要的是，避開不該使用的精油。懷孕的女性是帶著兩個生命的身體，所需的照顧也是兩人份：這部分，請參考本書第21 章「安全使用指南」。女性在懷孕後，除非有專業人士指導，否則最好盡可能將精油的用量減低，並且在前三個月避免居家精油使用。有許多精油都很適合在這個時候使用，同時可以降低懷孕對身體帶來的壓力。除了以下的孕期精油推薦之外，接下來也還會有生產、產後和產後憂鬱症適合使用的精油建議。

❖ 孕期精油建議

　　懷孕期間，最好選用性質溫和的精油。下列精油可以幫助處理各式各樣的問題，無論那些問題是否和懷孕有關。

　　可以用精油來泡澡、淋浴、調製身體按摩油，或是在空間中擴香。

柑（*Citrus reticulata*）
奧圖玫瑰（*Rosa damascena*）

荳蔻（*Elettaria cardamomum*）
松紅梅（*Leptospermum scoparium*）
橘（桔）（*Citrus reticulata*）
橙花（*Citrus aurantium*）
花梨木（*Aniba rosaeodora*）
葡萄柚（*Citrus paradisi*）
綠薄荷（*Mentha spicata*）
檀香（*Santalum album*）
甜馬鬱蘭（*Origanum majorana*）
廣藿香（*Pogostemon cablin*）
黑胡椒（*Piper nigrum*）
天竺葵（*Pelargonium graveolens*）
芫荽籽（*Coriandrum sativum*）
甜橙（*Citrus sinensis*）
茶樹（*Melaleuca alternifolia*）
真正薰衣草（*Lavandula angustifolia*）
檸檬（*Citrus limon*）
佛手柑（*Citrus bergamia*）
羅馬洋甘菊（*Anthemis nobilis*）
薑（*Zingiber officinale*）
乳香（*Boswellia carterii*）
苦橙葉（*Citrus aurantium*）
德國洋甘菊（*Matricaria recutita*）

❖ 懷孕常見問題

　　許多女性在懷孕時，可能遇到各式各樣的小問題，例如背痛、腿腫、胃灼熱、消化不良、失眠、痔瘡、疲倦，或因為無法按原有的效率完成每天的事物而煩躁。如果這樣的情況正發生在你身上，你需要的是好好寵愛你自己！以下精油可以在稀釋後塗抹在背

上自行按摩，或請伴侶或朋友代勞——這不僅將緩解你身體上的小問題，還可以讓心情變得更好。

懷孕期間可選用的背部按摩精油

橙花

玫瑰

*羅馬洋甘菊

天竺葵

真正薰衣草

苦橙葉

從上述列表中選擇一種精油，或選擇 2 到 3 種，以等比例的量調和。在每 10 小匙（50 毫升）基底油中，調入 6 至 18 滴精油，每次取少量使用。

懷孕是人生極致的喜悅，也會帶來一種「沉重」的感受。精油激勵而上揚的特質，能在你經歷一整天工作或居家的辛勞之後，為腫脹的雙腿和背部疼痛帶來極大的幫助。

❖ **泡澡與淋浴**

在注滿熱水的澡盆中，放鬆下來嗅聞精油的香氣，無非是消除一天壓力最好的方式了。你可以根據自己當下的感覺，從不同精油當中做選擇。從上述列表中選擇使用的精

---

1 有些時候德國洋甘菊會比羅馬洋甘菊更合適，例如當孕婦有消化問題或神經性疼痛時。

油，或者，也可以試試這個極為放鬆的配方：用 1 滴羅馬洋甘菊精油，加上 1 滴真正薰衣草精油。或者，也可以試試橘（桔）加上天竺葵。

一般來說，懷孕女性泡澡時只需要使用 1 或 2 滴精油，記得先用一些基底油稀釋，再倒進浴缸。如果妳更偏好淋浴，那麼要享受精油放鬆香氣的方式，就是直接把純精油滴在一塊布料上，放進淋浴間。當熱水打在布料上，放鬆的香氣便會飄散開來。

晨間孕吐

晨間的孕吐，或持續噁心想吐的感覺，通常在懷孕早期就會出現。大部分女性的孕吐感會在懷孕三個月後消失；但遺憾地，某些女性的感覺也可能持續整個孕期。這部分也可以參考接下來「噁心想吐」的段落。

以晨間的孕吐來說，可以試試在一碗滾燙的水中加入 4 至 6 滴綠薄荷精油，睡前放在床邊一整夜。這能有助於安撫胃部。芬芳的香氣分子會飄升，在你睡著期間輕柔地運作。連續三個晚上之後，晨間孕吐的情況應該就會改善了。或者，改用 2 滴薑精油加上 4 滴綠薄荷，也能帶來很大的幫助；對某些女性來說，用荳蔻、薑加上甜橙（各 2 滴），效果更是卓越。狀況因人而異，得看什麼樣的組合最適合你。如果一想到荳蔻，

就聯想到難吃的咖哩，那麼荳蔻可能就不太適合你。以下這個配方，用在許多女性身上，都能發揮效果：

晨間孕吐配方

綠薄荷	4 滴
薑	2 滴
荳蔻	1 滴
真正薰衣草	2 滴

首先，根據配方比例，均勻混合上述精油。接著，取 2 滴滴入床邊的水盆中，或是將 1 滴精油滴在面紙，放進枕頭下。對於職業女性來說，在包包裡放一張滴了有效精油配方的面紙，能在突然感覺噁心時，帶來很大的幫助。

🌿 噁心想吐

噁心的感覺，通常在懷孕第四個月就會消失。遺憾的是，有些女性在整趟懷孕期間，不只早上，連中午、晚上也都會感到噁心，甚至真的必須嘔吐。這是因為，懷孕期間的荷爾蒙變化，對於從食道括約肌到小腸的這段消化系統，造成了影響；因此，對大部分的女性來說，這種不舒服的感覺，只要等孩子出生、荷爾蒙回歸正常之後，就會消失了。噁心伴隨的症狀可能從單純失去食

慾，到只要一聞到食物就想吐。像這樣對於食物的反應，使得在懷孕期間出門變得更困難了。最好避免去到有開放式廚房的餐廳——只是以防萬一！關於這部分，也可以參考前面關於「孕吐」的段落。

消除噁心感適合使用的精油

甜橙（*Citrus sinensis*）
薑（*Zingiber officinale*）
荳蔻（*Elettaria cardamomum*）
葡萄柚（*Citrus paradisi*）
芫荽籽（*Coriandrum sativum*）
綠薄荷（*Mentha spicata*）
檸檬（*Citrus limon*）
苦橙葉（*Citrus aurantium*）
乳香（*Boswellia carterii*）
佛手柑（*Citrus bergamia*）

要是胃腸道能有效運作，懷孕期間的幸福感和舒適程度，就能大大增加。要想處理噁心感，原則是劑量必須低。用葡萄柚、薑和荳蔻精油各 1 滴，或是從中選擇一種取用 3 滴，均勻混合後，調入 2 小匙（10 毫升）的基底油，取少量塗抹在手腕和上胸。用精油擴香也能帶來幫助：將 3 滴葡萄柚、2 滴薑精油，和 1 滴綠薄荷混合在一起，然後取 1 或 2 滴加入擴香器中。如果你沒有擴香器具，也可以用一碗熱水取代。職業婦女通常覺得這樣的方式很有效，因為香氣聞起來很

舒服。對某些女性來說，帶有按摩珠的指壓手環（acupressure bracelet）也有不錯的效果——這些手環通常標榜能改善暈車、暈船、暈機等情況，在市面上很容易找到。

除此之外，還可以使用薑與綠薄荷精油。在一碗滾燙的水中，以每品脫（475 毫升）熱水裡，放 1 滴薑和 1 滴綠薄荷精油的比例加入精油。讓蒸汽飄散在空間中。

🌿 妊娠紋

我在職業生涯中，曾用精油協助過許多懷孕女性，而她們當中沒有一個人長出妊娠紋，並且也都順利迎接了可愛的孩子。就腹部調理來說，基底油和精油同樣重要，以下兩個配方，是經過證實非常有效的配方：

身體按摩基底油：配方 1

甜杏仁油（*Prunus amygdalus var. dulcis*）
..................2 大匙（30 毫升）
小麥胚芽油（*Triticum sativum*）
..................1 大匙（15 毫升）
琉璃苣油（*Borago officinalis*）
..................1 小匙（5 毫升）
胡蘿蔔浸泡油（*Daucus carota*）
..................1 小匙（5 毫升）

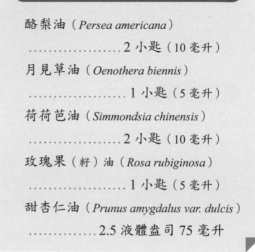

身體按摩基底油：配方 2（滋潤型）

酪梨油（*Persea americana*）
..................2 小匙（10 毫升）
月見草油（*Oenothera biennis*）
..................1 小匙（5 毫升）
荷荷芭油（*Simmondsia chinensis*）
..................2 小匙（10 毫升）
玫瑰果（籽）油（*Rosa rubiginosa*）
..................1 小匙（5 毫升）
甜杏仁油（*Prunus amygdalus var. dulcis*）
.............2.5 液體盎司 75 毫升

上述基底油配方不含精油。將這些基底油調和在一起，視個人需要使用。擦在妊娠紋有可能出現的地方——例如下腹部、上腹部、大腿和臀部——然後仔細按摩讓肌膚吸收。規律使用，或每天固定使用，都可以幫助預防妊娠紋。不過，無論多麼仔細照顧肌膚，某些女性還是會長出妊娠紋；但透過盡可能預防，就可以最大幅度降低妊娠紋帶來的影響。如想了解可以用什麼基底油進行替換，可以參考本書第 19 章「基底油和純露」的段落。

雖然可以將精油加入上述基底油使用，但我個人建議每天的塗擦保養只使用基底油就好，不需要加入精油。另外，取 2 大匙（30 毫升）你選擇的基底油配方來調入精油——你可以使用下列精油，稀釋完成後每週使用 1 次。

天竺葵	2 滴
橘（桔）	4 滴
檀香	2 滴

將上述精油調入 2 大匙（30 毫升）你選擇的基底油中，每次取少量使用。

🌿 便祕

每位懷孕的女性，都知道在懷胎九月和哺乳的過程中，正確的飲食習慣有多麼重要。然而，現在要想做到這一點，並不像以前那樣簡單。遺憾的是，由於單一農耕方式消耗了土壤養分，再加上化學肥料、殺蟲劑、除草劑和助生長劑的使用，現在許多蔬菜和水果，都不見得具備充分的營養，也不一定攜帶我們預期的維生素與礦物質。試著購買有機或生機農作（biodynamic）方式栽培的蔬菜和肉類，或造訪農夫市集，這能幫助你在購買前清楚了解作物的栽培方式。

由於現代食物越來越脫離自然，加上懷孕期間荷爾蒙的變化、運動量的減少，以及消化系統承受的壓力，這一切使得便祕對懷孕婦女來說，就像家常便飯一樣稀鬆平常。便祕的主因通常是水分攝取不足，所以請飲用足夠的過濾水、礦泉水，並且盡量多吃生菜水果。水果乾（例如黑棗乾、無花果乾）和綠色蔬菜（例如花椰菜和高麗菜）都能有助於排便，服用益生菌也能帶來幫助。攝取纖維很重要，但儘量別吃早餐穀片，因為裡面不僅含有大量的糖、鹽，又因為加工過程破壞了天然營養成分，於是得透過其他的方式加回來——通常，額外添加的就是人工合成的補充品！試試瑞士蘇黎世伯伽・本納診所（Bircher Benner clinic）發明的原味燕麥片配方（original muesli recipe）吧！（請參考本套書下冊第 16 章「廚房裡的精油法寶」的第 231 頁相關內容）。或者，就用真正的燕麥片加水，自己煮一份燕麥粥來吃——這麼做不僅經濟實惠，也只需要不到五分鐘的時間；你可以加入水果、堅果、葡萄乾、各種種籽和亞麻籽，這些都能有效幫助便秘。還有一種方式，是服用洋車前子纖維粉（psyllium husk），這是純粹的纖維，市面上能找到純纖維粉，或是可服用的膠囊。

如果你正為便祕所苦，可以在背部按摩油中加入廣藿香與檸檬精油。取少量輕輕塗在後腰脊椎兩側。此外，也可以按摩雙腿腳踝兩側——兩腳交替按摩幾次。

孕期便秘配方

廣藿香	10 滴
檸檬	5 滴

調和上述精油，然後以每小匙（5 毫升）基底油加入 1 至 2 滴精油的比例，稀釋使用。

🌿 *痔瘡*（hemorrhoids）

懷孕期間便祕的問題之一，就是排便時必須更加用力，而脹大的腹腔本身就帶著較高的壓力，於是就可能形成痔瘡——一種靜脈擴張。用一個簡單的方式就可以舒緩痔瘡疼痛：將布浸入冷水，然後敷在痔瘡發生的部位。也可以用冷的真正薰衣草純露或金縷梅純露來取代一般清水。或者，也可以把蘆薈膠冰在冰箱，每次取少量塗抹在肛門周圍。在懷孕的最後三個月，可以使用下面這個痔瘡配方：

孕期痔瘡配方

天竺葵	10 滴
檸檬	5 滴

調和上述精油，然後以每小匙（5 毫升）基底油加入 1 至 2 滴精油的比例稀釋。每天睡前取少量塗抹在肛門周圍。

在懷孕的最後三個月，如果肛門周圍感到非常酸痛，也可以製作精油乳霜：把 10 滴天竺葵和 5 滴羅馬洋甘菊精油，調入 100 毫升的天然油膏、矽膠（silica gel）或植物甘油軟膏中。把你選用的基底霜膏，裝入一個小而帶蓋的瓶子，然後加入精油、混合均勻，並放入冰箱保存。需要的時候取少量塗在肛門周圍。

🌿 *靜脈曲張*

盡可能經常抬高雙腿，這麼做能舒緩靜脈曲張帶來的腿部疼痛。所以每天至少抬腿 10 分鐘，在腰下和脖子後方分別墊一塊枕頭——不是枕著頭喔！你也可以好好利用這段只能躺著不動的時間，去觀想孩子的健康與幸福。將愛與正面的念頭傳遞給寶寶，因為正面思考能幫助正面的事情發生。像這樣的意念投射，是最古老的治療方法，卻也一再透過世人印證它無上的價值。

懷孕期間為腿部施加的壓力，也使得靜脈曲張成為孕媽媽常見的問題。除了盡可能頻繁抬腿，也可以試著做些運動——即使只是在原地不動。例如轉轉腳踝。先這樣轉，再換個方向——重複 5 次——然後踮起腳尖，再放下來。左右腳輪流做，每隻腳做 5 次。像這樣簡單的運動，即使是在辦公桌前，或坐著看電視時都可以做，還可以預防腿部抽筋。如果你發現腿部抽筋了，就為小腿肌肉做點按摩。泡熱水澡時，輕輕地由下往上撫摸雙腳。泡澡水中可以加入天竺葵和

羅馬洋甘菊精油各 2 滴。你會明顯發現，懷孕九個月時做起來可不像五個月時容易，但只要盡量去做就好。真正薰衣草精油也能帶來額外的幫助，所以如果你手邊剛好有，也可以加入 2 滴。

除此之外，也可以調配腿部按摩油使用。將 10 滴天竺葵和 5 滴檸檬精油調入 2 大匙（30 毫升）的基底油中。取少量塗擦在腿上，用非常輕的力道撫摸雙腿，方向由下到上，也就是從腳踝往大腿的方向。天竺葵精油能幫助血液循環，而檸檬則有收斂的效果。精油也能幫助身心平衡，消除疑慮和焦慮感。

足浴也能帶來幫助，如果能在盆底放入一些小鵝卵石，在泡腳的時候前後踩著按摩會更好。將 2 滴天竺葵精油和 2 滴綠薄荷精油，加入溫暖的泡腳水中。

🌿 抽筋

懷孕時的抽筋，可能跟胎兒的位置有關，也可能和母親身體處理鈣質的方式有關，也或者，是母親體內缺少鈣、鎂、鉀，或任何其他微量營養素，又或者，根本沒有任何明顯原因。像這樣的肌肉痙攣，經常發生在腳部、腳趾或小腿肌肉，通常好發於懷孕中期與末期。抽筋的情況通常在晚上或午睡時會加劇，而且經常是說來就來。睡前多

伸展腳部或腿部肌肉或許能帶來幫助，按摩腿部也可以（有沒有使用精油都能帶來幫助）。許多女性發現，令人放鬆的足浴可以減少抽筋發生的機會，以下足浴配方，多年來已成功幫助無數女性改善抽筋的情況：

腿部抽筋足浴配方：配方 1

甜馬鬱蘭	2 滴
天竺葵	5 滴
迷迭香	2 滴
泰國蔘薑	3 滴

腿部抽筋足浴配方：配方 2

天竺葵	5 滴
真正薰衣草	9 滴
甜馬鬱蘭	2 滴

均勻混合上述精油，取 4 滴精油加入熱水盆，水溫應該暖暖的，令人感覺舒服。用手快速將精油攪散，再把腳浸入盆中。

你也可以攝取專為孕婦設計的優良營養補充品，其中應該含有所有所需的礦物質與微量元素。缺水也可能是原因之一，所以如果你的腿部肌肉經常抽筋，記得增加水分攝取。

如果你經常在夜裡抽筋，下次在上床睡覺之前，可以用 1 小匙（5 毫升）的腿部抽筋按摩油（配方如下）來按摩腿部和腳部：

腿部抽筋按摩油

甜馬鬱蘭	2 滴
天竺葵	4 滴
黑胡椒	1 滴
檸檬	2 滴

均勻混合上述精油，調入 2 大匙（30 毫升）的基底油進行稀釋。

而腹部抽筋則是一個完全不同的主題，如果發生這樣的情況，請立刻和你的產科醫師聯繫。

🌿 水腫

還有一件事情在懷孕時期經常發生，就是水腫——身體組織裡積聚著水液，通常發生在下肢。懷孕時出現一定程度的腫脹是正常的，尤其發生在腳部和腳踝；例如天氣一熱，或站得久了一點，就可能腫起來。水腫是非常常見的現象，通常不太需要擔心，但如果還伴隨著高血壓與尿液中含有高蛋白，就有可能是子癲前症（preeclampsia），並可能進一步發展為子癲症（eclampsia）。所以，要是手部、臉部或身體其他部位也突然腫脹起來，請務必知會你的產科醫師。

如果你的腳部或腳踝腫了起來，每天請至少花 10 分鐘躺下來，並且在腳下墊一塊枕頭。重要的是腳必須高於心臟，所以光是

坐下來，並不會帶來什麼幫助。另外，雖然聽起來很奇怪，但這時候多喝水也會帶來幫助，也可以喝蒲公英或蕁麻等花草茶，每天 2 次。

冷水足浴會帶來非常棒的效果。首先，混合下列精油：

水腫足浴配方

檸檬	3 滴
芫荽籽	2 滴
真正薰衣草	2 滴
黑胡椒	1 滴

從上述精油中，取 4 滴加入一盆冷水中，用手均勻攪散。如果可以的話，在盆底放入一些小鵝卵石，腳踩在上面前後移動。盆中的水也可以用來製作冷敷包：浸入一塊天然材質的布料—— 此時，水是越冷越好——擠乾多餘水分，敷在腳踝或小腿上，身體則可以平躺在床上或沙發上。

🌿 精力耗竭

無論在懷孕的哪個階段，孕婦都可能感覺自己的精力似乎完全耗盡，尤其如果家裡還有一個或兩個孩子需要照顧。以下這個恢復活力的精油配方，可以用來調配身體按摩油，或者用來泡澡或足浴。生產後也可以

用——想用就用，沒有任何原因可以阻擋你！首先，將以下精油調配在一起：

真正薰衣草	8 滴
葡萄柚	7 滴
乳香	5 滴

如想塗抹背部，就取 2 滴精油調入 1 小匙（5 毫升）的甜杏仁油中使用。用來泡熱水澡，則取 3 滴，並加上少許基底油稀釋再加入泡澡水。用來做足浴，則可以直接取 4 滴精油，加入溫度舒適的熱水中。

生產準備

透過按摩，可以幫助陰道和肛門之間橋接的肌肉與組織，更準備好進行生產。這個部位，就是一般所說的會陰（*perineum*）。按摩這個部位，可以讓肌膚變得柔軟有韌性，能幫助預防生產造成的撕裂。首先，準備下列油品：

會陰按摩油

甜杏仁油	10 毫升
芝麻油	5 毫升
荷荷芭油	10 毫升
橄欖油	5 毫升

請永遠選用有機植物油。從懷孕 34 週開始，每天取少量，於會陰處輕輕按摩，一天 1 次。不需要去到靠近尿道的地方。為了避免感染，請務必先洗過手，才進行按摩。如果生殖部位正發生感染，就先別做這個按摩。將尚未使用的油存放在乾燥、陰涼的地方，避免接觸高溫。

輕輕舒展陰道，也可以幫助母親做好生產準備：將拇指或兩指放入陰道中，前後挪動手指，輕輕延展陰道壁，尤其去到陰道後端。用這樣的方式按摩，再加上前述的會陰按摩，將幫助被按摩的部位獲得伸展——準備好之後經歷你人生最大程度的拉伸！大約從懷孕 7 個月起，就可以開始喝覆盆子葉茶（raspberry leaf），幫助子宮準備好進入產程：在滾水中加入 1 小匙有機覆盆子葉，泡製成茶飲用。

❖ 進入產房

生產的時候，寶寶的身體會製造出一種叫做兒茶酚胺（catecholamine）的壓力荷爾蒙，它能增加血流與免疫反應，同時幫助胎兒肺部擴張，於是能夠排出羊水、好好呼吸。

母親的子宮，則是在懷孕期間就已經做過幾次收縮測試——有時媽媽甚至根本沒有意識到——並且一次又一次為了最終這場巨大盛事進行排練。母親身體的黃體酮會增

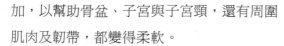

加，以幫助骨盆、子宮與子宮頸，還有周圍肌肉及韌帶，都變得柔軟。

生產（labor）這個字，本身就有工作的意思。沒錯，要生出一個孩子，很可能是女性一生中最辛苦的工作了。這時，最需要的幫助，就是讓這個過程越輕鬆越好——對母親和寶寶都是。生產的實際做法年年都可能有變化，而不同地區也會有不同的生產方式，不過，這些改變，很大程度都是為了因應母親的期待和需求。如果我們的建議能幫助媽媽和寶寶更順利度過生產，就沒有理由擔心助產士和醫生會感到排斥。

你為生產過程選用的精油，或任何你為分娩所做的選擇，一定程度上，都和你決定在家中或在醫院生產有關。水中生產是很熱門的做法，但無論如何，都絕對不可以在生產的水池中加入精油——或者在母親進入水池之前，殘留任何精油在身上。你可以在空間中擴香，或滴在面紙上嗅聞。

媽媽也可能計畫剖腹，或突然改為剖腹產。如果事前計劃好剖腹，要使用精油協助就很方便，如果是突發的剖腹，也可以在手術前後使用精油。

除了其他精油使用方式之外，熱敷包通常可以為生產準備帶來幫助；而若是居家生產，熱敷包就很容易就準備。首先，準備需要的布料，然後將選定的精油加入熱水盆中。浸入布料，敷在後背或任何感到頭痛的

地方——但不可接觸生殖區域。

寶寶對子宮之外的環境，是非常有意識的。現在，人們普遍知道，胎兒除了能感覺到母親的情緒狀態、聽到她聽到的聲音之外，也可以聞到她嗅到的味道。當母親明白這一點，就可以把空間環境準備好，讓新生兒誕生後可以感到安心。至少，在生產的前幾天，花一點時間安靜放鬆下來——聽聽輕柔的音樂，摸摸肚皮，讓寶寶知道現在一切都好。產房裡也可以放著同樣的音樂，這麼做可以讓子宮內和子宮外的環境差別，對比不會那麼大。當你在家放鬆地聽著音樂休息、一邊和寶寶說話的時候，可以使用你打算在產房中使用的精油，讓寶寶能與這樣的感官體驗建立起連結：放鬆、歡迎、音樂、香氣。當寶寶來到這世界，他（她）會認出這個環境和媽媽有關，甚至是和放鬆的媽媽有關。

如果你打算把精油納入生產計劃當中，記得讓屆時伴你生產的醫院知悉這個情況。你可以和院方討論播放音樂的可能性，並且問問是否有可能調整光線的明暗，至少在某些時候讓你這麼做。如果你要在家中生產，那麼以上問題都不會是問題，不過每間醫院的規定差別很大，因此在生產前讓院方明白你的期望是很重要的。有些大醫院因為接待過來自各種文化、各種背景的病患，因此對於不尋常的要求相對較有經驗，這樣的醫院

通常也比較有意識，知道應該盡可能了解產婦的生產需求。

　　若想分擔母親分娩過程中的辛勞，按摩是近年最為推薦的作法，尤其因為通常會由伴侶負責接下這份工作。將特定精油混合在一起進行按摩，不僅能在過程中為身體帶入精油的益處，也能讓這天然宜人的香氣，共同迎接寶寶的到來。從下列精油建議可以看到，玫瑰和天竺葵都能對分娩帶來相當優秀的效果，雖然將兩者搭配在一起是一個很棒的組合，但請別忘記（尤其這個時候特別重要）——你選擇的精油，必須是你喜歡的精油。比較明智的做法，是在實際開始分娩之前，先試試你想用的精油組合，確認它們的氣味是你真正喜歡的氣味。如果你有自己特別喜歡的精油，現在就是將它加入擴香配方的最佳時機。

　　我總是建議客戶準備好幾支單方或複方精油，最好有能一支能幫助放鬆穩定，還要有一支能激勵身心，然後再有一支能帶來靈性連結，或者至少能讓產婦感到平靜自在。除此之外，也可以準備安撫劇烈不適的精油，另外，用清涼的純露或精油，調配好一瓶清新提振的臉部噴霧放在手邊，也會很實用。

在產房中適合使用的精油

天竺葵（*Pelargonium graveolens*）

玫瑰原精（千葉玫瑰／摩洛哥玫瑰）（*Rosa centifolia*）

大花茉莉／摩洛哥茉莉（*Jasminum grandiflorum/officinale*）

檸檬（*Citrus limon*）

橘（桔）（*Citrus reticulata*）

橙花（*Citrus aurantium*）

甜橙（*Citrus sinensis*）

真正薰衣草（*Lavandula angustifolia*）

乳香（*Boswellia carterii*）

葡萄柚（*Citrus paradisi*）

快樂鼠尾草（*Salvia sclarea*）

羅馬洋甘菊（*Anthemis nobilis*）

奧圖玫瑰（*Rosa damascena*）

苦橙葉（*Citrus aurantium*）

檀香（*Santalum album*）

廣藿香（*Pogostemon cablin*）

綠薄荷（*Mentha spicata*）

　　為了幫助你選擇該將哪些精油加入配方，以下是產房適用的精油介紹。其中，某些精油，例如檸檬、甜橙與橘（桔），特別能幫助整個配方變得上揚、清新。

適合在產房內使用的精油

奧圖玫瑰（*Rosa damascena*）
放鬆子宮
幫助韌帶變得柔軟、幫助盆骨擴張
幫助產後回復彈性
天然的抗菌消毒劑
輕微的止痛效果

有良好的心臟滋補效果

橙花（*Citrus aurantium*）
協助神經系統，幫助舒緩焦慮
安撫
激勵自信
抗憂鬱
低劑量使用（每天擴香 1 或 2 滴）能帶來
鎮定安撫的效果；較高劑量則振奮激勵
抗菌消毒；抗感染

乳香（*Boswellia carterii*）
幫助呼吸深長
緩解生產壓力和焦慮感
對某些女性來說，乳香格外能令人平靜，
因為它是傳統用於靈性儀式的材料；此
外，某些文化也認為，乳香能帶來正能
量。

羅馬洋甘菊（*Anthemis nobilis*）
能安撫神經系統，幫助紓解壓力和焦慮
能緩解陣痛的不舒服
能幫助舒緩疼痛和頭痛

真正薰衣草（*Lavandula angustifolia*）
輕微的止痛效果
安撫
抗微生物、抗菌消毒、抗感染、些微的抗
病毒效果、消炎
能修復開放性傷口——可以用來取代消毒
劑
所有人普遍能接受的氣味

適合用來改善頭痛、頭暈，以及從驚嚇狀
態回復過來

大花茉莉／摩洛哥茉莉（*Jasminum grandiflorum/officinale*）
抗痙攣
輕微的止痛效果
帶來力量與安撫
減輕焦慮和恐懼感，提振心情
有些女性特別喜歡茉莉的氣味，這麼一
來，茉莉能幫助這些女性度過生產時的不
舒服。然而，有些女性並不喜歡茉莉的氣
味，所以在使用之前，請先確認產婦是否
能接受茉莉的味道。

快樂鼠尾草（*Salvia sclarea*）
快樂鼠尾草不是鼠尾草，請注意分辨
溫和止痛
幫助呼吸與肌肉系統
一般認為能幫助生產順利；滋補子宮

天竺葵（*Pelargonium graveolens*）
激勵循環；天竺葵是最佳循環精油之
一——循環好了，呼吸就會更輕鬆。
對子宮和子宮內膜都能帶來幫助
有收縮效果——可以讓擴張的組織聚集回
來，所以很適合產後使用
對整個女性生殖系統都能帶來幫助
抗憂鬱，有知名的情緒提升效果

❖ 按摩
　　生產期間接受按摩，能幫助女性舒緩分

娩過程中的不舒服。一旦進入產程，就開始按摩整個後背，當陣痛越來越強烈，就更加強在腰部至臀部下緣的位置。某些女性覺得在陣痛和收縮非常強烈的時候，按摩臀部和後腿，能帶來很大的幫助。按摩的力道因人而異，有些女性喜歡深度有力的按摩，有些女性喜歡輕柔一些。

產房按摩配方

綠薄荷	1 滴
甜馬鬱蘭	2 滴
泰國蓽薑	2 滴
義大利永久花	2 滴
真正薰衣草	2 滴
羅馬洋甘菊	1 滴
快樂鼠尾草	2 滴

均勻混合上述精油，調配出具協同作用的配方，而後調入 2 大匙（30 毫升）的基底油中。

足部按摩

許多女性都感覺到足部按摩能帶來很大程度的放鬆。從你準備好的背部按摩油中，取少量按摩足部。對於某些在生產時不想要身體被碰觸的女性來說，足部按摩是非常有用的舒緩方式。

❖ **嗅聞**

你可以將單方或複方精油滴在紙巾上，隨時視需要拿起來嗅聞。許多醫療單位也能允許產婦在產房中放置擴香器具。一般來說，醫院不會容許蠟燭，也可能不贊成使用電子擴香器，所以請找找其他種擴香器具——或者就滴在吸水紙上也可以。在產前檢查的時候，就可以先問好相關單位的規定。最簡單的擴香方式，就是把精油滴在紙巾上，放在房間各處。我想不到有誰會反對這個方法——尤其當你使用的香氣，是如此宜人。至於診所專用的加濕器，並不適合用在產房裡。

❖ **純露身體噴霧**

身體噴霧很適合在產房中使用，清涼的臉部噴霧也是。蒸餾自己的純露，或者使用市售純露，也可以將不同品項調配在一起。真正薰衣草、綠薄荷加上檸檬純露，就是一個清新的身體噴霧。而真正薰衣草加上玫瑰和橙花純露，會是非常好的臉部噴霧選擇。以上純露也都可以各自單獨使用。記得，噴在臉上的時候，要閉上眼睛。

產後護理

現在，是時候好好享受獨自一人，以及和寶寶共同相處的時光了。精油很適合在產

後使用，不僅因為它們有優秀的抗微生物、抗菌消毒和抗感染特質，也因為精油能幫助提振情緒與精神。這時，你還不能使用所有的精油，因為剛經歷過生產，身體還非常纖弱。不過，在下列這些建議精油當中，依然有許多適合用來寵愛媽媽的選擇——不只是寵愛自己，同時也能為自己帶來幫助！以下所有精油，都可以用來泡澡（使用 4 滴），調為身體按摩油（每 2 大匙〔30 毫升〕基底油中，加入 20 滴精油），或者用來為空間擴香。如果你喜歡淋浴多過泡澡，就在小毛巾上滴 1 滴精油，洗完澡後，用這條小毛巾擦拭全身。

產後適合使用的精油

千葉玫瑰（摩洛哥玫瑰）（*Rosa centifolia*）
大花茉莉／摩洛哥茉莉（*Jasminum grandiflorum/officinale*）
橙花（*Citrus aurantium*）
羅馬洋甘菊（*Anthemis nobilis*）
依蘭（*Cananga odorata*）
橘（桔）（*Citrus reticulata*）
真正薰衣草（*Lavandula angustifolia*）
乳香（*Boswellia carterii*）
奧圖玫瑰（*Rosa damascena*）
沒藥（*Commiphora myrrha*）
快樂鼠尾草（*Salvia sclarea*）
廣藿香（*Pogostemon cablin*）
天竺葵（*Pelargonium graveolens*）
檀香（*Santalum album*）

芳樟（*Cinnamomum camphora* ct. *linalool*）
葡萄柚（*Citrus paradisi*）
檸檬（*Citrus limon*）
佛手柑（*Citrus bergamia*）
荳蔻（*Elettaria cardamomum*）
大西洋雪松（*Cedrus atlantica*）
義大利永久花（*Helichrysum italicum*）

❖ 感染

產後感染是很常見的現象，而大自然也一如既往地，早就為我們備好了幫手。或許全世界的母親都會這麼做——在孩子感染的地方塗上一些初乳（最初幾天泌出的乳汁）。初乳中富含抵禦感染的抗體，這也是為什麼，它幾乎可說是所有不適的最佳解藥。

生產後很重要的是，生殖區域必須保持清潔，避免發生感染。這時，鹽水（用鹽加上水）就是最佳的洗劑：

產後鹽水洗劑

鹽	4 大匙
真正薰衣草	4 滴
羅馬洋甘菊（或德國洋甘菊）	2 滴
茶樹	1 滴

把精油加入鹽中，放在一個乾淨的小罐子裡。取 1 小匙精油鹽，加入你打算用來清洗生殖部位的水中——可以用一個大盆或坐浴盆，在你坐下去之前先用手把鹽攪散，確

保水面上沒有漂浮著油點。對某些女性來說，這個簡單的作法可以確保生殖部位不會接觸到含化學成分的洗劑，同時對於抵抗感染、幫助傷口修復，也有很好的效果。

如果妳因為分娩而在陰道或子宮頸出現感染，可以使用下方的建議配方。以下任何一個配方，都可以和醫院給予的藥物一起使用。取 3 滴精油加入 2 大匙的鹽，再將精油鹽加入裝了溫水的大盆或坐浴盆中。用手將精油鹽攪散，確保水面上沒有漂浮著油點——如果有的話，就先用紙巾吸去，再坐入水中。一天重複 3 次。每次都確保生殖部位完全浸在溫水中，持續 3 分鐘的時間，讓精油能發揮作用。首先，從下列建議中選擇你想使用的配方，預先調配好，方便之後使用：

感染：配方 1

真正薰衣草	20 滴
茶樹	5 滴
羅馬洋甘菊（或德國洋甘菊）	10 滴

感染：配方 2

真正薰衣草	20 滴
芳枸葉	10 滴
德國洋甘菊	5 滴

選定精油配方後，可以稍微調配大一點

的份量，因為日後可以用它來處理大大小小的感染情況，非常實用。將精油裝在乾淨的棕色玻璃瓶中，最好附有滴頭，方便計算使用的量。將精油存放在乾燥陰涼處。請注意，以上精油配方不可未經稀釋使用在身體孔竅處——例如口、耳、直腸和陰道。

小傷口：處理割傷、皮膚擦傷或開放性傷口時，取 2 滴單方或複方精油加入 1 品脫（475 毫升）的清水中，浸入消毒紗布，用紗布擦拭傷口周圍區域。

疹子：將 1 滴單方或複方精油，調入 2 大匙（30 毫升）的天然維生素 E 乳霜或蘆薈膠中，均勻攪拌，每次取少量使用。

產後修復：如果你的恢復情況不如預期，有可能是免疫系統需要更多營養的支持。此時，可以補充綜合維他命或益生菌。除此之外，可以用你選擇的單方或複方精油，取 3 滴調入 1 小匙（5 毫升）的基底油中，做為身體按摩油使用。

子宮感染：如果你出現子宮感染的情況，請用自己選擇的感染配方，取 5 滴調入 1 小匙（5 毫升）的基底油中，用來按摩胃部與後腰。

❖ **乳房護理**

乳房和乳頭的護理，對於產後母親的整體舒適與幸福感來說，扮演著相當重要的角色。許多母親都會出現乳頭裂傷的情況，這

很常見，而且非常痛苦。光是基於這一點，就值得給予仔細的照顧。然而，後續可能出現的感染，更是事關重大。無論你在乳頭上塗了什麼，來改善裂傷和疼痛的問題，在親餵母乳之前，都請記得先洗掉。

乳頭疼痛

這是所有新手媽媽的煩惱；症狀可能從疼痛、腫脹、發炎，到最終出現裂傷和嚴重的裂痕。並不是只有餵奶時會不舒服；白天和晚上都有可能非常不適。

要避免乳頭出現類似問題，在產前幾週就可以先用下列配方按摩整個乳頭和乳暈部位。此外，也可以花點時間刺激乳頭，刺激的方式是用沾了油的大拇指與食指，前後搓揉乳頭。

乳頭疼痛配方

甜杏仁油	40 毫升
酪梨油	20 毫升
荷荷芭油	40 毫升

將以上植物油調配在一起，最後加入 4 小匙（20 毫升）的金盞菊浸泡油。你也可以將金盞菊浸泡油加入維生素 E 乳霜、蘆薈膠或純天然的油膏中。在你選擇的乳霜或凝膠中，以每小匙加入 10 滴金盞菊精油的比例，均勻調和。

乳房疼痛

敷包能有助於暫時舒緩疼痛的感覺。而有機的花草茶，很容易就可以和敷包結合在一起使用。例如洋甘菊、胡椒薄荷（歐薄荷）、綠薄荷和薰衣草茶，都可以一起加入大碗裡。如果你是用新鮮的香草，就把花草放在滾燙的水中，小火慢燉 3 小時，盡可能把植物的點滴精華都透過篩網榨擠出來，接著再把濾出的花草汁液煮滾，靜置放涼。湯液準備完成之後，取一些倒入一個大湯碗，浸入一塊未經漂白的棉布或棉花，然後敷在乳頭上。視需要隨時這麼做。剩餘的湯液可以保存在冰箱中，於 7 天內使用完畢。

如想結合精油使用，可以在 1 品脫（475 毫升）的滾水中，加入 7 滴的德國洋甘菊、羅馬洋甘菊或真正薰衣草精油——或者從這三者中選擇兩種使用，每種各加 3 滴。用未經漂白的咖啡濾紙過濾精油水，放涼之後按上述做法製成敷包。

❖ 特效敷包

下面這個加了精油和純露的敷包配方，能帶來特別好的效果。將 120 毫升的真正薰衣草純露，和 60 毫升的胡椒薄荷（歐薄荷）純露，放入不鏽鋼小鍋中。開火煮滾，

然後離開火源。加入 7 滴真正薰衣草、7 滴羅馬洋甘菊（或德國洋甘菊）、4 滴天竺葵和 3 滴檸檬精油。密封起來，靜置放涼。溫度冷卻後，用未經漂白的咖啡濾紙或棉布過濾，這麼一來，液體表面不會有任何精油油點殘留。完成後，裝入瓶子，放在冰箱冷藏保存。使用時，按前述方式製成敷包，敷過之後擦上滋潤安撫的乳霜或凝膠。

乳房膿腫（*Breast Abscess*）

生產前也可能出現乳房膿腫，但在產後婦女身上更為常見。乳房膿腫時，乳房會變硬、疼痛，甚至只要碰到就有燒灼感；通常還會伴隨發紅，並感覺到脈動。遇到這種情況時，請務必向醫生尋求協助。無論醫師決定使用什麼方式為你治療，你都可以同時使用以下配方，來緩解發紅與疼痛的感覺。只要獲得醫師許可，以下配方可以和任何口服藥物同時並行，但它不適合與外用／塗抹的藥物一起使用，因為兩者的效果可能會相互干擾。

乳房膿腫配方	
德國洋甘菊	15 滴
真正薰衣草	10 滴
澳洲尤加利	5 滴

首先，根據配方比例調和上述精油。準備一小鍋溫熱的洋甘菊茶，加入 2 小匙（10 毫升）的膠性銀（colloidal silver），再滴入 10 滴上述精油。浸入一塊未稀釋的棉布或布料，敷在乳房上。每天重複 2 次，最多連續 5 天。

如果 5 天之後還是感覺不舒服，可以為自己調配外用的舒緩油。將上述精油調入 4 大匙（60 毫升）的基底油中稀釋。取少量輕輕塗在疼痛的乳房，一天 2 次，直到症狀減輕。乳房膿腫的時候不建議哺乳。一旦症狀消失，就停止塗抹，尤其如果你想開始哺乳，更是如此。高麗菜療法也能對這個情況帶來協助，可以參考本書第 423 頁。

乳腺炎（*Mastitis*）

大部分的乳腺炎都是細菌引起的，症狀包括熱燙、紅腫，以及乳房出現硬塊。乳腺炎也像其他炎症一樣，有時候會伴隨發燒。治療方案有幾種選擇，可以參考上述乳房膿腫的內容。除此之外，如要舒緩發紅疼痛的情況，可以熨燙高麗菜葉敷在患部（參考第 423 頁），或是塗抹有機的生馬鈴薯汁。不過，既然這是一種細菌感染，我會建議在上述的「特效敷包」配方中，再加上 4 小匙（20 毫升）的膠性銀和 5 滴芳枸葉（或茶樹）精油來使用。

哺乳

我們都知道，迎接寶寶生命旅程最好的方式就是親餵母乳，就算只是起初的幾天也好，但對許多母親來說，卻不是那麼容易做到的事。即使有最強大的意志，還是可能事與願違──包括乳房腫脹、乳汁不足、乳頭凹陷、乳房膿腫、母親身體虛弱，都是可能發生的情況，又或者，寶寶吸吮的力道不足以刺激乳汁分泌，或是寶寶不願意吸吮。

在有其他選擇可以考慮的時候，沒有任何一位母親應該因為自己無法親餵母乳而感到罪惡。餵母奶的過程可能讓新手媽媽覺得不舒服，或者就是不喜歡餵母乳的感覺；其他媽媽可能因為身體疾病、藥物上癮或甚至工作原因，而無法將餵母乳列入考慮。然而，如果你身體一切正常，那麼將母奶擠出，能讓孩子的父親或其他家庭成員，也可以在小生命剛到來的前幾個月幫忙照顧與分擔責任。

無論是哪一種情況，如果你非親餵母乳不可，卻又遇到困難，就應該尋求協助。如果問題在於乳汁不足，雖然一般認為按摩乳房可以改善，但這並不能解決所有哺乳相關的問題。下面這個方法，可以改善乳汁不足以供應寶寶所需的問題。用有機甜杏仁油或荷荷芭油，以畫圈方式按摩乳房：從腋下開始，輕輕按摩到胸部下方，再深入乳溝，再向上去到雙乳中間，照著這個方向在乳房周圍畫圈移動，注意避開乳頭。一天一次，記得在餵哺之前把油洗掉。

產後充電

懷孕生子絕對是生而為人為了良善目的而投注精力的最終極情況。然而，這對母親來說，真的是很大的消耗。下面這個配方，就是專門為經歷了這風風雨雨、獻出自己所有，現在需要更開心、更舒服的母親們設計的！這是一個萬用配方，可以幫助你的身體和情緒回到正常狀態：

產後提振配方

芳樟	6 滴
佛手柑	5 滴
乳香	2 滴
檸檬	5 滴
大花茉莉／摩洛哥茉莉	4 滴

首先，均勻混合上述精油，調製成複方。作為身體按摩油，可以按每小匙（5 毫升）基底油加入 3 至 5 滴精油的比例稀釋調配。也可以在擴香器中加入 2 至 4 滴精油（或運用於其他擴香方式），或滴 1 滴在紙巾上，隨時視需要拿起嗅聞。

下面這個配方和前一個配方有一點點不同，適合用在產後頭腦「不是那麼靈光」的時候：

產後清晰配方

佛手柑	10 滴
迷迭香	2 滴
澳洲尤加利	2 滴
真正薰衣草	5 滴

根據配方比例，調製複方精油。使用方式和前述的「產後提振配方」一樣。這兩個配方和接下來產後憂鬱症的配方，有非常大的不同，這是為了需要充電的母親設計的。所以，如果有人想要向你關心致意，而你收到的花已經多到花瓶都不夠用了，那麼你可以建議他們改送你一罐精油……說不定你會覺得一罐還不夠！

❖ 產後憂鬱症

在人們知道有產後憂鬱症這種事情之前，那些媽媽真是辛苦了！那時候，母親本人和身旁的家人，都不明白一個新手媽媽有可能需要克服多少憂鬱的情緒，而且這通常伴隨著對自己孩子的抗拒感。在外界看來，那些泣不成聲與唉聲嘆氣的樣子，一定顯得很不知足。畢竟，理性來看，能安然生出一個健康的孩子，是多麼值得感恩、又多麼令

人幸福的一件事啊！現在，我們知道，當胎盤在產後離開母體，身體會經歷大量的荷爾蒙變化，也需要大幅度進行相應的調整，而這過程，有時並不總是好好按照計劃發生。

產後憂鬱症有程度之分。輕者只持續三天左右，甚至就像是生產過程的一部分，也是許多女性都曾經歷的產後情緒低落（baby blues），嚴重的，甚至可能發展為產後精神病（postpartum psychosis）。生產不只是人體在單一空間的幾個小時之內，所能經歷最深遠的化學變化，也是最大的一種社會角色變化，影響母親接下來至少十年的每一個決定。

生下一個孩子之後，母親的壓力可能來自四面八方，也有許多值得多加注意的狀況。寶寶的需求不分日夜，還有無止盡的清潔和清理工作需要做；親朋好友七嘴八舌各執一詞，而家中的大孩子也可能感覺地位被寶寶取代，起了埋怨之心；伴侶覺得自己被冷落而跟孩子吃醋，單身的朋友們總能說走就走，參加各種好玩的活動；更不用說無數廣告中的媽媽，總是看起來完美又幸福。雪上加霜的是，媽媽還會隱隱擔心孩子睡著時可能發生什麼，或者家族中的基因，是否會造成某些未被診斷出來的情況。

精油可以幫助荷爾蒙和情緒狀況回到平衡，讓母親的生活動力和自尊感維持正常，不會走偏了路。在人際關係上，你身邊的人

需要明白，現在你的時間表已有了翻天覆地的變化，而你需要為自己留點時間。伴侶、朋友和家人需要盡可能地支持你。不過，一般來說，新手媽媽們只要能獲得些許協助，很快就會重拾自信和精力，明白自己不僅能應付，還能完全處理手邊的情況。

從下列建議列表中選擇使用的精油：這些精油將讓你感到自己是特別的，它們也能幫助你平靜下來，強化你的神經系統，同時，以他們各自擅長的方式，把你從憂鬱的低谷中拉上來。

產後情緒低落適合使用的精油

佛手柑（*Citrus bergamia*）

義大利永久花（*Helichrysum italicum*）

橙花（*Citrus aurantium*）

橘（桔）（*Citrus reticulata*）

奧圖玫瑰（*Rosa damascena*）

天竺葵（*Pelargonium graveolens*）

快樂鼠尾草（*Salvia sclarea*）

玫瑰原精（千葉玫瑰／摩洛哥玫瑰）

（*Rosa centifolia*）

葡萄柚（*Citrus paradisi*）

甜橙（*Citrus sinensis*）

檸檬（*Citrus limon*）

依蘭（*Cananga odorata*）

以上精油可以單獨使用，或以任何方式組合搭配：調製身體按摩油時，在 2 大匙（30 毫升）的基底油中，加入 20 到 30 滴精油，每次取少量使用；擴香時，最多將 2 至 4 滴精油滴入擴香器中；泡澡時，取 3 至 6 滴精油，用 1 小匙（5 毫升）的基底油稀釋之後，加入泡澡水中。

如果你感覺自己真的需要休息一下調整狀態，請每幾天就撥出一些時間，去完完全全地疼愛自己。請伴侶負責帶小孩，讓對方意識到自己也需要花時間和寶寶建立連結。從上述精油，或下列配方中，選出你想使用的精油。如果家裡有浴缸，就躲進浴室裡把門關起來。為自己放洗澡水，然後取最多 6 滴精油，用少量滋潤肌膚的基底油稀釋之後，加入水中。用手攪散，確認水面上沒有漂浮著油點後，讓身體浸入水中，深呼吸，嗅聞精油的氣味。如果家裡只能淋浴，就像平常一樣洗澡。然後取一塊濕布，滴上 2 滴精油，用布抹過全身，注意避開生殖區域。最後讓水沖淋你的全身。水和香氣將為你帶來平靜而療癒的感受。

進到你的臥室休息，誰都別來打擾你。從容地在身上塗抹按摩油，尤其加強在肚皮，也就是胸部到恥骨之間的位置。一邊塗抹一邊深呼吸，接著可以做一些輕柔的伸展動作。四處走走，不需要為了什麼理由，也可以塗指甲油，或做任何你想做的事——就只是躺在床上聽音樂也很好。試著忽略其他房間傳來的任何聲音，也不要因為把孩子交給伴侶一人照顧，就感到罪惡。這樣的要求

並不過分：你是為了全家著想，試著讓自己常保清醒理智；你將訝異，原來只要這麼一點點用精油溫柔寵愛自己的時間，就能讓你重拾力量和活力。

產後不憂鬱配方

配方 1
天竺葵 .... 5 滴
橙花 .... 10 滴
葡萄柚 .... 15 滴

配方 2
佛手柑 .... 10 滴
玫瑰原精 .... 2 滴
快樂鼠尾草 .... 5 滴

配方 3
橙花 .... 6 滴
苦橙葉 .... 4 滴
甜橙 .... 8 滴

配方 4
大花茉莉／摩洛哥茉莉 ...... 5 滴
天竺葵 .... 8 滴
佛手柑 .... 6 滴

配方 5
葡萄柚 .... 10 滴
天竺葵 .... 10 滴
橘（桔） .... 5 滴

配方 6
天竺葵 .... 8 滴
真正薰衣草 .... 5 滴
綠薄荷 .... 5 滴
檸檬 .... 7 滴

預先按配方比例將精油調配好，裝在乾淨的棕色或藍色玻璃瓶裡。調製身體按摩油時，以每小匙（5 毫升）基底油，加入 3 到 5 滴精油的比例稀釋；泡澡時，最多使用 6 滴精油；擴香時，最多將 8 滴精油滴入擴香器中，或滴 1 到 2 滴在紙巾上，需要時隨時取出嗅聞。你也可以根據第 336 頁的建議列表——「產後情緒低落適合使用的精油」，自行搭配想要使用的精油。有些女性反應，就算只用一種精油，情況也能獲得改善——從建議列表中選一種你真的很喜歡的精油，或是能讓你感到放鬆自在的氣味來使用。

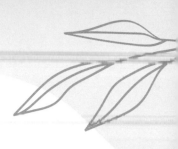

男性保健的天然之選

在這一章，我們將談到精力耗竭、男性更年期（也就是年長男性的雄激素下降，androgen decline in the aging male，簡稱 ADAM）、性能力、不孕、生殖系統、男性常見問題、掉髮和刮鬍等主題。除此之外，還有許多主題也都與男性健康息息相關，可以在本書其他章節看到相關內容。其中，尤其可以參考本書第 4 章「為上班族加油打氣——職場精油建議」、第 5 章「情緒救援」、第 10 章「熟齡階段的精油之選」、第 11 章「體育競賽、舞蹈與日常運動的精油支持」和第 12 章「重大疾病」等段落。

精力耗竭

男性在人類社會中的角色，使得他們經常忽視能幫助自己預防壓力和疾病的生理訊號。身體的疲勞是一種警訊，告訴自己不要再強撐，以免最終耗盡精力；然而，這樣的訊息卻經常被英雄式地忽略，也或許，內心的責任感或當下的情況，並不允許男性注意到這樣的警訊。無論原因為何，如果一再強逼自己繃到極限，那不健康的疲勞狀態，會在一段時間之後，使得身體和心理健康都漸漸瓦解。

能夠有意識地注意自己的身體和心靈，就是有能力分辨盡力與過度盡力的差別。而這個議題的問題在於，一旦我們耗盡了精力，就更難意識到這一切已經太超過了。我們會把原因歸咎於堆積如山的問題、暴躁的脾氣、斷裂的關係和其他事物。

要是你發現自己對於非預期的發生，變得一點容忍度也沒有，你就該知道自己有點不對勁了。就連像電話響起這樣稀鬆平常的事，也可能讓你無比煩躁。或許你本來就不是滿懷慈愛之心在看待這世界，但你會更加感覺到，身邊好像到處都是白癡和無能的人。有些男性會變得無法分辨什麼對自己好、什麼對自己不好，這種無止盡打轉到暈頭轉向的感覺，會帶來一種失去掌控的焦躁不安。當另一半要你去除草，對你來說卻像爬阿爾卑斯山一樣難，這就是事情不對勁的徵兆。每一件小事都像要跨越一座大山，而當伴侶要求你完成這些登天般的任務，對你

來說就像在挑戰你的自尊。於是，家庭會出現更多磨擦，兩人常常吵架、更不可能好好睡覺，親密關係變少，最後無可避免地分開。「我沒辦法跟你住在一起，」你的伴侶說；「我另一半不懂我，」你這麼說。

像這樣的情況，最關鍵的因素是，這個社會本來就期許男性要能夠處理生活中的各種問題，而這對男性來說本身就是莫大的壓力。工作也會帶來龐大的壓力，但和失業比起來，卻是小菜一碟。待業人士的心理健康是最需要關注的，那些經常買醉的人，比一般人更容易躺上心理醫師的長椅。

然而，男性更常採取的做法，是否認有問題存在。也因此比起女性，男性更少會因為心理和情緒的問題，尋求專業諮商師的協助，也更少因為身體因素去看醫生。而這一切的結果，就是男性普遍懷有一種深深的孤絕感，從男性偏高的自殺率就可看出。

或許這些加諸在男性身上的生活壓力，以及對外總是必須表現得剛強的樣子，就是造成男性自殺的主要原因。而我們每看到一個被最後一根稻草壓垮的男性，都意味著背後都還有成千上萬個男人，正默默吞忍著無數的問題。壓力不斷在累積，身體也在崩潰的邊緣。

這是為什麼，對自己誠實是如此重要。你是不是有時候感到焦慮、憤怒和絕望呢？你是不是厭倦了永遠必須成功，厭倦了養家的責任，厭倦了總是後輩比你早升遷，厭倦了看到別人不斷累積財富，厭倦了像是個失敗者的感覺，厭倦了努力維持成就，厭倦了你的工作，或厭倦了找工作的感覺——就是很厭倦、很累很累？

心理和身體上的精力耗竭，可能造成許多身體症狀。常見的情況有心絞痛、高血壓、低血壓、水腫、潰瘍、腸胃問題、呼吸問題、換氣過度和不明原因的疼痛。針對以上症狀開立的藥物，並不能解決最根本的問題——精力耗竭。更重要的是，要能真正明白這些症狀意味著什麼；意識到這一點，才能真正為這個情況帶來幫助。看看家人朋友對你是什麼樣的反應，也是很好的。如果每次你一進到屋子裡，他們就趕緊逃走，那你就知道，或許自己是該慢下步調了。勉強自己利用週末重新粉刷整個房子，是很值得表揚，但如果這讓你看起來一臉生人勿近的樣子，別人都不敢跟你說話，那還值得嗎？而且，這還會讓你腿痛、背痛——這些疼痛可能更多是來自精力耗竭，而不是你的風濕症。

關鍵是**放鬆**。但如果沒有外界幫忙，並不容易做到。對於一個精力耗竭的人來說，按摩是非常好的放鬆方式，不過可能需要三次以上的療程，才能真正帶來完全放鬆的感覺。精油可以幫助身體應對現有情況，同時讓累壞了的身體主人在晚上睡得更好，於是

能有更多精力投入在生活中。當一個人獲得好好的休息，就更能應付自己的情緒狀況，也不容易有嚴重的情緒起伏——而這正是精力耗竭的人最典型的表現。要從精力耗竭的狀態回復過來，需要完成兩個獨立的步驟，以下是第一階段的建議精油：

精力耗竭適合使用的精油——第一階段

岩蘭草（*Vetiveria zizanoides*）
甜馬鬱蘭（*Origanum majorana*）
乳香（*Boswellia carterii*）
真正薰衣草（*Lavandula angustifolia*）
佛手柑（*Citrus bergamia*）
香蜂草（*Melissa officinalis*）
羅馬洋甘菊（*Anthemis nobilis*）
安息香（*Styrax benzoin*）
快樂鼠尾草（*Salvia sclarea*）
纈草（*Valeriana officinalis*）
大西洋雪松（*Cedrus atlantica*）
歐洲赤松（*Pinus sylvestris*）
橙花（*Citrus aurantium*）

精力耗竭身體配方：第一階段

岩蘭草	3 滴
乳香	5 滴
佛手柑	5 滴
甜馬鬱蘭	8 滴
快樂鼠尾草	5 滴
羅馬洋甘菊	2 滴
纈草	2 滴

均勻混合上述精油，調製成具有協同作用的複方。接著，以每小匙（5 毫升）基底油，加入 3 至 5 滴精油的比例，進行稀釋。

想讓精力耗竭的身體回復過來，不能在一開始就給予更多的刺激，因為身體本身已經受到太多的刺激了；所以先從能安撫、放鬆的精油開始。這是一個改變既有模式的過程，所以需要時間——不要期盼一覺醒來，就會有奇蹟發生。你可以使用上述配方，或是從建議精油中挑選自己的配方組成，將按摩油塗在太陽神經叢和背部，盡可能塗到手能觸及的地方。每天晚上這麼做。如果有其他人可以幫助，全身塗抹會更好。當你發覺晚上可以睡得很好，並且也漸漸開始忘記待辦事項中未完成的工作，就可以進入下一階段。

精力耗竭適合使用的精油——第二階段

真正薰衣草（*Lavandula angustifolia*）
黑胡椒（*Piper nigrum*）
迷迭香（*Rosmarinus officinalis*）
苦橙葉（*Citrus aurantium*）
甜羅勒（沉香醇羅勒）（*Ocimum basilicum ct. linalool*）
檸檬（*Citrus limon*）
薑（*Zingiber officinale*）
萊姆（*Citrus aurantifolia*）
檀香（*Santalum album*）
葡萄柚（*Citrus paradisi*）

義大利永久花（*Helichrysum italicum*）
月桂（*Laurus nobilis*）
香桃木（*Myrtus communis*）
綠花白千層（*Melaleuca quinquenervia*）

精力耗竭身體配方：第二階段

檸檬	6 滴
黑胡椒	2 滴
薑	2 滴
迷迭香	10 滴
甜羅勒（沉香醇羅勒）	8 滴
真正薰衣草	2 滴

均勻混合上述精油，調製成具有協同作用的複方。接著，以每小匙（5 毫升）基底油，加入 3 至 5 滴精油的比例，進行稀釋。

你可以使用上述第二階段的專用配方，或是從第二階段建議精油中，挑選自己的配方組成。第二階段的按摩油請在早上使用，將按摩油塗在太陽神經叢和背部，盡可能塗到手能觸及的地方。第一階段的按摩油依然在晚上繼續使用，讓油留在身上一整夜。

🍃 男性更年期（Androgen Decline in the Aging Male，ADAM）

當男性年屆 30 或 40 歲，體內的雄激素就可能開始下降，出現男性更年期的症狀（名稱可直譯為年長男性的雄激素下降，簡稱 ADAM）；不過，這更常是發生在 50 歲之後的男性身上。男性更年期是一個近年才被認出的情況，人們曾經給過它許多不同名稱，包括男性轉捩更年期（*male climacteric andropause*），或直接稱為雄性更年期（*andropause*）。叫做更年期的原因，是因為它和女性更年期一樣，都與性荷爾蒙的消退有關。對男性來說，性荷爾蒙的減退，並不像女性停經一樣，伴隨明顯的各種身體症狀，雄激素的減退是緩慢下降的過程，可能經過好幾年的時間。這樣的變化甚至幽微到難以察覺，不過，到了某個時間點，男性都會意識到，自己已不再和之前一樣了。

男性更年期伴隨的症狀都很常見，例如肌肉關節的疼痛，或者沒有特別原因只是覺得不舒服，此外也包括體重上升、疲倦易累，或者明明疲勞卻沒辦法好好入睡。男性可能發現自己的鬍鬚變少，夜裡會出汗，或長出「男乳」。另外，還可能有憂鬱、焦慮、神經緊張或易怒等情緒問題。但大部分男性通常只有在早上睡醒不再經常勃起、親密時不容易順利勃起、精液量變少，或根本對性事不再感興趣的時候，才會真正意識到自己不得不正視這個情況。

人們也可能把以上症狀視為一種中年危機（*midlife crisis*），而男性可能更容易認為性慾低迷是家庭生活的問題，而不是自

己身體使然。許多男性可能因此離開一段美滿的關係，期望更年輕的伴侶能讓他重燃愛火，但事實上，身體雄激素的下降才是真正的原因。

造成這個情況的原因，目前仍眾說紛云。最簡單的說法就是，男性體內的睪固酮濃度降低了。但是，出現以上症狀的男性，可能仍然維持正常的睪固酮濃度，而睪固酮濃度低落的男性，也可能一點上述症狀也沒有。然而，這並不影響替代性的睪固酮補充品攻佔市場──包括皮膚貼片、凝膠、口香糖、針劑和皮下植入等等。

一定程度來說，ADAM 有可能來自本身就需要處理和調整的情況，例如體重過重、飲酒過量或服用某些藥物。糖尿病也和 ADAM 有關，因為它可能使睪丸、前列腺和尿道，出現感染和發炎等情況。換句話說，處理 ADAM 並不只是多給一些「男性荷爾蒙」就可以解決的事。真正出現血清睪固酮短少的狀況，是一種被稱為遲發型性腺功能低下症（*late onset hypogonadism*）的情況，它是一種生物化學綜合症，和許多人說的男性更年期並不一樣。

下列精油可以用來緩解各自對應的症狀，按照一般方式使用就可以。請參考本書第 37 頁「表 2：精油使用方法指南」的說明：

焦慮：佛手柑、真正薰衣草、甜馬鬱蘭、沉香醇羅勒、檸檬。

極度苦惱：快樂鼠尾草、真正薰衣草、岩玫瑰、天竺葵、葡萄柚。

煩躁易怒：真正薰衣草、野洋甘菊（摩洛哥洋甘菊）、羅馬洋甘菊、印蒿、快樂鼠尾草、天竺葵。

情緒擺盪：天竺葵、甜橙、迷迭香、檀香、玫瑰、依蘭。

憂鬱：佛手柑、天竺葵、橙花、大西洋雪松、廣藿香、檀香、岩玫瑰。

記憶力與專注力：檸檬、迷迭香、歐洲赤松、檸檬尤加利、胡椒薄荷（歐薄荷）。

疲憊感：迷迭香、胡椒薄荷（歐薄荷）、綠薄荷、葡萄柚、絲柏、歐洲赤松、岩玫瑰。

無法入睡：甜橙、真正薰衣草、纈草、肉豆蔻、岩蘭草、穗甘松。

原因不明的痠痛和疼痛：甜馬鬱蘭、胡椒薄荷（歐薄荷）、薑、泰國蔘薑、丁香花苞、義大利永久花。

突然出汗：絲柏、花梨木、杜松漿果、胡椒薄荷（歐薄荷）、萊姆、芳枸葉。

性能力

自古以來，說到提高性能力，世界各地的男性無不眼睛發亮；也或許，確實是自古以來，男性就一直懂得借助天然植物產品，

來處理和性能力有關的問題。下面這個配方是一個按摩油，你可以塗在後腰直到臀部下緣的位置，不過可別碰到肛門，另外也一併塗在大腿根部，但請避開生殖部位：

提振雄風配方

薑（*Zingiber officinale*）........ 2 滴
黑胡椒（*Piper nigrum*）........ 2 滴
荳蔻（*Elettaria cardamomum*）. 2 滴
達米阿那（*Turnera diffusa*）... 2 滴

將上述精油調入 1 大匙（15 毫升）的基底油中，取適量塗抹在上述部位，每天一次。連續塗抹兩週，然後暫停兩週，有需要的話就再繼續使用。

陽痿有可能與藥物有關，如果你正服用藥物，請和醫師討論這個問題。人說能提高性能力的天然產品包括：人蔘（ginseng root，*Panax ginseng*）、祕魯人蔘／瑪卡（Peruvian ginseng or maca root，*Lepidium meyenii*）、卡圖巴（樹皮）（catuaba bark，*Erythroxylum catuab*）、長的像灌木一樣的男根果（huanarpo macho，*Jatropha macrantha*）、碧蘿芷（濱海松的樹皮）（pycnogenol，*Pinus pinaster*）、育亨賓（樹皮）（yohimbe bark，*Pausinystalia yohimbe*），以及銀杏。除此之外，人們也透過肉鹼（carnitine）——一種氨基酸——

來增強男性性能力，尤其是丙醯左旋肉鹼（propionyl-L-carnitine）和乙醯左旋肉鹼（acetyl-L-carnitine）這兩種化合物。另外一個被用來提高性能力的胺基酸，是左旋精胺酸（L-arginine），但心臟疾病患者不宜使用。

激情來時，要忍住不鬆懈並非易事，下列配方可以幫助改善這個問題。調配下面這個「親密激忍配方」，在親密之前塗抹於腹部區域——注意別塗到生殖部位。請別認為加越多精油，效果就會越好。請如實按照以下配方來調配，這樣的量是最好的比例。

親密激忍配方

快樂鼠尾草（*Salvia sclarea*）. 2 滴
印蒿（*Artemisia pallens*）....... 2 滴
岩蘭草（*Vetiveria zizanoides*）. 2 滴

將上述精油稀釋於 2 小匙（10 毫升）的基底油中，每次取少量使用。

🌿 不孕

精子是人體中最小的細胞，它們相當纖弱，光是筆記型電腦的溫度，和手機發出的射頻電磁輻射（RF-EMR），就可能傷害到它們。多年來，關於電子產品對精子是否會造成危害，各方說法並不一致，不過，目前

似乎偏向必須小心，因為人們已將男性生育力下降的 8%，歸因於電子產品的使用。要擔心的不是精液濃度（也就是精子數量），而是精子的生存能力與活動力。就目前所知，經常將手機放在褲子口袋，似乎不是太明智的做法，因為那可是手機最接近精子的地方。

另一項危及男性生育力的，就是環境荷爾蒙（xenoestrogens）。這是工業用的多種化學分子，現在廣泛分布在整個地球環境中。環境荷爾蒙有可能從塑膠產品中滲出，流入水源。也因此，它們無所不在。或許這也可以說明，為什麼世界各地的男性生育力都在下降——不只是男人，就連動物也一樣。這些對內分泌造成干擾的化合物，已經引起世界各地的注意。對男性來說，那意味著，必須比過去更注意保護自己的生育能力。我們都對自己的電子設備愛不釋手，但當研究者把精子放在筆記型電腦旁邊，只需要四小時，精子就不再完好如初。當你把電腦放在腿上，一邊上網搜尋關於男性不孕的資料時，或許值得想想這件事！

精油無法直接改善精子的生存能力與活動力，但或許，有其他潛在的因素影響了這一點，而精油能對那些潛在因素帶來很好的改善效果。這或許是為什麼，有些人深信精油能改善男性的生育能力。

男性不孕適合使用的精油

檀香（*Santalum album*）
花梨木（*Aniba rosaeodora*）
廣藿香（*Pogostemon cablin*）
德國洋甘菊（*Matricaria recutita*）
達米阿那（*Turnera diffusa*）
荳蔻（*Elettaria cardamomum*）
天竺葵（*Pelargonium graveolens*）
大西洋雪松（*Cedrus atlantica*）
乳香（*Boswellia carterii*）
玫瑰草（*Cymbopogon martinii*）
快樂鼠尾草（*Salvia sclarea*）
希臘鼠尾草（三裂葉鼠尾草）（*Salvia fruticosa/triloba*）
歐白芷（籽）（*Angelica archangelica*）
甜羅勒（沉香醇羅勒）（*Ocimum basilicum ct. linalool*）

從上述列表中選擇一種精油，或是調製成配方。請選擇你和伴侶都喜歡的香氣。以每小匙（5 毫升）基底油中加入 5 滴精油的比例，稀釋成身體按摩油，塗擦在以下這個非常具體的區域：上腹肌與下腹肌、骨盆、後腰（腰椎第 3 節與第 4 節，這是對應性腺神經的脊椎位置）——然後一直到臀部下緣，但不需要深至肛門。注意避開生殖部位。上述配方也可以取 2 至 4 滴，在稀釋後用來泡澡，或是取 1 至 2 滴滴在布料上，洗完澡後擦拭全身（請注意避開生殖部位）。每天使用精油，持續 3 到 6 個月，看看效果

如何。

生殖系統

男性生殖系統是一個複雜的製造與傳輸網絡，有許多部分共同組成。除了陰莖和陰囊之外，還有睪丸、前列腺、精囊、輸精管、尿道等，全都透過系統性的管道連結在一起。各部位之間緊密的相互關係，意味著當一處出現問題，就可能牽連到其他處，甚至可能造成關係困難。意識到問題出在整個生殖網絡的哪個部分，對於整個系統的順暢運作來說非常重要。生殖系統中，容易出問題的地方之一，就是睪丸。睪丸癌是年輕男性最常見的癌症種類，且罹患率正在攀升當中。男性的兩個睪丸大小通常會有些微不同，但當其中一個睪丸的大小出現改變，或持續在變化，或能感覺到有硬塊或結節，那就是該看醫生的時候了。睪丸的腫脹不一定會伴隨疼痛，也可能看起來不像什麼大問題，睪丸可能感覺麻木，或只有一點點麻。其他症狀包括背痛、下腹或鼠蹊部的悶痛、觸痛、包皮或龜頭長出疣狀物、滲膿、血尿、排尿疼痛，或頻尿。所有男性都應該每個月固定觀察自己睪丸的變化。可以在泡澡的時候進行觀察，因為這時，所有相連的支持肌肉都是放鬆的。你可以用雙手的拇指和食指來滾動睪丸，並進行觀察。

上述許多症狀都有可能指向其他疾病，不用多說你也知道，如有任何不尋常的情況發生，請務必向你的醫師尋求協助。

❖ 痠痛與疼痛

如果陰莖出現任何疼痛或痠痛感，請一定要尋求醫師協助。千萬不能當作沒事。陰莖的疼痛，可能是更嚴重的腎臟、膀胱或前列腺問題。痠痛則可能是性行為傳染的疾病、痛風、糖尿病或衛生不良造成的。每天用精油鹽水清潔，能幫助減輕痠痛感，讓痛處復原。仔細清潔生殖部位周圍，是擁有健康和美滿關係至關重要的一環。用肥皂和水好好清潔包皮內部，加上精油抗細菌和抗病毒的功效，對於擊退生殖部位的氣味與感染，能帶來很好的幫助。

舒緩泡澡鹽	
真正薰衣草	5 滴
天然岩鹽	1 小匙

將精油滴入鹽中，再加進 1 品脫（475 毫升）的溫水裡。仔細攪拌，確保水面沒有精油油點殘留。用這個精油水來清潔生殖部位，注意避開陰莖頭。

適合男性使用的精油

使用以下建議精油時，取 2 滴精油混入一些基底油中，再加入放了 1 品脫（475 毫升）溫水的水盆裡。用力攪動盆裡的水，盡可能把精油攪散，然後在盆子裡清潔你的陰莖和陰囊。請注意，只可使用以下列表建議的精油，我已根據這些精油各自的療癒角色，做好用途的分類。

感染

茶樹（*Melaleuca alternifolia*）
綠花白千層（*Melaleuca quinquenervia*）
真正薰衣草（*Lavandula angustifolia*）
廣藿香（*Pogostemon cablin*）
芳枸葉（*Agonis fragrans*）
沉香醇百里香（*Thymus vulgaris* ct. *linalool*）
松紅梅（*Leptospermum scoparium*）

發炎

德國洋甘菊（*Matricaria recutita*）
真正薰衣草（*Lavandula angustifolia*）
羅馬洋甘菊（*Anthemis nobilis*）
澳洲尤加利（*Eucalyptus radiata*）

腫脹

絲柏（*Cupressus sempervirens*）
真正薰衣草（*Lavandula angustifolia*）
杜松漿果（*Juniperus communis*）
德國洋甘菊（*Matricaria recutita*）

羅馬洋甘菊（*Anthemis nobilis*）
綠花白千層（*Melaleuca quinquenervia*）
義大利永久花（*Helichrysum italicum*）
迷迭香（*Rosmarinus officinalis*）

❖ 擦傷

陰莖的黏膜纖弱，有可能輕微擦傷，包皮也可能裂開，這些時候，都可能造成患部感染。用精油處理將帶來很好的效果——真正薰衣草抗細菌的特質，能在預防感染的同時，促進傷口修復：

> **陰莖輕微擦傷**
>
> 真正薰衣草 .... 3 滴

在盆中放入溫暖的水，用力攪動盆裡的水，確保水面上沒有油點殘留，每天清洗兩次，直到傷口獲得修復。

❖ 發炎

千萬別以為只要使用純精油，就可以加速消腫的過程——請務必按照指示稀釋精油。針對發炎、腫脹的睪丸，有以下兩種處理方式：

> **睪丸腫脹的消炎配方：配方 1**
>
> 德國洋甘菊 .... 6 滴

用來坐浴，或加入 1 品脫（475 毫升）的冷水中，用海棉沾取擦拭患部。

睪丸腫脹的消炎配方：配方 2

羅馬洋甘菊 或 德國洋甘菊 .. 10 滴
真正薰衣草 .... 10 滴

將上述精油調和在一起，取 2 滴稀釋在 1 小匙（5 毫升）的荷荷芭油或雷公根浸泡油（*Centella asiatica*）中。再一次調和均勻。每次使用時，取適量的油塗抹在睪丸上，不須貪多。

陰莖和睪丸的清涼配方

羅馬洋甘菊
德國洋甘菊

單獨使用上述精油，或將兩者調和在一起使用。取總共 4 滴精油，加入 ½ 品脫（240 毫升）的水中，攪拌均勻。用布或海綿沾濕後擦拭患部。

或者上述兩種精油各取 2 滴，再調入 1 滴真正薰衣草，然後加入 ½ 品脫（240 毫升）的水中，攪拌均勻。用布或海綿沾濕後擦拭患部。

❖ **龜頭炎**（Balanitis）

龜頭發炎可能使排尿出現燒灼感。就像遇到其他類似症狀時一樣，此時請務必尋求醫師診療，來排除性傳染病的可能。除此之外，可以透過每天清潔患部兩次來照顧自己。

龜頭炎配方

真正薰衣草 .... 3 滴
德國洋甘菊 .... 2 滴

將上述精油加入 1 品脫（475 毫升）的溫水中，水裡事先加入 2 小匙（10 公克）的岩鹽或海鹽。用力攪動盆裡的水，確保水面上沒有油點殘留。

❖ **陰囊水腫**（Hydroceles）

睪丸周圍的層狀組織如果有水分積聚，一般來說並無大礙，也不會疼痛，但有可能感覺脹脹的、不舒服。陰囊水腫通常是腹股溝疝氣（inguinal hernia）所導致，遇到這樣的情況，就可能需要開刀。如果只是透過引流帶走水分，問題還是可能重新出現。另一個造成陰囊水腫的原因是外傷。

輕輕按摩能幫助水份代謝：為下腹部周圍和腫脹的睪丸按摩，一天一次，連續 15 天。以下有兩種配方可以參考選擇：

陰囊水腫：配方 1	
杜松漿果	10 滴
綠花白千層	5 滴
檸檬	10 滴
義大利永久花	5 滴

陰囊水腫：配方 2	
杜松漿果	5 滴
絲柏	10 滴
真正薰衣草	10 滴

均勻混合上述精油，然後取 2 至 3 滴稀釋於 1 小匙（5 毫升）的基底油中。

❖ 睪丸炎（Orchitis）

睪丸發炎可能是腮腺炎的併發症，並且可能發生在任何年齡。症狀包括睪丸疼痛腫脹、發燒，以及排尿疼痛。以下療程分為兩部分——身體按摩與睪丸按摩，分別使用兩種不同的按摩油，一天兩次：

睪丸炎：身體按摩油	
德國洋甘菊	5 滴
天竺葵	5 滴
檸檬	10 滴
芳樟	2 滴
沉香醇百里香	3 滴

均勻混合上述精油，以每小匙（5 毫升）基底油兌入 3 至 5 滴精油的比例稀釋。每天 2 次塗抹於後腰和下腹部。

睪丸炎：睪丸按摩油	
真正薰衣草	10 滴
德國洋甘菊	10 滴
絲柏	5 滴
玫瑰草	5 滴

均勻混合上述精油，以每小匙（5 毫升）基底油兌入 2 至 3 滴精油的比例稀釋。每次取適量塗抹於患部。

❖ 前列腺炎（Prostatitis）

前列腺的燒灼感可能來自許多原因，例如前列腺炎——這可能是慢性的，也可能是急性。症狀包括疼痛、排尿伴隨燒灼感、下腹疼痛、身體沉重、無法憋尿、頻尿、發燒，以及一般性的疲憊倦怠。前列腺炎可能發生在任何時候，對男性來說，是一種無比不舒服的情況。

將下列配方塗抹在下腹、後腰，以及臀部上方。每次視需要取用少量，一天至多使用 3 次。

前列腺炎：身體按摩油

真正薰衣草	5 滴
絲柏	5 滴
澳洲尤加利	5 滴
天竺葵	3 滴
綠花白千層	3 滴
茶樹	3 滴
德國洋甘菊	2 滴
沉香醇百里香	4 滴

均勻混合上述精油，調製成具有協同作用的複方。以每小匙（5 毫升）基底油兌入3 至 5 滴精油的比例稀釋。

❖ **對磨疹**（intertrigo）

當皮膚之間出現摩擦，就可能出現疼痛發炎的情況，尤其在潮濕多汗的部位，例如鼠蹊部。要是肌膚一直無法呼吸或通風乾燥，就可能因為細菌、病毒或真菌的感染而造成對磨疹。不過，對磨疹也可能是身體缺乏維生素 B_6 所致。長出對磨疹的皮膚可能並不美觀，甚至會有不雅的氣味。對磨疹也可能來自肥胖，或是老年人的尿失禁。

一週 2 天用下列洗劑清洗患部，讓患部好好呼吸。

對磨疹配方

真正薰衣草	5 滴
檸檬尤加利	10 滴

將上述精油加入 2½ 杯（600 毫升）水中，每次取用大約 100 毫升的量。此外，也請準備下面這個身體粉。請使用天然細緻的白泥粉來製作，將配方中所有材料均勻混合，如果可以的話，用果汁機進行攪拌；請注意不要吸入揚起的粉末。患部清洗乾淨、擦乾後，取少量身體粉拍在患部四周。

對磨疹身體粉

白泥粉（高嶺土）	4 盎司約 113 克
真正薰衣草	10 滴
迷迭香	10 滴
德國洋甘菊	10 滴

❖ **精索靜脈曲張**（Varicocele）

精索靜脈曲張，是一條來自睪丸的靜脈，出現靜脈曲張的情形。由於生理構造的原因，通常會發生在身體左側。柔軟而腫脹的感覺通常並不大礙，也不會疼痛，但有可能會有些痠痛，尤其是長時間久站之後。

請每天用下列配方，在下腹、後腰，和臀部上方薦骨的位置進行按摩。

精索靜脈曲張身體按摩油：配方 1

天竺葵	15 滴
絲柏	10 滴
羅馬洋甘菊	5 滴

均勻混合上述精油，以每小匙（5 毫升）基底油兌入 3 至 5 滴精油的比例稀釋。

此外，也可以用本書第 422 頁的「冰塊杯冰敷法」，每天一次敷在腫脹的位置，然後用下列配方輕輕按摩。

精索靜脈曲張身體按摩油：配方 2

羅馬洋甘菊	2 滴
絲柏	3 滴

將上述精油調入 1 小匙（5 毫升）的月見草油或荷荷芭油中稀釋。配方的量足以使用 2 次。

🌿 其他問題

❖ 腳臭

腳部出現不雅的氣味，並不只是男性專屬的問題，但男性似乎更容易發生這樣的情況。這尷尬又令人綁手綁腳的情況，可能是幾種真菌疾病導致的。如果你確實有真菌感染的問題，可以在以下除臭粉配方中，再額外滴入 2 滴茶樹精油：

足部除臭粉

小蘇打粉	1 大匙
胡椒薄荷（歐薄荷）	1 滴
歐洲赤松（或希臘鼠尾草，或迷迭香）	2 滴

將小蘇打粉放在塑膠袋裡，加入胡椒薄荷（歐薄荷）和其他你選用的精油，好好搖晃均勻。讓粉劑維持疏鬆，用桿麵棒把結塊壓散。

在每天的飲食計畫中，加入鋅的補充劑，這將帶來非常大的幫助。取一盆水，滴入希臘鼠尾草（三裂葉鼠尾草）、松紅梅、玫瑰草或茶樹精油，連續 1 週每天泡腳，這麼做也能帶來很好的幫助。固定將除臭粉拍在腳上，並且在鞋子裡放入半小匙，靜置過夜——這麼做能有效抑制細菌生長。早上把鞋子裡的粉末清理乾淨，此外也要定期更換鞋子。

❖ 胯下癢

胯下癢是男性非常普遍常見的問題，尤其經常出現在運動員身上。胯下癢的原因，通常是穿了太緊的內褲或牛仔褲所致。胯下癢的症狀是搔癢脫屑的紅疹，甚至有可能變得疼痛。這是股癬（*Tinea cruris*）造成的皮膚感染，這種真菌在潮濕的位置容易孳生，所以鼠蹊部最好盡可能保持清潔、乾燥。穿

著通風的四角褲，能幫助鼠蹊部空氣流通。塗了油的肌膚也能防止真菌孳生，這是為什麼在此我建議透過兩個步驟來改善胯下癢的問題：

真正薰衣草（*Lavandula angustifolia*）
芳枸葉（*Agonis fragrans*）
廣藿香（*Pogostemon cablin*）
茶樹（*Melaleuca alternifolia*）
松紅梅（*Leptospermum scoparium*）

將上述任何一種精油，取 2 滴稀釋在一盆水中。用精油水清洗患部，好好擦乾。另外，同樣從上述任何一種精油中，取 2 滴稀釋在 1 小匙（5 毫升）的基底油中（你可以任選一種，或使用雷公根浸泡油〔*Centella asiatica*〕），每天早晚塗擦在患部。

❖ 念珠菌感染

人們經常認為，念珠菌感染是一種女性疾病，但事實上，男性也可能出現念珠菌感染，並且可能在性交過程中相互傳染。念珠菌感染的症狀包括陰莖紅疹，或是陰莖頂端出現燒灼或搔癢感。發生類似情況時，可以尋求醫師協助，透過服藥改善。念珠菌感染是來自一種叫做白色念珠菌（*Candida albicans*）的真菌，白色念珠菌通常存在於腸道或胃部，不只會感染生殖器官、口腔、喉嚨和皮膚，就連指甲也可能受到波及。精油可以用來泡澡，或用海綿沾取精油水來擦拭。具體方式首先是從下列配方中選定一種，調配完成後，取 4 滴加入一盆溫水中，用海綿沾取精油水擦拭生殖部位。

三種念珠菌泡澡配方

配方 1
廣藿香 .... 6 滴
玫瑰草 .... 2 滴
義大利永久花 .... 2 滴

配方 2
芳枸葉 .... 6 滴
佛手柑 .... 2 滴

配方 3
松紅梅 .... 1 滴
廣藿香 .... 2 滴
真正薰衣草 .... 2 滴

均勻混合上述精油，而後取 4 滴稀釋於少量基底油中，再加進泡澡水裡。或者，也可以取 2 滴精油，用½小匙（2½毫升）的基底油稀釋過後，進行坐浴。

下列配方可以用來泡澡或調製身體按摩油，也可以兩者併行：

念珠菌配方

綠花白千層	5 滴
廣藿香	5 滴
茶樹	5 滴
檸檬	5 滴
山雞椒	3 滴
澳洲尤加利	5 滴

將上述精油混合在一起，調製成具有協同作用的複方。而後可以按兩種方式使用。用於泡澡——取 4 滴，用少許基底油稀釋後加入泡澡水；作為按摩油——取 3 至 5 滴調入 1 小匙（5 毫升）的基底油中，塗在腹部和後腰，每天 1 次，連續 7 天，讓身體有時間發生反應。

至於飲食方面的建議，可以參考本書第 8 章「女性保健的天然之選」中，關於「念珠菌感染」的段落（參考本書第 306 頁）

❖ 肛門搔癢症（Pruritus Ani）

肛門搔癢症是肛門癢的醫學病名，引發的原因有很多，可能是使用了某種沐浴乳或清潔劑，或是如廁用的衛生紙當中含有某些化學物質，也或許是因為使用了某些抗生素或排便劑。情緒因素也是可能的原因，但除此之外，也可能是蟯蟲所致——雖然多半發生在孩童身上，但也可能透過居家傳染進入成人身體，這時，受影響的所有人都需要用藥物治療。肛門是潮濕又溫暖的地方，也因此成為真菌和細菌的最佳孳生地點，而這類感染也可能導致發炎。光是抓癢的動作，就可能使促發炎的化學分子更加釋放出來，於是就會更癢，這樣的惡性循環，使得搔癢永遠沒有停歇的一天。

要處理這個問題，首先得排除寄生蟲的原因。確認之後，每天 2 次用低敏性清潔液清洗患部，最好在排便之後進行清洗。然後以下列配方，取 2 滴加入水中：

肛門搔癢症：清潔配方

天竺葵	5 滴
真正薰衣草	4 滴
佛手柑	3 滴

除此之外，也用下列配方製作凝膠，塗擦在肛門周圍：

肛門搔癢症：凝膠配方

蘆薈膠	1 液體盎司30 毫升
荷荷芭油	1 小匙（5 毫升）
檸檬尤加利	3 滴
羅馬洋甘菊	3 滴
玫瑰草	2 滴
天竺葵	2 滴

製作凝膠的方法如下：首先將精油調入

荷荷芭油中，攪拌均勻。接著加入蘆薈膠中，再一次充分混合，然後存放在有蓋的廣口瓶中，放入冰箱保存。每次取少量使用，視需要塗在肛門周圍。

❖ 痔瘡

既然談到一般常見的問題，就一起來說說痔瘡吧。男性似乎比女性更常出現痔瘡的困擾，發生這樣的問題，越早處理越好。首先，一定要喝足夠的水，然後補充維生素E。許多人都告訴我，根據以下方式處理 7 到 10 天之後，症狀就完全消失了。

痔瘡適合使用的精油

天竺葵（*Pelargonium graveolens*）
絲柏（*Cupressus sempervirens*）
真正薰衣草（*Lavandula angustifolia*）
義大利永久花（*Helichrysum italicum*）
醒目薰衣草（*Lavandula x intermedia*）
廣藿香（*Pogostemon cablin*）
綠花白千層（*Melaleuca quinquenervia*）

痔瘡：配方 1

絲柏	2 滴
天竺葵	2 滴
廣藿香	2 滴
義大利永久花	4 滴

痔瘡：配方 2

天竺葵	2 滴
絲柏	3 滴

痔瘡：配方 3

醒目薰衣草	3 滴
義大利永久花	2 滴

選擇一個配方，將精油調入 1 大匙（15 毫升）的基底油，或15 毫升的蘆薈膠中。每次視需要取少量使用，塗擦在肛門周圍。

🌿 肝

肝是人體最大的內臟器官，它靜靜地在橫膈膜下方，背負起將近 500 種維持人體運作的重要功能。由於肝臟本身不具有痛覺接受器，唯有在黏膜上，所以要察覺肝臟出了毛病，並不是件容易的事。肝臟再生的能力相當優異，這意味著健康的細胞可以增大，或加快細胞分裂的速度，來補償肝臟的損傷或喪失。從這裡可以看出，我們的身體知道肝臟有多麼重要，即使我們自己並不明瞭。

我把肝臟的段落放在專門談男性的這個章節，是因為最可能造成肝臟損傷的原因，就是飲酒過度；而酗酒者當中，男性是女性的兩倍。不過，高脂肪飲食也會對肝臟造成

極大負擔，感染也可能造成肝臟組織發炎。

　　由於肝臟和人體這麼多重要功能息息相關，因此，當肝臟出了問題，症狀可能發生在身體其他部位。不過若是從症狀追本溯源，最後通常會發現是肝出了問題。肝臟位在肋骨後方，大部分盤踞在身體的右側，所以要是身體右側有悶痛感，就可能是肝臟出了問題；此外，右肩疼痛或甚至是背痛，也都可能是肝病的徵兆。黃疸──皮膚發黃──就是肝臟出問題的經典徵兆，而尿液變深或臉部發白，也可能表示肝臟出了毛病。其他不那麼明顯的症狀，則可能是皮膚癢，或一般性的疲勞。

　　肝臟每一分鐘處理的血液量，大約有2½品脫（1.2 公升）之多。血液在這裡經過重新處理：某些廢物會轉換成另有他用的元素，而有害的廢物，則會進一步透過身體排出。然而，肝臟可不只是一個垃圾分類站而已，它更像是你所能想像最精密複雜的化學工廠，同時間進行著無數維繫生命所需的工作。它的工作和碳水化合物、蛋白質與膽固醇等脂肪的代謝有關，也和骨骼與肌肉的生長過程相關。肝臟會製造促血小板生成素，這是一種荷爾蒙，能調解體內血小板和血液製造的功能；也會和成氨基酸與葡萄糖，還負責儲存維生素 A、D 與 B$_{12}$。肝臟的功能可不只是清理血液與毒素而已。如果這麼想的話，就好像把男管家想成只懂得丟垃圾。

事實上，我們身體中的這位男管家，還為我們建造了一棟可以居住的房子，確保血液流動，並且滿足我們的所有基本需求，而他本人卻謙遜不語，只是安安靜靜地埋頭苦幹著。

　　酒精是肝臟最大的敵人。所以下次當你為自己倒了一大杯波本酒，思考這世界為什麼為你帶來這麼多麻煩，請記得，你正依靠著你的肝臟在運作，而最終，你需要有健康的肝臟來處理這世界帶給你的難題。此言不虛，畢竟肝臟就是負責處理我們從環境中攝入的毒素，包括在工作時吸入的毒物。某些藥物會讓肝臟揮汗如雨，更不用說，我們在超市裡伸手就抓的那些垃圾食物，最終也得令肝臟額外加班。即食的食物或許帶來許多方便，但可憐的肝臟總在為我們收拾殘局。

　　不過，你還是可以透過許多方法來幫助自己。首先，透過遠離毒素，防止肝臟的更多損傷。非有機的紅肉、魚肉、雞肉、小麥和乳製品當中，都可能含有微量的化學物質與污染物，這是在動物或作物生長過程中，無可避免的殘留物質。所以請盡可能多吃有機的、生的或清蒸的蔬菜──包括深色綠葉蔬菜，例如菠菜或羽葉甘藍──以及全穀物、豆子、堅果、蘋果醋，以及水果（柑橘類水果除外）。鳳梨對肝臟相當有益，因為其中含有鳳梨酵素（bromelain）。喝過濾水或瓶裝水、綠茶、薑茶、蒲公英茶，以及

新鮮的胡蘿蔔汁——和蘋果汁也很搭。服用藥草萃取物，例如奶薊和朝鮮薊，每天攝取 1,000 毫克的維生素 C，以及優質的綜合維他命和礦物質補充品。

如想幫助身體排出毒素，可以每天用排毒刷梳過身體，記得以朝向心臟的方式來梳。此外，請每天洗澡，有機會就做做三溫暖，並請合格的治療師為你做淋巴排毒按摩。每週按摩一次能帶來很大的幫助，這是你可以善待自己的方式。

肝臟保養適合使用的精油

羅馬洋甘菊（*Anthemis nobilis*）
德國洋甘菊（*Matricaria recutita*）
真正薰衣草（*Lavandula angustifolia*）
天竺葵（*Pelargonium graveolens*）
絲柏（*Cupressus sempervirens*）
義大利永久花（*Helichrysum italicum*）
迷迭香（*Rosmarinus officinalis*）
杜松漿果（*Juniperus communis*）
格陵蘭喇叭茶（*Ledum groenlandicum*）
胡蘿蔔籽（*Daucus carota*）
胡椒薄荷（歐薄荷）（*Mentha piperita*）
荳蔻（*Elettaria cardamomum*）
薑（*Zingiber officinale*）
葡萄柚（*Citrus paradisi*）
薑黃（*Curcuma longa*）
廣藿香（*Pogostemon cablin*）

按照一般方式使用精油，可以參考本書第 37 頁「表 2：精油使用方法指南」的內容。

支持肝臟：配方 1

迷迭香	5 滴
杜松漿果	4 滴
德國洋甘菊	3 滴
絲柏	4 滴
薑	6 滴
胡蘿蔔籽	3 滴
天竺葵	5 滴

支持肝臟：配方 2

胡蘿蔔籽	3 滴
迷迭香	5 滴
杜松漿果	7 滴
薑	9 滴
絲柏	2 滴

選定一個精油配方，將配方中的精油調和在一起。取 3 至 5 滴稀釋於 1 小匙（5 毫升）的基底油中。塗在身體中段，包括腹部、肋骨周圍以及身體兩側，還有上背部與背部中段。

肝炎（Hepatitis）

肝炎是肝臟細胞發炎的情況，可能有幾

種不同形式。初期症狀可能和感冒類似，包括肌肉疼痛、頭痛、噁心、食慾不振、消化不適、糞便變化、頭昏腦脹、疹子、發燒、無法專注、心智混沌，或只是整個人覺得不舒服。要是皮膚、黏膜或眼睛的某些部位發黃，都有可能是肝臟發炎的徵兆。

病毒有可能造成 A 型、B 型、C 型、D 型與 E 型肝炎，但包括飲酒、服用某些藥物、工業毒素，或甚至是自體免疫疾病，也都可能使肝臟發炎。得到肝炎病毒的原因有許多可能。眼前可口的一盤沙拉，要是菜葉以不乾淨的水清潔，或者由一位身患肝炎的作業人員經手，就可能讓你被感染。牙醫師和其他醫療從業人員，也會接觸到肝炎患者。孩子從地上撿來的東西，可能沾到不明的糞便。水是許多國家的肝炎隱憂，因此旅人們出門在外時，必須格外注意可能的風險。飲料中的冰塊通常不是用瓶裝水製作的，所以病毒很可能就藉由大太陽底下一罐清涼解渴的飲料，進入你的身體。由於許多身患肝炎的人，都沒有任何症狀，而肝炎又是那麼具有傳染性，所以我們每個人都無法置身事外。肝炎的症狀和慢性疲勞（chronic fatigue syndrome，CFS）很接近，因此如果有慢性疲勞的情況，更需要詳細地做進一步檢查。

如果想用精油改善肝炎的情況，首先請知會你的醫師，參考對方提出的建議。而臨床芳療師將能根據你的具體症狀，為你量身訂做個人專屬的精油配方。

能夠支持肝炎的精油

沉香醇百里香（*Thymus vulgaris* ct. *linalool*）
茶樹（*Melaleuca alternifolia*）
德國洋甘菊（*Matricaria recutita*）
檸檬尤加利（*Eucalyptus citriodora*）
澳洲尤加利（*Eucalyptus radiata*）
錫蘭肉桂葉（*Cinnamomum zeylanicum*）
野馬鬱蘭（*Origanum vulgare*）
廣藿香（*Pogostemon cablin*）
胡蘿蔔籽（*Daucus carota*）
絲柏（*Cupressus sempervirens*）
義大利永久花（*Helichrysum italicum*）
格陵蘭喇叭茶（*Ledum groenlandicum*）
葡萄柚（*Citrus paradisi*）
薑（*Zingiber officinalis*）
胡椒薄荷（歐薄荷）（*Mentha piperita*）

將精油加入泡澡水，或調製成身體按摩油。用以下配方做前兩週的治療：

肝炎：泡澡或身體按摩油配方（前兩週）

德國洋甘菊	5 滴
格陵蘭喇叭茶	5 滴
野馬鬱蘭	5 滴
絲柏	5 滴
薑	3 滴
葡萄柚	4 滴
松紅梅	3 滴

首先，將精油均勻混合，調製成具有協同作用的複方。取 2 至 3 滴，用少量基底油稀釋後，加入泡澡水中。要調製成身體按摩油，可以按每小匙（5 毫升）的基底油兌入 3 至 5 滴精油的比例進行稀釋。

肝炎：泡澡或身體按摩油配方（兩週後）

杜松漿果	5 滴
胡椒薄荷（歐薄荷）	3 滴
格陵蘭喇叭茶	5 滴
德國洋甘菊	4 滴
胡蘿蔔籽	4 滴
野馬鬱蘭	5 滴
檸檬尤加利	4 滴

首先，將精油均勻混合，調製成具有協同作用的複方。取 2 至 3 滴，用少量基底油稀釋後，加入泡澡水中。要調製成身體按摩油，可以按每小匙（5 毫升）的基底油兌入 3 至 5 滴精油的比例進行稀釋。

其他能幫助症狀好轉的建議包括：服用奶薊和朝鮮薊的萃取物、飲用綠茶與胡蘿蔔汁、堅持高纖維飲食、多使用蘋果醋、每天服用益生菌，以及攝取優良的維生素與礦物質補充品。

🌿 掉髮

一點一點失去頭髮，直到頂上無毛，是所有男人的夢魘。長久以來，人們說男人因為睪固酮過多才會禿頭，因此這樣的男性大概特別性感，而一般來說，女人並不那麼在意另一半禿頭，至少在意的程度比男人少得多。禿頭確實和體內二氫睪酮（dihydrotestosterone，DHT）較高有關，這是一種來自睪固酮的衍生物，不過知道這件事情或許也無法讓你寬慰一點。二氫睪酮會致使毛囊接受器萎縮，使得頭髮不容易生長。不過，幸運的是，精油或許能改善某些人的掉髮情況，並且絕對值得一試。要進行這個療程，基底油的選擇非常重要，以下列出建議使用的精油和基底油。

掉髮適合使用的精油

迷迭香（*Rosmarinus officinalis*）
希臘鼠尾草（三裂葉鼠尾草）（*Salvia fruticosa/triloba*）
高地牛膝草（*Hyssopus officinalis var. decumbens*）
大西洋雪松（*Cedrus atlantica*）
真正薰衣草（*Lavandula angustifolia*）
沉香醇百里香（*Thymus vulgaris* ct. linalool*）
天竺葵（*Pelargonium graveolens*）
檸檬（*Citrus limon*）

甜羅勒（沉香醇羅勒）（*Ocimum basilicum* ct. *linalool*）

葡萄柚（*Citrus paradisi*）

薑（*Zingiber officinale*）

絲柏（*Cupressus sempervirens*）

黑胡椒（*Piper nigrum*）

月桂（*Laurus nobilis*）

掉髮適合使用的基底油

椰子油（*Cocos nucifera*）

巴巴蘇油（Babassu oil，*Attalea speciosa*）

芝麻油（*Sesamum indicum*）

酸棗樹油（Andiroba oil，*Carapa guianensis*）

摩洛哥堅果油（*Argania spinosa*）

米糠油（*Oryza sativa*）

荷荷芭油（*Simmondsia chinensis*）

大麻籽油（*Cannabis sativa*）

　　下面這個方法有機會能防止頭髮掉落、強化並豐厚原有毛髮，如果毛囊仍有生長能力，就有可能長出新的頭髮。一開始，長出來的會是柔軟的細毛，或像絨毛一樣的毛髮。早禿的現象可以透過精油緩和，但請保持耐心──療程必須持續進行，要想看到效果，起碼也要四個月。但是，你的耐心一定會有回報──只要按照以下療程進行，你會發現咳嗽、感冒和流感都越來越少發生在你身上。首先從以下配方中選定一個，然後將精油調配完成。如果你選擇的第一個配方沒

有效果，那就換一個試試看。

掉髮：配方 1

迷迭香	5 滴
天竺葵	6 滴
真正薰衣草	7 滴
絲柏	6 滴
杜松漿果	4 滴

掉髮：配方 2

甜羅勒（沉香醇羅勒）	4 滴
迷迭香	8 滴
胡椒薄荷（歐薄荷）	2 滴
欖香脂	6 滴
玫瑰草	5 滴
天竺葵	2 滴

掉髮：配方 3

薑	5 滴
黑胡椒	5 滴
沉香醇百里香	5 滴
迷迭香	5 滴
大西洋雪松	5 滴

　　將你選好的配方精油調配在一起，裝進瓶子裡。再準備一個容量更大一點的瓶子，裡面裝入過濾水或礦泉水，其中，每 2 小匙（10 毫升）水，就加入 1 滴精油。舉例來

說，如果你的瓶子容量為 100 毫升，那麼就在其中加入 10 滴精油。好好搖晃均勻，每次使用前也都務必搖晃混合。每天，從這罐精油水中，取 1 小匙（5 毫升）放進一個小碟子裡，然後將碟子裡的水輕輕拍在頭上。請注意別讓精油水流到眼睛附近。每次只取用一點精油水，以免流到別處造成浪費。

從第二天開始，每個偶數日進行以下程序：在你將精油水拍在頭上之前，先用熱毛巾包住頭，就像回教徒包頭巾一樣。用熱毛巾包覆 2 到 3 分鐘之後，用本書第 422 頁的「冰塊杯冰敷法」輕輕塗抹頭皮。當頭皮整個變得冰涼，就再一次敷上熱毛巾。重複這個冷熱交替的程序，至少五個循環。接著再把精油水拍在頭皮上，不用擦去，留置過夜。

到了第 15 天，將 2 小匙（10 毫升）摩洛哥堅果油和 1 小匙（5 毫升）荷荷芭油調和在一起，作為你的護髮基底油。將 4 至 5 滴精油調入 1 小匙（5 毫升）的護髮基底油中。取需要的量按摩至頭皮吸收。對大部分的人來說，這 1 小匙應該足以使用 2 天。護髮油不用擦去，留置過夜。

洗頭髮時，請使用低敏洗髮精，也就是不含有清潔劑（detergent）的洗髮精。一個強健毛髮的簡單方法，就是洗完頭後，將 1 滴迷迭香精油加入冷水中，用這個精油水做最後一次的沖淋。沖淋完成後，不需要把迷

迭香精油洗去──它將讓你的頭髮充滿光澤，而冷水能刺激頭皮微血管，讓它們先收縮再舒張，這麼做可以刺激血液中的養分進入毛囊。

🌿 刮鬍

古羅馬詩人奧維德（Ovid）曾寫下《愛經》（*The Art of Love*）一書，其中提到：「男人無須在意外表；不羈是最好看的外型。」呃，或許兩千年前的女性特別鍾愛不修邊幅的男性，但放在現代可不是這麼一回事。現代社會競爭激烈，要是你看起來壓力山大或疲憊不堪，老闆就可能因為這點不修邊幅而把升遷的機會讓給他人──那些看起來乾淨明朗的人。而這些人不見得比你年輕。年長的男性只要對自己勤加照顧，看起來也能既有魅力又性感，臉龐的線條更能增添一絲性格。相反地，不羈的外表會讓人感覺你對自己不精心照顧，說不定很懶散⋯⋯這樣的印象可不令人加分，尤其在職場上。

某些傳統上由男性擔任的職業，對皮膚帶來的挑戰，嚴峻到非常人所能想像。乘風破浪的漁夫臉上呼嘯而過的，是夾帶著鹽的海風；鋼鐵廠的高溫，讓工人的皮膚無可避免地變得乾燥，而在地底隧道裡工作的礦工，皮膚則總是佈滿塵垢。即使一般人不會經歷這麼戲劇化的情境，在我的經驗裡，我

的皮膚最難捱的一次，就是混水泥的那一天——過了好幾個禮拜，皮膚乾燥和疼痛的感覺，才終於消失。

男性和女性的皮膚有某些共同點，但男性分泌更多皮脂，並且皮膚厚度比女性普遍多出 20％，於是皺紋出現得比較晚。不過，皮膚較厚也意味著，一旦皺紋在中年出現，看起來就會比較深。

臉部的毛髮顯然是男女肌膚的明顯區別。在一生中，男性平均花將近 4,000 個小時站在鏡子前面打理鬍鬚。光是每天早上必須處理自己的鬍鬚，就快把某些人逼瘋了，也因此，男性多少會在一生中的某個時刻，決定留鬍子。

刮鬍的動作可能為皮膚帶來各種問題，包括割傷、剃刀造成的燒灼感或腫塊、刺激性接觸皮膚炎（irritant contact dermatitis）、一般性刺激、發炎、疹子、皮膚剝蝕、搔癢和脂質屏障減損等等。有些男性還會出現毛髮倒生的問題，有時並不容易處理。倒生的毛髮可不會讓刮鬍變得輕鬆一點，有時還會發炎。皮膚則面臨肌膚水分流失、刀片過鈍，或對相關產品成分出現不良反應等問題。這一切，都使得刮鬍成為一種耐性的考驗，而不是真正享受其中的活動。

❖ 刮鬍油

近年來，刮鬍油變得越來越熱門，因為它們通常不會刺激皮膚，對於調理和保護肌膚也有更好的效果。如果你想為自己調配專屬的配方，做法也相當容易。刮鬍油可以單獨使用，也可以先塗上一層之後，再按一般方式使用的刮鬍泡或刮鬍凝膠，這麼做能讓刮鬍的過程更加滑順。如果你有生以來只使用過刮鬍泡，那麼一開始用刮鬍油的時候，可能需要適應一下。畢竟，你一次只需要使用 2 至 3 滴刮鬍油，而這樣的量看起來實在很少。不過，就刮鬍來說，這麼一點油就很足夠了。刮鬍油的好處有好多——不容易長疹子、不容易出現燒灼感、刺激、紅腫和疼痛。以下是適合用來作為刮鬍油的基底油：

> **適合用來刮鬍的基底油**
>
> 荷荷芭油（*Simmondsia chinensis*）
> 大麻籽油（*Cannabis sativa*）
> 摩洛哥堅果油（*Argania spinosa*）
> 山茶花油（*Camellia japonica*）
> 玫瑰果（籽）油（*Rosa rubiginosa*）
> 昆士蘭堅果油（*Macadamia ternifolia*）
> 酪梨油（*Persea americana*）
> 椰子油（*Cocos nucifera*）
> 芝麻油（*Sesamum indicum*）
> 白芒花籽油（*Limnanthes alba*）

上述植物油都可以單獨使用，或取 2 到 3 種混合使用。請根據自己的膚質，找到最適合自己的組合配方。以下是幾個建議：

四種刮鬍油

配方 1
荷荷芭油 ....2 小匙（10 毫升）
摩洛哥堅果油 ... 1 小匙（5 毫升）

配方 2
荷荷芭油 ....2 小匙（10 毫升）
椰子油 .... 1 小匙（5 毫升）

配方 3
荷荷芭油 ....2 小匙（10 毫升）
白芒花籽油 ...... 1 小匙（5 毫升）

配方 4
荷荷芭油 ....2 小匙（10 毫升）
玫瑰果（籽）油.... 1 小匙（5 毫升）

下列植物油可以少量加入上述基本配方中（大約添加 5%的比例），這些植物油能為肌膚帶來更好的防護與抗老效果。

精華護膚油

月見草油（*Oenothera biennis*）
琉璃苣油（*Borago officinalis*）
蔓越莓籽油（*Vaccinium macrocarpon*）
覆盆莓籽油（*Rubus idaeus*）
沙棘油（*Hippophae rhamnoides*）

現在，許多男性臉部保養產品中，都能看到精油的蹤跡。不過這些產品都是以工業規模在生產，其中精油所佔的比例也很低。當你要為自己調製居家產品時，要稀釋到這麼低的濃度並不容易，除非你一次製作很大的量，而那樣的量很可能超過你個人每天使用的所需。當你想找到最適合自己刮鬍需求的配方時，更是會遇到同樣的問題。所以可以先將 1 滴單方或複方精油加入 1 小匙（5毫升）的基底油中，再從這個稀釋液中，取 2 或 3 滴調入你的日常刮鬍油中。

要是肌膚容易乾燥或甚至脫屑，檀香或天竺葵就是很適合加入刮鬍油的精油選擇。如果皮膚感到刺激，很適合加入真正薰衣草；要是有感染，便適合加入茶樹。要是你在刮鬍後不會洗去刮鬍油，又會去到戶外曬太陽的話，就請注意避免使用柑橘類精油。

適合加入刮鬍油的精油

抗菌消毒：茶樹、松紅梅、真正薰衣草、玫瑰草、天竺葵。

舒緩安撫（敏感性或發紅的肌膚）：真正薰衣草、羅馬洋甘菊、德國洋甘菊、檀香、大西洋雪松。

清涼：澳洲尤加利、胡椒薄荷（歐薄荷）、綠薄荷、芫荽籽。

不過，無論你有多小心，刮鬍子的時候，還是可能出現以下問題：

割傷：調配好下面這個割傷配方，放在浴室櫃子裡，有需要的時候就可以隨時使用。將配方中所有材料加入瓶中混合均勻，每次使用前充分搖晃。割傷時，在傷口上拍一些，可以止血並達到抗菌消毒的效果。

```
金縷梅純露 ..... 2 小匙（10 毫升）
真正薰衣草 .................. 10 滴
羅馬洋甘菊 .................. 10 滴
```

紅疹：每天早上刮鬍後和晚上睡覺前，取少量塗在起疹子的地方。

```
月見草油 ........ 2 小匙（10 毫升）
瓊崖海棠油 ..... 2 小匙（10 毫升）
甜杏仁油 ........ 4 小匙（20 毫升）
真正薰衣草 .................. 10 滴
德國洋甘菊 .................. 10 滴
```

搔癢：上面這個紅疹配方，也可以用來緩和肌膚在刮鬍後，因乾燥而搔癢的感覺。按上述配方調製完成，再全數加進 2 大匙（30 毫升）的荷荷芭油做進一步稀釋。

發炎和過敏：當肌膚出現發炎或過敏的情況，就在刮鬍後將以下配方拍在全臉。首先，將精油滴入沒藥酊劑中稀釋，再將精油酊劑加入你選擇的純露中。調製完成後均勻

混合，每次使用前再一次搖晃均勻。

```
沒藥酊劑 ........ 2 小匙（10 毫升）
德國洋甘菊 .................... 5 滴
真正薰衣草 ................... 10 滴
胡椒薄荷（歐薄荷）......... 1 滴
檸檬............................... 1 滴
真正薰衣草或洋甘菊純露
................................ 150 毫升
```

皮膚出油：男性如為油性肌膚，很適合用溫和的方式為自己去角質，或使用去角質面膜。這部分可以參考本書第 13 章「芳香美容之道」的內容，其中有許多不同面膜配方可以參考。某些面膜既可抗老，又有保濕效果，男性女性都適用。

🌿 鬍鬚

如果你留著鬍鬚，應該要好好照料它的外觀——鬍鬚應該看起來是油亮、健康而整齊的——要是看起來粗糙、黯淡、不整齊，就會讓人有蓬頭垢面的感覺。在留鬍子的過程中，使用加了精油的潤絲產品能帶來很大的幫助。對於已經長出來的鬍鬚也有很好的調理效果。可以在睡前使用。

保養鬍鬚適合使用的精油

迷迭香（*Rosmarinus officinalis*）

檸檬（*Citrus limon*）

真正薰衣草（*Lavandula angustifolia*）

絲柏（*Cupressus sempervirens*）

檀香（*Santalum album*）

大西洋雪松（*Cedrus atlantica*）

滋潤鬍鬚的植物油

摩洛哥堅果油（*Argania spinosa*）

酪梨油（*Persea americana*）

荷荷芭油（*Simmondsia chinensis*）

椰子油（*Cocos nucifera*）

昆士蘭堅果油（*Macadamia ternifolia*）

紅花籽油（*Carthamus tinctorius*）

芭達烏油（*Pataua/ungurahui oil*）

（*Oenocarpus batauva*）

鬍鬚潤絲配方

迷迭香	3 滴
真正薰衣草	5 滴
檀香	5 滴
檸檬	2 滴

均勻混合以上精油，然後取 2 滴加入 1 小匙（5 毫升）的摩洛哥堅果油中。

在鬍鬚生長期間，每天一次塗抹少量潤絲油，好好按摩吸收之後，擦去多餘的油。如果鬍鬚已經長成，就把油用於滋潤的護理療程，將上述配方加入 2 小匙（10 毫升）的荷荷芭油中，每次取少量使用。

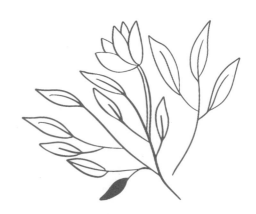

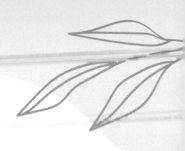

CHAPTER 10

熟齡階段的精油之選

大部分的年長者，都認為自己和年輕時沒什麼兩樣。人生經驗使得他們覺得自己對某些事情的看法有所不同，但本質上，他們還是年輕時的那個自己。帶著一副熟齡的身軀，要這些內在感受妥協並不容易，尤其當這社會對所有一切都崇尚多多益善，唯有年紀除外。然而，多多了解精油，就可以幫助我們更優雅地老去，讓身體更能跟上內在那個年輕自我的腳步。請記得，除非你的身體跟不上了，否則年齡不會成為你做任何活動的阻礙。沒有哪條法令禁止你每天晚上出去跳舞。

無論你選擇做什麼，請讓這段時間成為你人生中快樂享受的時光。一旦退休，你就有更多時間去享受生活中單純的喜悅，例如音樂、公園野餐、旅行、當志工——更不用說成立一個自己的部落格，或開始一份新事業！當然，有時候我們需要的只是一點點協助，所以如果你每天早上睡醒時，感覺無精打采或總是睡不飽，以下是給你的建議：起床後，用下列精油泡澡或沖澡。如果你喜歡泡澡，就將精油調入 1 小匙（5 毫升）的基底油，再加入泡澡水中；放鬆躺下來，深呼吸，讓細緻又充滿活力的香氣分子充滿你的身體。

> **適合晨間甦醒使用的熟齡精油**

去光敏性佛手柑（FCF）（*Citrus bergamia*）
迷迭香（*Rosmarinus officinalis*）
綠花白千層（*Melaleuca quinquenervia*）

> **晨間甦醒配方**

去光敏性佛手柑（FCF）	2 滴
迷迭香	1 滴
葡萄柚	1 滴

上述精油可以單獨使用，也可以調製為複方。用於泡澡時取 3 至 4 滴，淋浴則取 1 至 2 滴使用。

如果你發現自己在運動時總是力不從心，做完這個晨間泡澡（或淋浴）之後，就會有所不同。這並不是說你能馬上做高強度

365

的心肺運動——而是更像貓咪在早上伸展自己身體一樣。盡可能伸展你的每一處肌肉，留意身體的每一個部位，或者試試太極拳、氣功或瑜珈。你也會發現，用一支堅硬的身體刷輕輕梳過自己的皮膚——請永遠以朝向心臟的方向進行——也能讓你有更加甦醒的感覺。

這時，你大概已經準備好要吃一頓營養均衡又豐富的早餐了。許多健康問題的根源都來自飲食不當，活到這把年紀，可不再能拿健康做賭注；請確保你的飲食中，含有大量豐富的水果、蔬菜、全天然食材、堅果、種子等優良食物。

🌿 高血壓

一般所說的高血壓，就是指動脈高血壓（arterial hypertension），可能持續許多年，都沒有被患者發現。有些人在沒有特別成因的情況下，就罹患了高血壓；也有些人身患高血壓，自己卻渾然不知。然而，高血壓可能導致心臟疾病、腎衰竭和中風。

現在，人們普遍知道，高血壓患者的壽命會比一般人短。這有部分是因為，高血壓可能伴隨中風、心絞痛和血栓栓塞等許多併發症。高血壓可能會使動脈變硬、失去彈性，進而造成動脈硬化。高血壓的成因目前仍不明確，因此，除非潛在的成因已被診斷出來，否則相關治療目前只能針對高血壓的症狀本身。由於高血壓可能根本沒有任何症狀表現，或只是模糊的頭痛、疲倦與暈眩，因此，唯一能持續觀察血壓情況的方法，就是定期量血壓。

任何有高血壓問題的患者，都必須找到能讓自己降低壓力的方法。積極生活、經常運動——但也別運動過量。量血壓的時候，請記得血壓在一天中本來就會起起落落，和你的活動量與情緒狀態有關。

調整飲食習慣也是非常有效的做法。吃大量的水果、蔬菜、魚、禽肉、豆子和穀物。多用橄欖油、香料、洋蔥、薑和大蒜，並且盡可能多吃生食。為自己製作燕麥片吧！可以參考本書下冊第 231 頁的配方。避免攝取動物性脂肪、糖、精製麵粉製品、紅肉、乳製品，此外，也不要吃得太鹹。少喝點咖啡、茶和酒精。學界已證實，甜菜根可以降低血壓。可以用新鮮的生甜菜根，或是預先煮好備用，冷食熱食都可以，可以打成果汁，也可以做成巧克力蛋糕。如果你想喝甜菜根汁，每天建議的量是 120 毫升。甜菜根還可以讓身體格外有活力，這是有科學根據的。

服用營養補充品也很有幫助，例如透過 β-胡蘿蔔素補充維生素 A，以及維生素 C、E 和 D_3，硒、鍺，效用卓越的輔酶 Q_{10}（CoQ_{10}）也都是很好的選擇。盡量在飲食

中添加 omega-3 等必需脂肪酸，一天正常服用三餐，少吃鹹味或甜味的零嘴。找些能讓自己開懷大笑的事——笑能降低血壓，並且刺激大腦釋放開心荷爾蒙。

　　許多精油都能對心血管系統帶來很大的影響。可以用精油來泡澡，或加入身體按摩油中；使用按摩油的方式，是將油塗在身體上，朝著心臟的方向輕輕推動，例如從足部推向大腿。請你的朋友或伴侶幫忙按摩背部，然後你再回報給對方（每個人都會有需要朋友幫忙的時候）。按摩的手法應該輕柔且有韻律，像這樣的按摩，即使沒有加入精油，也能帶來降血壓的效果。

高血壓適合使用的精油

快樂鼠尾草（*Salvia sclarea*）
真正薰衣草（*Lavandula angustifolia*）
天竺葵（*Pelargonium graveolens*）
橙花（*Citrus aurantium*）
甜馬鬱蘭（*Origanum majorana*）
奧圖玫瑰（*Rosa damascena*）
香蜂草（*Melissa officinalis*）
依蘭（*Cananga odorata*）
乳香（*Boswellia carterii*）
羅馬洋甘菊（*Anthemis nobilis*）
苦橙葉（*Citrus aurantium*）
檀香（*Santalum album*）

　　以下這個配方，是專門為高血壓患者設計的身體按摩油配方：

高血壓：身體按摩油配方

真正薰衣草	5 滴
甜馬鬱蘭	10 滴
天竺葵	15 滴

　　均勻混合上述精油，取 3 滴調入 1 小匙（5 毫升）的基底油中。

高血壓：泡澡配方

快樂鼠尾草	2 滴
甜馬鬱蘭	5 滴
真正薰衣草	5 滴
天竺葵	5 滴
羅馬洋甘菊	3 滴

　　均勻混合上述精油，每次泡澡時，取 4 滴調入 1 小匙（5 毫升）的基底油中。

血液循環

　　四肢血液循環不良，是任何年紀都可能發生的問題。循環問題最明顯、也最先被注意到的地方，就是腿和腳。症狀可能包括靜脈變得明顯可見、腳部冰冷、腳踝腫脹、皮膚發白。於是，當年紀逐漸增長，照顧腿部和腳部，會是至關重要的事。

循環問題也可能和糖尿病、組織斷裂、腿部潰瘍有關。而運動、良好飲食習慣、降低膽固醇，都能幫助靜脈系統維持良好運作；同時，好好照顧腿部乾燥脆弱的皮膚，能幫助預防腿部潰瘍。另外，人們常忽略的是，壓力也是影響循環情況的一大主因。當人處於壓力情境下，身體就會分泌一種叫做**皮質醇**（cortisol）的荷爾蒙；少量的皮質醇對身體有益，但如果長期持續處於壓力之下，就可能破壞身體健康。

預防措施包括運動：散步或跑步（可以根據你的體能來決定）、體力夠好的話也可以騎腳踏車，或者打高爾夫球與網球。飲食上注意少油，並且讓蔬菜成為飲食的主要部分——少吃紅肉，以及其他會使身體呈酸性的食物。適合的營養補充品包括山楂果（hawthorn berry，*Crataegus oxyacantha*）、銀杏（ginkgo，*Ginkgo biloba*）、山桑子（bilberry，*Vaccinium myrtillus*）、薑黃（*Curcuma longa*），以及卡宴辣椒（cayenne pepper，*Capsicum annuum*、*C. frutescens*）。此外，含有維生素 E、D 與 C、硒、β-胡蘿蔔素，以及 omega-3 的營養補充品，也都能帶來幫助。如果你有消化方面的問題，也可以每天補充益生菌。吃富含油脂的魚肉，少吃紅肉和加工肉食品，多吃水果蔬菜，以及全穀物、豆子、種子和堅果。試著戒掉精製糖（白糖）——用未精製的黑糖、椰子糖、龍舌蘭糖、有機蜂蜜或楓糖來取代。

用精油按摩可以改善循環，水療法——冷熱交替的療法——也能帶來很好的效果。

循環不良適合使用的精油

甜馬鬱蘭（*Origanum majorana*）
白松香（*Ferula galbaniflua*）
天竺葵（*Pelargonium graveolens*）
甜羅勒（沉香醇羅勒）（*Ocimum basilicum ct. linalool*）
蓽澄茄（Cubeb）（*Piper cubeba*）
薑（*Zingiber officinale*）
黑胡椒（*Piper nigrum*）
錫蘭肉桂葉（*Cinnamomum zeylanicum*）
丁香花苞（*Syzygium aromaticum*）
義大利永久花（*Helichrysum italicum*）
真正薰衣草（*Lavandula angustifolia*）
迷迭香（*Rosmarinus officinalis*）
綠花白千層（*Melaleuca quinquenervia*）

腿腳按摩油

這個按摩油專門用來按摩腿部和腳部，以改善這些部位的循環情況：

黑胡椒	3 滴
天竺葵	10 滴
丁香花苞	2 滴
甜羅勒（沉香醇羅勒）	4 滴

調和上述精油，然後稀釋於 2 大匙（30
毫升）的基底油中。請選擇質地清爽不厚重
的基底油，例如甜杏仁油。先取少量按摩
腳，然後輕輕往上按摩小腿後側直到後膝
蓋，然後在另一腳重複同樣動作。重複整個
過程，注意方向必須朝向大腿。

有些人的皮膚非常乾燥嬌弱，只要輕輕
撞一下就可能裂開。這樣的肌膚很適合透過
每天滋潤保養來改善，這能讓肌膚回到柔軟
的狀態。有三種基底油很適合這樣嬌弱的肌
膚，可以搭配以下精油配方使用。

腿腳按摩油：乾燥嬌弱的肌膚

天竺葵	5 滴
德國洋甘菊	5 滴
真正薰衣草	5 滴

將上述精油調入 3 大匙（45 毫升）的
基底油中——基底油可以考慮荷荷芭油、酪
梨油和繡線菊油（meadowsweet），可以任
選一種，或將三種基底油調和使用。每天取
少量，將油按摩在腿腳部位，永遠由下往
上、朝心臟方向按摩。也可以把這個精油配
方，調入 1½ 盎司（45 公克）無香的維生素
E 基底乳霜中使用。

一般身體按摩油

身體按摩總是能有助於改善循環，不
過，按摩必須輕柔，不可過度用力。無論是
按摩或塗抹，都請注意以朝向心臟的方式進
行。

義大利永久花	8 滴
甜馬鬱蘭	4 滴
薑	3 滴
真正薰衣草	2 滴
甜羅勒（沉香醇羅勒）	2 滴

均勻混合上述精油，調入 2 大匙（30
毫升）的基底油中，每次取少量按摩。如想
每次調配需要的量，那麼每次按摩只需要將
3 滴精油調入 1 小匙（5 毫升）的基底油就
可以了。

❖ 足浴和手浴

雖然這聽起來有點奇怪，但足浴和手浴
確實可以幫助血液循環。請使用上面這個
「一般身體按摩油」配方，取 3 滴加入放了
溫暖熱水的盆子裡，並在盆子底部放一些鵝
卵石。雙腳浸入盆中，讓腳底輕輕在石頭上
前後滾動。

如果你想改善手部循環，就用兩個小碗
分別裝入溫暖的熱水，然後滴入 1 滴上述配
方精油，一手放入一個碗中，浸泡 3 分鐘左

右。如果水變涼了，就再加入一些熱水。如果可以手腳一起進行，效果會更好。

足部與腳踝腫脹

許多原因都可能造成腳踝腫脹，包括關節炎、風濕症、心臟問題、靜脈曲張、高血壓、水腫，甚至便秘。躺下來抬腿總是能帶來改善，除此之外也可以使用以下這個兩階段的療程：先做鵝卵石足浴，然後做足部按摩。

足部與腳踝腫脹：足浴配方（第一階段）

絲柏	1 滴
真正薰衣草	1 滴
胡椒薄荷（歐薄荷）	1 滴
杜松漿果	1 滴

取一個盆子注入溫暖的熱水，在盆底放進一些圓潤的鵝卵石，加入上述精油（記得先用少許基底油稀釋過）。雙腳浸入盆中，腳底輕輕在石頭上前後滾動幾分鐘，然後靜靜泡腳。完成後把腳擦乾，用下列按摩油按摩腿腳——從腳開始（從你力所能及最底部的地方），移動到腳踝，然後向上到膝蓋，記得膝蓋後方也一起按摩。

足部與腳踝腫脹：按摩油配方（第二階段）

義大利永久花	5 滴
絲柏	5 滴
杜松漿果	5 滴
胡椒薄荷（歐薄荷）	1 滴

將上述精油稀釋在 2 大匙（30 毫升）的基底油中，每次取少量使用。按摩完成後，躺著抬腳一會兒，然後補充大量水分。

如果腫脹的情況發生在天氣很熱的時候，在按摩腳踝之前，先用下列這個「冰袋法」進行冰敷：在塑膠袋裡裝滿冰塊，用毛巾包裹在外，以免冰到受傷。把這個冰袋放在後膝，直到感覺冰涼，接著將冰袋放在腳底中心，前後移動。

腿部抽筋

腿部抽筋可能令人非常痛苦。不只是因為肌肉緊縮的感覺，而是如果發生在半夜，干擾了睡眠，帶來的後果也令人困擾不已。抽筋是一種疼痛的、痙攣性的肌肉收縮，可能發生在白天或晚上。抽筋的原因通常不明（屬於自發性症狀），但有可能和循環問題、運動過量、受傷、感染、脫水、神經疾患，或飲食中缺乏鉀、鎂、鈣或維生素 B 有關。抽筋通常發生在小腿、大腿、足部肌肉，即使痙攣過去，疼痛的感覺依然可能存

留一段時間。要是抽筋發生在運動時或運動後，可能表示身體無法有效代謝肌肉中的乳酸（lactate）。

在亞洲和歐洲某些區域，人們會用一種很簡單卻有效的急救方法：緊緊抓住大腳趾——幾乎像是用力捏住——拇指在指甲上，食指在腳趾背後，然後用力地捏，直到抽筋的感覺消失。伸展腿腳可以改善抽筋的情況，按摩緊繃的部位也能帶來幫助。任何能改善白天血液循環的方法，也都能帶來幫助。

預防總是勝於治療。建議多補充鈣、鋅和鎂，以及大蒜膠囊和奎寧（quinine，通寧水中的一種成分）。維他命部分，可以攝取綜合 B 群——包括 B_1、B_6、和 B_5——此外，維生素 D、E、C 以及葉酸，都應該包含在定期補充的營養品中。天然草藥部分，山楂果（hawthorn berry，*Crataegus oxyacantha*）和馬栗籽（七葉樹）（horse chestnut，*Aesculus hippocastanum*）都可以改善循環不良造成的抽筋。另外，日常飲食多攝取富含鎂和鉀的食物。保暖和精油按摩能帶來很大的改善。

預防抽筋適合使用的精油

天竺葵（*Pelargonium graveolens*）
甜馬鬱蘭（*Origanum majorana*）
義大利永久花（*Helichrysum italicum*）
薑（*Zingiber officinale*）
胡椒薄荷（歐薄荷）（*Mentha piperita*）
快樂鼠尾草（*Salvia sclarea*）
黑胡椒（*Piper nigrum*）
絲柏（*Cupressus sempervirens*）
廣藿香（*Pogostemon cablin*）
迷迭香（*Rosmarinus officinalis*）
甜橙（*Citrus sinensis*）
真正薰衣草（*Lavandula angustifolia*）
高地牛膝草（*Hyssopus officinalis var. decumbens*）

腿部抽筋按摩油

迷迭香	10 滴
天竺葵	5 滴
真正薰衣草	5 滴
甜馬鬱蘭	10 滴

均勻混合上述精油，每次按摩取 5 滴調入 1 小匙（5 毫升）的基底油中。或者將上述所有精油調入 2 大匙（30 毫升）的基底油，每次取少量使用。

暖身腿部抽筋油：日用或夜用

義大利永久花	10 滴
黑胡椒	4 滴
天竺葵	8 滴
薑	4 滴
甜馬鬱蘭	4 滴

均勻混合上述精油，每次按摩取 4 至 5 滴調入 1 小匙（5 毫升）的基底油中。或者將上述所有精油調入 2 大匙（30 毫升）的基底油，每次取少量使用。

如果你很容易在運動時抽筋，或甚至腿腳會在被按摩時抽筋，那麼就在運動前，用這個暖身配方，以從下到上的方式塗在腿部和腳部。

如果你容易在睡前抽筋，就先以從下到上的方式按摩腿部，最後再為腳按摩。完成後，穿上襪子。每晚睡前這麼做，至少要持續兩週。調理經常復發的抽筋，也是一個改變既有模式的過程——當身體傳遞著這個訊息：「今天晚上會抽筋喔！每天晚上都會！」你必須對它說不。

另外，想要改善晚上睡覺時雙腳冷冰冰的狀況，這個方式是最有效的：在床尾的被單下放一個小枕頭，把它當成熱水瓶來使用。這個小枕頭和熱水瓶的差別在於，熱水瓶一開始很熱，隨時時間過去會慢慢變涼，而枕頭則是一開始冰冷，但吸收了你的體溫後，會越來越溫暖。如果你可以先用暖氣把枕頭烘熱再放上床，就是兩全其美的完美境界了。

🍃 靜脈曲張

腿部的靜脈包括兩個相互關聯的系統——深層靜脈和一般所說的表層靜脈（也就是最靠近體表的靜脈）。一般所說的，那不雅觀且令人疼痛的靜脈曲張，就是發生在表層靜脈，這些靜脈會腫脹、肥大，突出皮膚表面。這是因為，血管中的小血閥變得脆弱或受損，因此無法正常運作。血管壁的肌肉組織變得過於放鬆、脆弱，也會形成靜脈曲張——這通常是因為荷爾蒙失衡的原因。

雖然靜脈曲張並不至於危險，但卻令人非常不舒服。包括腳會腫脹，人也會疲倦沒精神。患部也可能發炎，而且曲張的部位很容易瘀血。如果是年紀較大的患者，還會出現曲張性潰瘍。為什麼要善加照顧循環系統，就是因為這麼做能避免上述情況發生；任何擴張的靜脈，甚至是微血管，都值得多加注意。

對體弱無力的人來說，一般按摩有可能傷及脆弱的微血管壁。精油能大大降低施加在脆弱血閥的壓力，所以虛弱的患者也可以用，但必須以特定的按摩技法來使用。請注意，為這個情況按摩時，一定不可以用深度、強力的手法來進行。輕輕握住腳踝，另一手的整個手掌從下到上輕柔滑順地向上掃過；只用一手就好，避開靜脈曲張的部位。

靜脈曲張適合使用的精油

天竺葵（*Pelargonium graveolens*）
絲柏（*Cupressus sempervirens*）

胡椒薄荷（歐薄荷）（*Mentha piperita*）

檸檬（*Citrus limon*）

迷迭香（*Rosmarinus officinalis*）

黑胡椒（*Piper nigrum*）

胡蘿蔔籽（*Daucus carota*）

羅馬洋甘菊（*Anthemis nobilis*）

德國洋甘菊（*Matricaria recutita*）

義大利永久花（*Helichrysum italicum*）

廣藿香（*Pogostemon cablin*）

綠花白千層（*Melaleuca quinquenervia*）

靜脈曲張腿部按摩油：日間配方

天竺葵	10 滴
絲柏	15 滴
檸檬	5 滴

均勻混合上述精油，取 3 至 5 滴調入 1 小匙（5 毫升）的基底油，或將 30 滴精油加入 2 大匙（30 毫升）的基底油中，每次按摩取少量使用。

靜脈曲張腿部按摩油：夜間配方

絲柏	10 滴
胡椒薄荷（歐薄荷）	1 滴

均勻混合上述精油，取 4 至 5 滴調入 1 小匙（5 毫升）的基底油中，或將配方中的精油調入 2 小匙（10 毫升）的基底油中。

很重要的是，患者也必須注意預防便祕，因為便祕會增加靜脈承受的壓力。在料理中多添加高纖維的食品。大蒜膠囊、維生素 E 和蘆丁（rutin，一種生物類黃酮劑）等補充品，都有助於改善靜脈曲張。草藥部分，馬栗籽（七葉樹）酊劑（horse chestnut，*Aesculus hippocastanum*）、山楂果酊劑（hawthorn berry，*Crataegus oxyacantha*）、假葉樹萃取物酊劑（butcher's broom extract，*Ruscus asculeatus*），以及雷公根酊劑（gotu kola，*Centella asiatica*），都可以減輕腿腳腫脹，改善循環健康。對於所有靜脈曲張患者來說，走路是最好的運動，不過任何溫和的運動，都比不做來得好。長時間久站之後，可以坐著抬抬腳，或是像飛機上給乘客的建議那樣，轉轉雙腳。另一個能有效改善的運動，就是踮腳、腳跟踩地，再踮腳、腳跟踩地，重複這個動作。

腿部潰瘍

靜脈腿部潰瘍又叫做鬱滯性潰瘍（*stasis ulcers*），造成潰瘍的原因是，多種血液循環問題，導致傷口無法適當修復過來。一開始，皮膚可能只是看起來蒼白，外觀和觸感都乾燥得就像紙片一樣。潰瘍風險較高的因素除了高血壓與年紀之外，還包括腿部循環不良、糖尿病、體重過重、靜脈曲張、周邊動脈疾病（peripheral artery disease,

PAD）和深層靜脈栓塞。腿部潰瘍通常會隨著時間惡化，範圍會愈加擴大、變深，尤其當伴隨感染、橘皮組織和水腫的時候。

適當補充某些營養品，可以預防這樣的情況發生。包括鋅、維生素 E、C、D 與 A（β-胡蘿蔔素）、月見草籽油，以及 omega-3 等必需脂肪酸。下面這個治療方案是綜合治療的極佳範例——用傳統西醫治療結合其他療法，例如精油。這種時候，醫師通常會開立照護敷料、敷包和相關的處方藥物；而精油可以加入這個治療方案。

腿部潰瘍適合使用的精油

真正薰衣草（*Lavandula angustifolia*）
德國洋甘菊（*Matricaria recutita*）
沒藥（*Commiphora myrrha*）
天竺葵（*Pelargonium graveolens*）
檸檬（*Citrus limon*）
芳枸葉（*Agonis fragrans*）
羅馬洋甘菊（*Anthemis nobilis*）
茶樹（*Melaleuca alternifolia*）
乳香（*Boswellia carterii*）
沉香醇百里香（*Thymus vulgaris* ct. *linalool*）
絲柏（*Cupressus sempervirens*）
義大利永久花（*Helichrysum italicum*）

有機蘆薈膠、純維生素 E、蜂膠、松紅梅（麥蘆卡）蜂蜜和膠性銀（colloidal silver）都很適合加入潰瘍的治療方案中。

潰瘍處周圍的治療相對直接，包括兩個步驟：首先用精油水清洗週邊肌膚，接著將精油加入敷料中塗敷。

腿部潰瘍配方

真正薰衣草	10 滴
德國洋甘菊	5 滴
天竺葵	5 滴
沉香醇百里香	5 滴
檸檬	5 滴

按照配方調和上述精油。如果醫生要求你用清水清潔患部，就取上述配方精油 2 滴，或是建議列表中任一精油 2 滴，加在一杯溫水中。這樣的量聽起來並不多，但已經足以用來擦拭膝蓋以下的所有部分。先擦拭患部周圍，避開潰瘍的部分，然後再擦拭腿部未受影響的地方。此時，很重要的是必須避免發生感染，用膠性銀搭配精油擦拭周圍區域，能帶來卓越的效果。

如果要把精油加入敷料，取上述配方精油 4 滴，或是建議列表中任一精油 2 滴，滴在消毒紗布上，稍微放乾一些之後敷在皮膚上。每天更換敷料。雙腿無潰瘍的部分，必須注意保濕，以免皮膚乾裂。可以使用金盞菊浸泡油、荷荷芭油或酪梨油，這些植物油都能讓肌膚變得柔軟。

褥瘡（壓瘡）

不管在任何年紀，無論因為什麼原因，只要是行動不便或久臥在床，就可能出現褥瘡。不過這樣的情況更常發生在老年人身上，但這只是因為，高齡人士更容易因為各種健康因素，而需要長時間臥床休養。無論身邊的人照顧得多好，只要患者必須臥床，或長時間坐在輪椅上，就有可能出現褥瘡。

褥瘡是一種皮膚損害，這種損害是血流不暢造成的。褥瘡可能出現在身體任何部位，只要是身體施以壓力、承擔著身體的重量的地方，就可能出現褥瘡。危險的地方在於，褥瘡可能形成感染——無論在家、在護理之家，或在醫院——而感染可能致命。因此，妥善預防很重要。預防的作法很簡單，只要每 2 小時為患者翻身、改變姿勢，並且避免脆弱的皮膚受到摩擦，就可以了。此外，患者的肌膚也應該保持乾燥、清潔，脆弱的肌膚務必每天用天然滋潤產品保養，幫助皮膚更加強健。另外，也可以使用天然痱子粉。床單與被單必須經常更換、保持乾燥，如果可以，盡量使用專為減輕物理壓力而設計的器具——例如氣墊床。飲食方面，注意營養均衡，多喝水也能帶來很大的幫助。多補充維生素 C、D 與 E，以及鋅和 omega-3 等必需脂肪酸。

用來稀釋精油的基底油也很重要。以下基底油可以單獨使用，也可以調和成複方：荷荷芭油、酪梨油、玫瑰果（籽）油、芝麻油、冷壓初榨橄欖油、昆士蘭堅果油、大麻籽油或金盞菊浸泡油。

預防褥瘡適合使用的精油

義大利永久花（*Helichrysum italicum*）
乳香（*Boswellia carterii*）
沒藥（*Commiphora myrrha*）
天竺葵（*Pelargonium graveolens*）
羅馬洋甘菊（*Anthemis nobilis*）
德國洋甘菊（*Matricaria recutita*）
茶樹（*Melaleuca alternifolia*）
胡蘿蔔籽（*Daucus carota*）
玫瑰草（*Cymbopogon martinii*）
荳蔻（*Elettaria cardamomum*）

褥瘡預防配方

真正薰衣草	5 滴
羅馬洋甘菊	5 滴
茶樹	3 滴

將上述精油加入 3 大匙（45 毫升）你選擇的基底油中。每天 2 次取少量塗抹在可能形成褥瘡的部位，如已生出褥瘡則須避開患部。

🌿 失眠

如果我們堅持每個人每天都要睡滿 8 小時，那大家的睡眠模式都可能有問題；因為事實上，許多人就算不用睡到 8 小時，也能在日常生活中運作地很好。然而，人在退休後卻可能出現一種惡性循環，也就是當白天可以經常小睡，晚上就容易睡不著，因為身體並不需要那麼多的睡眠。

一般來說，人們的睡眠時間比自己想的還要長，因為失眠的時間感會被誇大。「我昨天晚上都沒睡！」如果檢驗這句話的真實性，可能發現對方昨天晚上只是輾轉醒來了幾次，每次醒著 2 或 3 分鐘。失眠的時間感之所以會被放大，是因為時間越長，痛苦就不斷加劇。

和清晨的鳥兒一起醒著，本身並沒有什麼問題，但如果你開始為此擔憂、整天無精打采，或者無法專心、保持警覺，那麼你可能就真的是失眠了。如果這正發生在你身上，失眠的原因可能有幾種，包括：疼痛、抽筋、疲憊、飲食、刺激原、壓力和焦慮、飲食不足，或甚至是因為服用了某些藥物。如果可以的話，在生活中去除這些因子，會是最首先重要的一步。如果是利尿劑使得你在夜晚頻尿，那麼或許有某些潛在健康因素，需要進一步和你的醫師討論。脹氣可能造成腸胃疼痛或不舒服，而這通常是因為太

晚進食——所以，請早點吃飯。疲憊可能是因為熬夜工作，甚至看書也可能是太過度的刺激，使得人們出現「明明很累卻睡不著」的情況。眼睛盯著電子書閱讀器、電視、筆記型電腦和平板，都可能抑制身體褪黑激素生成，要是你已經有失眠的情況，就要盡可能避免在房間裡做這些活動。

回想一下，睡前的一小時你通常都在做什麼？如果你通常在十點就寢，下午四點之後就應該避免攝取含咖啡因的飲料，例如咖啡、茶或汽水。你可以用花草茶來取代，例如洋甘菊茶、香蜂草茶和百香果籽茶等，也應該避免喝酒。睡覺的區域應該盡可能避免任何外在干擾，包括電子時鐘，或任何其他會發出低鳴的電子設備，無論聲音有多輕都一樣。

情緒問題和焦慮感是更難處理的部分。人們會在夜裡更深入地思考自己的問題，這是很能理解的事，因為唯有在完成一天的事務與工作之後，才有機會靜靜思考、不被打擾。你還是可以想一想那些心裡在意的事，但如果當下無法做出結論，就告訴自己明天睡醒再想想看。或者，你也可以把問題寫在紙上，明天早上起床再處理。事實上，對於思慮過多的情況，最好的解決辦法就是「先睡再說」（sleep on it）。等到早上再來處理這些事情，而不是在晚上進行。

夜晚的焦慮可以透過使用精油，或聆聽

使你放鬆的音樂來協助。房間如果不夠通風，也可能導致你在夜晚醒來。最重要的是，該睡覺的時候就不要再想束想西了！

可以用下列精油，在睡前泡一個舒適溫暖的熱水澡（而不是熱燙激勵的熱水澡）。或許你會更想用來泡足浴。此外，這些精油也可以調製成身體按摩油，溫柔地塗在你雙手能及的身體部位。睡前開啟擴香器，也能幫助增進睡眠品質。每個人對於各種精油的反應都很不同，所以可以根據建議列表一一嘗試看看。請記得，某些精油以高劑量使用反而會振奮精神，而不是讓你放鬆，這和每個人對每種精油的反應有關。

失眠適合使用的精油

真正薰衣草（*Lavandula angustifolia*）
安息香（*Styrax benzoin*）
甜馬鬱蘭（*Origanum majorana*）
快樂鼠尾草（*Salvia sclarea*）
羅馬洋甘菊（*Anthemis nobilis*）
岩蘭草（*Vetiveria zizanoides*）
依蘭（*Cananga odorata*）
橙花（*Citrus aurantium*）
纈草（*Valeriana officinalis*）
苦橙葉（*Citrus aurantium*）
橘（桔）（*Citrus reticulata*）
岩玫瑰（*Cistus ladaniferus*）

失眠：一般性配方

快樂鼠尾草	3 滴
岩蘭草	2 滴
纈草	1 滴
真正薰衣草	2 滴

均勻混合上述精油，取 3 至 4 滴調入少量基底油之後，加入熱水中泡澡。或者將 3 滴精油調入 1 小匙（5 毫升）的基底油，成為身體按摩油，取少量塗在太陽神經叢的部位——也就是上腹部。

失眠：暖身配方

安息香	4 滴
橘（桔）	2 滴
肉豆蔻	1 滴
羅馬洋甘菊	2 滴

均勻混合上述精油，取 3 至 4 滴調入少量基底油之後，加入熱水中泡澡。或者將 3 滴精油調入 1 小匙（5 毫升）的基底油，成為身體按摩油，取少量塗在太陽神經叢的部位——也就是上腹部。

失眠：平靜配方

真正薰衣草	7 滴
依蘭	8 滴
快樂鼠尾草	2 滴
岩蘭草	1 滴

均勻混合上述精油，取 3 至 4 滴調入少量基底油之後，加入熱水中泡澡。或者將 3 滴精油調入 1 小匙（5 毫升）的基底油，成為身體按摩油，取少量塗在太陽神經叢的部位——也就是上腹部。

失眠：足浴配方

真正薰衣草	1 滴
甜馬鬱蘭	3 滴
羅馬洋甘菊	3 滴
纈草	1 滴

均勻混合上述精油，取 4 滴加入溫暖的泡腳水中。

還有一個簡單的辦法，可以緩解無法入睡的問題：將 1 滴精油滴在紙巾上，放在枕頭底下。請確保紙巾所在的位置，不會觸碰到你的眼睛。適合使用的精油有真正薰衣草、羅馬洋甘菊或快樂鼠尾草。此外，也可以直接將精油滴在枕頭背面的角落，或於睡前滴在睡衣上。從上述建議精油中挑選你想用的精油，但請記得，其中某些精油比較黏稠，也可能染色，例如岩蘭草就可能在床單或睡衣留下印記。

呼吸困難

三種高齡人士最常見的呼吸困難，就是：呼吸疼痛、呼吸急促和呼吸變粗。

❖ 呼吸疼痛

呼吸時的胸腔疼痛，通常是肺部、肌肉或骨骼疾病的徵兆。呼吸疼痛可能伴隨咳嗽，這又是另一個痛苦的深淵，還有發炎。這時請務必諮詢專業醫師，為症狀進行明確的診斷，因為那可能來自肺炎、胸膜炎、肺栓塞或胸腔受傷。另一個可能的成因是肋軟骨炎——也就是連結肋骨與胸骨的關節和軟骨，出現發炎的症狀。以下精油可以幫助減輕症狀：

呼吸疼痛適合使用的精油

澳洲尤加利（*Eucalyptus radiata*）
羅馬洋甘菊（*Anthemis nobilis*）
迷迭香（*Rosmarinus officinalis*）
白千層（*Melaleuca Cajuputi*）
薑（*Zingiber officinale*）
錫蘭肉桂葉（*Cinnamomum zeylanicum*）
芳香羅文莎葉（*Ravensara aromatica*）
高地牛膝草（*Hyssopus officinalis var. decumbens*）
乳香（*Boswellia carterii*）
絲柏（*Cupressus sempervirens*）
綠花白千層（*Melaleuca quinquenervia*）
芳樟（*Cinnamomum camphora* ct. *linalool*）
摩洛哥野馬鬱蘭（*Origanum compactum*）

用以上精油調製成身體按摩油，或者直

接使用下列配方。取少量塗在胸腔周圍，如果可以的話，也塗在後背。

呼吸疼痛配方

綠花白千層	5 滴
羅馬洋甘菊	5 滴
迷迭香	5 滴
乳香	10 滴
白千層	5 滴

均勻混合上述精油，取 4 至 5 滴調入 1 小匙（5 毫升）的基底油。取少量塗在胸腔和背部，每天要塗 3 次之多。

❖ 呼吸急促

當高齡使得活動力下降，就可能出現呼吸急促的問題。當你發現自己爬幾層樓梯、走到花園另一頭，或只是出門買個東西，就喘得難以呼吸，你就必須好好調整自己的生活型態，無論內心有多麼想「照樣去做」。呼吸困難的原因有很多，包括胸腔感染、慢性阻塞性肺部疾病（Chronic Obstructive Pulmonary Disease，COPD）、氣喘、氣道阻塞、心臟疾病等等，因此，必須先由醫師排除其他可能性，才能試著對症處理。

另一種呼吸急促，是情緒焦慮所致，而且幾乎所有事情都可以成為觸發的因子。就像其他呼吸疾病一樣，只要你能好好調控自己的呼吸，就能帶來很大的幫助。練習深呼吸，就像大嘆一口氣一樣，吸入空氣時憋住幾秒再吐出。另外，在吸氣時同時高舉雙手，吐氣時將手放下，這樣的動作可以運動到肋間肌──也就是肋骨之間的肌肉。學習瑜珈和氣功的呼吸法，也會帶來很大的幫助。

用下列精油調配身體按摩油，或者直接參考以下的配方。用精油來泡熱水澡或淋浴。

呼吸急促適合使用的精油

檸檬尤加利（*Eucalyptus citriodora*）
天竺葵（*Pelargonium graveolens*）
高地牛膝草（*Hyssopus officinalis var. decumbens*）
迷迭香（*Rosmarinus officinalis*）
安息香（*Styrax benzoin*）
荳蔻（*Elettaria cardamomum*）
甜馬鬱蘭（*Origanum majorana*）
杜松漿果（*Juniperus communis*）
沉香醇百里香（*Thymus vulgaris* ct. *linalool*）
真正薰衣草（*Lavandula angustifolia*）
羅馬洋甘菊（*Anthemis nobilis*）
快樂鼠尾草（*Salvia sclarea*）
橘（桔）（*Citrus reticulata*）

呼吸急促配方

安息香	15 滴
天竺葵	5 滴
橘（桔）	5 滴

均勻混合上述精油，取 4 至 5 滴調入 1 小匙（5 毫升）的基底油中，作為身體按摩油。或者取 3 滴調入少量基底油來泡澡，或在淋浴時按平常方式使用 3 滴精油。

❖ 呼吸變粗

呼吸時發出的聲音可能像是哮喘聲，或是粗啞的聲音。那可能是突發性的急性症狀，也可能成為長期慢性的情況，並且越來越強烈。通常，罪魁禍首就是一般性感冒，但也可能是更嚴重的情況，例如梗塞、氣喘、支氣管炎，或特定的病毒感染。

如果是急性突發的症狀，只需要好好休息，然後以蒸氣嗅吸法嗅聞精油，很快就能好轉。將 4 滴澳洲尤加利或芳香羅文莎葉加入一碗熱水中，用 3 分鐘的時間盡可能深呼吸。用一條大浴巾蓋住頭，以免蒸氣散失，或許你會需要時不時探出頭來，再回去嗅吸。被浴巾蓋住時，記得閉上眼睛。

晚上在房間加點蒸氣也能帶來很好的效果。重複用水壺煮水，能清理房間的飛塵，或者，也可以添購一台負離子空氣淨化器。在佈滿蒸氣的浴室裡坐一會兒也很好。慢性症狀可以透過按摩和蒸氣來減緩。用下列配方為自己按摩，先至胸腔，而後是頸部和背部，如果你的手能觸碰到。

呼吸變粗身體按摩油	
澳洲尤加利	15 滴
迷迭香	10 滴
羅馬洋甘菊	5 滴

均勻混合上述精油，取 4 至 5 滴調入 1 小匙（5 毫升）的基底油.

🌿 支氣管炎

支氣管炎是支氣管——空氣進入肺部的管道——的發炎情況。支氣管可能來自病毒感染或細菌感染，或來自二手菸、空氣汙染、化學汙染等刺激原（包括居家汙染和工業造成的汙染）。急性支氣管炎通常伴隨呼吸的哮喘聲、痰液以及持久不癒的咳嗽，此外也可能有頭痛或發燒等情況。

如果你被診斷為支氣管炎，首先要做的事情，就是注意保暖。待在床上，避開所有煙霧——無論來自香菸或是火。要是咳嗽既乾又痛，晚上嗅聞精油可以帶來很大的幫助。你可以透過擴香器，或任何室內擴香方式來辦到，或者就只是把精油滴在一杯或一小碗冒著蒸氣的熱水，放在房間裡就可以了——理想的位置會是你床邊的地板上，這樣在你睡著時，蒸氣和芳香分子都會在你身邊飄散。不過，如果房裡會有幼兒或寵物進出，就必須把水放在無法觸及之處，以免發

生意外。

　　病毒通常是造成支氣管炎的根本原因，而細菌會帶來二次感染。要處理這些感染，可以參考本書第 3 章「免疫提升精油藥箱」的內容。你可以用自己習慣的嗅聞方式，來嗅吸你選用的精油。除此之外，也可以調製身體按摩油，塗抹在胸腔——整個肋骨區域到身體前側，從喉嚨、頸部到整個腹部的位置。如果可以的話，請人幫忙為你塗在整個背上。在背部和胸腔塗上 1 或 2 滴芳香羅文莎葉精油（不須稀釋），通常能幫助身體有效抵抗感染。

　　每一種尤加利精油都很適合用來處理支氣管炎的情況，以下建議列表中就有三種。你可以單獨使用列表中的精油，或調製自己的配方，每天按摩 2 次：

支氣管炎適合使用的精油

安息香（*Styrax benzoin*）
澳洲尤加利（*Eucalyptus radiata*）
乳香（*Boswellia carterii*）
薄荷尤加利（*Eucalyptus dives*）
甜馬鬱蘭（*Origanum majorana*）
德國洋甘菊（*Matricaria recutita*）
芳樟（*Cinnamomum camphora* ct. *linalool*）
丁香花苞（*Syzygium aromaticum*）
藍膠尤加利（*Eucalyptus globulus*）
薑（*Zingiber officinale*）
綠花白千層（*Melaleuca quinquenervia*）

錫蘭肉桂葉（*Cinnamomum zeylanicum*）
白千層（*Melaleuca Cajuputi*）
沉香醇百里香（*Thymus vulgaris* ct. *linalool*）
茶樹（*Melaleuca alternifolia*）
芳香羅文莎葉（*Ravensara aromatica*）
義大利永久花（*Helichrysum italicum*）
絲柏（*Cupressus sempervirens*）
歐洲赤松（*Pinus sylvestris*）
桉油樟（羅文莎葉）（*Cinnamomum camphora* ct. *cineole*）

支氣管炎配方

沉香醇百里香 ....10 滴
澳洲尤加利 ....5 滴
芳香羅文莎葉 ....5 滴
綠花白千層 ....3 滴
乳香 ....5 滴
薑 ....2 滴

　　均勻混合上述精油，取 4 至 5 滴調入 1 小匙（5 毫升）的基底油。另外，雖然聽起來有點奇怪，但在紙巾上滴幾滴精油塞在襪子裡，是有奇效的作法。取一張面紙裁成兩半，然後分別滴上 2 滴薑精油。調整面紙的位置，讓它位在你腳底板的正中間。晚上進行替換。晚上使用沉香醇百里香，並且穿著襪子過夜。如果薑讓你的腳底感覺刺激，就換成芳香羅文莎葉或澳洲尤加利精油——用於白天和晚上。這兩種精油可以一次使用 1

滴，無須稀釋，直接滴在腳底（腳趾和凹弧的中間區域）。另一個作法是高麗菜療法（參考第 304 頁）——把燙過的高麗菜夜放進襪子裡，穿著過夜。

當支氣管變得紅腫、窄小，就可能發展成慢性的支氣管炎。這時，會有更多的痰液生成，肺部微小的氣囊也會脹大。這樣的發炎反應可能來自病毒或細菌，但暴露在污染原，只會讓情況越來越糟。這些汙染源包括透過空氣傳播的室內化學物質——例如微塵、化學合成的空氣清新劑，以及二手菸。由於支氣管已經受損，選用精油時必須更小心，先從少量開始，確保你所選擇的精油不會讓你格外敏感。如果沒有感覺被刺激，就可以繼續用在療程中。

休息是至關重要的事。避免讓自己受涼——不要待在冷空氣中，注意保暖，尤其手和腳。飲食也需要格外注意：排除所有乳製品（雞蛋除外），因為乳製品會促進痰液生成；此外也排除所有精製麵粉和糖製作的產品。另外，盡可能避開所有毒素，包括各種形式的咖啡因。改喝花草茶，或試試新鮮的檸檬汁加上松紅梅（麥蘆卡）蜂蜜。其他可以嘗試的辦法包括甘草茶或酊劑（licorice，*Glycyrrhiza glabra*）、百里香茶（thyme，*Thymus vulgaris*），或是常見常春藤的酊劑（common ivy，*Hedera helix*）。

如果支氣管炎一直持續不癒，也可以試試下面這個祖先們的妙方：將大約 2 大匙（60 公克）的生薑磨成泥，加入 100 毫升的白蘭地中，放在密封容器中浸製一週。濾出汁液，加入 4 大匙（60 毫升）的松紅梅（麥蘆卡）蜂蜜，攪拌均勻後裝瓶保存。取 1 小匙生薑蜜，加入一杯熱水中飲用。這個療方可以用來治療已經發生的支氣管炎，也可以作為預防，在冬天的時候，讓容易發生支氣管炎的人用來強身。另一個替代作法，是用 2 滴薑精油取代生薑泥——把薑精油調入蜂蜜中，然後再將薑蜜調入 100 毫升的白蘭地酒。此外，也可以用上述配方，或是上列建議精油來按摩身體，只要根據本段一開始的說明步驟使用就可以了。

肺炎

肺炎又分很多種，大部分是由細菌或病毒引起的，但也有少數是來自微生物。肺炎是肺部的炎症，表現出來的症狀每個人不見得相同，和罹患的肺炎種類也有關係。舉例來說，由肺炎鏈球菌（*Streptococcus pneumoniae*）這種細菌造成的肺炎，會在咳嗽時咳出紅痰；而由退伍軍人桿菌（*Legionella*）造成的肺炎，則通常會令人腹部疼痛和腹瀉。來自病毒的肺炎經常會使人呼吸出現哮喘聲，這一點和細菌性肺炎有很大的不同。重要的是，請注意觀察自己的

症狀，這麼做能讓你得到更準確的診斷，並且能對症治療。相關的症狀可能包括胸腔疼痛、咳痰、發燒（以及／或發抖發冷）、呼吸越來越短促、體溫起伏、嘔吐、不感到口渴，對年長者來說，還可能出現意識混淆。

肺炎可能在突然間發生，沒有任何理由。或許你只是有段時間感覺不太舒服，就演變成肺炎，對年長者來說，一開始的不舒服或許就像是感冒而已。最容易罹患肺炎的高危險群，就是幼兒與老人。醫生通常會開立抗生素，一旦開始服用，就必須完成整個療程，即使中途你已經感覺好轉，或者就是不喜歡吃抗生素。每天攝取益生菌能幫助你在服用抗生素的同時，維持腸道菌叢的平衡。這也是一個適合多管齊下，也就是整合治療的情況。

臥床休息非常重要，此外也要記得多補充水分，注意手腳保暖。也可以穿著精油襪睡覺（請參考第 381 頁「支氣管炎」段落的說明）。此外，嗅聞精油也能大大幫助身體從肺炎中恢復過來，並且可以和你正服用的藥物同時併行。你可以使用的精油包括：

肺炎：用於嗅吸和擴香的精油

芳香羅文莎葉（*Ravensara aromatica*）
綠花白千層（*Melaleuca quinquenervia*）
茶樹（*Melaleuca alternifolia*）
薑（*Zingiber officinale*）

丁香花苞（*Syzygium aromaticum*）
錫蘭肉桂葉（*Cinnamomum zeylanicum*）
白千層（*Melaleuca Cajuputi*）
檸檬香茅（*Cymbopogon citratus/flexuosus*）
八角茴香（*Illicium verum*）
藍膠尤加利（*Eucalyptus globulus*）
沉香醇百里香（*Thymus vulgaris* ct. linalool）
香蜂草（*Melissa officinalis*）
松紅梅（*Leptospermum scoparium*）
卡奴卡（*Kunzea ericoides*）
野馬鬱蘭（*Origanum vulgare*）
芳樟（*Cinnamomum camphora* ct. linalool）
高地牛膝草（*Hyssopus officinalis* var. *decumbens*）
絲柏（*Cupressus sempervirens*）

用任何一種室內擴香方式來使用以上精油，按照一般用法就可以。如果想做蒸氣嗅吸，就將 6 滴精油滴入冒著蒸氣的熱水中，在頭上蓋上一條大毛巾，透過鼻子吸入蒸氣。嗅聞時請注意閉上眼睛。除此之外，也可以用下列精油調製成按摩油使用，按摩油可以塗擦於全身，但請避開臉部：

肺炎：用於身體按摩的精油

綠花白千層（*Melaleuca quinquenervia*）
澳洲尤加利（*Eucalyptus radiata*）
芳樟（*Cinnamomum camphora* ct. linalool）
桉油樟（羅文莎葉）（*Cinnamomum camphora* ct. cineole）

茶樹（*Melaleuca alternifolia*）

檸檬尤加利（*Eucalyptus citriodora*）

沉香醇百里香（*Thymus vulgaris* ct. *linalool*）

錫蘭肉桂葉（*Cinnamomum zeylanicum*）

芳香羅文莎葉（*Ravensara aromatica*）

白千層（*Melaleuca Cajuputi*）

薑（*Zingiber officinale*）

丁香花苞（*Syzygium aromaticum*）

高地牛膝草（*Hyssopus officinalis var. decumbens*）

松紅梅（*Leptospermum scoparium*）

芳枸葉（*Agonis fragrans*）

絲柏（*Cupressus sempervirens*）

配方 1：一般性身體按摩油

檸檬尤加利	10 滴
綠花白千層	10 滴
沉香醇百里香	5 滴
芳香羅文莎葉	5 滴

均勻混合上述精油，每次使用時取 4 至 5 滴調入 1 小匙（5 毫升）的基底油，塗抹在身體前側——從肚臍到頸部，直到上背部。

配方 2：強身健體按摩油

薑	3 滴
丁香花苞	2 滴
沉香醇百里香	7 滴
錫蘭肉桂葉	2 滴
高地牛膝草	3 滴
芳枸葉	5 滴
野馬鬱蘭	2 滴
芳樟	6 滴

將上述這個協同精油配方調入 1 液體盎司（30 毫升）的基底油中，取適量塗擦在身體前側——從肚臍到頸部，直到上背部。

盡可能維持健康飲食——吃新鮮的食物，多喝蜂蜜檸檬水，以及百里香茶、野馬鬱蘭茶、薑茶、蕁麻茶、玫瑰果茶、薄荷茶等花草茶。服用品質優良的綜合維他命，維生素 D_3 與 C 能幫助身體對抗細菌和病毒感染。

間歇性失憶

間歇性的記憶喪失或心不在焉，和失智症與阿茲海默症是完全不同的情況，這兩種病症稍後會有更詳細的討論。

你是否曾經想著要打電話，卻在拿起電話的那一刻，想不起自己是要打給誰？或者，你是否曾經要走到另一個房間拿東西，

到了那裡卻忘記自己要拿什麼？類似這樣的經驗，對每個人來說都不陌生，所以先別緊張。這樣健忘的情況，會發生在兒童、青少年、中年男女身上，也會發生在老年人身上。注意力的疏漏，是發生類似情形的主因：可能你有太多煩心事了，或者，你同時在思考好幾件事情。

如要說明芬芳的精油分子能如何幫助我們增強記憶力，在此我想引述我另一本著作《芳香療法情緒心理配方寶典》（*The Fragrant Mind*）中的段落：

規律地使用精油，似乎能對我們存放記憶的腦部區域帶來影響，否則只會被每天大量的日常事務淹沒，或者被自有主張的心靈選擇忽略。香氣能直接去到大腦，刺激腦細胞反應。香氣或許很適合用來幫助你我找回記憶，因為它能刺激海馬迴，也就是大腦中負責儲存經驗（事件記憶）和事實（語意記憶）等資訊的地方。香氣能喚起記憶——就像按下一個按鈕、靈光一現，回憶就出現了。它是如何辦到的，目前無從得知。

增進記憶力和集中度適合使用的精油

薑（*Zingiber officinale*）
甜羅勒（沉香醇羅勒）（*Ocimum basilicum* ct. *linalool*）
檸檬（*Citrus limon*）
葡萄柚（*Citrus paradisi*）
沉香醇百里香（*Thymus vulgaris* ct. *linalool*）

迷迭香（*Rosmarinus officinalis*）
荳蔻（*Elettaria cardamomum*）
黑胡椒（*Piper nigrum*）
芫荽籽（*Coriandrum sativum*）

以下三個配方可以在需要時滴在紙巾上嗅聞，或用任何一種室內擴香方式使用——用擴香器或製成空間噴霧，都是簡單有效的做法。將精油按配方比例調配在一起，存放在一個小瓶子裡。滴 2 滴在紙巾上嗅聞，或用 8 滴以你選擇的方式做室內擴香。

增強記憶：配方 1

薑	7 滴
檸檬	8 滴
荳蔻	10 滴
黑胡椒	5 滴

增強記憶：配方 2

迷迭香	10 滴
甜羅勒（沉香醇羅勒）	5 滴
沉香醇百里香	7 滴
葡萄柚	8 滴

增強記憶：配方 3

甜羅勒（沉香醇羅勒）	3 滴
迷迭香	3 滴
黑胡椒	3 滴
檸檬	3 滴

如果把大腦想成是一個電子迴路，就可能在轉換時可能發生短路；從這個角度你就能明白，當腦袋有時一片空白，或百思不得其解的時候，是發生了什麼事。要強化大腦健康，飲食非常重要。如你所想，這是一個很複雜的主題，不過某些維生素、礦物質和微量營養素，似乎能對加強腦部功能帶來極大的幫助。包括鋅、維生素 C、D 和 B$_{12}$，對某些人來說，卵磷脂也有很好的效果。維持體內鉀濃度，對記憶力來說相當重要，但我並不建議高血壓患者以營養補充品的方式攝取。高血壓患者可以多吃富含鉀的食物，例如無花果乾、棗乾、杏桃、葡萄乾、香蕉和烤馬鈴薯等。

失智症和阿茲海默症

失智症和阿茲海默症是兩種相當不同的情況，但無論患上哪一種，都會讓患者和其他人之間產生距離，相當令人沮喪。這兩種疾病有許多共同的症狀表現——例如，難以找到正確的表達辭彙、無法接續對話、社交退避、難以閱讀和書寫等等。用於這兩種病症的精油幾乎是一樣的，因此我在這個段落將它們共同併列出來。在接下來的頁面，我將針對失智症或阿茲海默症患者面臨的各種困難，提出建議使用的精油。這些困難包括：一般性記憶喪失、短期記憶喪失、長期記憶喪失、警覺性降低和意識消退、挫折、情緒擺盪、易怒、躁動不安、激動、壓力、焦慮、憂鬱、失眠和睡眠障礙、頭痛、消化不良與失去食慾等等。

❖ 失智症（Dementia）

失智症是一種神經退化性疾病，患者失去理性思考的能力，難以度過日常生活，就連最簡單的日常小事，也可能必須完全仰賴他人代勞。失智症的特色是重覆——患者可能會重複詢問同樣的問題，或是重複給出同一個資訊，一遍、又一遍。某些患者不會有短期記憶，這是為什麼，你患有失智症的親戚，會在你們剛通完電話後，又打來說：「你怎麼都沒有打電話給我？」他們很可能說某個人從來都沒有來看過他，而事實上那個人就正在房裡面。各種循環問題絕對是老年失智症的主要原因之一，因此，改善循環和營養攝取，能幫助減慢惡化的速度。

精油無法阻止失智症發生，也沒辦法預防，但它可以讓大腦負責專注和關心的部分有更多的連結，或許這麼做能有助於喚起記憶。為患者選用過去在人生中曾帶來歡快回憶的香氣，例如和食物有關的氣味，或是如香水般的香氣。月桂或肉桂能讓患者想起感恩節一家人圍坐桌前的記憶，橙花則可能讓他想起年輕時愛用的香水。雖然我們不見得能有意識地記起完整的香氣，但大腦邊緣系

統會知道，橙花就是其中的成分之一。當失智症患者暴躁、憤怒，或出現焦慮的徵兆時，可以讓這些快樂時光的香氣記憶，為他帶來幫助。關於大腦、氣味和記憶喚起之間的連結，目前學界提出許多假說——雖然沒有人能完全證明這是怎麼運作的，但它確實能發揮效果。

表 9：失智症與阿茲海默症——併發症適用精油

併發症	適用精油
一般性記憶喪失	迷迭香（*Rosmarinus officinalis*） 檸檬（*Citrus limon*） 甜橙（*Citrus sinensis*） 甜羅勒（沉香醇羅勒）（*Ocimum basilicum ct. linalool*） 黑胡椒（*Piper nigrum*） 荳蔻（*Elettaria cardamomum*）
短期記憶喪失	迷迭香（*Rosmarinus officinalis*） 胡椒薄荷（歐薄荷）（*Mentha piperita*） 乳香（*Boswellia carterii*） 檸檬（*Citrus limon*）
長期記憶喪失	迷迭香（*Rosmarinus officinalis*） 天竺葵（*Pelargonium graveolens*） 檸檬（*Citrus limon*） 甜橙（*Citrus sinensis*） 香蜂草（*Melissa officinalis*） 荳蔻（*Elettaria cardamomum*） 葡萄柚（*Citrus paradisi*）
警覺性降低、意識消退	胡椒薄荷（歐薄荷）（*Mentha piperita*） 黑胡椒（*Piper nigrum*） 錫蘭肉桂葉（*Cinnamomum zeylanicum*） 迷迭香（*Rosmarinus officinalis*） 甜羅勒（沉香醇羅勒）（*Ocimum basilicum ct. linalool*） 檸檬（*Citrus limon*）

併發症	適用精油
挫折感	羅馬洋甘菊（*Anthemis nobilis*）
	檸檬（*Citrus limon*）
	苦橙葉（*Citrus aurantium*）
	天竺葵（*Pelargonium graveolens*）
	乳香（*Boswellia carterii*）
情緒擺盪	橙花（*Citrus aurantium*）
	苦橙葉（*Citrus aurantium*）
	花梨木（*Aniba rosaeodora*）
	快樂鼠尾草（*Salvia sclarea*）
	佛手柑（*Citrus bergamia*）
	真正薰衣草（*Lavandula angustifolia*）
	甜橙（*Citrus sinensis*）
	乳香（*Boswellia carterii*）
易怒	真正薰衣草（*Lavandula angustifolia*）
	佛手柑（*Citrus bergamia*）
	天竺葵（*Pelargonium graveolens*）
	苦橙葉（*Citrus aurantium*）
	橘（桔）（*Citrus reticulata*）
	玫瑰草（*Cymbopogon martinii*）
	羅馬洋甘菊（*Anthemis nobilis*）
躁動不安	真正薰衣草（*Lavandula angustifolia*）
	羅馬洋甘菊（*Anthemis nobilis*）
	甜馬鬱蘭（*Origanum majorana*）
	依蘭（*Cananga odorata*）
	橘（桔）（*Citrus reticulata*）
	苦橙葉（*Citrus aurantium*）

併發症	適用精油
激動	佛手柑（*Citrus bergamia*） 天竺葵（*Pelargonium graveolens*） 香蜂草（*Melissa officinalis*） 橘（桔）（*Citrus reticulata*） 快樂鼠尾草（*Salvia sclarea*） 大西洋雪松（*Cedrus atlantica*）
壓力	真正薰衣草（*Lavandula angustifolia*） 快樂鼠尾草（*Salvia sclarea*） 佛手柑（*Citrus bergamia*） 依蘭（*Cananga odorata*） 橘（桔）（*Citrus reticulata*） 羅馬洋甘菊（*Anthemis nobilis*） 玫瑰草（*Cymbopogon martinii*）
焦慮	天竺葵（*Pelargonium graveolens*） 真正薰衣草（*Lavandula angustifolia*） 羅馬洋甘菊（*Anthemis nobilis*） 依蘭（*Cananga odorata*） 橙花（*Citrus aurantium*） 佛手柑（*Citrus bergamia*） 香蜂草（*Melissa officinalis*） 甜馬鬱蘭（*Origanum majorana*） 乳香（*Boswellia carterii*）
憂鬱	快樂鼠尾草（*Salvia sclarea*） 佛手柑（*Citrus bergamia*） 天竺葵（*Pelargonium graveolens*） 葡萄柚（*Citrus paradisi*） 檸檬（*Citrus limon*） 甜橙（*Citrus sinensis*） 橙花（*Citrus aurantium*）

併發症	適用精油
	千葉玫瑰（摩洛哥玫瑰）（*Rosa centifolia*）
	迷迭香（*Rosmarinus officinalis*）
	乳香（*Boswellia carterii*）
	橘（桔）（*Citrus reticulata*）
	芳樟（*Cinnamomum camphora ct. linalool*）
頭痛	胡椒薄荷（歐薄荷）（*Mentha piperita*）
	甜馬鬱蘭（*Origanum majorana*）
	真正薰衣草（*Lavandula angustifolia*）
	甜羅勒（沉香醇羅勒）（*Ocimum basilicum ct. linalool*）
	迷迭香（*Rosmarinus officinalis*）
	羅馬洋甘菊（*Anthemis nobilis*）
消化不良	胡椒薄荷（歐薄荷）（*Mentha piperita*）
	薑（*Zingiber officinale*）
	荳蔻（*Elettaria cardamomum*）
	芫荽籽（*Coriandrum sativum*）
	葡萄柚（*Citrus paradisi*）
失去食慾	檸檬（*Citrus limon*）
	甜橙（*Citrus sinensis*）
	黑胡椒（*Piper nigrum*）
	荳蔻（*Elettaria cardamomum*）
	芫荽籽（*Coriandrum sativum*）
	薑（*Zingiber officinale*）
失眠與睡眠障礙	真正薰衣草（*Lavandula angustifolia*）
	甜橙（*Citrus sinensis*）
	橘（桔）（*Citrus reticulata*）
	纈草（*Valeriana officinalis*）
	香蜂草（*Melissa officinalis*）
	苦橙葉（*Citrus aurantium*）

❖ 阿茲海默症（Alzheimer's Disease）

阿茲海默症會讓患者變成另一個人，不僅不記得家人是誰，甚至連自己是誰也想不起。這或許是發生在每個人心愛之人身上，最令人不安的病症，許多人更害怕自己也會患上這樣的疾病。

要和一個變得陌生，甚至連自己都不認識的人溝通，是一件非常無助沮喪的事，但有一件事能增進兩人之間的親密度，就是撫觸。尤其當患者是自己的家人，更是如此。這時，為患者按摩不是要進行治療，只要透過輕柔的身體或肩膀按摩去傳遞愛就好，甚至簡單的腳部和手部按摩就能做到。精油不只會在感官上，為患者和你帶來愉悅的享受，如果使用的是和某些回憶有關的香氣，甚至有可能喚回患者的記憶。

你可以使用任何一種精油，但最好的做法，是回想患者喜歡的香氣，然後試著重新創造出那樣的氣味。舉例來說，如果患者是你母親，而母親過去一直喜歡使用有玫瑰氣味的香水，那麼玫瑰精油就是完美的選擇。一般來說，柑橘類精油（例如檸檬、葡萄柚和甜橙）加上香料類（例如芫荽籽、荳蔻和薑）會是很好的選擇，因為這樣的組合也可以刺激胃酸分泌，觸動進食和生存等原始本能。試著透過食慾、氣味、記憶、愛和信任來建立溝通的模式。對方是否認得你是誰並不重要（就算那是你的父母），你們之間帶

著愛的能量交換，將會觸動對方的心，即使當下還看不出來。

如果阿茲海默症患者是最近才被診斷出來，病情尚未惡化，那麼你可以大膽運用香氣輕柔的花香——例如真正薰衣草、玫瑰、天竺葵和橙花，都會是很好的選擇；或許也可以搭配上述提到的香料類精油，或是羅勒、迷迭香與杜松漿果。將這些精油調配成按摩油，用來按摩患者的手或腳，或是關鍵的頸部和肩膀部位。你也可以試試下列配方：

阿茲海默症：按摩配方

玫瑰	5 滴
天竺葵	5 滴
羅勒	2 滴
真正薰衣草	10 滴
迷迭香	2 滴

調和上述精油，然後以每小匙（5 毫升）基底油中加入 3 至 5 滴精油的比例稀釋使用。

如果在患者還能和你正常交流，並且能感受到你的溫暖、關心和愛意時，你曾經為對方使用某（幾）種單方精油或配方，那麼當病情加重時，持續使用這些精油，能在某種程度上，讓對方繼續收到你不變的愛與關懷。大腦邊緣系統掌管對氣味的感受，那是

人腦最原始的部位之一，和生存與情緒有著很大的關聯。那些在內心深深隱藏起來的情緒，透過香氣再一次被你我感受，這樣的過程總是令人驚豔。

一般認為，阿茲海默症是腦內出現老年斑和神經纖維糾結所導致。問題在於，為什麼會出現？可能是基因的關係，也很可能是環境因素導致。奇怪的是，在某些扭結和斑塊處，能看到結成晶體狀的鋁矽酸鹽。這是一種沉澱物——由鋁和矽這兩種非固體的元素，結合而成的固體物質。這樣的沉澱物，似乎是非有機化學中獨特的現象。

曾經，人們懷疑血液中過多的鋁，是阿茲海默症的成因。後來人們發現，因為各種原因而大量攝入鋁的人群——例如在鋁相關產業工作，或是進行透析治療——並沒有比一般人更容易罹患阿茲海默症。但同時，研究也發現，居住地區飲用水中含有大量的鋁，或是使用含鋁止汗劑的人們，更容易罹患阿茲海默症。一切又更加撲朔迷離。

那些疑似造成阿茲海默症的扭結與斑塊，會在鋁和矽酸鹽形成的沉澱物附近聚集——矽酸鹽可能是來自矽酸，因為矽酸可溶於水，因此能跨越血腦屏障。而當鋁和矽酸這兩種化學分子相遇，就會形成不可溶解的塊狀物。如果這發生在大腦以外，這些塊狀物就能被身體排出，但若形成在大腦內部，就可能形成阿茲海默症。因此，主要的

問題不是攝取過多的鋁或矽酸，而是不平衡。任何過多的鋁，都可能被轉鐵蛋白（transferrin）帶入腦部，而這些鋁如果和大腦內部過多的矽酸結合，就會形成沉澱物。

實際點來說，沒有一個人能在同一時間、按完美的比例攝取鋁和矽，所以，當它們形成沉澱物，會是出現在身體內部。在兩者結合過量並進入大腦之前，就會先被身體排出。這是為什麼，我們能防止這兩種元素有過多的結合，並進一步形成問題。

鋁是自然環境中最常見的一種金屬元素，很可能存在於我們吃下的食物中。因為如此，人們一直將它視為是安全的，甚至加進膨發食品中——例如麵包、蛋糕和餅乾等——大部分的加工食品也都有鋁的存在。人們也用鋁來讓食物染色，添加在甜點、可可、茶、汽水和嬰兒配方當中。鋁也出現在疫苗、阿斯匹靈、制酸劑、止汗劑、化妝品、防曬用品和許多其他產品中。人們攝入的鋁，多半來自膨鬆劑（例如小蘇打粉和泡打粉），但你也可以買到不含鋁的上述粉劑，來製作蛋糕和餅乾。我們攝取的矽，有50%至80%是來自自來水——而矽是經由土壤中的礦物質進入水中。矽也存在於制酸劑和許多藥物和食物當中——大部分出現在早餐穀片裡。

任何一個疑似出現失智症或阿茲海默症

徵兆的人，都應該詳加檢視自己正服用的藥物──包括處方藥和自行購買的成藥。這是來自美國華盛頓大學教授雪莉‧葛雷（Shelly Gray）的建議。葛雷曾經進行一項長達 7 年的研究，發現長期使用高劑量的藥物，和上述症狀的出現具有相關性。受到質疑的藥物是所謂的抗膽鹼藥物（anticholinergic medications），包括三環抗憂鬱劑、抗組織胺和抗毒蕈鹼藥物（antimuscarinics）。前兩種藥物都很容易用精油來取代，唯獨第三種比較困難──這是一種膀胱調控劑。抗膽鹼類藥物種類非常多，包括某些安眠藥、抗組織胺劑，以及治療腸躁症、氣喘、支氣管炎、慢性阻塞性肺部疾病和帕金森氏症的藥物。對於藥物的評估，必須有醫師共同參與，同時也請讓醫師完全清楚，哪些產品是你會經常自行到藥局購買服用的藥物。

帕金森氏症（Parkinson's disease，PD）

帕金森氏症是一種中樞神經系統的退化性疾病，當中腦的黑質緻密部不再生成多巴胺，就會形成這種疾病。這會對神經和肌肉的訊息傳導帶來干擾，患者出現顫抖、僵硬、動作遲緩和腿腳無力等症狀。隨著病情演化，也可能對認知和情緒功能造成影響。

每一個患者的狀況都是獨一無二的，根據細胞損壞的位置及程度，以及病程發展階段而有所不同。

藥物和替代療法可以幫助改善患者的症狀，因此，很適合以整合方案進行治療。在發病初期和病程演進期間，患者可能出現壓力、焦慮、創傷、驚嚇和憂鬱等反應，而精油既可以改善生理不適，也可以調解情緒狀態，對於帕金森氏症患者能帶來很大的幫助。按摩可以改善肌肉僵硬、維持活動能力，而溫暖芬芳且刺激感官的熱水澡，則可以化解伴隨病情而來的憂鬱。

如果你本人患有帕金森氏症，可以盡可能經常為自己進行按摩，越常越好。但如果能請他人代勞會更好。如果可以的話，每個月固定尋求專業合格芳療師的協助；這會帶來很大的不同。可以用下列精油泡澡，或調配成按摩油：

幫助帕金森氏症適合使用的精油

迷迭香（Rosmarinus officinalis）
甜馬鬱蘭（Origanum majorana）
檸檬（Citrus limon）
真正薰衣草（Lavandula angustifolia）
甜羅勒（沉香醇羅勒）（Ocimum basilicum ct. linalool）
天竺葵（Pelargonium graveolens）
甜橙（Citrus sinensis）
纈草（Valeriana officinalis）

佛手柑（*Citrus bergamia*）
橘（桔）（*Citrus reticulata*）

帕金森氏症：一般泡澡配方

甜橙	5 滴
佛手柑	5 滴
真正薰衣草	10 滴

均勻混合上述精油，在每小匙（5 毫升）的基底油中，稀釋 4 滴精油，然後加入泡澡水中。先用手快速攪散，再浸入泡澡水中。

帕金森氏症：一般身體按摩油

甜橙	5 滴
纈草	2 滴
天竺葵	5 滴
迷迭香	18 滴

均勻混合上述精油，在每小匙（5 毫升）基底油中，兌入 2 至 5 滴精油。

帕金森氏症：肌肉僵硬身體按摩油

甜馬鬱蘭	10 滴
甜羅勒（沉香醇羅勒）	5 滴
迷迭香	10 滴
檸檬	5 滴

均勻混合上述精油，在每小匙（5 毫升）基底油中，兌入 5 滴精油。

飲食是最重要的一環。注意攝取營養均衡、豐富且有機的食物，避開乳製品和小麥、玉米製品。避免加工過的高脂肪食品。飲用瓶裝水、泉水或蒸餾水，喝綠茶；營養補充品部分，從冷壓大麻籽油中攝取 omega-3、omega-6、omega-9 等必需脂肪酸，並從月見草油中補充 omega-6 和 γ－次亞麻油酸（GLA）。此外，其他有益的補充品包括輔酶 Q_{10}、維生素 B_{12}、鎂，還有銀杏（ginkgo，*Ginkgo biloba*）和薑黃（*Curcuma longa*）等草藥。

顫抖

非因帕金森氏症等身體疾病造成的顫抖，有時可以透過以下身體按摩油帶來改善。不過，有些帕金森氏症患者也覺得以下配方蠻有效的。

顫抖配方

羅馬洋甘菊	3 滴
快樂鼠尾草	2 滴
天竺葵	4 滴
檸檬	2 滴

均勻混合上述精油，每 1 小匙（5 毫

升）基底油中，調入 2 至 5 滴精油。

如果上半身顫抖得比較嚴重，就將按摩油先塗在一隻手臂，經過胸，再向下去到另一隻手臂，最後塗在雙手。如果顫抖更多發生在下半身，就塗在後腰、髖部、腿，直到腳。沿著脊椎從上往下塗抹也能帶來很大的幫助——大約塗在脊椎兩側 10 公分寬的地方——只是這通常需要請他人幫忙。如果沒有人可以幫助你，就以自己可以的方式，盡可能塗抹就好。

🌿 關節炎

關節炎這個字可以用來表示幾種關節方面的疾病，其中最常見的，就是類風溼性關節炎和退化性關節炎。在接下來的段落，我會分別就這兩種關節炎，做更詳細的討論。關節炎最常見的特徵就是疼痛，成千上萬的人們都正因關節疼痛而受苦。精油可以緩和關節炎的症狀，不只幫助關節維持活動力，也能降低疼痛的情況，幫助消炎、消腫。然而，不管是哪一種關節炎，最重要的防護機制仍然是飲食。某些病患在採用更健康的飲食計畫之後，病情就此逆轉；至於其他病患，至少病程的進行速度會趨緩，不會那麼快惡化。

如果你既疼痛，行動又受限，很自然地，體重過重可不會帶來什麼幫助。如果你確實有肥胖的問題，減重可以幫助你降低膝蓋和腿腳承受的壓力。髖部也會輕鬆許多，因為它不再需要去補償膝蓋的行動力不足。以下飲食建議對某些人來說或許不容易辦到，但你的膝蓋會真心感謝你這麼做。

❖ 飲食調整

對某些人來說，飲食調整能阻止關節炎惡化。我還記得，有位男性曾經痛到連路都走不了，然而，當他發現自己常吃的蘋果裡含有殺蟲劑，並就此不再吃那些蘋果之後，他就能輕鬆行走、不再那麼痛了。或許你的關節炎，也是因為對某種化學物質或食物過敏所造成的。如果真是如此，做過敏檢測或許能帶來幫助，或者，你可以暫時避開某些可疑的食物，之後再照常食用，看看有沒有什麼樣的差別。

以下的飲食計畫至少要進行 6 週，如果你能做到的話，持續越久越好。即使你無法立刻完全按照以下方式進行，至少可以試著注意：哪幾天你的症狀加重了？那幾天之前，你吃了什麼？試著紀錄得越詳細越好，例如，別只寫「茶」，而是寫「紅茶、牛奶、白糖」；或者把「花草茶」紀錄為「蕁麻茶、野生蜂蜜」，用這樣的方式來記錄。某些人在吃下某些食物之後，只需要半小時，身體就會出現反應，但對其他人來說，也可能花上幾週。對於後者來說，要找到使

症狀加劇的食物會比較困難，但持續記錄自己的飲食內容，至少就可能觀察到某些模式。許多因為食物過敏而出現的關節炎，主要都不是食物的問題，而是食物中的添加劑或酵素造成的——這也會增加辨識的難度。如想測試某些食物是否會讓症狀加劇，只需要慢慢讓每種測試的食物進入你的飲食計畫當中——要是症狀惡化了，你就知道是誰造成的。

首先，避開以下所有食物（或至少減量）：加工肉類與紅肉；酒精；乳製品；所有含糖食物；精製麵粉與精製麵粉製品（包括餅乾、蛋糕和白吐司）；油炸食品；花生；檸檬、葡萄柚、柳橙和萊姆；根莖類植物（包括馬鈴薯）；蕃茄；所有含防腐劑和添加物的食品，包括標榜天然的食品。

你可以多吃魚肉，例如鮭魚、鯡魚、鯖魚、沙丁魚和鮪魚，魚罐頭也可以；食用大量的綠色蔬菜，例如富含鈣質的綠花椰菜和羽衣甘藍；沙拉；豆子；堅果；種子，例如葵花籽與南瓜籽；全麥麵包；雞肉；無花果、葡萄、杏桃、水蜜桃。喝過濾水、蒸餾水、瓶裝水與花草茶。

簡單的一餐很快就能做好，甚至不需要碰冷凍食品。試試用全麥吐司加上菠菜和水波蛋，或是水煮的魚肉、香草，加上清蒸的綠花椰菜和豆類。你也可以做一份鮪魚沙拉，裡面放滿你喜歡的、適合吃的食物，餓

了隨時可以吃。或者用栗子和穀物取代一般烤雞的填充物，讓烤雞變得更健康。

營養補充品也可以帶來很大的幫助。每天至少攝取 1,000 毫克的維生素 C 和礦物質補充品；大家也都知道，含有軟骨素的葡萄糖胺，以及甲基硫醯基甲烷（methylsulfonyl methane，MSM）都能帶來很大的幫助。omega-3 脂肪酸必須持續補充，而攝取 omega-3、omega-6、omega-9 含量均衡的種籽油，也會有很大幫助——例如大麻籽油和亞麻籽油。消炎劑也是一個健康的飲食計畫不可或缺的部分，例如含薑黃和印度乳香（*Boswellia serrata*）的補充品。如想緩和疼痛與僵硬的關節，可以試試從濱海松樹皮中萃取的碧蘿芷（pycnogenol），以及鳳梨酵素萃取物（bromelain extract）。此外，請試著多吃富含抗氧化物的水果，例如莓果類和櫻桃。魚肝油和有機初榨橄欖油也很有助益：每次至少服用 2 小匙（10 毫升），並加入 5 滴月見草油或琉璃苣油——可以加進牛奶或柳橙汁中，慢慢飲用。無論如何，都盡可能選購有機的食材。

前兩週的治療方式，對所有關節炎都適用。這兩週主要在淨化排毒，使用的方式是泡澡。

關節炎（第一階段）：排毒澡	
甜茴香	5 滴
絲柏	15 滴
杜松漿果	15 滴
檸檬尤加利	10 滴

　　首先，均勻混合上述精油。每次泡澡時，取 3 滴精油調入½小匙（2½毫升）的基底油中。這個配方的精油份量，足夠用來泡 15 次澡。放好泡澡水後，抓兩大把瀉鹽，以及一大把的岩鹽或死海鹽，加入兌好精油的基底油。完成兩週排毒澡之後，根據你的關節炎種類，採取不同的做法（請參照下文）。

❖ 類風溼性關節炎

　　類風溼性關節炎是一種自體免疫疾病，也就是身體會自己攻擊自己，造成發炎反應。這樣的發炎反應主要出現在活動關節，但也可能衍生到肺部黏膜和心臟周圍，甚至是眼睛的眼白。直到目前，人們還不知道為什麼只有某些人會罹患類風溼性關節炎——有相關理論推測，但目前仍無法證實。

　　我們明確知道的是，類風溼性關節炎是一種極度痛苦的情況，可能造成關節畸形，或失去行動能力。辨識的方法也很簡單，只要看到患部周圍繃得發亮的皮膚、腫脹的膝蓋和僵硬的樣子，就知道了。

　　患者首先要思考的，就是飲食。請參考本書第 283 頁提供的飲食調整建議。除了上述段落列出的飲食禁忌之外，也請注意避開所有即食加工食品。請把一般的料理用油，換成初榨橄欖油、大麻籽油或亞麻籽油——無論烹調或沙拉都一樣。戒掉所有的紅肉。多吃大蒜，或服用大蒜膠囊，用新鮮香草為食物調味。如果可以的話，避開所有加工的瓶裝、罐裝醬料——試著自己做吧！其實沒有想像中那麼難。

　　精油療程分為三個階段，第一階段就是上述的排毒澡。接下來兩個階段，每個階段各需兩週；治療全程請遵守上述的飲食原則，並補充所需的營養補充品。

類風溼性關節炎：第二階段療程精油
羅馬洋甘菊（*Anthemis nobilis*）
胡椒薄荷（歐薄荷）（*Mentha piperita*）
綠花白千層（*Melaleuca quinquenervia*）
澳洲尤加利（*Eucalyptus radiata*）
德國洋甘菊（*Matricaria recutita*）
泰國蓼薑（*Zingiber cassumunar*）
真正薰衣草（*Lavandula angustifolia*）
檸檬尤加利（*Eucalyptus citriodora*）
杜松漿果（*Juniperus communis*）

類風溼性關節炎：第二階段泡澡配方

絲柏	5 滴
杜松漿果	5 滴
真正薰衣草	10 滴
澳洲尤加利	20 滴
羅馬洋甘菊	16 滴

首先，均勻混合上述精油。每次泡澡時，取 4 滴精油調入½小匙（2½毫升）的基底油中。就像第一階段一樣，抓兩大把瀉鹽，以及一大把的岩鹽或死海鹽，加入兌好精油的基底油，再放入泡澡水中。

類風溼性關節炎：第二階段身體按摩油配方

德國洋甘菊	8 滴
真正薰衣草	10 滴
胡椒薄荷（歐薄荷）	2 滴
薑	8 滴
泰國蔘薑	10 滴

除了泡澡以外，每天早晚取少量按摩油，塗擦在所有疼痛的部位。首先，均勻混合上述精油，然後每次取 3 至 5 滴調入 1 小匙（5 毫升）的基底油中稀釋使用。

第二階段進行兩週之後，就可以進入第三階段的療程。第三階段的建議精油如下：

類風溼性關節炎：第三階段療程精油

薑（*Zingiber officinale*）
德國洋甘菊（*Matricaria recutita*）
黑胡椒（*Piper nigrum*）
迷迭香（*Rosmarinus officinalis*）
羅馬洋甘菊（*Anthemis nobilis*）
真正薰衣草（*Lavandula angustifolia*）
澳洲尤加利（*Eucalyptus radiata*）
乳香（*Boswellia carterii*）
泰國蔘薑（*Zingiber cassumunar*）
檸檬尤加利（*Eucalyptus citriodora*）

第三階段的兩個禮拜當中，泡澡所用的配方，可以輪流使用上述第二階段的泡澡配方（不再加瀉鹽，但仍然加入岩鹽或死海鹽），以及下列這個配方：

類風溼性關節炎：第三階段泡澡配方

薑	4 滴
真正薰衣草	4 滴
迷迭香	15 滴
乳香	5 滴

均勻混合上述精油。每次泡澡時，取 3 滴精油調入 1 小匙（5 毫升）的基底油，並加入 1 把岩鹽或死海鹽。

第三階段的按摩油只塗在關節上。請每隔一天輪流使用下列配方和第二階段的身體按摩油：

類風溼性關節炎：第三階段身體按摩油配方	
迷迭香	8 滴
真正薰衣草	7 滴
乳香	10 滴
薑	5 滴

均勻混合上述精油，每次按摩取 3 至 5 滴調入 1 小匙（5 毫升）的基底油中。

完成第三階段療程後，請接著進行第 400 頁的「日常保養計畫」。

❖ **退化性關節炎**（osteoarthritic，OA）

退化性關節炎是一種退化性疾病，其中可能包含發炎的情況——受影響的關節部位包括髖部、膝蓋和手指——這些部位的軟骨遭到磨損，於是傷及骨骼。患者可能非常疼痛，膝蓋也無法活動自如，肌肉會萎縮、韌帶也無法行使必要的功能。一開始或許看似沒什麼，只是稍微有些僵硬疼痛，但隨著時間過去，一切會越來越嚴重。很重要的是，必須經常活動患部，不能讓無法活動的情況成為常態。請遵守第 283 頁的飲食調整原則，並攝取建議的營養補充品。第一階段的療程內容是上述的排毒澡。第二階段適合使用的精油如下：

退化性關節炎：第二階段療程精油
大西洋雪松（*Cedrus atlantica*）
薑（*Zingiber officinale*）
檀香（*Santalum album*）
真正薰衣草（*Lavandula angustifolia*）
苦橙葉（*Citrus aurantium*）
迷迭香（*Rosmarinus officinalis*）
絲柏（*Cupressus sempervirens*）
黑胡椒（*Piper nigrum*）
歐洲赤松（*Pinus sylvestris*）
廣藿香（*Pogostemon cablin*）

退化性關節炎：第二階段泡澡配方	
苦橙葉	5 滴
雪松	15 滴
甜馬鬱蘭	8 滴

首先，均勻混合上述精油。每次泡澡時，抓兩大把瀉鹽，以及一大把的岩鹽或死海鹽加入泡澡水中，然後取 3 滴精油調入 1 小匙（5 毫升）的基底油中，再放入泡澡水中。

退化性關節炎：第二階段身體按摩油配方	
薑	8 滴
天竺葵	5 滴
黑胡椒	8 滴
大西洋雪松	4 滴
絲柏	5 滴

首先，均勻混合上述精油，取 3 至 5 滴調入 1 小匙（5 毫升）的基底油中。將第二階段的按摩油塗在患部，每天 1 到 2 次。第三階段同樣為期兩週，建議精油如下：

退化性關節炎：第三階段療程精油

真正薰衣草（*Lavandula angustifolia*）

薑（*Zingiber officinale*）

黑胡椒（*Piper nigrum*）

肉豆蔻（*Myristica fragrans*）

迷迭香（*Rosmarinus officinalis*）

甜馬鬱蘭（*Origanum majorana*）

檀香（*Santalum album*）

絲柏（*Cupressus sempervirens*）

苦橙葉（*Citrus aurantium*）

歐洲赤松（*Pinus sylvestris*）

第三階段的泡澡配方，可以輪流使用上述第一階段的泡澡配方，以及下列這個配方：

退化性關節炎：第三階段泡澡配方

黑胡椒	5 滴
迷迭香	15 滴
甜馬鬱蘭	8 滴

首先，均勻混合上述精油，每次泡澡時，抓 1 大把瀉鹽，以及 1 大把的岩鹽或死海鹽加入泡澡水中，然後取 4 滴精油調入 1 小匙（5 毫升）的基底油中。

第三階段的按摩油只塗在關節上。請每隔一天輪流使用下列配方和第二階段的身體按摩油：

退化性關節炎：第三階段身體按摩油配方

檀香	15 滴
薑	5 滴
真正薰衣草	10 滴

首先，均勻混合上述精油。每次按摩時，取 3 至 5 滴調入 1 小匙（5 毫升）的基底油中。

經過 6 週的療程之後，就可以進入下面這個「日常保養計畫」。如果你的關節炎正好發生在更年期期間或之後，可以在療程中加入天竺葵或奧圖玫瑰精油。如果因為壓力而使症狀加劇，就在配方中加入能消除壓力的精油——在本書許多段落都有提及。

❖ 日常保養計畫：類風溼性關節炎與退化性關節炎

上述為期 6 週的類風溼性關節炎與退化性關節炎治療方案，可以一直重複進行。然而，在每次重新開始一個循環之前，可以用下列精油，以每小匙（5 毫升）基底油調入 1 滴的比例，稀釋為身體按摩油——可以使用單獨一種精油，也可以調配成複方。

關節炎日常保養適合使用的精油

橘（桔）（*Citrus reticulata*）

羅馬洋甘菊（*Anthemis nobilis*）

德國洋甘菊（*Matricaria recutita*）

甜馬鬱蘭（*Origanum majorana*）

天竺葵（*Pelargonium graveolens*）

真正薰衣草（*Lavandula angustifolia*）

🌿 其他骨骼問題

每一個人都是不同的，當肌肉骨骼出現問題，或許會有許多共通的症狀，但也會有每個人自己獨特的病症表現。其中的變因包括基因、飲食習慣和先前的健康狀況。雖然人們並不普遍知道，但情緒也可能是肌肉骨骼情況的影響變因之一，患者的情緒狀態，會對症狀的範圍與嚴重程度帶來影響。

如果你有關節僵直（ankylosis）或退化性脊椎炎（spondylosis）的情況，請參考退化性關節炎的段落；如果你有紅斑性狼瘡，可以參考類風溼性關節炎的治療方式。

🌿 痛風

痛風是一種關節發炎的情況，嚴重時可能帶來令人難忍的疼痛。造成痛風的原因，是身體生成過多的尿酸，在關節與肌腱聚集形成結晶。患者可能出現燒灼感，患部也可能腫脹起來。好消息是，痛風的病情是可以被掌控的，症狀也可以減輕；壞消息是痛風通常和糖尿病、高血壓、高膽固醇和心臟疾病等重大健康問題有關。先回來談談好消息：能夠減輕痛風劇痛的方法，也可以降低發生上述重大健康疾病的風險，這些疾病有時並沒有非常明顯的症狀徵兆。換句話說，痛風就像照亮一個警示的紅燈，讓你知道，有些事情必須著手處理了。痛風也可能是其他原因造成，例如基因和身體創傷。

大約有一半的痛風患者發作在腳部，尤其是大拇指根部的蹠趾關節。其他好發的位置在手指、腳根、膝蓋、手腕等處，不過身體的所有部位都有可能出現痛風，包括耳垂。高濃度的尿酸也有可能引發腎結石。如果皮膚出現腫脹、發紅，就有可能是痛風的跡象。

所有針對痛風的治療方式，目的都在溶解造成疼痛的單鈉鹽尿酸結晶。除此之外，也在於更追本溯源去降低結晶的生成，那麼就必須降低身體尿酸濃度，也就是改善嘌呤（purine）代謝不良的問題。這時，改善腎功能是關鍵的一環，腎的健康運作，能讓尿酸更有效離開身體。

顯然，嘌呤是痛風患者不可忽視的一環。嘌呤存在於所有食物類別中，但大多數的嘌呤（大約 80%），都是健康的身體在一般生理過程中，正常產出的產物。更具體

地說，每天在人體中死去的無數細胞，會分解並釋放出嘌呤，而大多數的嘌呤會再一次被人體吸收，形成新的細胞。多餘的嘌呤會被輸送到肝臟，並形成尿酸，然後透過血液去到腎臟，藉由尿液排出。於是，如果腎臟沒有足夠的水份能將尿酸排出，就會產生第一個問題。因此，降低痛風指數的第一步，就是喝下足夠的水。但是，喝水的速度要慢，一整天少量多次，會比少數幾次大杯豪飲來的好。因為少量多次能讓水分慢慢吸收，而不是在大口喝下後，身體為了平衡水分含量，而快速形成尿液排出。隨著時間過去，身體中的尿酸會從細胞間隙液（細胞之間的液體）和滑液（關節內部的液體）中被排出，最終就能減少結晶的生成。這個過程需要時間，但任何一個受過痛風所苦的人，都會知道一切絕對值得。

良好的腎臟功能，對任何人來說都至關重要，當然也包括痛風患者。腎功能和腎上腺的運作也有緊密的關聯，因為腎上腺就位在腎臟上方。腎上腺會對壓力做出回應，這是為什麼，即使聽起來似乎毫無關聯，但降低壓力確實是改善腎功能和痛風的途徑之一。休息一下，讓壓力減輕一些，這樣的話總是說得比做的容易，但如果把它想成是消除腎臟疲勞的方法，並且是健康生活的重要元素之一，或許人們就會更願意讓自己空出時間休息。能幫助舒壓的身體活動包括太極拳和瑜珈，但給自己一點時間，去做讓自己放鬆的事，就是很好的做法。如果你可以在太陽底下休息會更棒，因為陽光將為你帶來維生素 D。請別把放鬆休息想成是在「浪費時間」，那是你在「從自然中獲得治療」。

痛風適合使用的精油

甜羅勒（沉香醇羅勒）（*Ocimum basilicum* ct. *linalool*）

歐洲赤松（*Pinus sylvestris*）

葡萄柚（*Citrus paradisi*）

泰國蔘薑（*Zingiber cassumunar*）

杜松漿果（*Juniperus communis*）

綠薄荷（*Mentha spicata*）

胡椒薄荷（歐薄荷）（*Mentha piperita*）

德國洋甘菊（*Matricaria recutita*）

羅馬洋甘菊（*Anthemis nobilis*）

絲柏（*Cupressus sempervirens*）

天竺葵（*Pelargonium graveolens*）

沉香醇百里香（*Thymus vulgaris* ct. *linalool*）

澳洲尤加利（*Eucalyptus radiata*）

佛手柑（*Citrus bergamia*）

義大利永久花（*Helichrysum italicum*）

薄荷尤加利（*Eucalyptus dives*）

迷迭香（*Rosmarinus officinalis*）

甜茴香（*Foeniculum vulgare var. dulce*）

痛風會帶來劇烈的疼痛、發燙或觸痛感，發作時疼痛難當。最好手邊早有準備好的物品，能在當下立刻緩和症狀。一般來

說，在患部敷上冰敷包，就能改善症狀。你也可以將一塊布料或小毛巾浸在水中，放進塑膠袋後冰於冷凍庫，需要的時候就可以隨時取用。

　　冰箱裡也可以準備一份痛風凝膠，發作時就隨時有得用。使用時，取適量凝膠塗在患部就可以了。事先製作這款凝膠時，請先將精油按配方順序混合均勻，放置一旁。接著將蘆薈膠與山金車浸泡油仔細混合，直到完全拌勻才加入精油，混合均勻。

痛風凝膠

蘆薈膠	2 液體盎司（60 毫升）
山金車浸泡油	2 小匙（10 毫升）
德國洋甘菊	5 滴
真正薰衣草	10 滴
胡椒薄荷（歐薄荷）	3 滴
杜松漿果	5 滴
羅馬洋甘菊	5 滴

　　以下是兩個身體按摩油配方，分別對應不同的效果，所以請選擇符合當下情況的按摩油使用。首先，將你選定的配方精油調入 2 小匙（10 毫升）的山金車浸泡油或有機冷壓初榨橄欖油中。取少量輕輕按摩在疼痛的關節上。按摩結束後，補充足夠的水分。

痛風：關節發紅、腫脹、有灼熱感

絲柏	5 滴
胡椒薄荷（歐薄荷）	3 滴
杜松漿果	5 滴
澳洲尤加利	10 滴
德國洋甘菊	5 滴

痛風：疼痛、關節僵硬

義大利永久花	5 滴
胡椒薄荷（歐薄荷）	2 滴
迷迭香	10 滴
德國洋甘菊	10 滴

　　嘌呤是痛風的主要因素，雖然大部分的嘌呤都是由人體系統自然生成於體內，但我們仍然可以透過飲食控制嘌呤的攝取量。植物中的嘌呤似乎不會造成什麼問題，但某些其他食物，若是食用過量，就可能使情況惡化。這些食物包括動物內臟（例如肝、腎、心和腦）；貝類（例如青口貝、扇貝）；魚類（例如鰻魚、鯖魚、鯡魚和沙丁魚）。在古代，痛風是只有飲酒過度的有錢人才會患上的疾病，雖然攝取酒精確實對痛風沒什麼幫助，但真正讓現代男女惹上麻煩的，是加了果糖和玉米糖漿的汽水。所有加工食品當中都含有嘌呤，對痛風病情不會帶來幫助；更直白地說，採取全素飲食，或攝取大量蔬食，會是最好的飲食方式。

建議患者用新鮮食材製作有機餐食，不食用即食品。橄欖油是比較適合的料理用油，盡量避免使用玉米油。可以吃起司和優格，但如果你真的很想吃麵粉製品，請選擇用有機全麥麵粉製作的產品。堅果和種子也很好，某些水果也特別有益，例如櫻桃。飲食上的變化應該會讓體重也慢慢減輕，這不只有助於改善痛風，也能調整前述提到的重大疾病。一般認為，每天攝取 1,500 毫克的維生素 C 補充品能有助於痛風病情，葉酸、鳳梨酵素與維生素 E，也能帶來幫助。

🌿 消化不良（Dyspepsia）

消化不良（*dyspepsia*）是指消化不順利，或胃部或上腹部胃腸器官出現的各種情況。消化不良令人痛苦，任何時候都可能發作。它可能來自許多原因，包括飲酒、吃辣、吃油膩的食物、狼吞虎嚥、食物過敏，或是我稱之為「情緒性消化不良」的情況，也就是神經和情緒壓力導致的消化不良。此外，更嚴重的話可能衍生為潰瘍、膽結石和胰臟炎。如果消化不良持續不癒，請和你的醫師討論這個情況。

一般來說，花草茶都可以改善消化不良的問題，例如香蜂草、洋甘菊、甜茴香、蒔蘿、洋茴香（大茴香）、胡椒薄荷（歐薄荷）與薑。像朝鮮薊（artichoke）這樣的藥

草酊劑可以帶來幫助，含有薑黃粉與香蕉粉（banana powder）的補充品也很適合攝取——這兩種食物在亞洲都是用來改善消化不良的傳統良方。

如果你能放慢進食速度，慢慢咀嚼，直到甚至自己都覺得無聊的程度，這麼做本身就是改善消化不良和脹氣的最佳良方。在每餐之間，用下列精油或配方按摩上腹部，選擇最對應自身情況的精油，在每 2 大匙（30 毫升）的基底油中，調入 15 至 20 滴精油使用。

一般性消化不良適合使用的精油

洋茴香（大茴香）（*Pimpinella anisum*）
芫荽籽（*Coriandrum sativum*）
胡椒薄荷（歐薄荷）（*Mentha piperita*）
荳蔻（*Elettaria cardamomum*）
蒔蘿籽（*Anethum graveolens*）
甜茴香（*Foeniculum vulgare var. dulce*）
薑（*Zingiber officinale*）
藏茴香（*Carum carvi*）
綠薄荷（*Mentha spicata*）
黑胡椒（*Piper nigrum*）
甜橙（*Citrus sinensis*）
苦橙葉（*Citrus aurantium*）

用你選擇的精油調製複方，或直接選用下列配方。在每 2 大匙（30 毫升）的基底油中，調入 20 至 30 滴精油。或者，如果只

想在每次按摩時調配需要的量，就取 3 至 5 滴精油，調入 1 小匙（5 毫升）的基底油中；這樣的份量應該足夠早晚使用各 1 次。將按摩油塗擦在上腹部。

消化不良：配方 1

芫荽籽	10 滴
薑	3 滴
甜橙	5 滴

消化不良：配方 2

荳蔻	10 滴
蒔蘿籽	5 滴
胡椒薄荷（歐薄荷）	3 滴
甜茴香	5 滴
藏茴香	5 滴

滋補調理軟弱上腹肌群適合使用的精油

真正薰衣草（*Lavandula angustifolia*）
迷迭香（*Rosmarinus officinalis*）
絲柏（*Cupressus sempervirens*）
甜茴香（*Foeniculum vulgare var. dulce*）
荳蔻（*Elettaria cardamomum*）
綠薄荷（*Mentha spicata*）
芫荽籽（*Coriandrum sativum*）
黑胡椒（*Piper nigrum*）

滋補上腹肌群：配方 1

迷迭香	10 滴
荳蔻	10 滴
黑胡椒	2 滴

滋補上腹肌群：配方 2

絲柏	5 滴
迷迭香	5 滴
芫荽籽	15 滴

均勻調和你選擇的精油，或直接使用上述配方。取 3 至 5 滴調入 1 小匙（5 毫升）的基底油中，取少量塗抹在上腹部，早晚各 1 次。

情緒或神經性消化不良適合使用的精油

薑（*Zingiber officinale*）
綠薄荷（*Mentha spicata*）
洋茴香（大茴香）（*Pimpinella anisum*）
岩蘭草（*Vetiveria zizanoides*）
真正薰衣草（*Lavandula angustifolia*）
蒔蘿籽（*Anethum graveolens*）
胡椒薄荷（歐薄荷）（*Mentha piperita*）
快樂鼠尾草（*Salvia sclarea*）

情緒導致消化不良

快樂鼠尾草	5 滴
綠薄荷	15 滴
真正薰衣草	15 滴

神經性消化不良

岩蘭草	3 滴
真正薰衣草	5 滴
荳蔻	5 滴
甜橙	10 滴

均勻調和你選擇的精油，或直接使用上述配方。取 3 至 5 滴調入 1 小匙（5 毫升）的基底油中，視需要取少量塗抹在上腹部。

🍃 脹氣

脹氣可能是放屁或打嗝，有時也和橫膈膜疝氣（hiatus hernia）、幽門螺旋桿菌（*Helicobacter pylori*）等細菌感染，以及大腸憩室症（diverticular disease）、結腸炎與腸躁症等腸道問題有關。服用某些藥物也可能造成脹氣。不過，更常見的脹氣原因是與食物有關，例如身體對麩質出現不良反應，也 就 是 一 般 所 說 的 乳 糜 瀉（*celiac disease*）。食物過敏或食物敏感，也可能讓身體出現脹氣。辛辣食物與軟性飲料也經常是罪魁禍首，此外，那些含有大量難以吸收的碳水化合物的食物，例如高麗菜、白花椰菜、豆子、豆類和洋蔥。有些人吃得很快，在嚼食過程中會帶入許多空氣——然後空氣再跟著食物一起下肚；有些人則是無法適當地消化或吸收自己吃下的糖分和多糖；還有一些人，是小腸裡有細菌過度生長的問題。即使有以上這麼多可能性，還是有一些人，天生就比其他人容易脹氣。

無論這些多餘的氣體是出現在胃腸道裡，結果都是下腹部感覺脹脹的，腸道被撐大——這通常使得腸道收縮起來，才能將氣體推到肛門排出。有時，壓力實在太大，以至於腫脹的感覺延伸到肋骨下方，造成心悸、呼吸短淺，甚至某些人會出現類似狹心症（angina pectoris）的疼痛感。由於高齡人士的腸道肌肉張力可能較低，因此排出氣體的時間會更久。

要試著避開的食物包括糖分——果糖、葡萄糖、乳糖和半乳糖；澱粉類的碳水化合物，例如小麥、青豆、豆類、洋蔥與胡蘿蔔。豆子（beans）和高麗菜是造成身體脹氣的最大元凶。

胃脹氣適合使用的精油

芫荽籽（*Coriandrum sativum*）
綠薄荷（*Mentha spicata*）
蒔蘿籽（*Anethum graveolens*）
荳蔻（*Elettaria cardamomum*）

薄荷尤加利（*Eucalyptus dives*）

胡椒薄荷（歐薄荷）（*Mentha piperita*）

藏茴香（*Carum carvi*）

黑胡椒（*Piper nigrum*）

洋茴香（大茴香）（*Pimpinella anisum*）

甜茴香（*Foeniculum vulgare var. dulce*）

甜羅勒（沉香醇羅勒）（*Ocimum basilicum ct. linalool*）

如果你正為脹氣所苦，可以調製下列配方，按順時針方向，塗擦在整個腹部：

胃脹氣配方

荳蔻	2 滴
胡椒薄荷（歐薄荷）	3 滴

均勻混合上述精油，取 3 至 5 滴調入 1 小匙（5 毫升）的基底油中。

還有另一個作法，是取 1 小匙蜂蜜，混入 1 滴綠薄荷精油，加入一杯熱水中。放置到舒服的溫度後，再慢慢喝下。

便祕

便祕的成因有許多，例如來自蔬菜水果的植物纖維攝取不足、水分攝取不足、生活型態改變、情緒低落、藥物、忍住便意、運動量不足、疾病和腸道問題等等。要改善便秘的情況，首先從飲食、補充水分、運動量和降低壓力做起。

長期便秘可能引發併發症。如果出現血便，或持續便秘，那麼請尋求醫師協助，做更詳細的糞便檢查。停留在直腸的糞便可能變得乾硬，隨著時間過去，就更難移動和排出。這可能導致假性腹瀉，也就是直腸受到刺激而排出水狀物。

要改善便秘，就必須在飲食上進行調整：將亞麻籽和纖維等膨脹物質加入餐食中，多吃水果乾或燉水果。甘油塞劑或草本塞劑通常可以改善便秘的情況，定期攝取專為便秘人士設計的益生菌，也能帶來幫助。請將每天攝取的維生素 C 量提高到一天 1,500 毫克，盡可能喝足量的純水。如非必要，請不要用瀉藥或灌腸，因為長久下來，可能形成懶腸症候群（lazy bowel syndrome），屆時如果沒有化學刺激，腸道就不正常工作。

從左邊開始，以順時針循腸道方向按摩下腹部，就有可能幫助糞便排出。不過，在按摩之前，請先喝下一杯加了少許薑泥的熱水。

便祕按摩適合使用的精油

廣藿香（*Pogostemon cablin*）

甜茴香（*Foeniculum vulgare var. dulce*）

迷迭香（*Rosmarinus officinalis*）

薑（*Zingiber officinale*）
檀香（*Santalum album*）
荳蔻（*Elettaria cardamomum*）
黑胡椒（*Piper nigrum*）
甜橙（*Citrus sinensis*）
洋茴香（大茴香）（*Pimpinella anisum*）
甜馬鬱蘭（*Origanum majorana*）

便祕配方

甜橙	5 滴
廣藿香	15 滴
黑胡椒	5 滴
荳蔻	5 滴

均勻混合上述精油，取 30 滴調入 2 大匙（30 毫升）的基底油中，每次視需要取適量使用。如想調配一次使用的量，則可以取 5 滴精油調入 1 小匙（5 毫升）的基底油中。

循順時針方向在整個腹部進行按摩，在沒有造成不舒服的前提下，按得越深越好。接著去到髖部和後腰，再沿脊椎向下，去到肛門上方。用這個方法一天按摩 3 次，或者，也可以從上述建議列表選擇精油，以每小匙（5 毫升）基底油調入 5 滴精油的比例進行稀釋。

痔瘡

痔瘡通常是長期便秘所導致。補充益生

菌能帶來改善，此外，攝取維生素 E 與 C 也會很有幫助。取下列精油 2 滴，滴在一塊溫暖的濕布上，用這塊布擦拭相關部位，再把濕布敷在肛門上幾分鐘。動作重複 3 到 4 次，每天進行 2 次。

痔瘡配方

廣藿香	2 滴
沒藥	10 滴
絲柏	5 滴
天竺葵	5 滴

調和上述精油，每次取 2 滴使用，避開生殖部位。

❖ 坐浴與身體按摩油

痔瘡可能造成疼痛與不舒服。以下療法需要用到坐浴盆，只要盆子大小足以讓你坐入就可以了。在盆中放入足以浸入肛門區域的水，然後加入 4 滴天竺葵精油。在盆中坐 5 分鐘，接著擦乾身體，取少量下列按摩油塗擦在肛門周圍：

天竺葵	15 滴
絲柏	10 滴
真正薰衣草	5 滴

均勻混合上述精油，取 10 至 15 滴調入 1 小匙（5 毫升）的基底油。將混合後的按摩油放在一個小容器裡，例如用來立蛋的蛋杯就可以，然後用保鮮膜覆蓋表面。視需要取少量塗抹在肛門周圍，避開生殖部位。大部分患者只要按以上配方每天早晚各做一次，就能感覺情況得到舒緩。

足部護理

無論在任何年齡，照顧雙腳都是很重要的事，但對高齡人士來說，又尤其重要。腳是人們經常忽略的身體部位，為雙腳泡足浴，然後再進行足部按摩，就是照護雙腳的最佳辦法。首先，把雙腳浸泡在加了 2 大把海鹽、1 大匙小蘇打粉和 1 大匙有機蘋果醋的水中。可以加入足浴水的精油包括：真正薰衣草、羅馬洋甘菊和天竺葵。如果腳上有雞眼，可以直接將 1 滴檸檬精油滴在患部，再用基底油進行按摩——荷荷芭油和金盞菊浸泡油都是極佳的選擇，山金車浸泡油也可以幫助緩解腿腳痠痛。

指甲和甲床

老年人的指甲和甲床經常會生病、變厚，並且容易遭到真菌感染。如果指甲出現真菌感染，可以用茶樹精油搭配苦楝油使用。雖然這個組合的氣味不是最宜人的，但又有什麼關係呢？這時候重要的是解決感染，而不是追求香氣。苦楝油和茶樹精油都可以直接滴在患部，一次最多使用 1 滴。

如果指甲的問題不是來自真菌，那麼一週 1 次，用下列配方按摩指甲和甲床，可以有助於維持健康、抵抗感染：

指甲保健配方

茶樹	10 滴
真正薰衣草	5 滴
胡椒薄荷（歐薄荷）	2 滴
檸檬	5 滴

均勻混合上述精油，取 5 滴調入 1 小匙（5 毫升）的荷荷芭油，視需要塗擦在足部與腳趾。

體育競賽、舞蹈與日常運動的精油支持

精油對喜歡運動和跳舞的人來說，是再好不過的幫手。精油修復傷口的效用人人皆知，但除此之外，它們還能幫助肌肉準備好全力發揮，並且能預防運動傷害、加速恢復速度、降低疲勞感。以體育和舞蹈競賽來說，如何讓身體做出最理想的發揮，本身就是競爭的一環；但另一個影響肢體表現的面向是心理狀態，而精油本身有獨特的能力，能對心智、心情和情緒帶來正面的影響。精油的這項特質也受到臨床運動醫學的認可，精油和芳香療法越來越被使用在優秀的菁英選手身上，幫助他們發揮最理想的表現。

每一項運動都有各自的風險。曲棍球選手的鼠蹊容易拉傷，跑者的膝蓋軟骨容易受損，高爾夫、游泳和網球運動員則會因為重複性的動作而出現運動傷害。任何一個人都可能拉傷肌肉、扭到腳踝，而足球選手更是每比一次比賽，就可能出現挫傷。舞蹈家必須根據編舞的指導，日復一日練習做出最精準的動作。運動和舞蹈隨時都可能帶來身體傷害，如果這是你的職業，就更不會只是身體上的偶發情況而已。精油能修復傷口、減輕疼痛，也可以透過改善循環、維持肌肉張力，讓身體能保持在良好的狀態。

由於跑步是一項熱門的活動，而且許多運動本身也包含跑步的動作，所以這一章將用一個獨立的單元來談跑步。要是雙腳沒有被妥善照顧和保養，我們哪兒也跑不了，因此，在這一章也特別針對足部保健和肌肉提出芳療建議。接著將介紹不同的運動傷害處理方式，適用於健身房愛好者和各種娛樂設施的使用者，最後則是針對看不見的微生物提出精油對策建議。但首先，我們還是從心理狀態開始談起，因為要是心緒不穩定，光是進行訓練就很困難，更不用說在競賽中取得勝利了。

🌿 運動、舞蹈與心理狀態

這一章之所以命名為「體育競賽、舞蹈與日常運動的精油支持」，是因為精油比這世上任何其他東西，都更能為運動者帶來自信和安穩的確信感，同時可以幫助身體實際獲得修復與療癒。精油的力量無比堅定。它們悄然無聲、精細幽微，不知不覺間便滲透全身，同時為身體和心靈帶來療癒。許多帶著特定目的使用精油、透過精油幫助自己用有正向心理態度的人，都很清楚這一點。如果你還半信半疑，那麼要明白精油究竟能對你產生什麼效用，唯有一個辦法：本書有一章名叫「情緒救援」（第 143 頁），或許你會想翻翻看；或者，也可以參考我的另一本著作──《芳香療法情緒心理配方寶典》（*The Fragrant Mind*），尤其是其中第 7 章「情緒療癒」談到關於機敏、堅定、專心、自信、聚焦、表現、正面思考和自尊的部分。精油很堅定，因為它們清楚自己的能耐，也因此，它們也能為你帶來同樣的信心與自信。

體育活動的本質就是競爭，因此在過程中不免會帶來一定程度的壓力。這並不是壞事，因為競爭能驅策我們，讓我們有動力達到更好的表現。無論你如何定義成功──是希望不要落到最後，或者保持領先的位置──競爭的壓力永遠都在。在久遠的過去，人類身上的壓力荷爾蒙是為了觸發戰逃反應（fight-or-flight response），藉以在尖牙利齒的老虎倏地出現時，能在瞬時間逃開。但現在，我們用壓力荷爾蒙來應對人們在身後的追趕，原本只是偶爾啟動的壓力系統，被過度延伸成為每日生活的常態。這是為什麼為自己紓壓如此重要──這麼做能幫助身體回到平衡，因此能在需要時，發揮最理想的表現。以下是壓力事件前後建議使用的精油配方：

事前準備：泡浴或淋浴身體按摩油	
岩蘭草	3 滴
佛手柑	4 滴
杜松漿果	1 滴
甜橙	4 滴

首先，均勻混合上述精油，調入 1 大匙（15 毫升）的基底油當中。取適量塗抹全身，10 分鐘後再進行泡浴或淋浴。

事前準備：泡浴或淋浴配方	
迷迭香	3 滴
檸檬	4 滴
真正薰衣草	3 滴
羅馬洋甘菊	2 滴

首先，均勻混合上述精油。取 6 滴精油

加入等量的基底油中，加入泡澡水；或者，將 4 滴精油滴在擦澡巾上，然後進行淋浴。

運動之後：泡浴或淋浴配方

葡萄柚	4 滴
甜橙	2 滴
快樂鼠尾草	4 滴
乳香	2 滴

首先，均勻混合上述精油。取 6 滴精油加入等量的基底油中，加入泡澡水；或者，將 4 滴精油滴在擦澡巾上，然後進行淋浴。

由於體育競賽、舞蹈和運動健身都是持續一段長時間的活動，當你想透過精油來提升整體性的體能表現，用量是越少越好，例如處理急性運動傷害的時候。下列精油可以單獨使用，或根據你的選擇調製成複方。取 2 滴精油，調入少許基底油中，加入泡澡水；配製身體按摩油時，取 10 滴調入 2 大匙（30 毫升）的基底油，這樣的量就足以做好幾次的身體塗抹或按摩。按這樣的方式使用精油，隨著時間就能看到成效。

提升體能表現適合使用的精油

葡萄柚（*Citrus paradisi*）
黑胡椒（*Piper nigrum*）
沉香醇百里香（*Thymus vulgaris* ct. *linalool*）
薑（*Zingiber officinale*）

甜羅勒（沉香醇羅勒）（*Ocimum basilicum* ct. *linalool*）
真正薰衣草（*Lavandula angustifolia*）
迷迭香（*Rosmarinus officinalis*）
乳香（*Boswellia carterii*）
岩玫瑰（*Cistus ladaniferus*）
芫荽籽（*Coriandrum sativum*）
檀香（*Santalum album*）
大西洋雪松（*Cedrus atlantica*）
檸檬（*Citrus limon*）
檸檬尤加利（*Eucalyptus citriodora*）
苦橙葉（*Citrus aurantium*）

當身體被過度使用，就會出現疲憊感，然而疲憊的感覺似乎也會滲入腦袋，因此成為一種心理上的感受。大腦細胞似乎也會癱坐在一旁，就像你一樣！或許聽來矛盾，但真正能恢復疲憊的精油，是放鬆而不是振奮的類型。運動後的疲憊感，經常是因為身體受到過度的刺激，因此，若是再次去激勵身體，有可能只會感覺更累。於是，這時更適合用甜馬鬱蘭而不是迷迭香；用真正薰衣草，而不是醒目薰衣草；選甜橙，而不是檸檬香茅。始終以低濃度來使用——在 2 大匙（30 毫升）的基底油中，調入 15 滴精油做為身體按摩油，並且每次取少量使用。

跑步

跑步可以是像尤塞恩·博爾特（Usain Bolt）在 2012 年倫敦奧運會抱走三面金牌那樣的跑，也可以是週末在公園輕鬆的慢跑。關於競賽式的跑步，我們稍後會多談一些，但首先最重要的是，在跑步時千萬別過度勉強自己。因為當腳步大大重擊在像人行道這樣堅硬的地面上，對肌肉、踝骨、整個骨架，尤其是腰部來說，都是極大的負擔。下列精油配方是特別為了跑者與慢跑者設計的；它既能支持肺部與呼吸系統，也能對肌肉和骨骼帶來助益。在出發去跑步之前，先取少量塗抹在下半身的腳踝、小腿、大腿、臀部與後腰等部位。量不用多，只要能完全被肌膚吸收就足夠了。如有多餘的油，請擦去。

初學者的跑步支持配方

澳洲尤加利	5 滴
迷迭香	10 滴
薑	5 滴
胡椒薄荷（歐薄荷）	2 滴

首先，均勻混合上述精油，以每小匙（5 毫升）基底油調入 3 至 5 滴精油的比例稀釋；或者，取 3 至 5 滴精油，調入 1 小匙（5 毫升）的蘆薈膠中。

快走、慢跑和跑步為雙腳帶來的壓力都是不同的，也因此需要不同的足部精油調理配方。舉例來說，人們已發現，經常走路的人腳跟會更用力觸碰地面，因此需要更加留意是否有累積的硬皮，並在裂開、裂傷，甚至導致感染之前，就先善加照顧。

一般性足部調理精油：適用於走路、慢跑與專業跑步

胡椒薄荷（歐薄荷）	2 滴
茶樹	5 滴
甜羅勒（沉香醇羅勒）	4 滴
迷迭香	5 滴
丁香花苞	2 滴
絲柏	5 滴
檸檬香茅	5 滴

首先，均勻混合上述精油，以每小匙（5 毫升）基底油中，調入 5 滴精油的比例稀釋，以芝麻油、椰子油或瓊崖海棠油作為基底油。

重複踩踏在堅硬的地面上，很可能傷及關節與腿腳，對髖骨造成負擔，也對全身骨架帶來壓力。有時，這是頸部疼痛、頭痛與偏頭痛的原因，甚至進一步令人感到疲憊。要是只要想到下一次跑步，就像是難以完成的任務，這時就很適合為自己做充電的足浴：在盆底放滿又小又圓的鵝卵石，數量越多越好，表面必須是平滑的，注入足以淹至

腳踝的熱水，然後加入 4 滴精油（從以下精油任選：葡萄柚、迷迭香、檸檬、歐洲赤松、絲柏、檸檬尤加利、醒目薰衣草或杜松漿果）。放鬆地坐著，深深嗅吸芬香的蒸氣，然後覆誦正向思考的箴言，同時讓腳在鵝卵石上輕輕滑動按摩。

出門快走或跑步時，身上帶著一罐恢復活力的噴霧會很有幫助，用純露就很容易製作出來。選用百里香、迷迭香、羅勒、胡椒薄荷（歐薄荷）或綠薄荷等純露。迷迭香加上檸檬與胡椒薄荷（歐薄荷）是很受歡迎的組合，此外，也可以用歐洲赤松加上迷迭香和杜松漿果。

以下是特別能夠幫助肌肉的精油配方，跑步前或跑步後都可以使用。預先調配好，並放在運動包裡備用，能帶來很大的幫助。將按摩油塗在身體特定部位，或者用來塗抹全身。

肌肉：配方 1

薑	4 滴
黑胡椒	2 滴
迷迭香	5 滴
泰國蔘薑	5 滴
義大利永久花	4 滴

均勻混合上述精油，而後調入 2 大匙（30 毫升）的基底油、山金車凝膠或蘆薈膠中，每次取少量，視需要塗抹在肌肉上。

肌肉：配方 2

澳洲尤加利	5 滴
迷迭香（或義大利永久花）	10 滴
檸檬香茅	5 滴

均勻混合上述精油，而後調入 2 大匙（30 毫升）的基底油、山金車凝膠或蘆薈膠中，每次取少量，視需要塗抹在肌肉上。

接下來提供的競賽用跑者配方，把某些精油為跑者身心表現的正面影響也考量在內。這些配方應該只留待重要競賽時使用，讓精油的香氣為競賽表現推一把；若是經常使用某一個香氣組合，對該香氣的敏感度就會降低。在競賽前，將以下配方塗抹在身體容易受傷的特定部位。

競賽用跑者配方：配方 1

去光敏性佛手柑（FCF）	8 滴
沉香醇羅勒	5 滴
黑胡椒	2 滴
迷迭香	2 滴
綠薄荷	2 滴

首先，均勻混合上述精油，而後調入 2 大匙（30 毫升）的基底油，或 2 大匙（30 毫升）的蘆薈膠中。

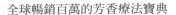

競賽用跑者配方：配方 2	
泰國蔘薑	5 滴
迷迭香	2 滴
去光敏性佛手柑（FCF）	2 滴
胡椒薄荷（歐薄荷）	1 滴

首先，均勻混合上述精油，而後調入 1 大匙（15 毫升）的基底油，或 1 大匙（15 毫升）的蘆薈膠中。

天竺葵精油是舒緩「跑者乳頭摩擦」（jogger's nipple）的極佳療方。乳頭在長時間的跑步過程中，可能因摩擦到衣物而造成不適。這樣的現象，經常發生在男性長跑者和進行各種運動的女性運動員身上，不舒服的程度可能嚴重到不容忽視。顯然，所有女性運動員都該穿上合身且有防護作用的內衣，然而若已出現類似問題，解決的辦法便是：將 3 滴天竺葵精油調入 1 小匙（5 毫升）基底油中，視情況隨時塗抹於患部，尤其在運動前與運動後。此外，如果乳頭已出現疼痛感，可以將 5 滴真正薰衣草和 5 滴德國洋甘菊調入 2 小匙（10 毫升）的蘆薈膠，或是品質優良的有機凝膠與油膏中。這個組合具有消炎的作用，也可以舒緩疼痛。

相互較勁的那股衝勁，總是讓運動員或參與體育活動的人們，試圖尋找能幫助自己提升表現，同時又讓身體處於巔峰狀態的用品。古希臘的體育菁英會在泡澡水中加入薄荷，達到強化肌肉與肌腱的效果，時至今日，我們更可能是在泡澡水中加入甜馬鬱蘭、義大利永久花、迷迭香、檸檬香茅、薑或黑胡椒等精油，來達到這樣的效果。物理治療師與運動治療師經常會選用澳洲尤加利、洋甘菊、真正薰衣草、泰國蔘薑、義大利永久花、黑胡椒、薑、迷迭香，或任何一種薄荷精油；也可能選用添加了少量丁香花苞、甜樺、芳香白珠（冬青）、樟樹或錫蘭肉桂葉等精油的產品，來達到止痛的效果。自然療法可以和處理運動傷害的標準程序同時併進，幫助身體維持在整體性的最佳狀態——也就是在運動狀態下必須被推到極限的耐力、毅力和體能技巧。

足部護理

每一隻腳，都是由 26 塊骨頭、20 個活動關節和 13 個不動關節所組成，還有大量的肌腱、韌帶與肌肉支撐這整個複雜的結構。大多數人很少認真關注過自己的腳，然而運動員和舞者都知道，雙腳可是自己最好的夥伴。

要讓雙腳維持靈活與彈性，同時避免腳部受傷，最好的辦法就是盡可能多多按摩。舞者的需要和運動員有所不同，他們的腳經常比運動員承受更多折磨：古典芭蕾舞者必須把脆弱的腳趾塞進狹小的芭蕾舞鞋，現代

舞者則常赤腳跳舞，街舞者的腳更是經常重重踏在戶外堅硬的地面上。照顧疲憊的雙腳，其實很簡單，只要在溫暖的泡腳水中加入 3 滴迷迭香精油與 1 大匙瀉鹽，做 10 分鐘的足浴就可以了。如果你手邊有圓潤的鵝卵石，就把這些小小的石頭鋪在盆底，一邊泡腳，一邊前後踩動，刺激足底的反射點。以下是為兩種不同足部需求特別設計的精油配方：

一般性足部調理油：舞者配方

羅馬洋甘菊	5 滴
迷迭香	8 滴
安息香	5 滴
天竺葵	6 滴
檸檬	6 滴

首先，均勻混合上述精油，以每小匙（5 毫升）基底油或凝膠中，加入 3 至 5 滴精油的比例進行稀釋。你所選用的基底油，將扮演關鍵的角色；試試山茶花油、瓊崖海棠油、金盞菊浸泡油或山金車浸泡油；或者，如果皮膚出現乾裂的情況，則可選用巴西堅果油（Brazil nut oil）或芝麻油。如果想減少油膩膩的感覺，可以改用有機蘆薈膠、山金車凝膠、油膏或乳液作為基底產品。

一般性足部調理油：運動員配方

沉香醇百里香	4 滴
醒目薰衣草	9 滴
迷迭香	6 滴
胡椒薄荷（歐薄荷）	2 滴
松紅梅	6 滴

首先，均勻混合上述精油，以每小匙（5 毫升）基底油中，加入 3 至 5 滴精油的比例進行稀釋。基底油可選擇瓊崖海棠油、榛果油或芝麻油。

水泡很容易演變為感染，尤其是發生在腳趾上的水泡。在水泡周圍滴 1 滴未稀釋的真正薰衣草精油，就能防止水泡進一步感染。每天兩次，直到水泡消失。此外，也可以參考接下來「足部問題」段落中，關於「水泡」的內容。

如果你的雙腳尤其飽受折磨，出現瘀傷，或是雞眼、姆趾滑液囊炎、關節炎等問題，下列兩個配方或許能幫助減輕疼痛的感覺。瘀傷或格外疼痛的腳，用 1 滴義大利永久花輕輕塗上，效果特別好。如果腳上有流血的傷口，可以在傷口周圍塗上 1 滴岩玫瑰精油，來幫助止血。針對各種足部傷害，可以參考本章「常見運動傷害和舞蹈傷害」的段落（第 423 頁）。

緩解足部疼痛

沉香醇百里香	4 滴
松紅梅	3 滴
瀉鹽	1 杯
蘋果醋	1 大匙（15 毫升）

將所有材料放入裝了溫水的盆子裡，浸入雙腳，做至少 10 分鐘的足浴。視需要添加溫暖的熱水。

舒緩足部與神經疼痛

羅馬洋甘菊	4 滴
真正薰衣草	2 滴
小蘇打粉	1 杯

將所有材料放入裝了溫水的盆子裡，浸入雙腳，做至少 10 分鐘的足浴。視需要添加溫暖的熱水。如果雙腳有腫脹、發炎或疼痛的情況，請用冷水取代熱水，並用瀉鹽取代小蘇打粉。針對足部腫脹，有時先用調理油按摩再泡腳，能帶來一定程度的改善。如果足浴後仍然腫脹，就盡可能把雙腳抬高。有一個有效的方式，能緩解足部腫脹：裝一盆冰水，滴入 3 滴杜松漿果與 3 滴澳洲尤加利精油，然後浸泡雙腳。如果你不喜歡泡腳，也可以改為放入布料做冰敷：抬高腿腳，將浸濕的布料敷在腫脹的地方，當布料不再冰涼，就再一次浸入冰水置換。以下是

一個相當好用的一般性足浴配方，能幫助雙腳恢復活力。

足浴配方：恢復腳部活力

綠薄荷	3 滴
真正薰衣草	2 滴
天竺葵	3 滴
甜橙	5 滴
依蘭	2 滴

首先，均勻混合上述精油。在加了溫水、1 大匙小蘇打粉（或瀉鹽），以及 1 大匙岩鹽或喜馬拉雅岩鹽的盆子裡，滴入 5 滴調和完成的精油。足浴完成後，仔細擦乾雙腳，並取上述配方 3 滴調入 1 小匙（5 毫升）的基底油中，按摩雙腳。

❖ 足部問題

黑趾甲（Black toenail）：趾甲出現藍色、紫色與黑色，通常是因為趾甲下方有瘀傷，那可能是風吹、不合腳的鞋子，或踢到腳趾所導致。如果趾甲出現鬆動，並形成問題，就必須向手足病醫師（chiropodist）尋求診療。

盡你所能，往趾甲下方滴入 1 滴義大利永久花或高地牛膝草精油，越深入越好。接著在趾甲和腳趾周圍表面，塗上少量的山金車浸泡油或其他基底油，每天 2 次，持續 5

天。或者，也可以將 4 滴義大利永久花和 5 滴真正薰衣草精油，稀釋於 1 小匙（5 毫升）的基底油中，塗擦在整個腳趾部位，每天 2 次，持續 5 天。

水泡（Blisters）：用 2 滴羅馬洋甘菊精油調和 2 滴碘液，塗擦在患部。如果你的腳很容易起水泡，可以用紅茶泡腳（這是舞者的保養祕訣）。煮一壺濃濃的紅茶，加入水中泡腳。取 1 滴真正薰衣草塗在水泡周圍，就能防止水泡感染；一天 2 次重複塗抹，直到水泡消退。

趾甲內生（Ingrown toenail）：如果你已經出現趾甲內生，並且又痛又紅，可以用等量的茶樹與真正薰衣草純精油，直接塗抹在患部，這麼做可以避免趾甲內生演變為感染。每天塗擦 1 次，直到發紅與痛感消退。

扁平足（Fallen arches）：沒有一種精油能防止足弓變得扁平。不過，如果足部因此出現疼痛感，可以透過每天用精油按摩腳背來緩解。用下面這個配方為自己按摩，每次取少量，往腳跟的方向按摩：

迷迭香	10 滴
黑胡椒	5 滴
薑	10 滴
快樂鼠尾草	5 滴

首先，均勻混合上述精油，而後以每小匙（5 毫升）基底油調入 3 至 5 滴精油的比例進行稀釋。

❖ **疣**（Verrucas）

參見本書第 237 頁的「病毒疣、疣」的相關段落。

針對足部的運動傷害，可以參見本章「常見運動傷害和舞蹈傷害」的相關內容（第 423 頁）。

🌿 肌肉

就說抽筋好了。抽筋時除了痛得要命、動彈不得之外，運動員或舞者要是突然抽筋，更是什麼也別想做了。肌肉應該要強健、靈活、有彈性，才能發揮出最佳狀態。要改善肌肉質地，最有效的方法，就是在運動前將精油滴在浸濕熱水的擦澡巾上，然後一邊淋浴，一邊用擦澡巾摩擦肌肉。精油可以是純精油，也可以先用少許基底油進行稀釋。適合使用的精油如下：

保養肌肉質地適合使用的精油

黑胡椒（*Piper nigrum*）
杜松漿果（*Juniperus communis*）
薑（*Zingiber officinale*）
沉香醇百里香（*Thymus vulgaris* ct. *linalool*）
迷迭香（*Rosmarinus officinalis*）

真正薰衣草（*Lavandula angustifolia*）

絲柏（*Cupressus sempervirens*）

泰國蔘薑（*Zingiber cassumunar*）

甜羅勒（沉香醇羅勒）（*Ocimum basilicum ct. linalool*）

快樂鼠尾草（*Salvia sclarea*）

義大利永久花（*Helichrysum italicum*）

甜馬鬱蘭（*Origanum majorana*）

檸檬香茅（*Cymbopogon citratus/ flexuosus*）

醒目薰衣草（*Lavandula x intermedia*）

進行有氧運動或活動時，除了使用保養肌肉質地的精油之外，如果能輔以幫助呼吸和循環系統更有效運作的精油，效果會更好。

有氧運動適合使用的精油

協助呼吸系統的精油

澳洲尤加利（*Eucalyptus radiata*）

檸檬尤加利（*Eucalyptus citriodora*）

綠花白千層（*Melaleuca quinquenervia*）

白千層（*Melaleuca Cajuputi*）

迷迭香（*Rosmarinus officinalis*）

協助循環系統的精油

天竺葵（*Pelargonium graveolens*）

玫瑰草（*Cymbopogon martinii*）

黑胡椒（*Piper nigrum*）

薑（*Zingiber officinale*）

絲柏（*Cupressus sempervirens*）

義大利永久花（*Helichrysum italicum*）

甜羅勒（沉香醇羅勒）（*Ocimum basilicum ct. linalool*）

❖ 肌肉使用過度

如果你的肌肉受到過度使用，正哭喊著需要幫忙，請讓自己泡一個長長的澡，塗點按摩油，好好休息。如果出現任何持續超過 24 小時的疼痛或痠痛感，就表示肌肉可能出現損傷。冰塊可以幫助消腫，疼痛則是因為發炎。接著，讓自己泡著熱水澡，在水中加入 3 滴甜馬鬱蘭和 2 滴真正薰衣草精油，盡可能泡得久一點。泡完澡後，從下列配方中任選一種，為自己按摩：

肌肉使用過度的按摩油配方
配方 1
澳洲尤加利 .... 3 滴
甜馬鬱蘭 .... 5 滴
胡椒薄荷（歐薄荷）.......... 3 滴
薑.......................... 4 滴

首先，均勻混合上述精油，而後調入 1 大匙（15 毫升）的基底油或山金車凝膠中。這樣的量足夠使用好幾次，根據每個人

的體型大小，以及受影響的肌肉範圍而有不同。

配方 2

泰國蔘薑	5 滴
義大利永久花	4 滴
羅馬洋甘菊	3 滴
真正薰衣草	3 滴

首先，均勻混合上述精油，而後調入 1 大匙（15 毫升）的基底油或山金車凝膠中。這樣的量足夠使用好幾次，根據每個人的體型大小，以及受影響的肌肉範圍而有不同。

❖ 泡澡：為自己快速充電

在激烈的運動之後，馬上泡澡，能降低短期與長期的肌肉疼痛。就效果來說，泡冷水澡與熱水澡的差別並不大，但冷水澡還是稍微勝出一點——雖然只是些微的差異，對專業運動員來說，運動過後的冷水澡卻足以幫助他們增加自己的優勢。就專業運動來說，任何能增強優勢的做法都值得被重視和採納，不過因為兩者的差異實在很細微，所以一般人只需要泡熱水澡就可以了，尤其泡熱水澡會比冷水澡舒服得多。

🍃 運動傷害處理方法

❖ 冷處理、冷療法（Cryotherapy）

一旦發生任何急性傷害，請在第一時間盡快冰敷。作法可以是敷上冰敷包、冰塊，或浸入冷水中，這麼做能讓細小的微血管收縮，減少傷部的血流散失，也防止血液聚集在周圍。冰敷也可以控制腫脹的情況，或幫助患部消腫。除此之外，冰冷的感覺能幫助分心，阻撓傳導至大腦的疼痛訊號，因此疼痛的感受也能大幅減輕。持續冷敷或冰敷 15 至 20 分鐘，休息 15 至 20 分鐘，然後再一次重複冷敷或冰敷。如果使用塑膠袋包著的袋裝冰塊，或冰箱裡的冷凍豆仁，請注意不可直接觸碰肌膚，先用毛巾或布料包覆，再進行冰敷。

❖ 熱處理

一般來說，運動傷害剛發生時，不會建議熱處理，因為溫度熱會使微血管擴張，於是會有更多血液流到損傷的組織。如在受傷當下熱敷，可能造成血液和血漿滲流到受傷的部位，造成水腫或更進一步的損傷，於是傷口會腫脹或感覺更加疼痛。熱處理適合用在受傷至少 12 小時之後，或是用來處理已經持續好幾天、好幾個禮拜或好幾個月的症狀。熱處理能讓韌帶與肌腱更加鬆弛，也幫助造成不適的緊縮肌肉放鬆。運動前也可以

透過熱處理來釋放肌肉壓力，幫助肌肉活動。熱敷時，請確保熱敷包表面有隔層覆蓋，以免熱敷使皮膚發紅。

　　適用於運動傷害或身體特殊情況的精油，也可以搭配熱敷進行；可以獨用單方精油，或者調製成複方。方法是在熱敷的位置，塗上純精油或稀釋過的精油，接著再放上熱敷包就可以了。

❖ P.R.I.C.E.

　　*P.R.I.C.E.*是一個口號的縮寫，代表受到運動傷害時最通用的五個處理原則：保護（protection）、休息（rest）、冰敷（ice）、加壓（compression）、抬高（elevation）。

　　保護（protection）：保護受傷部位，以免受到進一步的損傷。

　　休息（rest）：受傷的部位需要休息，才能完全康復。無論在什麼情況下，都應盡可能避免肢體活動。

　　冰敷（ice）：及時冰敷能大大縮短康復所需的時間。這部分可參考上述「冷處理」的段落內容。如果手邊沒有冰敷包或冰塊，可以打開冰箱，找找袋裝的冷凍豆子。拿一條小毛巾包裹好再敷於患部，以免皮膚凍傷。如果有冰塊，就把冰塊放在密封袋裡壓碎，同樣用一塊布包裹，再敷於患部。如果傷處較大，就準備一盆冷水，放入冰塊，然後將傷處浸泡在裡面。

　　冰塊杯冰敷法（Ice-Cup Method）：如果家中常有人出現運動傷害，最好能預先做好準備。用一次性的塑膠杯，就能輕鬆辦到：在杯子裡裝滿水、放入冰箱冷凍，需要時，將杯子從側邊剪開到底，就能取出冰塊、直接用來冰敷。由於冰塊很容易就會融化，因此只要冰塊在身上持續移動，就不太會有凍傷的問題。只不過有可能弄得濕濕的。

　　加壓（compression）：用材料包裹傷處、壓緊皮下組織，就是所謂的「加壓」。加壓的目的是為了防止傷處腫脹。用來加壓的材料可以是繃帶，或是摺疊成片的布料。傷處應包裹緊實，卻不應緊到讓血液無法順暢流動。如果包裹後傷者感到麻木，或出現更多的疼痛感，就需要把布料再鬆開一些。可以在包裹的布料上，滴入合適的精油。

　　抬高（elevation）：讓傷處維持在心臟以上的高度，通常能預防或減輕腫脹與疼痛的程度。

❖ 按摩

　　按摩可以極為有效地處理肌肉痙攣和緊繃的問題，發生運動傷害時，按摩也可以改善水腫、幫助傷處消腫，同時刺激血液和淋巴循環。不過，除非你是專業的運動按摩治療師，否則請只用最輕柔的方式按摩。就運

動傷害來說，流暢的長推是最有用的。用掌心從傷處往外推，不過永遠要朝著心臟的方向移動——從手到肩膀、從腳到大腿。

❖ 按摩油

一般來說，運動傷害按摩油的調配原則，是將 5 滴精油加入 1 小匙（5 毫升）的基底油中。不過，緊急時可能需要用到更高的濃度——可以在每小匙（5 毫升）基底油中加入 10 滴精油，塗抹在受傷的部位。這樣的濃度是一般情況的兩倍，因此，當情況不再緊急，就請換回每小匙（5 毫升）5 滴精油的濃度，並且逐漸降低到每小匙（5 毫升）3 滴，直到傷處完全恢復。

❖ 敷包

剛受傷時，請只用冷敷包。之後，可以用冷敷包、熱敷包，蒸氣、乾敷或濕敷。除非有特別指示，否則在敷包上只滴 8 滴精油就足夠了。

❖ 高麗菜療法

進行高麗菜療法時，只能使用一般的常見高麗菜（捲心菜／甘藍菜）（品種：*Brassica oleracea var. capitata*），例如西方國家的一月王（January King）。唯有這個品系的高麗菜，才具有能帶來效果的有效成分。首先，取下包覆在最外圍的深綠色葉片，並清洗乾淨。待葉片完全乾燥，用熨斗輕輕燙過，以破壞葉片細胞。此時，葉片應該非常柔軟了。趁著葉片還溫溫的時候，將它包裹在患部，用一塊布固定住位置，靜置 10 分鐘。視當下需要，按同樣步驟更換溫暖的葉片。

❖ 泥敷法

將 3 大匙的伊利石綠石泥加入熱水或冷水中，調成濃稠的泥膏。加入精油，均勻混合。用石泥膏處理患部的方式有許多種。首先，可以直接把泥膏敷在患部，再用繃帶或棉布固定；或者，也可以先把泥膏塗在繃帶上，再固定於患部。或者，也可以預先把泥膏塗在兩塊繃帶或棉布之間，任其乾燥；需要使用時，只要用熱水把繃帶沾濕，石泥就會回復成膏狀。

🌿 常見運動傷害和舞蹈傷害

• **腹壁拉傷（Abdominal Wall Strain）**：腹壁與下腹部位的肌肉或肌腱損傷。

第一天先冰敷。從第二天起，在溫暖的敷包上，滴入 4 滴迷迭香精油，敷於患部。每天重複三次。將等比例的義大利永久花、快樂鼠尾草和甜馬鬱蘭精油調和成複方，以每小匙（5 毫升）基底油加入 5 滴精油的比例，調成按摩油，輕輕為腹部按摩。

• **跟腱炎**（Achilles Tendinitis）：腳跟的阿基里斯腱發炎。

跟腱發炎會令人難以行走，發炎的部位也可能發燙、感覺疼痛。起初五天請為患部冰敷，或者用冷的石泥膏敷在患部，其中加入 3 滴德國洋甘菊精油與 3 滴真正薰衣草精油。五天後，改成一日冷敷、一日熱敷。熱敷的日子，使用熱的石泥膏，並加入 3 滴薑與 2 滴德國洋甘菊精油；冷敷的日子，在冷敷包上滴入 2 滴胡椒薄荷（歐薄荷）、2 滴德國洋甘菊與 3 滴澳洲尤加利精油。如想為患部按摩，在 1 小匙（5 毫升）的基底油中，加入 3 滴洋甘菊和 2 滴真正薰衣草按摩。將熨過的高麗菜葉敷在患部，也能帶來幫助。

• **腳踝與腳跟挫傷**（Ankle and Heel Contusion）：因直接的打擊而使患部組織出現瘀傷。

此時，患者會感到疼痛，患部也可能腫脹。將 1 滴未稀釋的義大利永久花純精油塗在瘀傷的部位。每天至少冰敷三次，持續三天；每次冰敷之間，用下列配方按摩全腳與腳踝，每天三次：

義大利永久花	10 滴
絲柏	10 滴
天竺葵	8 滴
真正薰衣草	2 滴

均勻混合上述精油，取 3 至 5 滴調入每小匙（5 毫升）的基底油中。

• **腳踝扭傷**（Ankle Sprain）：腳踝韌帶被輕微撕裂或拉伸。

先用冰敷法，接著以下列配方按摩全腳、腳踝，以及小腿肌肉：

醒目薰衣草	10 滴
薑	6 滴
泰國蔘薑	10 滴
丁香花苞	2 滴
天竺葵	2 滴

首先，均勻混合上述精油，接著以每小匙（5 毫升）基底油加入 3 至 5 滴精油的比例，調配成按摩油。保護好腳踝，避免更多的傷害發生。用冰敷包冰敷 3 天，每天 3 次，每次冰敷後搭配按摩。如果疼痛依然持續，就用濕布冷熱交替敷。在冷敷巾上滴 1 滴胡椒薄荷（歐薄荷），在熱敷巾上滴 1 滴甜馬鬱蘭精油。冷熱交替幾次，每次 5 分鐘，每天 3 次。注意保護傷處，好好休息，並抬高腳踝。

• **手臂拉傷**（Arm Strain）：上臂、下臂的肌肉或肌腱出現拉傷或受傷。

使用冰敷法，接著用下列配方按摩患

部，每天 3 次，持續 2 天：

薑	5 滴
黑胡椒	5 滴
丁香花苞	2 滴
甜馬鬱蘭	5 滴
快樂鼠尾草	3 滴

首先，均勻混合上述精油，接著以每小匙（5 毫升）基底油加入 3 至 5 滴精油的比例，調配成按摩油。

• 背部：脫垂或椎間盤突出（Back: Prolapsed or Herniated Disk）：椎間盤外部出現損傷，進而壓迫到神經。

這樣的情況，需要由專業醫師與物理治療師協助處理，不過，期間時不時的額外照料也能帶來一定程度的幫助。起初 3 天，用冰敷包敷在疼痛的部位，可以減緩發炎的症狀。接著，調配下列配方並進行稀釋，取少量塗擦在脊椎兩側大大的背闊肌上，小心不要碰到脊椎。

迷迭香	5 滴
胡椒薄荷（歐薄荷）	2 滴
甜馬鬱蘭	10 滴
羅馬洋甘菊	3 滴
沉香醇羅勒	5 滴
真正薰衣草	5 滴

首先，均勻混合上述精油，接著調入 2 大匙（30 毫升）的基底油中。

根據損傷的種類，在冰敷 3 天後，改用冷熱交替敷（用敷包或濕布）可能會有更好的止痛效果。在熱敷包和冷敷包上，滴入 2 滴甜羅勒（沉香醇羅勒）與 1 滴胡椒薄荷（歐薄荷）精油，然後冷熱交替敷幾次。冷熱交替結束後，從上述配方取少量輕輕塗抹在脊椎兩側的背闊肌上，小心不要碰到脊椎。用以上方式照顧患部，每天 3 次，持續 7 天。

• 背部：一般性拉傷（Back: General Strain）：背部肌肉纖維過度拉伸或拉傷。

依照上述「背部：脫垂或椎間盤突出」的方式來處理，不過一開始受傷的時候，請用浴巾在疼痛的位置固定住冰袋，冰敷至少 10 分鐘後，休息一下再繼續敷。也有些人覺得溫熱更能止痛，這時可以用熱敷取代冰敷。

• 胸部挫傷（Breast Contusion）：胸部受到直接的打擊，導致皮下組織出現瘀傷。

用冷敷巾敷在患部，每天 4 次，每次敷完後，用以下配方滴幾滴塗在瘀傷的位置。胸部有任何瘀傷，都應該尋求專業醫師診療。

德國洋甘菊	5 滴
天竺葵	10 滴
絲柏	10 滴
真正薰衣草	5 滴
義大利永久花	5 滴

首先，均勻混合上述精油，接著以每小匙（5 毫升）基底油加入 3 至 5 滴精油的比例，調配成按摩油。

兩天後可以在敷包上滴入 2 滴羅馬洋甘菊精油。冰敷完後，輕輕塗抹上述按摩油。

• **臀部挫傷**（Buttock Contusion）：臀部受到直接的打擊，或因為跌倒，導致皮下組織出現瘀傷。

使用冰敷法。每天敷用 4 到 6 次，接著將 2 滴未稀釋的義大利永久花精油塗抹在患部。3 天後改為熱敷。每次敷完後，以下列配方取少量，輕輕塗抹於患部：

絲柏	10 滴
天竺葵	5 滴
真正薰衣草	5 滴
迷迭香	10 滴

首先，均勻混合上述精油，接著以每小匙（5 毫升）基底油加入 3 至 5 滴精油的比例，調配成按摩油。

• **胸腔肌肉拉傷**（Chest Muscle Strain）：胸部位置的肌肉拉傷或損傷。

使用冰敷法。每天敷用 4 到 6 次，48 小時後改為熱敷。每天 2 次，以下列配方取少量，塗抹於患部：

薑	3 滴
甜馬鬱蘭	5 滴
義大利永久花	4 滴
泰國蓼薑	8 滴
羅馬洋甘菊	5 滴
真正薰衣草	5 滴

首先，均勻混合上述精油，接著以每小匙（5 毫升）基底油加入 3 至 5 滴精油的比例，調配成按摩油。

泡熱水澡也能緩解症狀，在泡澡水中加入 2 滴真正薰衣草和 2 滴羅馬洋甘菊精油。

• **手肘挫傷**（Elbow Contusion）：手肘受到直接的打擊，導致組織出現瘀傷。

冰敷 3 天，每天 4 到 6 次，每次冰敷後，用下列配方取少量塗抹在患部：

高地牛膝草	2 滴
快樂鼠尾草	6 滴
絲柏	5 滴
真正薰衣草	9 滴
大西洋雪松	5 滴

羅馬洋甘菊	10 滴
義大利永久花	5 滴
沉香醇羅勒	5 滴

首先，均勻混合上述精油，接著以每小匙（5 毫升）基底油加入 3 至 5 滴精油的比例，調配成按摩油。

3 天後，可以改用熱敷包或熱敷巾，滴入 1 滴胡椒薄荷（歐薄荷）與 1 滴薑精油。

首先，均勻混合上述精油，接著以每小匙（5 毫升）基底油加入 3 至 5 滴精油的比例，調配成按摩油。

• 手肘：肱骨外上髁炎（網球肘）（Elbow: Lateral Epicondylitis〔Tennis Elbow〕）：過度使用手肘外側的肌肉。

這是另一個有些人覺得熱敷有效，而有些人感覺冷敷比較有效的情況。先從冷敷開始嘗試，如果冷敷沒有效，才嘗試熱敷。無論用冷敷或熱敷，都可以用敷包或敷巾，只要敷在患部上就可以。將敷巾浸泡在 2 品脫（950 毫升）的冷水或熱水中，水裡滴入 2 滴胡椒薄荷（歐薄荷）與 2 滴杜松漿果精油。將敷包敷於患部，一天 3 次，每次敷完後以下列配方取少量輕輕按摩整條手臂，從手腕直到肩膀：

• 手肘扭傷（Elbow Sprain）：過度拉伸手肘關節韌帶，所造成的損傷。

把手肘放在冰袋裡，持續 15 分鐘，可以的話每天重複 3 次。每次冰敷之間，以下列配方取少量按摩：

甜馬鬱蘭	10 滴
泰國蔘薑	10 滴
義大利永久花	5 滴
丁香花苞	2 滴

首先，均勻混合上述精油，接著以每小匙（5 毫升）基底油加入 3 至 5 滴精油的比例，調配成按摩油。

用熱水浸泡手肘也能幫助復原，此外，也可以用冰水與熱水交替浸泡；每一次泡手肘浴時，在水中滴入 2 滴迷迭香和 2 滴真正薰衣草精油。另一個方法，是交替冷敷與熱敷，並且在敷包上滴入 2 滴迷迭香和 2 滴真

正薰衣草精油。

• **臉部挫傷（Face Contusion）**：臉部受到直接打擊，造成皮下組織瘀傷。

請在第一時間為傷處冰敷，持續 5 分鐘。此後請至少每天重複冰敷 3 次。如果出現嚴重的瘀傷，請取 1 滴未稀釋的義大利永久花精油，輕輕塗抹於患部——請注意避開眼部周圍。

之後，以下列配方塗擦在傷處，注意不要用力揉、抹，或拉扯到肌膚：

義大利永久花	5 滴
真正薰衣草	6 滴
天竺葵	10 滴
德國洋甘菊	5 滴

首先，均勻混合上述精油，接著以每小匙（5 毫升）基底油加入 3 滴精油的比例，調配成按摩油。

如果臉部除了瘀傷，也有腫脹的情況，此時可準備一盆冷水，其中加入 1 滴真正薰衣草和 1 滴羅馬洋甘菊精油，將一片化妝棉或布料浸於其中，擠乾多餘水分後敷在患部，一天 2 次。注意避開眼部周圍。

• **手指扭傷（Finger Sprain）**：指關節周圍的韌帶和組織受損。

先將手指用布料或手套包裹，以預防凍傷。接著，將手指放入冰塊中至少 10 分鐘（可以的話）。10 分鐘後，以下列配方取少量塗抹在整個手上，包括手掌與手指：

德國洋甘菊	5 滴
甜馬鬱蘭	8 滴
真正薰衣草	5 滴
迷迭香	4 滴
天竺葵	7 滴

首先，均勻混合上述精油，接著以每小匙（5 毫升）基底油加入 3 至 5 滴精油的比例，調配成按摩油。

24 小時後，準備一盆熱水與一盆冷水，每盆水中滴入 4 滴上述配方精油（未經稀釋的純精油），並各自放入一塊布料。以冷熱敷巾交替敷在手上，白天晚上各一次。敷完後，取少量上述按摩油塗在受傷的手指上。

• **足部滑囊炎（Foot Bursitis）**：足部關節周圍柔軟的水液囊袋（滑囊）發炎。

滑囊炎通常需要一段時間才會發生，一旦察覺，就應該立即著手處理。每天早晚，將腳浸泡在冷水中。每次足浴之後，以下列配方取少量按摩全腳：

天竺葵	5 滴
胡椒薄荷（歐薄荷）	2 滴
大西洋雪松	5 滴
杜松漿果	5 滴

首先，均勻混合上述精油，接著以每小匙（5 毫升）基底油加入 3 至 5 滴精油的比例，調配成按摩油。

盡可能將腳抬高，試著避開有可能讓狀況加劇的重複性動作。

• **足部挫傷**（Foot Contusion）：足部受到打擊或因為跌倒，造成皮下組織瘀傷。

按前述「足部滑囊炎」的方式進行處理，不過用下列配方來按摩：

義大利永久花	5 滴
絲柏	15 滴
天竺葵	10 滴

首先，均勻混合上述精油，接著以每小匙（5 毫升）基底油加入 3 至 5 滴精油的比例，調配成按摩油。

• **足部腱鞘囊腫**（Foot Ganglion〔Synovial Cyst〕）：在肌腱與關節之間，或在肌腱與關節上方，出現小而硬且可移動的結節。

腱鞘囊腫需要一段時間慢慢形成，有時只需要持續按摩，隨著時間過去，就能消失。在熱敷包上滴入 1 滴沉香醇百里香精油，為患部進行熱敷。接著，以下列配方取少量，紮實地為患部按摩：

沉香醇百里香	5 滴
迷迭香	10 滴
沉香醇羅勒	2 滴

首先，均勻混合上述精油，接著以每小匙（5 毫升）基底油加入 3 至 5 滴精油的比例，調配成按摩油。

• **鼠蹊拉傷**（Groin Strain）：下腹與鼠蹊部的肌肉與肌腱損傷。

為這個脆弱柔軟的部位進行冰敷，之後，以下列配方取少量輕輕按摩下腹、大腿與鼠蹊，注意不要碰觸到生殖部位。

真正薰衣草	10 滴
天竺葵	10 滴
羅馬洋甘菊	10 滴

首先，均勻混合上述精油，接著以每小

匙（5毫升）基底油加入 3 至 5 滴精油的比例，調配成按摩油。

用冰敷法，並在冰敷後以稀釋過的按摩油按摩，每天 1 次。鼠蹊部位有淋巴腺分布，如果該處感覺堅硬或腫脹，請尋求物理治療師或專業醫師診療。

• **手部挫傷**（Hand Contusion）：手部受到打擊或敲擊，導致皮下組織出現瘀傷。

將手包裹在布料中，以防止凍傷。接著，把手放進一碗冰塊裡，至少持續 10 分鐘。每天早晚各 1 次，持續 2 天。每次冰敷完畢後，以下列配方取少量塗抹在手上：

義大利永久花	15 滴
泰國蓼薑	15 滴

首先，均勻混合上述精油，接著以每小匙（5毫升）基底油加入 3 至 5 滴精油的比例，調配成按摩油。

此外，在手部方便的時候，將 1 滴未稀釋的義大利永久花精油，塗擦在瘀傷的位置，每天 2 次。

• **手部腱鞘囊腫**（Hand Ganglion）

請參見上方「足部腱鞘囊腫」的段落。

• **手與手臂：腕隧道症候群**（Hands and Arms: Carpal Tunnel Syndrome）：手腕隧道正中神經（median nerve）或肌腱受到壓迫。

以下列配方取少量按摩手腕與前臂，每天 2 次：

甜馬鬱蘭	10 滴
真正薰衣草	10 滴
德國洋甘菊	5 滴
泰國蓼薑	5 滴

首先，均勻混合上述精油，接著以每小匙（5毫升）基底油加入 3 至 5 滴精油的比例，調配成按摩油。

• **頭部損傷**（Head Injury）：頭部因打擊或振擊而受傷。

像這樣的受傷，務必要尋求專業醫師檢查與診斷。在就醫之前，維持頭部不動，在患部塗上 2 滴未稀釋的真正薰衣草純精油，然後敷上冰塊。

• **髖部拉傷**（Hip Strain）：連結髖關節與大腿骨的肌腱或肌肉損傷。

此時，最重要的是休息，並且每天 3 次進行冷水坐浴，幫助減輕發炎情況。可以加上冰敷或暖敷——試看看哪一種方法最能及

時舒緩症狀和不舒服的感覺。在那之後，以下列配方取少量，按摩髖部與大腿部位。

薑	8 滴
丁香花苞	2 滴
甜馬鬱蘭	10 滴
羅馬洋甘菊	5 滴

首先，均勻混合上述精油，接著以每小匙（5 毫升）基底油加入 3 至 5 滴精油的比例，調配成按摩油。

• **膝蓋：軟骨損傷**（Knee: Cartilage Injury）：膝蓋軟骨受到損傷。

敷上冰塊幫助消腫、消炎。一開始，可以捆住或包裹住膝蓋，以防止進一步受傷。呈坐姿的時候，試著保持膝蓋抬高。根據受傷的程度，可以每天冰敷 3 次，或者用熱敷巾冷熱交替。而後取少量下列配方按摩患部，幫助減輕不適：

真正薰衣草	8 滴
羅馬洋甘菊	12 滴
絲柏	10 滴
迷迭香	5 滴

首先，均勻混合上述精油，接著以每小匙（5 毫升）基底油加入 3 至 5 滴精油的比例，調配成按摩油。

• **膝關節滑膜炎**（Knee Synovitis〔Water on the Knee〕）：膝蓋周圍累積過多液體。

以下列配方取少量，每天 4 次從腳踝按摩至膝蓋，然後從膝蓋直到大腿根部。

杜松漿果	10 滴
甜馬鬱蘭	5 滴
沉香醇百里香	5 滴
絲柏	10 滴

首先，均勻混合上述精油，接著以每小匙（5 毫升）基底油加入 3 至 5 滴精油的比例，調配成按摩油。

• **小腿扭傷**（Leg Sprain〔Lower Leg〕）：腿部韌帶過度拉伸。

敷上溫暖的敷包，然後以下列按摩油按摩患部，視需要取用足夠的量。接著，再一次敷上溫暖的敷包。如果碰到腿時感覺熱，就用冷敷包或冰敷法來取代。

義大利永久花	8 滴
泰國蔘薑	8 滴
沉香醇羅勒	5 滴
真正薰衣草	3 滴
檸檬香茅	4 滴

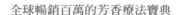

首先，均勻混合上述精油，接著以每小匙（5毫升）基底油加入3至5滴精油的比例，調配成按摩油。

時不時按摩整條腿，從腳踝往大腿方向按摩。

• **小腿肌肉拉傷**（Leg Strain〔Lower Calf Muscles〕）：小腿肌肉纖維出現細微撕裂傷，或被拉伸的情況。

按照上述「小腿扭傷」的方式來處理，同時將1滴未稀釋的義大利永久花，或泰國蓁薑精油，塗抹在患部肌肉上，而後以下列配方進行按摩：

薑	4 滴
羅馬洋甘菊	5 滴
甜馬鬱蘭	5 滴
真正薰衣草	2 滴
黑胡椒	3 滴

首先，均勻混合上述精油，接著以每小匙（5毫升）基底油加入3至5滴精油的比例，調配成按摩油。

• **頸部扭傷或拉傷**（Neck Sprain or Strain）：頸部的韌帶或肌肉被過度拉伸。

規律地為頸部冰敷，每次至少10分鐘。或者，用溫暖的敷包做熱敷，時間同樣是10分鐘。冷敷能在傷害發生時降低發炎程度，在頸部、肩膀和上背部熱敷，可以放鬆緊繃的肌肉。

為頸部、肩膀和上背部按摩，因為頸部受傷時，上背部通常也會變得緊繃。以下列配方，取少量進行按摩，每天3次：

真正薰衣草	10 滴
薑	3 滴
甜馬鬱蘭	5 滴
德國洋甘菊	5 滴
義大利永久花	5 滴
胡椒薄荷（歐薄荷）	1 滴

首先，均勻混合上述精油，接著以每小匙（5毫升）基底油加入3至5滴精油的比例，調配成按摩油。冰塊杯冰敷法也能幫助止痛（參考本書第422頁）。如果你因為受傷而感到頭痛，可以將1滴沉香醇羅勒、1滴胡椒薄荷（歐薄荷）與1滴天竺葵精油，稀釋在1小匙（5毫升）的基底油中，用來按摩後頸直到髮線處，以及肩膀。

• **鼻損傷**（Nose Injury）：由於跌倒或打擊，使鼻子受傷。

請在第一時間進行冰敷。將紗布放進鼻孔中，幫助止血。如果皮膚沒有傷口，就以下列精油配方，取少量輕輕塗在鼻子、前

額、顴骨等處，避開眼部周圍：

```
羅馬洋甘菊（或德國洋甘菊）10 滴
真正薰衣草 ..................... 10 滴
天竺葵 ........................... 5 滴
義大利永久花 ................... 5 滴
```

首先，均勻混合上述精油，接著以每小匙（5 毫升）基底油加入 3 至 5 滴精油的比例，調配成按摩油。

• **肩膀拉傷或扭傷**（Shoulder Strain or Sprain）：肩部肌肉或韌帶受損。

使用冰敷法，每次 10 分鐘。48 小時候改用熱敷包或熱敷巾。每天 3 次，以下列配方取少量，按摩整個手臂和肩膀：

```
薑 ................................... 6 滴
羅馬洋甘菊 ..................... 10 滴
黑胡椒 ........................... 5 滴
泰國蔘薑 ....................... 10 滴
快樂鼠尾草 ..................... 5 滴
```

首先，均勻混合上述精油，接著以每小匙（5 毫升）基底油加入 3 至 5 滴精油的比例，調配成按摩油。

• **大腿損傷**：後側肌群（Thigh Injury: Hamstrings）：大腿後側肌腱或肌肉損傷。

用冰袋或冷敷包，每次冰敷至少 10 分鐘，每天 4 次。用壓縮繃帶包裹患部，以幫助消腫、並預防更多損傷。盡可能把腳抬高。每天 3 次，以下列配方取少量，按摩整條腿：

```
迷迭香 ........................... 10 滴
快樂鼠尾草 ..................... 10 滴
羅馬洋甘菊 ..................... 5 滴
真正薰衣草 ..................... 5 滴
杜松漿果 ......................... 5 滴
丁香花苞 ......................... 2 滴
```

首先，均勻混合上述精油，接著以每小匙（5 毫升）基底油加入 3 至 5 滴精油的比例，調配成按摩油。

• **手腕腱鞘囊腫**（Wrist Ganglion）

請參見上方關於「足部腱鞘囊腫」的段落。

• **手腕扭傷**（Wrist Sprain）：一條或多條手腕韌帶被過度伸展。

每天早晚用冰袋冰敷，或者一天冰敷 4 次。冰敷過後，以下列配方取少量按摩患部：

薑	5 滴
黑胡椒	5 滴
快樂鼠尾草	5 滴
丁香花苞	2 滴
甜馬鬱蘭	5 滴
檸檬尤加利	5 滴

首先，均勻混合上述精油，接著以每小匙（5 毫升）基底油加入 3 至 5 滴精油的比例，調配成按摩油。

運動、舞蹈、家用與公用休閒設施

❖ 淋浴

健身後洗個熱水澡是最棒的一件事，不僅能幫助你更加神清氣爽，也能預防稍後可能浮現的肌肉痠痛──肢體運用過後，會形成乳酸與其他代謝物，觸發發炎反應之後，肌肉便會感到痠痛。

淋浴前，先在浸溼的擦澡巾上滴 1 滴精油，而後抹過全身（避開生殖部位），接著按正常方式沖澡。將迷迭香、檸檬與澳洲尤加利精油，以相同比例調和在一起，就是一個很合適的精油選擇。

沖澡過後，根據你想達到的目的，用幫助肌肉鬆弛或調理肌肉質地的按摩油，為肌肉按摩。本章提到的任何精油都可以用來調配，不過請避免使用胡椒薄荷（歐薄荷）、丁香花苞、樟樹、錫蘭肉桂葉、芳香白珠（冬青）與甜樺精油。依照你想達到的效果，來選擇精油。

❖ 三溫暖

三溫暖能帶來很大的幫助，但也可能留下更多精疲力盡的感覺，除非做完之後你能夠去雪地裡滾一滾！適合在三溫暖使用的精油，是能幫助皮膚排出廢物的精油。由於三溫暖的設施種類非常多元，使用精油的方式，也會隨設施的設計而有不同。精油具有易燃性，所以請絕對不能直接滴在任何熱源系統上。顯然，精油也不能滴在任何電子設備上。最簡單的方式，就是在房間裡放一碗冒著蒸氣的熱水，然後滴入你想使用的精油。

一般在三溫暖適合使用的精油

絲柏（*Cupressus sempervirens*）
大西洋雪松（*Cedrus atlantica*）
歐洲赤松（*Pinus sylvestris*）
迷迭香（*Rosmarinus officinalis*）
澳洲尤加利（*Eucalyptus radiata*）
檸檬（*Citrus limon*）
白千層（*Melaleuca Cajuputi*）
玫瑰草（*Cymbopogon martinii*）
綠花白千層（*Melaleuca quinquenervia*）
佛手柑（*Citrus bergamia*）

下面這個配方雖然並不特別容易令人聯想到三溫暖的香氣，但它有效、溫和，能幫助放鬆，而且香氣非常宜人。

三溫暖：放鬆配方

檀香	10 滴
檸檬	5 滴
天竺葵	2 滴

按照配方比例調和成複方精油，每次在 1 品脫（475 毫升）的水中，滴入 8 滴精油使用。

下面這個配方有更好的振奮效果：

三溫暖：振奮配方

歐洲赤松	4 滴
迷迭香	3 滴
綠花白千層	2 滴
檸檬	7 滴

按照配方比例調和成複方精油，每次在 1 品脫（475 毫升）的水中，滴入 8 滴精油使用。

檸檬尤加利和澳洲尤加利都是很適合使用的精油，可以搭配三溫暖單獨使用或調和使用——這兩種精油都能清理頭腦與呼吸道，同時有助於排出身體毒素。

❖ 按摩浴缸與熱水浴缸

用藍光來抑制按摩浴缸與熱水浴缸中的真菌與細菌孳生，是一個令人樂見的發明。畢竟，若沒有仔細清潔，浴缸便很可能成為細菌的溫床。為泡澡水選擇精油時，最好可以從具有抗細菌、抗病毒與抗真菌的精油考慮起。這部分可以參考本書的其他相關段落。不過，在使用精油，尤其是與他人共浴之前，請務必參閱本書第 20 章的精油檔案，確認你所選的精油是否可能刺激皮膚。

長期使用後，精油有可能殘留並堆積在管路中。因此，在使用精油之前，最好和你的浴缸供應商或製造商聯繫，尋求專業的建議。一般來說，最好避免使用質地比較黏稠的精油。

❖ 更衣間與更衣室

更衣間、更衣室與公用衛浴在設計上，本身就很容易孳生各種不同的細菌、病毒與真菌。我敢說，要是有個顯微鏡能讓我們看到其中孳生的微生物，光是看見其中一小部分，應該就沒有誰敢踏進去一步。

公用衛浴設備的管理者首先要做的事其實很簡單，就是經常打開窗戶通風，讓新鮮的空氣能進來。然而，許多公共設施就連窗戶也沒有！透過儀器為精油擴香，能讓整個空間布滿宜人、清新的天然香氣。而精油的種類是如此的多，要針對男性和女性空間調

配出合宜的氣味，也不是問題。

　　另一個選擇，是選用具有抗細菌、抗病毒和抗真菌作用的精油。能供選擇的精油非常多，以下列出的精油建議，是氣味普遍能被人們接受，並且適合在公共更衣室使用的精油。以下精油都有抗菌消毒與抗微生物的作用，在感冒或流感盛行的季節，特別有用。

更衣間與更衣室適合使用的抗微生物精油

綠花白千層（*Melaleuca quinquenervia*）
真正薰衣草（*Lavandula angustifolia*）
歐洲赤松（*Pinus sylvestris*）
檸檬（*Citrus limon*）
芳香羅文莎葉（*Ravensara aromatica*）
野馬鬱蘭（*Origanum vulgare*）
百里香（*Thymus vulgaris*）
錫蘭肉桂葉（*Cinnamomum zeylanicum*）
澳洲尤加利（*Eucalyptus radiata*）
丁香花苞（*Syzygium aromaticum*）
佛手柑（*Citrus bergamia*）
檸檬香茅（*Cymbopogon citratus/flexuosus*）

松紅梅（*Leptospermum scoparium*）
茶樹（*Melaleuca alternifolia*）
玫瑰草（*Cymbopogon martinii*）

　　任何需要進出公共設施的人們，都可以在鞋子撒上以下的抗微生物消毒粉，來防止自己受到感染。

抗微生物消毒粉

玉米澱粉	200 公克（7 盎司）
芳香羅文莎葉	5 滴
歐洲赤松	5 滴
澳洲尤加利	5 滴
佛手柑	5 滴

　　首先，均勻混合上述精油。將玉米澱粉放進果汁機，加入幾滴精油，蓋好蓋子後慢速混拌，直到看不見任何精油的油點。持續慢慢加入，直到配方的 20 滴精油完全融入玉米澱粉中。完成後存放在帶蓋的容器中，需要時取出使用。

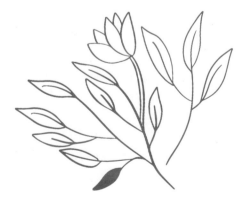

國家圖書館出版品預行編目(CIP)資料

全球暢銷百萬的芳香療法寶典（上）：英國 IFA 協會前主席
Valerie Ann Worwood 傳授 800 多種天然精油臨床配方（25 週
年最新版）／瓦勒莉・安・沃伍德（Valerie Ann Worwood）
著；鄭百雅譯. -- 初版. -- 新北市：大樹林出版社, 2021.05
　冊；　公分.--（自然生活；48）
25 周年最新版
譯自：The complete book of essential oils and aromatherapy,
25th anniversary edition.

ISBN 978-986-06007-3-5（上冊：精裝）

1.芳香療法　2.香精油
418.995　　　　　　　　　　　　　　　　　110005448

自然生活 48

全球暢銷百萬的芳香療法寶典（上）

：英國 IFA 協會前主席 Valerie Ann Worwood 傳授 800 多
種天然精油臨床配方（25 週年最新版）

作　　者／瓦勒莉・安・沃伍德（Valerie Ann Worwood）
譯　　者／鄭百雅
總 編 輯／彭文富
執行編輯／黃懿慧
內文排版／菩薩蠻
封面設計／林雅錚
校　　對／李麗雯、邱月亭

出 版 者／大樹林出版社
營業地址／23357　新北市中和區中山路2段530號樓之1
通訊地址／23586　新北市中和區中正路872號6樓之2
電　　話／(02) 2222-7270　　　傳　　真／(02) 2222-1270
E - m a i l／notime.chung@msa.hinet.net
Facebook／www.facebook.com/bigtreebook

發 行 人／彭文富
劃撥帳號／18746459　　　　　戶　　名／大樹林出版社
總 經 銷／知遠文化事業有限公司
地　　址／新北市深坑區北深路 3 段 155 巷 25 號 5 樓
電　　話／02-2664-8800　　　傳　　真／02-2664-8801
本　　版／2022年08月

The Complete Book of Essential Oils and Aromatherapy (25 Anniversary Edition) by VALERIE ANN
WORWOOD.
First printing of the revised edition in the USA November 2016 by New World Library.
Copyright: © by VALERIE ANN WORWOOD.
This edition arranged with VALERIE ANN WORWOOD, author,
through Big Apple Agency, Inc., Labuan, Malaysia.
Traditional Chinese edition copyright: 2021 BIG FOREST PUBLISHING CO., LTD
All rights reserved.

定價／980元　港幣／327元　　　ISBN／978-986-06007-3-5

線上回函

掃描 Qrcode，填妥線上回函完整資料，即可獲得贈品──「參考書目」原文電子檔，並成為大樹林芳療會員，掌握最新書訊與限時優惠。

注意事項：

★活動日期：即日起～2021 年 08 月 27 日。

★作業時間：收到回函資料後，編輯部會於每月 30 日統一用 Email 寄出贈品，若遇假日則提前至工作日。（請務必填寫 email）

追蹤大樹林臉書

共讀免費好文，以及贈書活動。

加入官方 LINE 群組

享限時快閃的預購優惠，以及課程資訊。

譯者簡介

鄭百雅

專職翻譯，也是芳療師、能量工作者與身體工作者，關心社會文化、個人成長、自然療法與身心靈療癒。接觸芳香療法十年有餘，曾於肯園修習瑞士 Usha Veda 自然療法學院第一、二階芳香療法專業認證課程，現為 Alpha Chi 能量風水顧問、Insha 療癒師，提供身心療癒、能量風水、靈性諮詢與芳香療法服務，並帶領相關課程。譯有《英國 IFA 芳香療法聖經》、《成功調製芳香治療處方》、《破解精油》、《靈覺醒》等十餘本書。